Psychiatrie der Gegenwart 4

4. Auflage

Herausgeber:
H. Helmchen
F. Henn
H. Lauter
N. Sartorius

Springer
*Berlin
Heidelberg
New York
Barcelona
Hongkong
London
Mailand
Paris
Singapur
Tokio*

Psychische Störungen bei somatischen Krankheiten

H. Helmchen · F. Henn
H. Lauter · N. Sartorius

Herausgeber

K. Beyreuther · H. Bickel · N. Cassem · M. F. Costantini-Ferrando
H. Förstl · H. J. Freyberger · G. Fricchione · H.-J. Gertz
E.-G. V. Giardina · A. H. Glassman · V. C. Hachinski · W. Hewer
Ch. Hock · J. C. Holland · A. Jablensky · A. Kurz · H. Lauter
M. Maj · P. Martinez-Lage · H. Merskey · P. Monteleone
W. E. Müller · F. Müller-Spahn · F. M. Reischies · R. Sandbrink
L. G. Schmidt · A. Tortorella

Mitarbeiter

Mit 8 Abbildungen
und 15 Tabellen

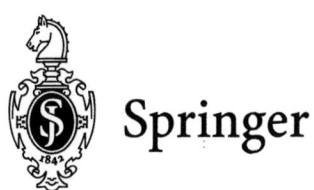

Springer

Prof. Dr.
HANFRIED HELMCHEN
Freie Universität Berlin
Psychiatrische Klinik
Eschenallee 3
D-14050 Berlin

Prof. Dr.
HANS LAUTER
Stievestraße 5
D-80369 München

Prof. Dr. Dr.
FRITZ HENN
Zentralinstitut für Seelische Gesundheit
Postfach 12 21 20
D-68072 Mannheim

Prof. Dr. Dr.
NORMAN SARTORIUS
Département de Psychiatrie
Hôpitaux Universitaires de Genève
Boulevard St.-Georges 16–18
CH-1205 Genève

Die Deutsche Bibliothek – CIP-Einheitsaufnahme
Psychiatrie der Gegenwart / Hrsg.: Hanfried Helmchen ... – Berlin; Heidelberg; New York; Barcelona; Hongkong; London; Mailand; Paris; Singapur; Tokio: Springer
   Bd. 4. Psychische Störungen bei somatischen Krankheiten. – 4. Aufl. – 1999
      ISBN-13: 978-3-642-64291-3   e-ISBN-13: 978-3-642-60175-0
DOI: 10.1007/978-3-642-60175-0

Dieses Werk ist urheberrechtlich geschützt. Die dadurch begründeten Rechte, insbesondere die der Übersetzung, des Nachdrucks, des Vortrags, der Entnahme von Abbildungen und Tabellen, der Funksendung, der Mikroverfilmung oder der Vervielfältigung auf anderen Wegen und der Speicherung in Datenverarbeitungsanlagen, bleiben, auch bei nur auszugsweiser Verwertung, vorbehalten. Eine Vervielfältigung dieses Werkes oder von Teilen dieses Werkes ist auch im Einzelfall nur in den Grenzen der gesetzlichen Bestimmungen des Urheberrechtsgesetzes der Bundesrepublik Deutschland vom 9. September 1965 in der jeweils geltenden Fassung zulässig. Sie ist grundsätzlich vergütungspflichtig. Zuwiderhandlungen unterliegen den Strafbestimmungen des Urheberrechtsgesetzes.

© Springer-Verlag Berlin Heidelberg 1999
Softcover reprint of the hardcover 4rd edition 1999

Die Wiedergabe von Gebrauchsnamen, Handelsnamen, Warenbezeichnungen usw. in diesem Werk berechtigt auch ohne besondere Kennzeichnung nicht zu der Annahme, daß solche Namen im Sinne der Warenzeichen- und Markenschutz-Gesetzgebung als frei zu betrachten wären und daher von jedermann benutzt werden dürften.

Produkthaftung: Für Angaben über Dosierungsanweisungen und Applikationsformen kann vom Verlag keine Gewähr übernommen werden. Derartige Angaben müssen vom jeweiligen Anwender im Einzelfall anhand anderer Literaturstellen auf ihre Richtigkeit überprüft werden.

Umschlaggestaltung: e STUDIO CALAMAR, Pau/Girona
Layout: e STUDIO CALAMAR, Pau/Girona
Satz: K + V Fotosatz GmbH, Beerfelden

SPIN: 10469298   26/3134-5 4 3 2 1 0 – Gedruckt auf säurefreiem Papier

Vorwort zur 4. Auflage

Fünfzehn Jahre nach dem Ende des zweiten Weltkrieges wurde mit der ersten Auflage von *Psychiatrie der Gegenwart* der Versuch unternommen, den damaligen Stand der Psychiatrie zusammenfassend darzustellen und damit auch die weitgehend zerstörten Verbindungen der deutschen Psychiatrie zum internationalen Kenntnisstand wieder zu eröffnen. Sozialpsychiatrische Ansätze, aber auch zunehmend empirische Forschungsergebnisse bestimmten die rund 10 Jahre später erschienene zweite Auflage. Die verstärkte Beachtung wissenschaftlich kontrollierter Empirie charakterisierte die in den 80er Jahren publizierte dritte Auflage ebenso wie auch die Bedeutung der Psychotherapie in der Psychiatrie. Ihr war ein eigener Band gewidmet, während in der nun vorliegenden vierten Auflage die inzwischen erfolgte Integration der Psychotherapie in die Psychiatrie darin ihren Ausdruck findet, daß die verschiedenen psychotherapeutischen Verfahren vermehrt störungsspezifisch dargestellt werden. Die vierte Auflage enthält am Ende der „Dekade des Gehirns" das aktuelle Wissen der biologischen Basis der Psychiatrie. Sie lenkt aber auch den Blick auf die vielschichtigen psychiatrisch relevanten soziokulturellen Probleme unserer heutigen Welt und auf die Internationalisierung unseres Fachgebietes.

Die vierte Auflage der *Psychiatrie der Gegenwart* vermittelt den aktuellen Stand des wissenschaftlich kontrollierten psychiatrischen Wissens ebenso wie auch den der erfahrungsbegründeten ärztlich-psychiatrischen Kunst. Sie stellt die gegenwärtige Forschung in ihren Brennpunkten, Konzepten, Kontroversen und methodischen Innovationen sowie Entwicklungstrends und Perspektiven für die Zukunft psychiatrischen Handelns und Forschens dar. Sie zielt darauf, die Vielfalt aller Gebiete psychiatrischer Tätigkeit darzustellen, allerdings nicht umfassend, sondern paradigmatisch: es geht um konzeptuelle Klärung und Öffnung von Perspektiven. Dabei kommen bewährte Konzepte ebenso wie neue theoretische Entwicklungen, natur- ebenso wie kulturwissenschaftliche Methoden und Ansätze, die subjektive Wirklichkeit der erlebten Innenwelt ebenso wie die objektive Realität der physischen (einschließlich der eigenen körperlichen) und sozialen Umwelt zur Geltung, sofern sie für das psychiatrische Handeln Bedeutung gewonnen oder begründete Aussicht haben, psychiatrisches Handeln zu beeinflussen. Die *Psychiatrie der Gegenwart* liefert somit das aktuelle Wissen um die biologischen, psychologischen und sozialen Grundlagen der psychischen Störungen und versucht, deren Interaktion als relevante Wissensgrundlage der Psychiatrie darzustellen. Sie legt dabei besonderes Gewicht auf zukunftsträchtige Entwicklungen durch neue Erkenntnisse der Molekularbiologie und Genetik, durch neue Methoden im Bereich der bildgebenden Hirndiagnostik, durch Einbeziehung neuester neuropsychologischer Forschungsergebnisse. Damit will die *Psychiatrie der Gegenwart* dem angehenden wie dem erfahrenen, dem praktisch tätigen wie dem forschenden Psychiater das Instrumentarium an die Hand geben, der Vielfalt und Häufigkeit psychischer Störsyndrome mit Kompetenz zu begegnen und dem psychisch Kranken ein sorgfältiger und verläßlicher Partner zu sein.

Die *Psychiatrie der Gegenwart* kommt zwar aus der Tradition der deutschsprachigen Psychiatrie, spiegelt aber mit dieser vierten Auflage die internationale Entwicklung mit Autoren aus vielen Regionen der Welt wider. Deshalb erscheint sie auch erstmalig zweisprachig: als *Psychiatrie der Gegenwart* und als *Contemporary Psychiatry*. Reizvoll ist dabei der Vergleich dieser unterschiedlichen Traditionen, der eher deskriptiv-pragmatischen englischsprachigen Welt mit der eher analytisch-geistesgeschichtlichen Sichtweise deutschsprachiger Autoren.

Diese vierte Auflage der *Psychiatrie der Gegenwart* folgt einem neuen Konzept insofern, als viele Themen aus unterschiedlichen Perspektiven behandelt werden: aus der Perspektive verschiedener Disziplinen (Bände 1 und 2), im Rahmen besonderer Situationen und Lebensabschnitte (Band 3) und unter dem Aspekt spezifischer psychiatrischer Krankheiten und Störungen (Band 4–6).

Obwohl die Bände in einem inneren Zusammenhang stehen, hat doch jeder Band eine erhebliche Selbständigkeit. So werden in Band 1 (‚Grundlagen der Psychiatrie') die wissenschaftlichen Grundlagen- und Nachbardisziplinen der Psychiatrie – Kultur- und Sozialwissenschaften, Neurowissenschaften, Psychopathologie, Epidemiologie und Genetik – behandelt. In Band 2 (‚Allgemeine Psychiatrie') werden die Klassifikation und Diagnostik, Vorbeugung und Behandlung psychischer Krankheiten, psychiatrische Versorgungssysteme, rechtliche und ethische Fragen in der Psychiatrie, und die Qualifizierung des Psychiaters und des psychiatrischen Handelns dargestellt.

Da in der sich regional rasch wandelnden, multikulturell differenzierenden und gleichzeitig zunehmend global interagierenden Welt eine Fülle spezieller psychiatrischer Probleme an Bedeutung gewonnen hat und auch neuartige Problemfelder mit psychiatrischer Relevanz aufgetreten sind (demographischer Wandel, Verfolgung, Folter und Gewalt), beschäftigt sich der gesamte Band 3 (‚Psychiatrie spezieller Lebenssituationen') mit der Psychiatrie verschiedener Lebensabschnitte, insbesondere der Entwicklung in Kindheit und Jugend einerseits und dem Altern und Alter andererseits, weiter mit der Psychiatrie in speziellen Situationen (z. B. Lagerhaft, Katastrophen, besondere Umweltbedingungen), und nicht zuletzt mit kulturspezifischen und geschlechtsabhängigen psychischen Störungen sowie mit der Komorbidität psychischer Störungen und mit der geistigen Behinderung.

Die spezielle Psychiatrie wird in weiteren 3 Bänden dargestellt, in Band 4 („Psychische Störungen bei somatischen Krankheiten") die Demenzen, Delirien, organischen Wesensänderungen sowie die psychischen Störungen bei körperlichen Erkrankungen, auch bei neuartigen Krankheiten und Situationen (wie bei AIDS oder in der Transplantationsmedizin), in Band 5 („Schizophrene und affektive Störungen") Klinik, Verlauf, Epidemiologie, Pathogenese und Behandlung schizophrener, schizoaffektiver, schizophrenieähnlicher sowie manischer und depressiver Störungen einschließlich der Rehabilitation und Versorgung der an diesen Krankheiten Leidenden, und in Band 6 („Erlebens- und Verhaltensstörungen, Abhängigkeit und Suizid") Angst- und Zwangsstörungen, somatoforme und neurasthenische Störungen, Suizid und Parasuizid, Anpassungsstörungen, Störungen des Eß-, Schlaf- und Sexualverhaltens, Persönlichkeitsstörungen und Verhaltensstörungen sowie Mißbrauch und Abhängigkeit von Alkohol, Tabak und anderen psychotropen Substanzen.

Die *Psychiatrie der Gegenwart* ist keine Enzyklopädie. Sie behandelt weder alle Gebiete psychiatrischer Tätigkeit in eigenen Beiträgen, noch sind die Kapitel selbst in jedem Falle umfassend. Vielmehr wollen sie Anregungen und Hilfen zum eigenen Weiterstudium wesentlicher Literatur geben. Denn umfassende Literaturübersichten können heute nicht mehr aktuell sein und sind in Zeiten des schnellen Zugriffs zu Literatur-Datenbanken auch weniger wichtig als konzeptuelle Ordnung: es geht um Kristallisationskerne für das heute unverzichtbar gewordene lebenslange eigenständige Lernen in einer kontinuierlichen medizinischen Fortbildung, die der Reflektion der eigenen Erfahrung und der kritischen Aneignung wissenschaftlich kontrollierten Wissens („evidenced-based medicine") dient.

Die *Psychiatrie der Gegenwart* geht davon aus, daß Diagnosen hilfreich sind, indem sie die klinische Arbeit erleichtern und Vergleiche der Befunde verschiedener Untersucher erlauben, ohne daß sie notwendigerweise eine ätiologische Bestimmung enthalten. Deshalb haben die Herausgeber darauf geachtet, der Internationalen Klassifikation der Krankheiten (ICD-10) ebenso wie wichtigen nationalen Klassifikationen psychischer Störungen, insbesondere dem DSM-IV der amerikanischen psychiatrischen Fachgesellschaft (APA), zu folgen. Da manche Autoren die eine, andere Autoren die andere Klassifikation bevorzugen, wurde für die Vergleichbarkeit beider Diagnostiksysteme durch Vergleichstabellen zwischen ICD-10 und DSM-IV Sorge getragen. Darüber hinaus haben die Herausgeber sich bemüht, wo immer möglich auch andere klinische Terminologien in der Überzeugung zu berücksichtigen, daß Klassifikationen psychischer Störungen nur Konventionen, also Ausdruck des Wissens und der Überzeugungen einer Gruppe von Psychiatern zu einem bestimmten Zeitpunkt sind und sich schnell wandeln können. Sie sollten deshalb als nichts anderes angesehen werden denn als Hilfen für die psychiatrische Entscheidungsfindung und die Kommunikation zwischen all denen, die in der Psychiatrie tätig sind. Diese Kommunikation gewinnt an Bedeutung angesichts der immer notwendiger werdenden Kontakte zwischen Psychiatern aus unterschiedlichen Kulturen. Dabei werden nicht nur kulturell bedingte Verschiedenheiten, sondern auch die teilweise bedrückend extremen Unterschiede in der Verteilung von

Ressourcen deutlich, und zwar nicht nur zwischen Ländern sehr unterschiedlichen Entwicklungsstandes, sondern auch innerhalb von Industrienationen. Diese Kenntnisse relativieren manchen eigenen Standpunkt und warnen vor unzulässigen Verallgemeinerungen.

Abschließend seien noch einige technische Hinweise gegeben: Leseempfehlungen (*) verweisen auf besonders empfehlenswerte Übersichtsartikel und herausragende Originalarbeiten; Marginalien sollen jeweils die Kernprobleme einer Seite markieren und damit dem Leser einen Sofortüberblick ermöglichen; Querverweise auf andere Kapitel bilden auch die erforderliche Vernetzung der zahlreichen partikularen Wissensgebiete der Psychiatrie ab; schließlich sollte bei aller Bemühung um eine einheitliche Makrostruktur des Werkes in Gliederung und Layout doch die Individualität der Autoren erkennbar bleiben, um auch darin die Vielfalt der Psychiatrie in ihren Erscheinungsformen und Zugangsweisen deutlich zu machen.

Die Herausgeber fühlen sich der langjährigen Tradition der *Psychiatrie der Gegenwart* verpflichtet und gedenken vor allem ihrer inzwischen verstorbenen Vorgänger Erik Strömgren, Karl Peter Kisker und Joachim Ernst Meyer, welche die letzten beiden Auflagen maßgeblich geprägt haben.

Am Ende einer sich über 5 Jahre hinziehenden intensiven und vielfältigen Arbeit gilt der Dank der Herausgeber den Autoren ebenso wie den Mitarbeitern des Springer-Verlages. Viele Autoren haben sowohl die Änderungswünsche der Herausgeber sehr konstruktiv aufgegriffen; einige, erfreulicherweise sehr pünktliche Autoren haben dankenswerterweise große Geduld gegenüber den gelegentlich längeren Bearbeitungszeiten und erneute Bemühungen um eine Aktualisierung mancher Manuskripte aufgebracht. Das Werk selbst wäre nicht zustande gekommen ohne die Initiative von Dr. Thomas Thiekötter, das Engagement von Dr. Heike Berger sowie den in der Schlußphase unermüdlichen Einsatz von Renate Scheddin und den zahlreichen Mitarbeitern des Verlages, von denen insbesondere Meike Seeker, Miriam Feldhaus, Stefanie Zöller und Gisela Zech dankbar genannt sein sollen.

Heidelberg, im Mai 1999   HANFRIED HELMCHEN
                                                         FRITZ HENN
                                                         HANS LAUTER
                                                         NORMAN SARTORIUS

Inhaltsverzeichnis

Psychische Störungen bei primären Hirnkrankheiten

1 Organisch bedingte psychische Störungen: eine Einführung .. 3
  H. Förstl und A. Jablensky

2 Klinische Diagnostik der Demenzen 15
  H. Lauter und A. Kurz

3 Deskriptive Epidemiologie der Demenzen 33
  H. Bickel

4 Pharmakologische und nichtmedikamentöse
  Behandlungsansätze der Demenz 53
  W. E. Müller und H. Förstl

5 Klinische Aspekte der Alzheimer-Krankheit 71
  A. Kurz und H. Lauter

6 Risikofaktoren der Alzheimer-Krankheit 105
  Ch. Hock und F. Müller-Spahn

7 Molekulargenetik und Molekularbiologie
  der Alzheimer-Krankheit 117
  R. Sandbrink und K. Beyreuther

8 Vaskulär bedingte kognitive Beeinträchtigung und Demenz ... 167
  P. Martinez-Lage und V. C. Hachinski

9 Demenzen bei anderen Hirnkrankheiten 205
  H.-J. Gertz

10 Leichte kognitive Störungen 225
   F. M. Reischies

11 Delirante, amnestische und andere Syndrome
   mit vorrangig kognitiven Störungen 247
   L.G. Schmidt und H.J. Freyberger

12 Organische Wesensänderungen 271
H.J. Freyberger und L.G. Schmidt

Psychische Störungen bei primär körperlichen Erkrankungen

13 Psychische Störungen und internistische Erkrankungen 289
W. Hewer

**14 Eine Untersuchung der Zusammenhänge
zwischen koronarer Herzkrankheit und Depression** 319
A.H. Glassman und E.-G.V. Giardina

15 Psychiatrische Syndrome bei Infektionskrankheiten 335
A. Tortorella und P. Monteleone

**16 Psychische Probleme und psychiatrische Störungen
bei Infektionen mit HIV** 347
M. Maj und A. Tortorella

**17 Psychiatrische Probleme in der Intensivmedizin
und bei Organtransplantationen** 365
G. Fricchione und N. Cassem

18 Psychoonkologie 395
M.F. Costantini-Ferrando und J.C. Holland

19 Schmerz und Schmerztherapie 405
H. Merskey

Sachverzeichnis 433

Mitarbeiterverzeichnis

BEYREUTHER, K., Prof. Dr., Ruprecht-Karls-Universität Heidelberg,
Zentrum für Molekulare Biologie, Im Neuenheimer Feld 282,
D-69115 Heidelberg

BICKEL, H., Dr., Technische Universität München, Psychiatrische Klinik
und Poliklinik, Klinikum rechts der Isar, Ismaninger Straße 22,
D-81675 München

CASSEM, N., Prof. Dr., Massachusetts General Hospital, Harvard Medical
School, Department of Psychiatry, 75 Francis Street, Boston, MA 02115,
USA

COSTANTINI-FERRANDO, M.F., Ph.D., Cornell University Medical School,
Memorial Sloan-Kettering Cancer Center, Department of Psychiatry and
Behavioral Sciences, 1275 York Avenue, New York, NY 10021, USA

FÖRSTL, H., Prof. Dr., Technische Universität München, Psychiatrische
Klinik und Poliklinik, Klinikum rechts der Isar, Ismaningerstraße 22,
D-81675 München

FREYBERGER, H.J., Prof. Dr., Ernst-Moritz-Arndt-Universität,
Klinik und Poliklinik für Psychiatrie und Psychotherapie,
Rostocker Chaussee 70, D-18407 Stralsund

FRICCHIONE, G., Dr., Medical Psychiatry Service, Harvard Medical
School, Division of Psychiatry, 75 Francis Street, Boston, MA 02115, USA

GERTZ, H.-J., Prof. Dr., Psychiatrische Klinik der Universität,
Liebigstraße 22, D-04103 Leipzig

GIARDINA, E.-G.V., Prof. Dr., Columbia University, College of Physicians
& Surgeons, Center for Woman's Health, 722 West 168th Street,
New York, NY 10032, USA

GLASSMAN, A.H., Prof. Dr., NYS Psychiatric Institute,
Department of Clinical Psychopharmacology, 722 West 168th Street,
New York, NY 10032, USA

HACHINSKI, V.C., Prof., University Hospital, 339 Windermere Road,
London, Ontario N5A 5A5, Canada

HEWER, W., Dr., Zentralinstitut für Seelische Gesundheit,
Postfach 12 21 20, D-68072 Mannheim

Hock, Ch., Dr., Psychiatrische Universitätsklinik Basel, Wilhelm-Klein-Strasse 27, CH-4095 Basel

Holland, J. C., Chair, M.D., Cornell University Medical School, Memorial Sloan-Kettering Cancer Center, Department of Psychiatry and Behavioral Sciences, 1275 York Avenue, New York, NY 10021, USA

Jablensky, A., Prof., The University of Western Australia, Department of Psychiatry, Medical Research Foundation Building, 50 Murray Street, Perth, WA 6001, Australia

Kurz, A., Prof. Dr., Technische Universität München, Psychiatrische Klinik und Poliklinik, Klinikum rechts der Isar, Ismaningerstraße 22, D-81675 München

Lauter, H., Prof. Dr., Stievestraße 5, D-80638 München

Maj, M., Prof., Secondo Università Napoli, Facolta di Medicina, Istituto di Psichiatria, Lago Madonna delle Grazie, I-80138 Napoli, Italy

Martinez-Lage, P., Dr., Hospital Virgen del Camino, Servicio Navarro de Salud, Osasunbidea, Irunlarrea, 4, E-31008 Pamplona, Spain

Merskey, H., Prof. Dr., LHSC-UC, 339 Windermere Road, London, Ontario N6A 5A5, Canada

Monteleone, P., Prof., Secondo Università Napoli, Facolta di Medicina, Istituto di Psichiatria, Lago Madonna delle Grazie, I-80138 Napoli, Italy

Müller, W. E., Prof. Dr., Biozentrum Niederursel, Marie-Curie-Straße 9, D-60439 Frankfurt

Müller-Spahn, F., Prof. Dr., Psychiatrische Universitätsklinik, Wilhelm-Klein-Strasse 27, CH-4025 Basel, Schweiz

Reischies, F. M., PD Dr., Freie Universität Berlin, Psychiatrische Klinik, Eschenallee 3, D-14050 Berlin

Sandbrink, R., Dr., Schering AG, Klinische Entwicklung ZNS, D-13342 Berlin

Schmidt, L. G., Prof. Dr., Freie Universität Berlin, Psychiatrische Klinik, Eschenallee 3, D-14050 Berlin

Tortorella, A., Prof., Secondo Università Napoli, Facolta di Medicina, Istituto di Psichiatria, Lago Madonna delle Grazie, I-80138 Napoli, Italy

Psychische Störungen bei primären Hirnkrankheiten

Kapitel 1
Organisch bedingte psychische Störungen: eine Einführung

H. Förstl und A. Jablensky

1 Einleitung 4
2 Von der Antike zum 19. Jahrhundert 4
2.1 Frühe klinische Beobachtungen 4
2.2 Das klinisch-anatomische Modell 5
3 Psychiatrische Taxonomie im 20. Jahrhundert 8
3.1 Abgrenzung organisch bedingter psychischer Störungen 8
3.2 Ist das Konzept der organischen psychischen Erkrankungen
    überholt? 11
4 Literatur 13

Besäßen wir auf einem der drei Gebiete, der pathologischen Anatomie, der Ätiologie oder der Symptomatologie des Irreseins eine durchaus erschöpfende Kenntnis aller Einzelheiten, so würde sich nicht nur von jedem derselben her eine einheitliche und durchgreifende Einteilung der Psychosen auffinden lassen, sondern jede dieser drei Gruppierungen würde auch – diese Forderung ist der Grundpfeiler unserer wissenschaftlichen Forschung überhaupt – mit den beiden anderen wesentlich zusammenfallen. Die aus den gleichen Ursachen hervorgegangenen Krankheitsfälle würden stets auch dieselben Erscheinungen und denselben Leichbefund darbieten müssen. Aus dieser Grundanschauung ergibt sich, daß die klinische Gruppierung der psychischen Störungen sich auf alle 3 Hilfsmittel der Einteilung, denen man noch die aus dem Verlaufe, dem Ausgange, ja der Behandlung gewonnenen Erfahrungen hinzufügen muß, gleichzeitig zu stützen haben wird.

Kraepelin (1899)

1 Einleitung

Einhundert Jahre nach Kraepelins Äußerung hat sich die Hoffnung auf eine erschöpfende Kenntnis der strukturellen, molekularbiologischen und klinischen Merkmale psychischer Störungen noch nicht erfüllt. Es erscheint fraglich, ob einerseits jemals eine ausreichende Kenntnis auf den einzelnen Betrachtungsebenen zu erlangen ist und andererseits tatsächlich eine zufriedenstellende Kongruenz zwischen Morphologie, Biochemie und Symptomatik erreicht werden kann. Der wissenschaftliche Realismus Kraepelins, also die Annahme eines realen und faßbaren, vom Beobachter dabei unabhängigen Substrats der Terminologien und Theorien erscheint in der Psychiatrie immer noch nicht fest genug untermauert. Noch immer stützt sich die Klassifikation psychischer Erkrankungen nach ICD-10 und DSM-IV vorwiegend auf die klinische Symptomatik (APA 1994; WHO 1991). Die Ergebnisse apparativer Zusatzuntersuchungen werden in erster Linie herangezogen, um „organische" Faktoren nachzuweisen oder auszuschließen und damit eine klinische Verdachtsdiagnose mehr oder weniger wahrscheinlich zu machen.

Klassifikation aufgrund klinischer Symptomatik

Frühere Schwierigkeiten und Errungenschaften bei der Diagnostik organisch bedingter psychischer Störungen erscheinen heute kaum mehr begreifbar angesichts der Selbstverständlichkeit, mit der moderne Untersuchungstechniken Aufschluß über einige zentralnervöse Funktionsstörungen geben können. Die so erhobenen Befunde werden jedoch weiterhin zur diagnostischen Einordnung in Klassifikationssysteme benutzt, deren hypothetischer Charakter in Revisionsphasen besonders deutlich hervortritt und der in der Psychiatrie immer noch offensichtlicher erscheint als in anderen medizinischen Fächern. In diesem Kapitel werden einige Entwicklungslinien skizziert, die zu unseren derzeit verwendeten Nosologien und zum derzeitigen Verständnis organisch bedingter psychischer Störungen geführt haben.

2 Von der Antike zum 19. Jahrhundert

2.1 Frühe klinische Beobachtungen

Psychische Störungen galten in der Antike als unmittelbare Folgen und damit zugleich als Zeichen somatischer Erkrankungen. Eine Trennung zwischen organischen und funktionellen Störungen unterblieb dadurch ebenso wie die Abgrenzung eigenständiger psychischer Erkrankungen. Im Corpus hippocraticum ist erstmals von der „Phrenitis" die Rede, einem Zustand mit Verwirrung und Erregung der Sinne. Celsus (25 v. bis 50 n. Chr.) entwarf eine umfangreiche psychiatrische Nosologie, die neben Manie, Melancholie und Hysterie auch Lethargie (mit Fieber, Somnolenz und ungünstiger Prognose) sowie Phrenitis aufführte. Die Phrenitis war gekennzeichnet durch ihr akutes Auftreten und Fieber. Die empfohlene Akutbehandlung richtete sich gegen das Fieber. Der Übergang in einen Zustand anhaltender kognitiver Defizite, eine „Dementia continua", war möglich. Als Ursachen einer Phrenitis nannte Aretaeus (50–130) Fieber, Alkohol und andere Intoxikationen, etwa mit

Klassifikationsansätze

– empirisch-biographischer Ansatz

dem Anticholinergikum Hyoscin. Galen (129–199) lokalisierte den Ausgangspunkt derartiger Störungen im Gehirn.

Bis ins Zeitalter der Aufklärung blieben Variationen der klassischen Konzepte in Verwendung, wobei die Begriffsbedeutungen zahlreichen Wandlungen unterworfen waren. Kendell (1978) stellte der frühen hippokratischen Schule mit empirisch-biographischem Ansatz den theoretischen Ansatz der platonischen Universalienlehre gegenüber, die versuchte, die Wirklichkeit in universell gültigen Ideen zu entdecken. Angeregt durch Sydenhams Vorschlag, in die Medizin eine Ordnung nach dem Vorbild von Linnés „Systema Naturae" einzuführen, gewann bis zum 18. Jh. der theoretisch-platonische Ansatz die Oberhand. Der Mangel an eigener klinischer Anschauung vieler Autoren war ein erkennbares Manko einiger theoretisch anmutender Erweiterungen der psychiatrischen Klassifikationssysteme.

– theoretisch-platonischer Ansatz

Organisch bedingte Störungen wurden nach ihrer Symptomatik den unterschiedlichen Formen von Manie, Melancholie oder Wahnsinn zugeordnet. William Cullen (1777) grenzte die Gruppe der „Neurosen" oder Nervenkrankheiten als Störungen der Wahrnehmung und Bewegung ohne Fieber und ohne Hinweise auf fokale Störungen ab. Innerhalb der Neurosen differenzierte er die „Comata" (Apoplexie und Paralysis), „Adynamiae" (Synkopen, Hypochondrie), „Spasmi" (Konvulsionen, Chorea, Hysteria, Hydrophobia etc.) und die „Vesaniae" als Störungen der intellektuellen Leistungen. Dazu gehörten neben den angeborenen, erworbenen und senilen Formen der „Amentia" auch Mania und Melancholia. Alexander Crichtons (1798) feine Differenzierung der Amentia in 6 Teilformen besitzt eher den Charakter eines ausgearbeiteten psychopathologischen als eines nosologischen Systems (Erschöpfung, Gedächtnisstörung, Wahrnehmungsstörung, Assoziationsstörung, beeinträchtigtes Urteils- und Ausführungsvermögen).

Differenzierung der Neurosen

2.2 Das klinisch-anatomische Modell

Bis in das 19. Jh. hinein beruhte die Nosologie mit wenigen Ausnahmen auf der Querschnittsbetrachtung klinischer Störungen. Thomas Willis hatte im 17. Jh. mit geringem Erfolg versucht, Hirnveränderungen mit psychischen Störungen in Verbindung zu bringen. Von ihm stammt das häufig Griesinger zugeschriebene Diktum „Geisteskrankheiten sind Gehirnkrankheiten". Giovanni Battista Morgagni (1761) wies nach, daß viele der früher beschriebenen Hirnveränderungen bei Geisteskrankheiten Zufallsbefunde darstellten, die mit der klinischen Symptomatik nichts zu tun hatten. Große Bedeutung erlangten seine Studien zur pathologischen Anatomie innerer Erkrankungen. Ähnliche Erkenntnisse ließen im Bereich der Neuropsychiatrie zunächst noch auf sich warten. Als Stimulus und gleichzeitig als große Belastung für die seriöse Untersuchung klinisch-neuropathologischer Zusammenhänge erwies sich die „Organologie" oder „Phrenologie" Franz Josef Galls und seiner Anhänger, die behaupteten, manche Talente und Charaktermerkmale von der Schädeloberfläche ablesen zu können (kranioskopische Psychodiagno-

Hirnveränderungen und psychische Störungen

stik), diese Methode jedoch eher zurückhaltend bei der Beurteilung von Geistesstörungen einsetzten (Spurzheim 1833).

Erst die Beschreibung der Sprachzentren durch Broca (1861) und Wernicke (1874) schuf wieder einige Zuversicht, daß gewisse klinische Defizite mit umschriebenen und erkennbaren zerebralen Veränderungen in Verbindung zu bringen seien. Mit dem raschen und stetigen Wissenszuwachs über die pathoanatomischen Grundlagen neuropsychologischer Defizite, also der Aphasien, Apraxien und Agnosien (Liepman 1905; Pick 1898; Wilbrand 1892), konnte der Erkenntnisgewinn im Bereich der Psychopathologie nicht Schritt halten. Nach der Beschreibung wichtiger klinischer Syndrome zu Beginn des Jahrhunderts und einer Phase der Stagnation führte der klinisch-anatomische Untersuchungsansatz aber auch auf dem Gebiet der organischen Psychosen zu wichtigen Erfolgen.

Delirium tremens

Thomas Sutton (1813) fiel auf, daß eine Teilgruppe der Phrenitispatienten, und zwar vornehmlich die alkoholkranken Patienten, besondere klinische Merkmale aufwies: Erkrankungsbeginn ohne hohes Fieber, jedoch visuelle Halluzinationen, nestelnde Bewegungen (Floccilegium) und gelegentlich stereotypes Ausführen berufstypischer Handlungen (Beschäftigungsdelir). Im Gegensatz zu anderen Formen der Phrenitis trat nach Aderlaß keine Besserung ein, sondern erst nach Verabreichung von Opium. Er bezeichnete diesen Zustand als „Delirium tremens". Pearson (1813) und Armstrong (1824) beschrieben nahezu zeitgleich ähnliche Zustandsbilder (eine ältere Schilderung unter der Bezeichnung „Kardiakos" stammt aus dem Talmud; Hankoff 1972).

Es dauerte über 50 Jahre, bis – wiederum nahezu zeitgleich – Gayet (1875) und Wernicke (1881) charakteristische anatomische Folgen des Alkoholmißbrauchs beschrieben. Zwei der 3 Patienten, bei denen Wernicke neuropathologisch eine Polioencephalitis haemorrhagica superior nachwies, waren Alkoholiker und gelangten im Delirium tremens zur Aufnahme. Ergänzende klinische Befunde publizierte Korsakow in einer Reihe von Arbeiten über die Folgen des Alkoholismus. Darin beschrieb er u. a. die Kombination von amnestischem Syndrom und Polyneuropathie (1887).

Progressive Paralyse

Die progressive Paralyse war ein zentrales Thema der medizinischen Forschung im 19. Jh., deren Erträge weit über die Syphilidologie hinausreichten. Bayle (1822) und Calmeil (1826) wiesen in ihren Dissertationen Zusammenhänge zwischen progredienten kognitiven Defiziten, Paralyse und einer meningealen Entzündung nach. Diese Entdeckung wird heute als die erste Beschreibung einer neuropsychiatrischen Krankheitseinheit angesehen. In der 2. Jahrhunderthälfte ermöglichten neu entwickelte Techniken erstmals die Durchführung reproduzierbarer histologischer und bakteriologischer Untersuchungen. Die Übertragbarkeit der Syphilis, histologische Charakteristika, der Nachweis von Spirochäten in den Effloreszenzen, der Nachweis von Antikörpern in der Zerebrospinalflüssigkeit und schließlich der Nachweis von Spirochäten im Gehirn bildeten zusammen eine Beweiskette, die einerseits zur langsamen Präzisierung des Krankheitskonzepts führte und andererseits zur Beschreibung einiger anderer, für die moderne Psychiatrie ungleich wichtigerer Krankheiten beitrug.

Noch 1894 äußerte Binswanger die Ansicht, der paralytische Krankheitsvorgang „sei unbestritten die Folgeerscheinung einer functionellen Überanstrengung des Centralnervensystems und dabei in erster Linie der Großhirnrinde". Demgegenüber vermutete Alzheimer, „daß in 70% der Fälle ein Zusammenhang mit der Lues sicher oder wahrscheinlich sei" (zit. nach Kraepelin 1899). Kraepelin selbst diagnostizierte bis zu der Entdeckung der Spirochäten und der Entwicklung eines Labortests durch Wassermann bei einem Drittel seiner Patienten eine progressive Paralyse, danach sank die Rate auf 5% (Hunter 1973).

Klinisch führte das Studium der progressiven Paralyse zu einer Präzisierung des Demenzbegriffs, allerdings mit einer einseitigen Betonung des „kognitiven Paradigmas" (Berrios 1990). Der Begriff Dementia oder Amentia war, wie erwähnt, seit der Antike in Verwendung, um eine Gruppe von Geisteskrankheiten mit Störungen der intellektuellen Fähigkeiten, aber auch der Wahrnehmung, des Affekts und des Willens zu bezeichnen. Er umfaßte damit akute und chronische, primäre und sekundäre, angeborene und senile Formen. Als Hauptmerkmal des Demenzsyndroms wurden nun zunehmend die kognitiven Defizite, v. a. des Gedächtnisses, herausgestellt. Ferner implizierte der Begriff gegen 1900 meist sekundäres Auftreten und Irreversibilität. Damit wurde die Zahl subsumierter Erkrankungen reduziert und es fiel leichter, innerhalb dieser weniger heterogenen Gruppe anatomische und ätiologische Grundlagen einzelner Demenzformen aufzuspüren.

Präzisierung des Demenzbegriffs

Das Bemühen um die Differentialdiagnose der progressiven Paralyse trug wesentlich zur Charakterisierung anderer degenerativ und vaskulär bedingter Demenzen bei. Daß Schlaganfälle zu schwerwiegenden kognitiven Defiziten führen können, war bekannt (Durand-Fardel 1843), und der Begriff „apoplektische Demenz" war bereits geschaffen worden (Ball u. Chambard 1881). Marce (1863) hatte festgestellt, daß ein großer Teil seniler Demenzen nicht durch die progressive Paralyse, sondern durch vaskuläre Hirnveränderungen bedingt war. Binswanger (1894) beschrieb die klinischen und makropathologischen Merkmale einer subkortikalen vaskulären Enzephalopathie. Alzheimer (1895) grenzte in mehreren Arbeiten eine Reihe unterschiedlicher vaskulärer Hirnerkrankungen mit charakteristischen klinischen Merkmalen ab, u. a. ein Multiinfarktsyndrom.

Differentialdiagnose der progressiven Paralyse

In früheren Übersichtsarbeiten und in seiner Habilitationsschrift über die progressive Paralyse erwähnte Alzheimer Demenzformen mit drusen- oder plaqueartigen interstitiellen Ablagerungen in der Hirnrinde, die u. a. von Redlich (1898) als miliare Sklerose der Hirnrinde beschrieben worden waren. Daß die Beschreibung einer einzelnen Patientin (Alzheimer 1906), die im Präsenium an einer Demenz mit besonders schwerem Verlauf erkrankte und deren Kortex neben Plaques auch eine hohe Zahl bisher unbekannter, intraneuronaler fibrillärer Strukturen aufwies, als Casus primus der Jahrhundertkrankheit Alzheimer-Demenz Geschichte machte, ist vermutlich nicht allein der wissenschaftlichen Leistung Alzheimers zu verdanken, sondern auch dem Einfluß Kraepelins, der das Eponym „Alzheimersche Krankheit" prägte.

Alzheimer-Demenz

Innerhalb von 5 Jahren wurden Berichte über mehr als 10 Patienten mit dieser Demenzfom publiziert (Fuller 1912). Fischer (1907) hatte Plaques in großer Zahl auch bei seniler Demenz nachgewiesen und Simchowicz (1911) schlug quantitative neuropathologische Kriterien zur Differenzierung gegenüber noch normalen Altersveränderungen vor. Inzwischen ist der Begriff Alzheimer-Demenz auch auf senile Demenzen mit entsprechenden klinischen und pathologischen Kennzeichen erweitert. Im gleichen Zeitraum wurden in Alzheimers Labor histologische Substrate fokaler Hirnatrophien (Alzheimer 1911) und der Parkinson-Schüttellähmung beschrieben (Lewy 1912).

Alzheimers großes Projekt, eine „pathologische Anatomie der Geisteskrankheiten" zu verfassen, blieb unvollendet. Die von Spielmeyer (1930) herausgegebene *Anatomie der Psychosen* enthielt umfangreiche Kapitel über die Pathologie neurologischer Erkrankungen wie Epilepsie, Enzephalitis, extrapyramidalmotorische Erkrankungen und Intoxikationsfolgen sowie Gehirnarteriosklerose und degenerative Demenzen. Der Abschnitt über die Dementia praecox ist kurz; depressive Erkrankungen werden nicht abgehandelt. Frühere Versuche, die gesamte Psychiatrie als Lehre der Erkrankungen des Vorderhirns (Meynert 1884) oder als Erweiterung der Aphasiologie (Wernicke 1906) darzustellen, setzten sich nicht durch und wurden als „Hirnmythologie" abgetan.

3 Psychiatrische Taxonomie im 20. Jahrhundert

3.1 Abgrenzung organisch bedingter psychischer Störungen

Entwicklung nosologischer Konzepte

Mit dem Anwachsen klinischer Beobachtungen und ersten Erfolgen bei der Aufklärung ihrer neuropathologischen Grundlagen und teilweise sogar ihrer Ätiologie entwickelten sich nosologische Konzepte, deren Konturen auch in den gegenwärtigen Klassifikationen nach ICD-10 und DSM-IV erkennbar sind. Vor dem unübersichtlichen Hintergrund scheinbar zahlloser putativer Kausalfaktoren (von infektiösen Hirnerkrankungen und degenerativen Prozessen zu nutritiv-toxischen Einflüssen und psychischen Traumata) entstand um die Jahrhundertwende eine Kartographie klinischer Erkrankungen von einiger heuristischer Kraft.

Einteilung psychischer Störungen

Wie in vielen anderen Erklärungsmodellen auch, entwickelten sich die psychiatrischen Konstrukte in antithetischen Paaren (z. B. exogen vs. endogen, Prozeß vs. Reaktion, Psychose vs. Neurose). Die einflußreiche, von Kraepelin vorgeschlagene Dreiteilung psychischer Störungen repräsentiert eine Ausformung dieser Dichotomien. Er stellte den „organisch", durch äußere Ursachen und Hirnerkrankungen bedingten psychischen Störungen zum einen die funktionellen Psychosen (Dementia praecox und manisch-depressives Irresein) und zum anderen die nicht-psychotischen Geistesstörungen (Neurosen und Psychopathien) gegenüber. Es wurde rasch deutlich, daß dieses eingängige Schema keine eindeutige und zuverlässige Einordnung aller psychischen Störungen erlaubt.

Entgegen der von Kraepelin geäußerten Ansicht war keineswegs jeder Noxe ein spezifisches psychopathologisches Syndrom zuzuordnen, sondern es stellte sich heraus, daß unterschiedliche systemische und Hirnerkrankungen nur ein recht limitiertes Repertoire von Geistesstörungen auslösen. Während – nicht zuletzt durch die traumatologischen Kriegserfahrungen – die Erkenntnisse der Neuropsychologie weiter vertieft und differenziert werden konnten (z. B. Gelb u. Goldstein 1920; Poppelreuther 1923), stellte sich immer deutlicher heraus, daß bei einer Vielzahl psychischer Störungen mit herkömmlichen neuropathologischen Methoden postmortal keine eindeutigen und einheitlichen Hirnveränderungen faßbar waren. Dies gilt einerseits für passagere Erkrankungen und andererseits für eine Reihe von klinischen Störungen mit weniger ausgeprägten Defiziten. Für diese psychischen Reaktionen wurde eine große Zahl von klinisch-phänomenologischen Ordnungsbegriffen vorgeschlagen, von denen einige bis heute in Gebrauch sind.

Für Bonhoeffer (1908, 1910) war die Bewußtseinstrübung Leitsymptom der „akuten exogenen Reaktionstypen", also jener begrenzten „psychischen Schädigungstypen" auf die große Zahl möglicher Körperstörungen. Er unterschied: Delir; Halluzinose mit gering ausgeprägter Benommenheit und paranoider Wahnbildung; jähe motorische und affektive Erregungszustände mit Desorientiertheit und Verkennungen (epileptiformer Typ jedoch ohne epileptische Anfälle); symptomatischen Stupor (ab 1910: Dämmerzustand) mit Verlangsamung, Benommenheit, Interesselosigkeit, erschwerter Auffassung und Reaktion sowie leichter Euphorie; schließlich die Amentia mit fluktuierenden Bewußtseinsstörungen, Inkohärenz, Ideenflucht, leichter Ablenkbarkeit und Halluzinationen. Allein die Delirien und Halluzinosen besitzen eine heute noch nachvollziehbare klinische Bedeutung, bei den anderen Störungen ist zu vermuten, daß es sich möglicherweise um zeittypische Phänomene handelte.

Akute exogene Reaktionstypen nach Bonhoeffer

E. Bleuler (1916) unterschied nach dem Schädigungsmuster 2 Arten jeweils akuter oder chronischer „Psychosyndrome": das „hirndiffuse Psychosyndrom", weitgehend synonym mit dem amnestischen Syndrom (Korsakow 1887; Moll 1915) und bestehend aus einer Einbuße kognitiver Leistungen und möglicherweise begleitenden Bewegungs- und Wahrnehmungsstörungen, und das „hirnlokale Psychosyndrom", bei dem nach fokalen oder multifokalen Hirnläsionen trotz unterschiedlicher Schädigungsorte ein ähnliches klinisches Bild mit Veränderungen von Antrieb und Stimmung auftritt. Später fügte M. Bleuler (1954) ein „endokrines Psychosyndrom" hinzu, das – bei unterschiedlichen endokrinen Ursachen – Veränderungen von Sozialverhalten, Schlaf, Sexualität, Bewegung, Wärme- und Kälteempfindung, Hunger und Durst verursachen kann.

Psychosyndrome nach Bleuler

Die Beschreibung der „organischen Persönlichkeitsstörungen" durch von Baeyer (1947) mit Antriebsstörung, Schwerfälligkeit, Affektstörung, Distanzlosigkeit, Abschwächung, Steigerung oder Umprägung vorbestehender Persönlichkeitsmerkmale ähnelt E. Bleulers Definition des hirnlokalen Psychosyndroms.

Organische Persönlichkeitsstörungen nach Baeyer

Eine wachsende Zahl klinischer Beobachtungen zeigte, daß organische Hirnerkrankungen sich auch als schizophrenieähnliche Erkrankungen oder Persönlichkeitsstörungen manifestieren können. In einer umfassenden Literaturübersicht von 782 Originalarbeiten wiesen Davison u. Bagley (1969) viele systemische und Hirnerkrankungen als Ursache einer schizophreniformen Psychose nach. Anhand ihrer Symptomatik waren die organisch und die endogen bedingte Schizophrenie nicht zuverlässig zu unterscheiden. Es wurde deutlich, daß i. allg. weder eine Noxe bzw. eine Läsion zwingend zu einer bestimmten psychischen Störung führt, noch umgekehrt ein besonderes psychopathologisches Bild auf eine bestimmte organische Ursache zurückverweist.

Diagnose körperlich begründbarer Psychosen nach Schneider

Dieser diagnostischen Unsicherheit begegnete Kurt Schneider (1948) mit besonders restriktiven Kriterien zur Diagnose körperlich begründbarer Psychosen: belangvoller körperlicher Befund, eindeutiger Zusammenhang, fehlende Hinweise auf alternative Verursachung (z. B. durch eine familiäre Belastung), günstige Beeinflussung nach einer Besserung der organischen Erkrankung.

Arten psychischer Störungen nach Lipowski

Ein breiteres Konzept vertrat Lipowski (1975) mit der Unterscheidung von 3 Arten psychischer Störungen als Folge einer systemischen oder Hirnerkrankung:
- die organisch bedingten Störungen im engeren Sinne mit unterschiedlichen psychopathologischen Störungen als direkte Folge der diffusen oder fokalen Hirnschädigung bzw. einer metabolischen Störung;
- die reaktiven Störungen, also Psychosen, Neurosen, Persönlichkeits- und Verhaltensstörungen als Fehlanpassung an die Belastungen durch die physische Erkrankung und deren psychologische und soziale Folgen;
- Verhaltensabweichungen mit selbstschädigender Verweigerung der Compliance, mit Krankheitsverleugnung oder mit übertriebener Abhängigkeit.

Er betonte dabei die Bedeutung kognitiver Störungen zum Nachweis einer organischen Ursache, wobei eine gleichförmige und schwerwiegende Beeinträchtigung aller kognitiver Leistungen nur bei ausgedehnten Hirnveränderungen zu finden sei. Die organisch bedingten Störungen ließen sich durch die Betrachtung der kognitiven Defizite entlang von 3 Dimensionen einordnen: nach der Ausdehnung (global vs. selektiv, z. B. Demenz und Delir vs. andere Störungen), nach der Ausprägung (schwer vs. diskret, z. B. Demenz und Delir vs. funktionell erscheinende Störungen) und nach dem Verlauf (chronisch vs. transient, z. B. Demenz vs. Delir). Lipowski betonte, die Entwicklung organisch bedingter psychischer Störungen sei nicht allein von der Schwere der Schädigung abhängig, sondern auch von Dispositions- und Umweltfaktoren. Zu dieser Ansicht war auch Kraepelin (1920) gegen Ende seiner wissenschaftlichen Laufbahn gelangt, als er von seiner so einflußreichen Nosologie und auch vom Konzept der Noxenspezifität abrückte.

3.2 Ist das Konzept der organischen psychischen Erkrankung überholt?

Versuche, auf den handlichen Terminus organisch möglicherweise vollkommen zu verzichten – wie im DSM-IV vorgeschlagen – können sich als schwer durchsetzbar erweisen. Die Dichotomie organisch vs. funktionell ist zur Verständigung in der klinischen Praxis weiterhin nützlich, wenngleich sie aus theoretischen Gründen kaum noch zu vertreten sein mag. Die beiden derzeit bedeutendsten Klassifikationssysteme ICD-10 und DSM-IV ähneln sich in vielen Belangen, begegnen dem Problem der Organizität jedoch auf unterschiedliche Weise. Im DSM-IV (APA 1994) wurde das Konzept organische psychische Erkrankung aufgegeben und zwar aufgrund der Überlegung, daß dieser Terminus eine fehlende biologische Basis nichtorganischer psychischer Störungen impliziere. Die ehedem als organisch bezeichneten Erkrankungen erscheinen nun in den Abschnitten Delir, Demenz und andere kognitive Störungen, psychische bei medizinischen Erkrankungen und drogeninduzierte Erkrankungen. Die multiaxiale Struktur des DSM erfordert grundsätzlich, daß jede systemische oder Hirnerkrankung, bei der eine Kausalbeziehung zur psychiatrischen Symptomatik anzunehmen ist, als Komorbidität (Achse III) festgehalten wird. Dieser empirische Ansatz wirkt vorteilhaft, da er ein theoretisch unbelastetes, unvoreingenommenes Sammeln klinischer Daten erlaubt. Ob dies praktikabel ist und zu einer Akkumulation verwertbarer Angaben führt, muß sich zeigen.

DSM-IV

Im Gegensatz hierzu wurde in der ICD-10 (WHO 1991) ein eher konservativer Ansatz gewählt, indem die Klasse der organischen psychischen Störungen beibehalten, ihre Grenzen jedoch ausgeweitet wurden, um 2 Gruppen von Störungen einzuschließen, nämlich zum einen Syndrome, bei denen die notwendigen und bestimmenden Merkmale Defizite der kognitiven Funktionen oder des Bewußtseins sind (also die Bonhoeffer-Bleuler-Reaktionstypen und die organischen Psychosyndrome), und zum anderen Syndrome, bei denen Halluzinationen, Wahn, Störungen des Affekts, der Persönlichkeit und des Verhaltens im Vordergrund stehen. Darüber hinaus unterscheidet die ICD-10 zwischen primär organischen Psychosyndromen aufgrund spezifischer Hirnerkrankungen und sekundären, symptomatischen psychischen Störungen durch extrazerebrale Erkrankungen.

ICD-10

Der prinzipielle Unterschied zwischen DSM-IV und ICD-10 betrifft weniger die Diagnose und Klassifikation von Erkrankungen mit kognitiven Defiziten und Bewußtseinsstörungen, als die Beurteilung in der Grauzone endogenomorpher psychischer und affektiver Syndrome, die mit Funktionsstörungen des Gehirns unterschiedlicher Genese und Schwere assoziiert sind. Eine schizophreniforme Erkrankung bei einer somatischen Erkrankung (etwa einer Epilepsie) nach ICD-10 könnte im DSM-IV auf mehrere verschiedene Arten verschlüsselt werden: als Schizophrenie auf Achse I (bei Erfüllung der Symptom- und Zeitkriterien) mit einer Epilepsie (Komorbidität auf Achse III), als schizophreniforme Erkrankung (falls die Diagnosekriterien einer Schizophrenie nicht erfüllt sind) oder als psychotische Erkrankung bei einer somatischen Störung, wobei die Epilepsie wiederum auf Achse III kodiert würde.

DSM-IV vs. ICD-10

„Nichtorganische"
Störungen

Forschungen an „nichtorganischen" Störungen förderten in den letzten Jahrzehnten einer Reihe organischer Korrelate zutage. Bei der Schizophrenie reichen diese Ergebnisse von einer Ventrikelerweiterung und reduziertem Hippocampusvolumen zu ektopischen Neuronen im Marklager des Präfrontalkortex. Bei den wahnhaften Psychosen des höheren Lebensalters fanden sich gehäuft neurodegenerative Veränderungen. Bei affektiven, Angst- und Zwangskrankheiten sowie Persönlichkeitsstörungen und vielen anderen wird die Bedeutung faßbarer organischer Faktoren immer deutlicher. Es ist anzunehmen, daß diese Forschung einen wesentlichen Beitrag zu einem integrativen Verständnis des Zusammenspiels von psychischen Stressoren und neurobiologischen Faktoren leisten wird.

Ausblick

Mit der höheren Sensitivität neuroradiologischer und neurophysiologischer Untersuchungsverfahren verwischen sich die Grenzen zwischen den „organischen" und „funktionellen" psychischen Störungen. Gleichzeitig deutet sich für eine Reihe genetisch determinierter Erkrankungen eine Revolution an, die konventionelle klinische Nosologien erschüttern und zumindest in Teilbereichen überholen wird, da Diagnose und Intervention bereits vor einer Symptommanifestation möglich werden. Für diese Erkrankungen wird das Sammeln und Ordnen klinischer und morphologischer Daten möglicherweise ähnlich an Bedeutung verlieren, wie z. Z. Kraepelins die Symptomatik und Pathologie der Neurosyphilis nach Aufklärung ihrer Ätiologie an Bedeutung verlor.

4 Literatur

Alzheimer A (1895) Die arteriosklerotische Atrophie des Gehirns. Allg Z Psychiatr 51:809–811

Alzheimer A (1906) Über eine eigenartige Erkrankung der Gehirnrinde. Allg Z Psychiatr 64:146–148

*Alzheimer A (1911) Über eigenartige Krankheitsfälle des späteren Alters. Z Ges Neurol Psychiatr 4:356–885

APA (1994) Diagnostic and statistical manual of mental disorders, 4th edn (DSM-IV). APA, Washington, DC

Armstrong J (1824) Practical illustrations of typhus fever. Collins & Haunay, New York

Ball B, Chambard E (1881) Demence apoplectique. In: Dechambre A, Lereboullet L (eds) Dictionnaire encyclopédique des sciences médicales. Masson, Paris

Baeyer W von (1947) Zur Pathocharakterologie der organischen Persönlichkeitsveränderungen. Nervenarzt 178:21–28

Bayle ALJ (1822) Recherches sur l'arachnite chronique. Thèse No 247, Paris

Berrios G (1990) Alzheimer's disease: a conceptual history. Int J Geriatr Psychiatry 5:355–365

*Binswanger O (1894) Die Abgrenzung der progressiven Paralyse I bis III. Berl Klin Wochenschr 49:1103–1105, 1137–1139, 1180–1186

Bleuler E (1916) Lehrbuch der Psychiatrie, 1. Aufl. Springer, Berlin

Bleuler M (1954) Endokrinologische Psychiatrie. Thieme, Stuttgart

Bonhoeffer K (1908) Zur Frage der Klassifikation der symptomatischen Psychosen. Berl Klin Wochenschr 45:2257–2260

Bonhoeffer K (1910) Die symptomatischen Psychosen im Gefolge von akuten Infektionen und inneren Erkrankungen. Deuticke, Leipzig Wien

Broca P (1861) Nouvelle observation d'aphémie produite par une lésion de la moité postérieur des deuxième et troisième circonvolutions frontales. Bull Soc Anat Paris 36:398–407

Calmeil LF (1826) De la paralysie considerée chez les aliénés. Baillière, Paris

Crichton A (1798) An inquiry into the nature and origin of mental derangement. Cadell & Davies, London

Cullen W (1777) First lines of the practice of physic. Elliott, Edinburgh

Davison K, Bagley CR (1969) Schizophrenia-like psychoses associated with organic disorders of the central nervous system: a review of the literature. Br J Psychiatry, spec publ no 4:114–178

Durand-Fardel M (1843) Traité de ramollissement du cerveau. Baillière, Paris

*Fischer O (1907) Miliare Nekrosen mit drusigen Wucherungen der Neurofibrillen, eine regelmäßige Veränderung der Hirnrinde bei seniler Demenz. Monatsschr Psychiatr Neurol 24:361–372

Fuller S (1912) Alzheimer's disease (senium praecox): the report of a case and review of published ones. J Nerv Merit Dis 39:440–455, 536–557

Gayet CJA (1875) Affection encéphalitique (encéphalite diffuse probable) localisée aux étages des pédoncles cérébraux et aux conches optiques. Arch Physiol Norm Pathol 2:341–351

Gelb A, Goldstein K (1920) Psychologische Analysen hirnpathologischer Fälle. Barth, Leipzig

*Griesinger W (1845) Die Pathologie und Therapie der psychischen Krankheiten für Aerzte und Studierende. Krabbe, Stuttgart

Hankoff LD (1972) Ancient description of organic brain syndrome: the „Kardiakos" of the Talmud. Am J Psychiatry 129:147–150

Hunter R (1973) Psychiatry and neurology – psychosyndrome or brain disease. Proc R Soc Med 66:359–364

Kendell RE (1978) Die Diagnose in der Psychiatrie. Enke, Stuttgart

Korsakow SS (1887) Ob alkoholnom paralichie. Kushnereff, Moskau

*Kraepelin E (1899) Psychiatrie. Ein Lehrbuch für Studierende und Aerzte, Bd 2, 6. Aufl. Barth, Leipzig

Kraepelin E (1920) Die Erscheinungsformen des Irreseins. Z Ges Neurol Psychiatr 62:1–29

Lewy F (1912) Paralysis agitans. I. Pathologische Anatomie. In: Lewandowsky M (Hrsg) Handbuch der Neurologie, Bd 3. Springer Berlin, S 920–933

Liepman H (1905) Ueber Störungen des Handelns bei Gehirnkranken. Karger, Berlin

Lipowski ZJ (1975) Organic brain syndromes. In: Benson DF, Blumer D (eds) Psychiatric aspects of neurologic disease. Grune & Stratton, New York

Marce LV (1863) Recherches cliniques et anatomo-pathologiques sur la démence sénile et sur les différences qui la séparent de la paralyse générale. Gazette Med Paris 34:433–435, 467–469, 497–502, 631–632, 761–764, 797–798, 831–833, 855–858

*Meynert T (1884) Psychiatrie. Klinik der Erkrankungen des Vorderhirns begründet auf dessen Bau, Leistungen und Ernährung. Braumüller, Wien

Moll JM (1915) The „amnestic" or „Korsakov's" syndrome with alcoholic aetiology: an analysis of thirty cases. J Ment Sci 61:424

Morgagni GB (1761) De sedibus et causis morborum per anatomen indagatis. Remondiniana, Venedig

Pearson SB (1813) Observations on brain fever. Edinburgh Med Surg J 9:326–332

*Pick A (1898) Beiträge zur Pathologie und pathologischen Anatomie des Centralnervensystems mit Bemerkungen zur normalen Anatomie desselben. Berlin, Karger

Poppelreuther W (1923) Zur Psychopathologie und Pathologie der optischen Wahrnehmung. Z Ges Neurol Psychiatr 83:86–152

Redlich E (1898) Ueber miliare Sklerose der Hirnrinde bei seniler Atrophie. Jahrb Psychiatr Neurol 17:208–216

Schneider K (1948) Klinische Psychopathologie, 2. Aufl. Thieme, Stuttgart

Simchowicz T (1911) Histologische Studien über die senile Demenz. In: Nissl F, Alzheimer A (Hrsg) Histologische und histopathologische Arbeiten über die Großhirnrinde mit besonderer Berücksichtigung der pathologischen Anatomie der Geisteskranken. Fischer, Jena, S 267–443

Spielmeyer W (1930) Die Anatomie der Psychosen. In: Bumke O (Hrsg) Handbuch der Geisteskrankheiten, Teil VII, Bd XI. Springer, Berlin

Spurzheim JG (1833) Observations on the deranged manifestations of the mind or insanity. Marsh, Capen & Lyon, Boston

Sutton T (1813) Tracts on delirium tremens, on peritonitis and on some other inflammatory affections. Underwood, London

Wernicke C (1874) Der aphasische Symptomenkomplex. Eine psychologische Studie auf anatomischer Basis. Cohn & Weigert, Breslau

Wernicke C (1881) Lehrbuch der Gehirnkrankheiten, Bd II. Fischer, Kassel Berlin
*Wernicke C (1906) Grundriß der Psychiatrie in klinischen Vorlesungen, 2. Aufl. Thieme, Leipzig
WHO (1991) Tenth revision of the international classification of diseases, chapter V (ICD-10). WHO, Genf
Wilbrand H (1892) Ein Fall von Seelenblindheit und Hemianopsie mit Sectionsbefund. Dtsch Z Nervenheilkd 2:361–87
Willis T (1672) De Anima Brutorum. Davis, London

Kapitel 2
Klinische Diagnostik der Demenzen

H. Lauter und A. Kurz

1	Definition	16
2	Diagnostische Kriterien	16
3	Differentialdiagnose des Demenzsyndroms	19
4	Klinische Befunderhebung	22
5	Pathische Aspekte	23
6	Standardisierte Beurteilungsverfahren	25
6.1	Psychopathometrische Verfahren	25
6.2	Strukturierte Interviews	27
6.3	Neuropsychologische Testverfahren	28
7	Screeningverfahren	29
8	Komorbidität	29
9	Probleme der Forschungsethik	30
10	Literatur	31

1 Definition

Der Ausdruck „Demenz" kennzeichnet eine ätiologisch unspezifische und semiologisch heterogene psychopathologische Symptomkonstellation. Ihre Hauptmerkmale sind erworbene, anhaltende oder fortschreitende Einschränkungen des Gedächtnisses und des Denkvermögens, die in Abwesenheit einer Bewußtseinsstörung auftreten und sich in einer herabgesetzten Fähigkeit zur Alltagsbewältigung niederschlagen. Die kognitiven Einschränkungen gehen mit Veränderungen der Affektkontrolle und des Sozialverhaltens einher.

Dieses Syndrom kann durch zahlreiche zerebrale und systemische Krankheiten und Störungen hervorgerufen werden, die unterschiedliche Abschnitte des Gehirns in Mitleidenschaft ziehen und über unterschiedlich lange Zeit einwirken. Entsprechend dieser ätiologischen Vielfalt ist das klinische Erscheinungsbild von Demenzzuständen äußerst uneinheitlich. Bei Schädigungen, die bevorzugt das Stirnhirn betreffen, stehen Persönlichkeitsveränderungen, Antriebsverlust und Veródung der Sprache im Vordergrund. Bei Schädigungen des Temporal- und Parietallappens dagegen bilden Gedächtnis- und Orientierungsstörungen die führenden Symptome.

Demenzsyndrom und zugrundeliegende Ursache

Die Erkennung eines Demenzzustandes und die Aufdeckung der zugrundeliegenden Ursache stellen zwei grundsätzlich verschiedene Schritte des diagnostischen Vorgehens dar. Viele organische Hirnkrankheiten führen zwar zu Einschränkungen des Gedächtnisses und anderer kognitiver Leistungen, entsprechen aber in ihrer Symptomatik nicht einer Demenz, sondern – wie beispielsweise manche Stirnhirnprozesse – einer „organischen Persönlichkeitsveränderung" oder – wie eine große Zahl zerebrovaskulärer Erkrankungen – einer „leichten kognitiven Störung" (s. Kap. 8 in diesem Band). Andererseits kann der Kliniker bei hohem intellektuellen Ausgangsniveau eines Patienten aufgrund der Veränderung der kognitiven Leistungsfähigkeit bereits den dringenden Verdacht auf das Vorliegen einer zur Demenz führenden Hirnkrankheit aussprechen, obwohl die diagnostischen Kriterien des Demenzsyndroms oder eines anderen organischen Psychosyndroms nicht oder noch nicht erfüllt sind. In solchen Fällen kann man von einer „subdiagnostischen" Demenz sprechen (Helmchen et al. 1996). In seltenen Fällen können Menschen mit einem besonders niedrigen kognitiven Ausgangsniveau schon durch geringfügige zusätzliche durch das Alter bedingte Beeinträchtigungen die diagnostischen Kriterien für ein Demenzsyndrom erfüllen, obwohl bei ihnen keine Hirnkrankheit vorliegt.

2 Diagnostische Kriterien

Seit der letzten Auflage dieses Handbuchs haben sich die diagnostischen Bestimmungsmerkmale für das Demenzsyndrom abermals verändert. Mit der Einführung von DSM-III wurden zwar die Grundsätze der operationalen Diagnostik auch für demenzverursachende Krankheiten weg-

DSM-III

Übersicht 1.
Diagnostische Kriterien der Demenz nach ICD-10

1. Abnahme des Gedächtnisses, die am deutlichsten beim Lernen neuer Informationen auffällt. Die Abnahme sollte objektiv verifiziert werden durch eine Fremdanamnese sowie möglichst durch eine neuropsychologische Untersuchung oder quantifizierte kognitive Verfahren.
2. Abnahme anderer kognitiver Fähigkeiten mit Verminderung der Urteilsfähigkeit und des Denkvermögens, wie z.B. der Fähigkeit zu planen und zu organisieren und der Informationsverarbeitung. Dies sollte, wenn möglich, durch eine Fremdanamnese und eine neuropsychologische Untersuchung oder quantifizierte objektive Verfahren nachgewiesen werden. Die Verminderung der früher höheren Leistungsfähigkeit sollte nachgewiesen werden.
3. Die unter 1. oder 2. genannten Störungen müssen erheblich genug sein, um die Leistungsfähigkeit im täglichen Leben zu beeinträchtigen.
4. Fehlen einer Bewußtseinstrübung
5. Verminderung von Affektkontrolle, Antrieb oder adäquatem Sozialverhalten, wobei mindestens eines der folgenden Merkmale vorhanden sein muß:
   a) emotionale Labilität,
   b) Reizbarkeit,
   c) Apathie,
   d) Vergröberung des Sozialverhaltens.

Es müssen alle 5 Kriterien erfüllt sein. Für eine sichere klinische Diagnose müssen die unter 1. und 2. genannten Merkmale mindestens seit 6 Monaten nachweisbar sein, andernfalls kann die Diagnose nur vorläufig gestellt werden.

weisend. Dennoch hat man mit Recht kritisiert, daß die kognitiven Defizite in diesem Klassifikationssystem nicht ausreichend definiert waren und daß das Problem, auf der Grundlage von dimensionalen Leistungseinbußen zu einer kategorialen Entscheidung über das Vorhandensein von Symptomen zu kommen, nur unbefriedigend gelöst war (Jorm et al. 1985). Diese Mängel sind in den heutigen psychiatrischen Klassifikationen von ICD-10 und DSM-IV behoben oder zumindest erheblich gemildert worden.

ICD-10, DSM-IV

Die diagnostisch relevanten Merkmale des Demenzsyndroms wurden spezifiziert und Hinweise auf geeignete Untersuchungsverfahren gegeben. Zwar wird der globale Charakter der kognitiven Störungen nicht mehr in den Vordergrund gestellt, beide Klassifikationssysteme gehen aber davon aus, daß der Nachweis von Gedächtnisstörungen für die Diagnose eines Demenzzustandes nicht ausreicht. Die kognitiven Defizite der untersuchten Person müssen eine Abnahme relativ zu dem früheren Leistungsniveau darstellen und dürfen nicht durch eine Bewußtseinsstörung oder ein Delir hervorgerufen werden.

Übersicht 2.
Diagnostische Kriterien
der Demenz
nach DSM-IV

> A. Entwicklung multipler kognitiver Defizite, die sich zeigen in
>   1. einer Gedächtnisbeeinträchtigung und
>   2. mindestens einer der folgenden 4 Störungen:
>   a) Aphasie,
>   b) Apraxie,
>   c) Agnosie,
>   d) Störung der Exekutivfunktionen (Planen, Organisieren, Einhalten einer Reihenfolge, Abstrahieren).
> B. Jedes der kognitiven Defizite aus den Kriterien A1 und A2 verursacht in bedeutsamer Weise Beeinträchtigungen in sozialen oder beruflichen Funktionsbereichen und stellt eine deutliche Verschlechterung gegenüber einem früheren Leistungsniveau dar.
> C. Die Defizite treten nicht ausschließlich im Verlauf eines Delirs auf.

Unterschiede zwischen den gegenwärtigen Klassifikationssystemen

Trotz dieser Gemeinsamkeiten weichen die beiden Klassifikationssysteme in mehreren wichtigen Punkten voneinander ab. In der ICD-10 (Übersicht 1) wird der meist chronische oder progrediente Charakter des Demenzsyndroms hervorgehoben und eine Dauer der Symptomatik von mindestens 6 Monaten gefordert, um Verwechslungen mit reversiblen Zustandsbildern weitgehend auszuschließen. Diese Einbeziehung prognostischer Gesichtspunkte in die Definition der Demenz entspricht der europäischen Tradition.

Im DSM-IV (Übersicht 2) ist hingegen eine solche Einschränkung nicht enthalten. Je nach der zugrundeliegenden Ursache kann das Syndrom der Demenz einen fortschreitenden, remittierenden oder gleichbleibenden Verlauf aufweisen. Auch hinsichtlich Art und Zahl obligater oder fakultativer Bestimmungsmerkmale und ihrer algorithmischen Verknüpfung weisen die beiden Kriteriensätze deutliche Unterschiede auf. So wird beispielsweise in der ICD-10 den aphasischen, apraktischen und agnostischen Phänomenen eine sehr viel geringere diagnostische Bedeutung beigemessen als im DSM-IV. Dagegen sieht die ICD-10 nicht nur in der Abnahme des Gedächtnisses, sondern auch in der Einbuße intellektueller Exekutivfunktionen eine obligate Voraussetzung für die Diagnose eines Demenzsyndroms und verlangt darüber hinaus eine Verminderung von Affektkontrolle, Antrieb oder adäquatem Sozialverhalten.

Die Grenzziehung zwischen einer Demenz und leichten kognitiven Beeinträchtigungen, deren Ausprägungsgrad sich unterhalb der klinischen Demenzschwelle befindet und die keine so breit gestreute psychopathologische Symptomatik aufweisen, wird in beiden Klassifikationssystemen durch ein psychosoziales Schwellenkriterium festgelegt. Dieses Kriterium macht die Diagnose eines Demenzsyndroms von dessen Auswirkungen auf die Alltagsbewältigung und soziale Beziehungen abhängig. Während aber die Voraussetzungen für die Annahme einer leichtgradigen Demenz nach ICD-10 bereits dann gegeben sind, wenn die Beeinträchtigung des Gedächtnisses oder die Abnahme anderer kognitiver Funktionen die Leistungsfähigkeit im täglichen Leben in Mitleidenschaft zieht und komplizierte Alltagsaufgaben oder Freizeitbeschäftigungen nicht mehr bewältigt werden, kann nach DSM-IV nur dann von einer Demenz ausgegangen werden, wenn jedes der bei dem Betreffenden nachgewiesenen kognitiven Defizite in bedeutsamer Weise Beeinträchtigungen in sozialen oder beruflichen Funktionsbereichen nach sich zieht und eine deutliche Verschlechterung gegenüber dem früheren Leistungsvermögen darstellt.

Beurteilt man diese Kriteriensätze nach dem entscheidenden Gesichtspunkt ihrer klinischen Brauchbarkeit, so sind beide Klassifikationssysteme trotz ihrer Unterschiede dazu geeignet, die Erkennung des Demenzsyndroms zu erleichtern und die Reliabilität der Diagnostik zu erhöhen. Leider läßt sich allerdings gerade bei gering ausgeprägten kognitiven Leistungseinbußen oft schwer beurteilen, ob das unscharf definierte Schwellenkriterium der Demenzdiagnose erfüllt ist. Dies gilt um so mehr, als die sozialen Folgeerscheinungen kognitiver Defizite im Einzelfall stark durch die jeweiligen Lebensumstände, durch den Bildungsgrad und die Kompensationsmöglichkeiten des Betroffenen mitbestimmt werden.

Unzureichend definierte Demenzschwelle

Die Bestimmungsmerkmale des Demenzsyndroms sind nicht für alle in Frage kommenden Ursachen und für alle Prozeßstadien gleich gut geeignet. Bei manchen zerebrovaskulären Krankheiten oder bei den Lobäratrophien können Gedächtnisstörungen fehlen oder nur gering ausgeprägt sein. Für die Demenz auf der Grundlage einer Lewy-Körper-Krankheit ist gerade das Auftreten von deliranten Episoden kennzeichnend. Es ist daher verständlich, wenn das DSM-IV nicht nur auf die konventionelle Unterscheidung zwischen organischen und funktionellen psychischen Krankheiten verzichtet hat, sondern auch von einer einheitlichen, ursachenübergreifenden Definition des Demenzsyndroms abgerückt ist. Die für den Zustand der Demenz konstitutiven psychopathologischen Merkmale werden vorwiegend im Zusammenhang mit ätiologisch spezifischen Krankheitsprozessen angeführt. Dieser weitgehende Verzicht auf die Beschreibung einheitlich definierter organischer Psychosyndrome kann sicher als Versuch verstanden werden, einen engeren Bezug zwischen bestimmten hirnorganischen Krankheiten und jeweils hierfür charakteristischen psychiatrischen Symptomen und körperlichen Befunden herzustellen. Diese Tendenz läuft darauf hinaus, die Diagnose progredient verlaufender, zur Demenz führender Krankheiten des Zentralnervensystems bereits in einem Verlaufsstadium zu stellen, in dem die psychopathologischen und sozialen Bestimmungsmerkmale des Demenzsyndroms noch nicht erreicht sind und somit die Diagnostik dieser Erkrankungen von der Feststellung eines krankheitsunspezifischen Demenzsyndroms abzukoppeln. Mit der zunehmenden Differenzierung diagnostischer Verfahren wird sich diese Entwicklung vermutlich auch in Zukunft fortsetzen und zu einer frühzeitigeren Einleitung therapeutischer oder präventiver Maßnahmen beitragen.

3 Differentialdiagnose des Demenzsyndroms

Das Delir ist eine innerhalb kurzer Zeit auftretende und vorübergehende hirnorganisch bedingte Störung, die durch eine verminderte Bewußtseinsklarheit, eine reduzierte Fähigkeit zur Aufrechterhaltung, Fokussierung und Umstellung der Aufmerksamkeit, durch eine starke Befundfluktuation sowie durch kognitive Beeinträchtigungen oder Wahrnehmungsstörungen gekennzeichnet ist und mit ausgeprägten Veränderungen der Psychomotorik und des Schlaf-Wach-Rhythmus einhergeht.

Delir

Die häufigsten Ursachen eines Delirs sind akute körperliche Krankheiten und Störungen, aber auch Medikamentenintoxikationen oder -entzüge. Damit hängt zusammen, daß Delirzustände in der Regel nur wenige Tage bis Wochen anhalten. Ein Delir kann einen vorbestehenden Demenzzustand überlagern. In solchen Fällen darf die Suche nach zusätzlichen krankheits- oder substanzbedingten Entstehungsbedingungen des Delirs nicht unterbleiben.

Amnestisches Syndrom

Beim amnestischen Syndrom erleichtert das Vorliegen isolierter Gedächtniseinbußen die Abgrenzung gegenüber der Demenz, bei der ja Störungen in mehreren kognitiven Bereichen vorhanden sind. Allerdings lassen sich bei genauer neuropsychologischer Untersuchung bei amnestischen Patienten mitunter auch Beeinträchtigungen optisch-räumlicher Fähigkeiten oder andere subtile kognitive Defizite nachweisen, die aber die klinische Manifestationsschwelle nicht erreichen. Beim Wernicke-Korsakow-Syndrom ist darüber hinaus mit einem Antriebsverlust und mit Verhaltensauffälligkeiten zu rechnen, wie sie normalerweise bei Stirnhirnschädigungen auftreten.

Geistige Behinderung, Bildungsmängel

Die Demenz ist durch den Verlust von zuvor vorhandenen kognitiven Fähigkeiten gekennzeichnet. Wenn keine ausreichende Fremdanamnese verfügbar ist, kann sie mit angeborenen oder früh erworbenen Formen der geistigen Behinderung, mit Bildungsmängeln oder mit schweren Persönlichkeitsstörungen verwechselt werden, vor allem wenn als Folge davon zeitlebens bestehende Einschränkungen der sozialen Anpassung aufgetreten sind.

Kognitive Veränderungen im Alter

Bei Personen im höheren Lebensalter sind auch rein altersbedingte kognitive Veränderungen in Betracht zu ziehen. Mit dem Alter kann die kognitive Leistungsfähigkeit in individuell sehr unterschiedlichem Maße abnehmen (Reischies 1997). Betroffen sind vor allem das Leistungstempo, die Gedächtnisfunktionen und optisch-räumliche Fähigkeiten (Crook et al. 1986). Diese normalen Veränderungen der kognitiven Leistungen im Alter unterscheiden sich von Demenzzuständen durch den geringeren Ausprägungsgrad der Leistungsdefizite, durch die weitgehend fehlenden Auswirkungen auf die Alltagsbewältigung, aber auch durch den sehr viel langsameren Verlauf des kognitiven Abbaus (Helmchen, Linden et al. 1996). Dennoch kann namentlich bei Höchstaltrigen mit geringer primärer Intelligenz die Abgrenzung altersbedingter kognitiver Veränderungen von einer Demenzkrankheit sehr schwierig sein.

Leichte kognitive Störung

Von der Demenz müssen ferner solche organischen Psychosyndrome unterschieden werden, die zwar eindeutig über rein altersbedingte kognitive Leistungsminderungen hinausgehen, jedoch zu geringgradig ausgeprägt sind, um die diagnostischen Kriterien für Demenz, Delir oder Amnesie zu erfüllen, vor allem weil sie das psychosoziale Schwellenkriterium einer nennenswerten Alltagsbeeinträchtigung nicht erreichen. Derartige kognitive Beeinträchtigungen werden in der Kategorie der „leichten kognitiven Störung" im Sinne der ICD-10 oder der „nicht näher bezeichneten kognitiven Störung" des DSM-IV zusammengefaßt. In den Forschungskriterien des DSM-IV werden sie auch als „leichte neurokognitive Störung" beschrieben. Voraussetzung für die Zuordnung dieser Störungen zu einer der genannten Kategorien ist stets der objektive Nachweis eines neurologischen, medizinischen oder substanzinduzierten Krankheitsfaktors, der als Ursache des psychopathologischen Erscheinungsbildes in Betracht kommt. Beim Fehlen einer erkennbaren Ursache ist die Zuordnung leichter kognitiver Störungen zu einer bestimmten Kategorie der heutigen Klassifikationssysteme nicht möglich. Fälle dieser Art sind häufig. Sie gehören einem noch unzureichend definierten Zwischenbereich an, der weder den normalen kognitiven Altersveränderungen noch den Kriterien eines Demenzsyndroms entspricht und zu dessen Konzeptualisierung mehrere unterschiedliche Termini vorgeschlagen wurden (s. Kap. 10 in diesem Band).

Es gilt heute als sicher, daß es sich bei einem Teil dieser Fälle um ein Prädemenzstadium der Alzheimer-Krankheit handelt und daß bei rund 15% dieser Patienten die leichten kognitiven Störungen innerhalb eines Jahres zum Zustand einer Demenz fortschreiten (Petersen 1995; Grundman et al. 1996; Petersen et al. 1997).

Schwierige Abgrenzung leichter kognitiver Störungen gegenüber der beginnenden Demenz

Die Forschung bemüht sich gegenwärtig intensiv darum, diese Prädemenzstadien neurodegenerativer Krankheiten mit Hilfe von Markern in Blut oder Liquor oder durch sensitive bildgebende Verfahren zu identifizieren (Kurz et al. 1998). Sie stellen eine wichtige Zielgruppe für künftige Behandlungsverfahren mit dem Ziel der Prävention von Demenzzuständen dar.

Verschiedene Längsschnittstudien haben gezeigt, daß Demenzzustände in mehr als einem Viertel der Fälle als Depression verkannt werden oder daß umgekehrt depressive Erkrankungen fälschlicherweise der Demenz zugerechnet werden. Verwechslungen der letzteren Art kommen meist dadurch zustande, daß Depressionen mit Gedächtniseinbußen, Konzentrationsmängeln und Denkschwierigkeiten einhergehen können. Diese Kombination aus kognitiven und affektiven Störungen wurde als „Pseudodemenz" (Kiloh 1961) oder als „Demenzsyndrom der Depression" (Folstein et al. 1978) bezeichnet. Meist erreichen diese jedoch weder den Ausprägungsgrad einer Demenz noch zeigen sie das dafür kennzeichnende Störungsmuster. Insbesondere kommen aphasische, agnostische und apraktische Symptome, Orientierungsstörungen sowie durch kognitive Defizite begründete Einschränkungen der Alltagsbewältigung bei depressiven Patienten nicht vor (Des Rosiers et al. 1995). Weitere Unterscheidungsmerkmale gegenüber organisch bedingten kognitiven Störungen sind das Vorhandensein früherer depressiver Episoden, eine familiäre Belastung mit affektiven Störungen sowie die Diskrepanz zwischen subjektiv überbewerteten intellektuellen Einbußen und objektiv geringen Befunden (Stoppe et al. 1994).

Depression

Eine konsistente enge Korrelation von kognitiven Leistungsbeeinträchtigungen mit dem Ausprägungsgrad der Depression ist nicht nachweisbar.

Außerdem kommt es trotz klinisch eindeutiger Besserung der affektiven Symptome meist nur zu einem partiellen Wiederanstieg der kognitiven Leistung (Alexopoulos et al. 1993). Das Ausmaß der Reversibilität kognitiver Störungen bei einer Depression ist vermutlich bisher überschätzt worden. Bei anhaltenden mnestischen oder intellektuellen Defiziten muß an eine Kombination von Demenz und Depression gedacht werden.

4 Klinische Befunderhebung

Jeder Patient, bei dem der Verdacht auf einen Demenzzustand besteht, bedarf einer umfassenden psychopathologischen und somatischen Untersuchung, um die Diagnose zu bestätigen oder auszuschließen. Sie besteht zunächst in einer sorgfältigen Befragung des Betroffenen und eines zuverlässigen Informanten.

Die Fremdanamnese ist die wichtigste Informationsquelle

Die Fremdanamnese ist für die Diagnose einer Demenz die wichtigste Informationsquelle. Sie liefert Auskunft über Zeitpunkt, Art und Umstände des Auftretens der Symptome, deren bisherigen Verlauf, die dadurch bedingten Einschränkungen der Alltagskompetenz, Veränderungen im Verhalten des Patienten, Vorerkrankungen, Medikamenteneinnahme und Alkoholgenuß sowie über ähnliche Krankheitsfälle in der Familie des Betroffenen. Die objektive Anamnese ergibt darüber hinaus Anhaltspunkte über die Primärpersönlichkeit, Ausbildungsstand, Lebensgeschichte und soziale Situation des Patienten. An die Fremdanamnese schließt sich eine detaillierte psychopathologische Befunderhebung an, zu der auch eine Prüfung kognitiver Funktionen gehört.

Untersuchungsschritte zur Diagnose des Demenzsyndroms

Durch die Erhebung der Anamnese und die psychiatrische Untersuchung wird die Grammatik operational definierter Klassifikationskriterien in eine Reihe von Interviewfragen übersetzt, die den Bestimmungsmerkmalen des Demenzsyndroms und denen von alternativ in Betracht zu ziehenden psychischen Störungen entsprechen und auf das Auffassungsvermögen der befragten Person Rücksicht nehmen. Sofern die Untersuchung ausreichende Anhaltspunkte für das Vorliegen eines Demenzsyndroms ergibt, sollte dessen Schweregrad durch einen kognitiven Leistungstest – beispielsweise durch den *Mini-Mental-Status-Test* (MMST) – ermittelt werden. In diagnostisch schwierigen Fällen ist die Anwendung zusätzlicher standardisierter Beurteilungsverfahren oder die neuropsychologische Untersuchung kognitiver Störungsbereiche in Erwägung zu ziehen. Gelegentlich ist die Diagnose eines Demenzsyndroms kein einzeitiger Vorgang, sondern setzt die Verhaltens- und Verlaufsbeobachtung über einen gewissen Zeitraum voraus, etwa beim Fehlen einer verläßlichen Fremdanamnese, bei überlagerten deliranten Zuständen oder zur Abklärung subtiler Persönlichkeitsveränderungen.

Feststellung der Demenzursache

Die weiteren Untersuchungsschritte zielen darauf ab, die Ursache des Demenzsyndroms festzustellen. Hierzu dient zunächst die genaue körperliche Untersuchung unter besonderer Berücksichtigung des neurologischen Befundes. Eine Reihe von laborchemischen Basisuntersuchungen soll einen Überblick über den Funktionszustand wichtiger Organsysteme ermöglichen und dient sowohl der Ermittlung potentieller Demenzursachen als auch der Erkennung von behandelbaren somatischen Begleiterkrankungen. Über dieses Basisprogramm hinaus kann sich die Indikation zu einer weiteren – möglicherweise invasiven – Diagnostik ergeben, wenn die Befunderhebung Anhaltspunkte für eine bestimmte Verdachtsdiagnose erkennen läßt. In diesem Fall muß unter Umständen die Überprüfung weiterer Laborparameter erfolgen. Eine Liquoruntersuchung ist dann erforderlich, wenn es sich um eine atypische, rasch fortschreitende Demenz handelt oder wenn der Verdacht auf eine entzündliche Erkrankung des Zentralnervensystems besteht.

Mit der Feststellung eines Demenzsyndroms und der Ermittlung der zugrundeliegenden Erkrankung oder Störung ist jedoch die Untersuchung noch nicht abgeschlossen. Die nomothetische Diagnose, die auf die abstrahierende und typisierende Zuordnung des Zustandsbildes zu einer diagnostischen Kategorie gerichtet ist, bedarf der Ergänzung durch die idiographische Diagnose. Diese dient der Beachtung zahlreicher für den einzelnen Kranken bedeutsamer Individualfaktoren, welche für die Beurteilung der Krankheit und für die Erstellung von Prognose und Therapieplan notwendig sind. Hierzu gehört die Erfassung von gleichzeitig vorhandenen nichtkognitiven Störungen (Burns et al. 1990), die einer symptomatischen Behandlung oft besser zugänglich sind als die kognitiven Defizite und die Einschränkungen der Alltagsbewältigung. Weitere Elemente der Befunderhebung sind die Berücksichtigung erhalten gebliebener, für die Rehabilitation bedeutsamer Fähigkeiten, die Erkundung von Sekundärfaktoren wie körperliche Krankheiten und Behinderungen oder sensorische Defizite, sowie die Einschätzung des gegenwärtigen und künftigen Bedarfs an sozialen und pflegerischen Hilfen oder auch an Beratung in rechtlichen und finanziellen Fragen.

Nomothetische und idiographische Diagnose

In vielen Fällen muß außerdem zur Einwilligungsfähigkeit in bezug auf verschiedene diagnostische und therapeutische Maßnahmen Stellung genommen werden. Die hierfür maßgeblichen ethischen Grundsätze und juristischen Beurteilungskriterien und deren Umsetzung in praktikable psychiatrische Untersuchungsverfahren stellen seit längerem einen Schwerpunkt biomedizinischen Interesses in allen westlichen Ländern dar (Helmchen et al. 1995; Koch et al. 1996).

Einwilligungsfähigkeit

Die verschiedenen Aspekte einer solchen Befunderhebung sind in Übersicht 3 stichwortartig zusammengefaßt. Sie schaffen die Grundlage für die Erreichung des Untersuchungsziels, nämlich die Aufklärung und Beratung des Patienten und seiner Angehörigen, die Vermittlung sozialer Hilfen und die Einleitung therapeutischer und rehabilitativer Maßnahmen.

5 Pathische Aspekte

Den Äußerungen von Demenzkranken ist zu entnehmen, daß sie ihre kognitiven Leistungseinbußen nicht nur zu Beginn, sondern auch in fortgeschrittenen Stadien einer Demenz differenziert wahrnehmen.

Übersicht 3.
Assessment bei Patienten mit Demenz

Elemente der psychiatrischen Untersuchung
1. Gespräch mit dem Patienten zur Erhebung der Krankheitsvorgeschichte
2. Befragung eines nächsten Angehörigen
3. Ermittlung der Familienanamnese
4. Erhebung des psychiatrischen Befundes
5. Anwendung eines klinischen Demenztests zur Erfassung des Schweregrads der kognitiven Beeinträchtigung
6. Körperliche Untersuchung unter besonderer Berücksichtigung des neurologischen Befundes
7. Laborchemische Basisbefunde (Blutsenkungsgeschwindigkeit, Blutbild, Urinbefund, Elektrolyte, harnpflichtige Substanzen, Leberenzyme, Eiweißelektrophorese, TSH, Vitamin B_{12} und Folsäure, TPHA)
8. EEG
9. Computertomographie/Kernspintomographie

Nomothetische Diagnostik
1. Diagnose eines Demenzsyndroms
2. Ermittlung der Ursache der Demenz
3. Diagnose einer spezifischen Demenzerkrankung

Idiographische Diagnostik
1. Psychiatrische Aspekte
   a) Besonderheiten des psychopathologischen Erscheinungsbildes (z. B. Depression, Halluzinationen, Wahn, Schlafstörungen)
   b) Auffälligkeiten des Verhaltens
   c) Ausmaß an Selbständigkeit und Pflegebedürftigkeit
2. Somatische Aspekte
   a) Zusätzliche körperliche Krankheiten
   b) Sensorische Defizite
   c) Motorische Defizite
3. Soziale Aspekte
   a) Soziale Lebenssituation
   b) Belastung der Angehörigen
4. Persönliche Aspekte
   a) Lebensgeschichte
   b) Individuelle Werthaltungen
   c) Krankheitsbewußtsein und Leidensdruck
   d) Erhaltengebliebene Fähigkeiten
5. Rechtliche Aspekte
   a) Einwilligungsfähigkeit
   b) Juristischer Betreuungsbedarf
6. Prognostische Aspekte
   Verlaufsstadium des Demenzprozesses

Zielsetzung der Untersuchung
1. Diagnosestellung
2. Aufklärung des Patienten und seiner Angehörigen
3. Beratung
4. Vermittlung sozialer Hilfen
5. Einleitung therapeutischer und rehabilitativer Maßnahmen

Viele Verhaltensweisen der Betroffenen sind nicht unmittelbar durch die zugrundeliegenden Hirnveränderungen verursacht, sondern können als nachvollziehbare Bewältigungsversuche und Reaktionen auf die erlebte Kompetenzeinbuße verstanden werden (Kurz et al. 1988; Haupt et al. 1990).

Für den Patienten

Für die Belastung der Angehörigen sind weniger die kognitiven Störungen der Patienten entscheidend, sondern die daraus resultierenden Probleme der Kommunikation, die zunehmende Antriebslosigkeit sowie bestimmte Veränderungen von Befinden und Verhalten wie Angst, Aggressivität, Schlafstörungen, Unruhe und Wahn (Coen et al. 1997).

Belastend ist vor allem die oft langwierige Unsicherheit darüber, ob die bei dem Patienten wahrgenommenen Veränderungen lediglich auf Besonderheiten seines Charakters oder auf einem Krankheitsprozeß beruhen. Den Angehörigen fehlen oft genauere Informationen über Art, Erscheinungsbild und Verlauf einer zur Demenz führenden Krankheit. Sie leiden unter der zunehmenden Einschränkung der eigenen Lebensmöglichkeiten und einer oft kontinuierlichen Anspannung sowie unter Rollenkonflikten und Schuldgefühlen. Dies kann zu psychoreaktiv verursachten oder mitbedingten gesundheitlichen Beschwerden führen (Morris 1988). Die ärztliche Wahrnehmung dieser pathischen Aspekte gehört zur klinischen Befunderhebung und ist Vorbedingung für einen verständnisvollen Umgang mit Patienten und Angehörigen und für die Linderung ihres Leidenszustands.

Für die Angehörigen

6 Standardisierte Beurteilungsverfahren

Die psychiatrische Anamnese und Befunderhebung wird im allgemeinen in Form eines freien Interviews vorgenommen. Ein solches auf professioneller Erfahrung beruhendes Vorgehen hat den Vorteil, daß sich der Untersucher in flexibler Form an das Auffassungsvermögen und die Fähigkeiten des befragten Patienten oder von dessen Angehörigen anpassen kann und daß sich damit eine entspannte Gesprächsatmosphäre herstellen läßt, die der Zielsetzung der Diagnostik zugute kommt. Andererseits weisen die Aussagen, die sich mit einer solchen Technik erzielen lassen, zwangsläufig ein gewisses Maß an Informations- und Beobachtungsdefiziten auf und lassen sich nicht in Form quantifizierender Feststellungen ausdrücken. Diesen Mängeln kann durch die Anwendung von standardisierten Beurteilungsinstrumenten entgegengewirkt werden. Bei diesen Instrumenten handelt es sich um klinische Verfahren der psychopathometrischen Befunderhebung (1), strukturierte Interviews (2) und spezifische neuropsychologische Testverfahren zur Beurteilung von kognitiven Störungen (3).

6.1 Psychopathometrische Verfahren

Einige Merkmale, die für die Diagnose einer Demenz charakteristisch sind, wie z. B. Gedächtnisstörungen, finden sich in der Gesamtbevölkerung älterer Menschen sowohl bei Gesunden als auch bei Demenzkranken und unterscheiden sich lediglich durch den Ausprägungsgrad der Beeinträchtigung. Für die diagnostische Beurteilung ist daher neben dem kategorialen auch ein dimensionaler Untersuchungsansatz erforderlich. Hierbei wird das Kontinuum der jeweiligen kognitiven oder psychosozialen Beeinträchtigung mit Hilfe von Kurztests oder Beurteilungsskalen erfaßt, die ein Maß für den Schweregrad der Leistungseinbußen, Verhaltensstörungen oder Behinderungen darstellen. Sie beinhalten die Festlegung bestimmter Grenzwerte, die eine Abgrenzung verschiedener Schweregradstufen des untersuchten Merkmals erlauben oder bei deren Überschreiten die Wahrscheinlichkeit einer Demenz gegeben ist. Daher können solche Instrumente auch einen Beitrag zur Demenzdiagnostik leisten.

Demenztests und Beurteilungsskalen

Sie geben aber nur Auskunft über das Verhalten oder das kognitive Leistungsniveau eines Probanden zum jeweiligen Untersuchungszeitpunkt und sagen nichts darüber aus, durch welche Faktoren dieses Ergebnis zustande gekommen ist. Ein niedriges Leistungsniveau in einem kognitiven Test kann zwar durch einen Demenzzustand verursacht sein, wird aber auch durch viele andere Bedingungskonstellationen beeinflußt, z. B. durch Lebensalter, Einschränkungen der Vigilanz, mangelnde Motivation, Depressivität oder körperliche Krankheiten.

Grenzen von Beurteilungsskalen

Klinische Diagnose und psychometrische Untersuchungsergebnisse stimmen daher nicht immer miteinander überein (O'Connor et al. 1991).

Psychopathometrische Verfahren lassen sich nach methodischen Gesichtspunkten in objektive Leistungstests und in Fremd- oder Selbstbeurteilungsverfahren oder aufgrund der jeweiligen Datenquellen (z. B. Patient, Untersucher, Angehöriger) untergliedern. Das Einteilungsprinzip der Übersicht 4 nimmt eine Klassifizierung der Erhebungsinstrumente nach den jeweils erfaßten Merkmalen vor.

Einige Instrumente sind ausschließlich auf die Quantifizierung kognitiver Leistungseinbußen (a) gerichtet. Mit anderen psychopathometrischen Verfahren sollen Verhaltensauffälligkeiten (b) und depressive Symptome (c) von Demenzkranken erfaßt werden. Bestimmte Beurteilungsverfahren werden zur Einschätzung der Alltagskompetenz (d) herangezogen und dienen der Beurteilung des Ausmaßes an erhaltener Selbständigkeit und an notwendigem sozialem oder pflegerischem Unterstützungsbedarf. Einige standardisierte Beurteilungsinstrumente stellen Batterien von Leistungstests und Schätzskalen dar und dienen der kombinierten Erfassung kognitiver und nichtkognitiver Störungen (e). Außerdem existieren auch Schätzskalen zur Bestimmung des Schweregrads und des Verlaufsstadiums bestimmter Demenzkrankheiten (f). Eine letzte Gruppe von Instrumenten wird zur Messung von Zustandsänderungen, vor allem bei der Evaluation von Therapieverfahren (g), herangezogen.

Übersicht 4.
Häufig angewandte psychopathometrische Verfahren bei Demenzen (s. hierzu Zaudig 1995; Schneider et al. 1997)

Kognitive Leistungseinbußen
- *Mini-Mental-Status-Test (MMST)*
- *Information-Concentration-Memory-Test (IMC)*
- *Syndrom-Kurz-Test (SKT)*
- *Brief Cognitive Rating Scale (BCRS)*
- *Hierarchic Dementia Scale (HDS)*
- *Mattis Dementia Rating Scale (DRS)*

Verhaltensauffälligkeiten
- *Behavioral Pathology in Alzheimer's Disease (BEHAVE-AD)*
- *Dementia Behavior Disturbance Scale (DBD)*
- *Cohen-Mansfield-Agitation-Inventory (CMAI)*
- *Behavior Rating Scale for Dementia of the Consortium to Establish a Registry for AD (BRSD)*
- *Neuropsychiatric Inventory (NPI)*

Depressive Symptome
- *Geriatric Depression Scale*
- *Cornell Scale for Depression in Dementia*
- *Dementia Mood Assessment Scale (DMAS)*

Kompetenz und Funktionsfähigkeit
- *Katz Activities of Daily Living Scale*
- *Instrumental Activities of Daily Living (IADL-Scale)*
- *Physical Self Maintenance Scale (PSMS)*
- *Functional Assessment Staging (FAST)*
- *Progressive Deterioration Scale (PDS)*
- *Interview for Deterioration in Daily Living Activities in Dementia (IDDD)*
- *Disability Assessment in Dementia Scale (DADS)*

Kombinierte Erfassung kognitiver und nichtkognitiver Funktionen
- *Nürnberger Alters-Inventar (NAI)*
- *Alzheimer's Disease Assessment Scale (ADAS)*
- *Clinical Assessment Geriatric Scale (SCAG)*

Schweregrade und Verlaufsstadien von Demenzerkrankungen
- *Global Deterioration Scale (GDS)*
- *Clinical Dementia Rating (CDR)*

Zustandsänderungen während des Therapieverlaufs
- *Clinician's Global Impression of Change (CGIC)*
- *Clinician's Interview-Based Impression of Change (CIBIC)*
- *Parke-Davis Clinical Interview Based Impression (CIBI)*
- *Alzheimer's Disease Cooperative Study Clinician's Global Impression of Change (ADCS-CGIC)*

6.2 Strukturierte Interviews

Bei der Beurteilung leichter kognitiver Beeinträchtigungen und bei Feldstudien an größeren Bevölkerungsstichproben, an denen meist mehrere Untersucher beteiligt sind, weist eine freie und erfahrungsgeleitete Befragung und Beurteilung keine ausreichende Reliabilität und Validität auf.

Strukturierte Interviews   Deshalb werden für solche Zwecke halbstandardisierte strukturierte Interviewverfahren angewandt. Sie sind in der Form und Struktur der Fragen sowie in ihrer Kodierung und Verrechnung im Sinne eines Leitfadens vorstrukturiert, erlauben aber dem Untersucher noch einen erheblichen Spielraum, um seine Befragung der individuellen Situation des Probanden anzupassen.

Einige dieser Instrumente haben sich vor allem bei der Erfassung dementieller und depressiver Erkrankungen im höheren Lebensalter bewährt. Hierzu gehören das *Initial Subject Protocol* (*ISP*; Berg et al. 1982), die *Cambridge Mental Disorders of the Elderly Examination* (*CAMDEX*: Roth et al. 1986), das *Geriatric Mental State Schedule* (*GMS*; Copeland et al. 1976; Copeland et al. 1986; Copeland et al. 1988), die *Comprehensive Assessment and Referral Evaluation* (*CARE*; Gurland et al. 1977), das *Canberra Interview for the Elderly* (*CIE*: Henderson 1992) und das im deutschen Sprachraum entwickelte *Strukturierte Interview zur Diagnose von Demenzen vom Alzheimer-Typ, der Multiinfarktdemenz und Demenzen anderer Ätiologie* (*SIDAM*; Zaudig et al. 1991; Zaudig et al. 1996); ein genauerer Überblick über dieses Verfahren läßt sich einer Zusammenstellung von Zaudig (1995) entnehmen.

Die genannten Instrumente berücksichtigen auch die Angaben der Angehörigen, die teilweise mit Hilfe eines zusätzlichen Informanteninterviews gewonnen werden, und enthalten eine Reihe von international gebräuchlichen Beurteilungsskalen. Die diagnostische Beurteilung kann mit Hilfe eines vorgegebenen Algorithmus erfolgen, der auf die gegenwärtigen psychiatrischen Klassifikationssysteme zugeschnitten ist.

6.3 Neuropsychologische Testverfahren

Sie eignen sich vor allem für die Früherkennung und differenzierte Verlaufsbeobachtung hirnorganischer Krankheitsprozesse und für die Erfassung spezifischer kognitiver Funktionseinbußen zum Zweck einer gezielten Rehabilitation oder einer möglichst genauen Zuordnung der Symptomatik zu lokalisierbaren morphologischen oder funktionalen Schädigungen neuronaler Systeme. Sie erstrecken sich auf die Bereiche verschiedener Gedächtnisfunktionen, sprachlicher und optisch-räumlicher Leistungen sowie auf kognitive Exekutiv- und Kontrollfunktionen, z. B. bestimmte Aspekte von Aufmerksamkeit, Denken und Problemlöseverhalten. Die Testergebnisse können mit Normwerten verglichen werden, die das Alter, das Geschlecht und das Bildungsniveau des Patienten berücksichtigen. Eine einfache und rasch anzuwendende neuropsychologische Untersuchungsanordnung wurde durch das *Consortium to Establish a Registry for Alzheimer's Disease* (*CERAD*) erarbeitet (Welsh et al. 1994). Die CERAD-Batterie prüft die Leistungsbereiche des verbalen und nichtverbalen Lernens und Gedächtnisses, des Benennens, der Wortflüssigkeit und der Visuokonstruktion. Sie beinhaltet den MMST. Mittlerweile liegen eine autorisierte deutschsprachige Version dieses Instruments sowie alters- und geschlechtsspezifische Normwerte vor (Thalmann et al. 1997).

7 Screeningverfahren

Viele Demenzzustände werden erst spät diagnostiziert. Leichtgradige Demenzsyndrome werden häufig übersehen, nicht nur von Ärzten, sondern sogar von Angehörigen, insbesondere bei sehr alten Patienten (Ross et al. 1997). Es fragt sich daher, ob es empfehlenswert wäre, analog zu anderen medizinischen Vorsorgeprogrammen ältere Menschen mit einem besonders hohen Demenzrisiko einem Screening zu unterziehen und wahrscheinliche Krankheitsfälle so rasch und praktikabel wie möglich zu erfassen, ohne dabei bereits eine zuverlässige Diagnose zu stellen. Die bisher verfügbaren Verfahren weisen aber eine geringe Spezifität auf, so daß sich an das Screening in vielen Fällen eine genaue psychiatrische Untersuchung anschließen müßte.

Ein neues Verfahren, das sich für ein derartiges Screening eignet und in der allgemeinärztlichen Versorgungspraxis verankert werden könnte, ist der Seven-minute-Screen (Solomon et al. 1998). Dabei handelt es sich um eine Kombination aus 4 einfachen Tests, die von ärztlichem Hilfspersonal durchgeführt werden können, keine Fachkenntnisse bei der diagnostischen Beurteilung erfordern und durchschnittlich insgesamt weniger als 8 min Zeit beanspruchen. In der Abgrenzung zwischen kognitiv gesunden älteren Personen und leichtgradigen Alzheimer-Patienten erreicht dieses Screeningverfahren eine sehr hohe Spezifität und Sensitivität. Wie es sich unter den Bedingungen der allgemeinärztlichen Praxis bewährt, ist noch offen. Die Frage, ob Screeningverfahren wegen der möglicherweise unbegründeten Beunruhigung des alten Menschen und seiner Angehörigen ethisch gerechtfertigt und ärztlich vertretbar sind (Cooper et al. 1984; Henderson 1994), läßt sich vor dem Hintergrund der verbesserten therapeutischen Möglichkeiten positiver beantworten als noch vor wenigen Jahren.

Methodik, Praktikabilität, Aufwand, ethische Vertretbarkeit

8 Komorbidität

An klinischen Populationen von Demenzkranken wurde wiederholt eine Häufung depressiver Störungen beschrieben (Lammi et al. 1989; Henderson 1990; Reifler et al. 1992).

In Feldstudien an Gemeindestichproben hat sich ein solcher positiver Zusammenhang zwischen kategorial diagnostizierter Demenz und Depression nicht nachweisen lassen. Bei Anwendung dimensionaler Untersuchungsverfahren findet sich jedoch eine Häufung von depressiven Symptomen mit zunehmender kognitiver Beeinträchtigung. Schwere dementielle Leistungseinbußen sind hingegen eher negativ mit dem Vorhandensein einer depressiven Symptomatik korreliert (Helmchen et al. 1993). Allerdings muß bedacht werden, daß Probanden mit derart ausgeprägter Demenz häufig nicht in Feldstudien einbezogen werden können oder daß sich ihre Angaben nicht auswerten lassen. Auch Informanteninterviews können bei Demenzkranken nur bedingt zur Beurteilung depressiver Symptome herangezogen werden, da die Angehörigen das Ausmaß der Depressivität stets höher einschätzen als die Patienten selbst,

Demenz und Depression

und weil diese Divergenz gerade bei fortgeschrittenen Demenzerkrankungen sehr groß ist. Die Validität der Depressionsdiagnose bei gleichzeitig vorhandener Demenz wird außerdem dadurch in Frage gestellt, daß einige depressionstypische Merkmale wie Antriebsmangel, Verlangsamung, sozialer Rückzug, Schlafstörungen oder vegetative Beschwerden auch infolge von kognitiven Beeinträchtigungen auftreten können und die Einbeziehung solcher Items in die Diagnose einer Depression eine unzutreffend hohe Korrelation zwischen dementiellen und depressiven Erkrankungen vortäuschen kann.

Demenz und körperliche Krankheiten

Demenzkranke sind gegenüber gleichaltrigen psychisch gesunden Menschen durch eine größere Häufigkeit von multiplen Organerkrankungen und körperliche Behinderungen charakterisiert. Auch diese somatische Komorbidität trägt zum Zustandekommen depressiver Symptome bei, die zumindest teilweise unmittelbar somatischen Ursprungs sein können. Bei der Indikationsstellung zu einer antidepressiven Behandlung muß daher die diagnostische Mehrdeutigkeit solcher Befunde berücksichtigt werden.

9 Probleme der Forschungsethik

Notwendige Verbesserungen auf dem Gebiet der Frühdiagnostik lassen sich nur durch ständigen wissenschaftlichen Erkenntniszuwachs erzielen. Dies setzt die freiwillige Teilnahme von Patienten an epidemiologischen oder klinischen Forschungsvorhaben voraus, die nähere Aufschlüsse über die Entstehungsbedingungen von demenzverursachenden Krankheiten und Möglichkeiten einer frühzeitigen Erkennung krankheitsspezifischer Merkmale versprechen. Die erforderliche Zustimmung kann aber von Demenzkranken nicht mehr erteilt werden, wenn die Einwilligungsfähigkeit infolge des fortgeschrittenen Krankheitszustands nicht mehr gegeben ist.

Ethische und rechtliche Probleme bei diagnostischer Forschung mit Einwilligungsunfähigen

Nichteinwilligungsfähige Personen dürfen nach den gesetzlichen Bestimmungen nur dann in ein Forschungsprojekt einbezogen werden, wenn es einen unmittelbaren Nutzen für sie erwarten läßt. Dies kann zwar bei therapeutischen Heilversuchen, nicht aber bei epidemiologischen, pathogenetischen oder diagnostischen Fragestellungen bejaht werden. Es fragt sich daher, ob nicht auch eine nichttherapeutische Forschung zumindest bei besonders grundlegenden und erfolgversprechenden wissenschaftlichen Projekten rechtlich zulässig sein sollte, wenn hiermit keine besonderen Risiken oder Belastungen für den Betroffenen verbunden sind, wenn die wissenschaftliche Frage nicht ebensogut mit Hilfe von einwilligungsfähigen Kranken beantwortet werden kann und wenn eine Reihe von zusätzlichen Vorkehrungen zum Schutz des Patienten gewährleistet sind. Dieses Problem wurde in letzter Zeit in Deutschland zur Diskussion gestellt (Helmchen u. Lauter 1995), bei den Anhörungen zu dem Menschenrechtsübereinkommen zur Biomedizin des Europarates ausführlich erörtert und hat in der Öffentlichkeit eine lebhafte kritische Resonanz gefunden (s. Kap. 18, Bd. 2).

10 Literatur

*Alexopoulos GS, Meyers BS, Young RC, Mattis S et al. (1993) The course of geriatric depression with „reversible dementia": a controlled study. Am J Psychiatry 150:1693-1699

Berg L, Hughes CP, Coben LA, Danziger WL et al. (1982) Mild senile dementia of Alzheimer type: research diagnostic criteria, recruitment, and description of a study population. J Neurol Neurosurg Psychiatr 45:962-968

**Burns A, Jacoby R, Levy R (1990) Psychiatric phenomena in Alzheimer's disease I-IV. Br J Psychiatry 157:72-94

*Coen RF, Swanwick GRJ, O'Boyle CA, Coakley D (1997) Behaviour disturbance and other predictors of carer burden in Alzheimer's disease. Int J Geriatr Psychiatr 12:331-336

Cohen-Mansfield J, Billig N (1986) Agitated behaviors in the elderly I. A conceptual review. J Am Geriatr Soc 34:711-721

Cole MG, Dastoor DP (1983). The Hierarchic Dementia Scale. J Clin Exp Gerontol 5:219-234

*Cooper B, Bickel H (1984) Population screening and the early detection of dementing disorders in old age: a review. Psychol Med 14:81-95

Copeland JR, Kelleher MJ, Kellett JM, Gourlay AJ et al. (1976) A semistructured clinical interview for the assessment of diagnostis and mental state in the elderly: the Geriatric Mental State Schedule. I. Development and reliability. Psychol Med 6:439-449

Copeland JRM, Dewey ME, Griffiths-Jones HM (1986) A computerized psychiatric diagnostic system and case nomenclature for elderly subjects: GMS and AGECAT. Psychol Med 16:89-99

Copeland JRM, Dewey ME, Henderson AS (1988) The Geriatric Mental Status (GMS) used in the community: replication studies of the computerized diagnoses AGECAT. Psychol Med 18:219-232

Crook TH, Bartus RT, Ferris SH, Whitehouse P et al. (1986) Age-associated memory impairment: proposed diagnostic criteria and measures of clinical change - Report of a National Institute of Mental Health Workgroup. Dev Neuropsychol 2(4):261-276

Cummings J (1996) The Neuropsychiatric Inventory: Assessing psychopathology in dementia patients. Neurology 48(suppl 6): S10-S16

De Jong R, Ostersund OW, Roy GW (1989) Measurement of quality-of-life changes in patients with Alzheimer's disease. Clin Ther 11:545-554

Des Rosiers G, Hodges JR, Berrios G (1995) The neuropsychological differentiation of patients with very mild Alzheimer's disease and/or major depression. J Am Geriatr Soc 43:1256-1263

Erzigkeit H (1989) SKT. Ein Kurztest zur Erfassung von Gedächtnis- und Aufmerksamkeitsstörungen. Weinheim, Beltz

Folstein MF, McHugh PR (1978) Dementia syndrome of depression. In: Katzman R, Terry RD, Bick LK (eds) Alzheimer's disease, senile dementia, and related disorders. Raven, New York, pp 87-96

Gauthier L, Gauthier S, McIntyre M, Wood-Dauphinee S (1993) Assessment of functioning and ADL. Abstracts of the Sixth Congress of the International Psychogeriatric Association 9

*Grundman M, Petersen RC, Morris JC, Ferris S et al. (1996) Rate of dementia of the Alzheimer type (DAT) in subjects with mild cognitive impairment. Neurology 46 (suppl):A403

Gurland BJ, Kuriansky J, Sharpe L (1977) The Comprehensive Assessment and Referral Evaluation - CARE - : rationale, development, and reliability. Int J Aging Hum Development 8:9-42

Guy W (1976) Clinical Global Impressions (CGI) ECDEU Assessment Manual for Psychopharmacology. Rockville, US Department of Health and Human Services, Public Health Service, Alcohol Drug Abuse and Mental Health Administration, NIMH Psychopharmacology Research Branch, pp 218-222

Haupt M, Kurz A (1990) Alzheimersche Krankheit: Erleben, Empfinden und Reaktionsformen des Kranken. Z Gerontol 23:211-213

Helmchen H, Lauter H (1995) Dürfen Ärzte mit Demenzkranken forschen? Stuttgart, Thieme

Helmchen H, Linden M (1993) The differentiation between depression and dementia in the very old. Ageing Society 13:589-617

**Helmchen H, Linden M, Wernicke T (1996) Psychiatrische Morbidität bei Höchstbetagten. Ergebnisse aus der Berliner Altersstudie. Nervenarzt 67:739-750

Henderson A S (1990) Co-occurrence of affective and cognitive symptoms: the epidemiological evidence. Dementia 1:119-123

Henderson A S (1992) The Canberra Interview for the Elderly: A new field instrument for the diagnosis of dementia and depression by ICD-10 and DSM-III-R. Acta Psychiatr Scand 85:105-113

Henderson AS (1994) Early detection. In: Copeland JRM, Abou-Saleh MT, Blazer DG (eds) Principles and practice of geriatric psychiatry. Wiley, Chichester, pp 267-271

Hughes CP, Berg L, Danziger WL, Coben LA et al. (1982) A new clinical scale for the staging of dementia. Br J Psychiatry 140:566-572

Jorm AF, Henderson A S (1985) Possible improvements to the diagnostic criteria in DSM III. Br J Psychiatry 140:394-399

Kessler J, Markowitsch HJ, Denzler PE (1990) Mini-Mental-Status-Test. Deutsche Fassung. Weinheim, Beltz

Kiloh LG (1961) Pseudo-dementia. Acta Psychiatr Scand 37:336-351

Koch H G, Reiter-Theil S, Helmchen H (eds) (1996) Informed consent in psychiatry. Nomos, Baden-Baden

Kurz A, Feldmann R, Lauter H (1988) Leben mit der Demenz. Fundam Psychiatry 2:3-7

Kurz A, Riemenschneider M, Buch K, Willoch F et al. (1998) Tau protein in cerebrospinal fluid is significantly increased at the earliest clinical stage of Alzheimer disease. Alzheimer Dis Assoc Disord 12:372-377

Lammi UK, Kivelä SL, Nissinen A (1989) Mental disability among elderly men in Finland: prevalence, predictors and correlates. Acta Psychiatr Scand 80:459-468

Lawton MP, Brody EM (1969) Assessment of older people: self-maintaining and instrumental activities of daily living. Gerontologist 9:176-186

Mattis S (1976) Dementia Rating Scale. In: Bellak R, Karasu B (eds) Geriatric psychiatry. Grune & Stratton, New York, pp 108-121

Mohs RC, Cohen L (1988) Alzheimer's Disease Assessment Scale (ADAS). Psychopharmacol Bull 24:627-628

*Morris RG (1988) Factors affecting the emotional wellbeing of the caregivers of dementia sufferers. Br J Psychiatry 153:147-156

*O'Connor DW, Politt PA, Hyde JB (1991) Clinical issues relating to the diagnosis of mild dementia in

a British community survey. Arch Neurol 48:530–543

Oswald WD, Fleischmann UM (1990) Nürnberger Alters-Inventar NAI. Universität Erlangen-Nürnberg

Petersen RC (1995) Normal aging, mild cognitive impairment, and early Alzheimer's disease. Neurologist 1(6):326–344

*Petersen RC, Parisi JE, Hohnson KA, Waring SC et al. (1997) Neuropathological findings in patients with a mild cognitive impairment. Neurology 48 (suppl):A102

Ploenes C, Sharp S, Martin M (1994) Der Uhrentest: Das Zeichnen einer Uhr zur Erfassung kognitiver Störungen bei geriatrischen Patienten. Z Gerontol 27:246–252

Reifler BV, Larson E, Hanley R (1992) Coexistence of cognitive impairment and depression in geriatric outpatients. Am J Psychiatry 139:623–626

Reisberg B (1988) Functional Assessment Staging (FAST) Psychopharmacol Bull 24:653–659

**Reisberg B, Borenstein J, Salob SP, Ferris SH et al. (1987) Behavioral symptoms in Alzheimer's disease: phenomenology and treatment. J Clin Psychiatry 48 (5; suppl):9–15

Reisberg B, Ferris SH, De Leon M, Crook T (1982) The Global Deterioration Scale for assessment of primary degenerative dementia. Am J Psychiatry 139:1136–1139

Reisberg B, Schneck MK, Ferris SH, Schwartz GE et al. (1983) The Brief Cognitive Rating Scale (BCRS): Findings in primary generative dementia (PDD). Psychopharmacol Bull 19:47–51

*Reischies FM (1997) Normales Altern und leichte Demenz: Auswirkungen normalen Alterns auf kognitive Leistungen und die Differenzierung von der leichten Demenz. In: Förstl H (Hrsg) Lehrbuch der Gerontopsychiatrie. Enke, Stuttgart, S 366–377

Ross GW, Abbott RD, Petrovitch H, Masaki KH et al. (1997) Frequency and characteristics of silent dementia among elderly Japanese-American men. The Honolulu-Asia Aging Study. JAMA 277:800–805

*Roth M, Tym E, Mountjoy CQ, Huppert FA et al. (1986) CAMDEX. A standardized instrument for the diagnosis of mental disorder in the elderly with special reference to the early detection of dementia. Br J Psychiatry 149:698–709

Schneider LS, Olin JT (1997) Clinical global impressions in Alzheimer's clinical trials. Int Psychogeriatr 8:277–288

Shader RI, Harmatz JS, Salzman C (1974) A new scale for clinical assessment in geriatric populations: Sandoz Clinical Assessment – Geriatric (SCAG) J Am Geriatr Soc 22(3):107–113

Solomon PR, Hirschoff A, Kelly B, Relin M et al. (1998) A 7 minute neurocognitive screening battery highly sensitive to Alzheimer's disease. Arch Neurol 55:349–355

Stoppe G, Staedt J (1994) Die frühe diagnostische Differenzierung primär dementer von primär depressiven Syndromen im Alter – ein Beitrag zur Pseudodemenzdiskussion. Fortschr Neurol Psychiatr 61:172–182

Sunderland T, Alterman IS, Yount D, Hill JL et al. (1988) A new scale for the assessment of depressed mood in demented patients. Am J Psychiatry 145:955–959

Tariot PN, Mack JL, Patterson MB, Edland SE et al. (1995) The Behavior Rating Scale for Dementia of the Consortium to Establish a Registry for Alzheimer's Disease. Am J Psychiatry 152:1349–1357

Teunisse S (1995) Activities of daily living scales in dementia: their development and future. In: Levy R, Howard R (eds) Developments in dementia and functional disorders in the elderly. Wrightson Biomedical, pp 85–95

Thalmann B, Monsch AU (1997) CERAD. The Consortium to Establish a Registry for Alzheimer's Disease. Neuropsychologische Testbatterie. Memory Clinic, Basel

Welsh KA, Butters N, Mohs RC, Beekly D et al. (1994) The Consortium to Establish a Registry for Alzheimer's Disease (CERAD) Part V. A normative study of the neuropsychological battery. Neurology 44:609–614

Yesavage JA, Brink TL, Rose TL (1983) Development and validation of a geriatric depression screening scale: a preliminary report. J Psychiatr Res 17:37

*Zaudig M (1995) Demenz und „leichte kognitive Beeinträchtigung" im Alter. Diagnostik, Früherkennung und Therapie. Huber, Bern Göttingen Toronto Seattle

Zaudig M, Hiller W (1996) SIDAM Handbuch. Huber, Bern

Zaudig M, Mittelhammer J, Hiller W (1991) SIDAM – A structured interview for the diagnosis of dementia of the Alzheimer type, multiinfarct dementia and dementias of other etiology according to ICD-10 and DSM-III. Psychol Med 21:225–236

Kapitel 3
Deskriptive Epidemiologie der Demenzen

H. Bickel

1	Einleitung	34
2	**Prävalenz von Demenzerkrankungen**	34
2.1	Prävalenz präseniler Demenzen	37
2.2	Relative Häufigkeit der Demenzformen	37
3	**Inzidenz von Demenzerkrankungen**	39
3.1	Inzidenz präseniler Demenzen	41
3.2	Geographische und zeitbezogene Risikodifferenzen	41
3.3	Lebenszeitrisiko	42
4	**Krankheitsdauer und Mortalität**	44
5	**Demenzen und Pflegebedürftigkeit**	46
5.1	Demenzkranke in Alten- und Pflegeheimen	46
6	**Entwicklung der Krankenzahlen**	48
7	Literatur	50

1 Einleitung

Die Zahl älterer Menschen und ihr Anteil an der Gesamtbevölkerung ist in den Industrieländern im Verlauf des 20. Jh. steil angestiegen. In Deutschland z. B. vervierfachte sich die Zahl der über 65jährigen bei weiterhin zunehmender Tendenz auf mehr als 12 Mio.; die Zahl der über 80jährigen verzehnfachte sich sogar (Statistisches Bundesamt 1985, 1994). Im Zuge dieser demographischen Veränderungen sind die Demenzerkrankungen zu einem schwerwiegenden Gesundheits- und Versorgungsproblem geworden.

Aufgaben und Vorgehensweise der deskriptiven Epidemiologie

Die deskriptive Epidemiologie bemüht sich darum, das Vorkommen von Demenzen in der Bevölkerung zu ermitteln und Informationen über zeitbezogene Veränderungen in der Krankheitshäufigkeit, über örtliche Ungleichverteilungen und über Zusammenhänge mit Personenmerkmalen wie Alter und Geschlecht bereitzustellen. Routinestatistiken sind dabei von geringem Wert. Da die Mehrheit der Erkrankten keine fachärztliche Hilfe in Anspruch nimmt, spiegeln die Behandlungsstatistiken psychiatrischer Einrichtungen oder Daten aus psychiatrischen Fallregistern nur einen Teil der in der Bevölkerung vorhandenen Morbidität wieder. Unergiebig ist auch die Statistik der Todesursachen, die ebenfalls nur einen Bruchteil der Krankheitsfälle erfaßt. Zur Beschreibung der tatsächlichen Verbreitung von Demenzen ist die Epidemiologie deshalb auf Feldstudien an repräsentativen Bevölkerungsstichproben angewiesen.

Kennwerte der Krankheitshäufigkeit

Die Krankheitshäufigkeit wird in diesen Studien in Form der unterschiedlich definierten Maße der Prävalenz und der Inzidenz ausgedrückt. Die Prävalenz, die sich relativ einfach durch Querschnittstudien abschätzen läßt, gibt an, welcher Bevölkerungsanteil zu einem bestimmten Zeitpunkt an einer Demenz leidet, während die Inzidenz, die eine wesentlich aufwendigere Längsschnittuntersuchung voraussetzt, die Häufigkeit von Neuerkrankungen innerhalb eines bestimmten Zeitraums beziffert. Die beiden Kennwerte sind für verschiedenartige Fragestellungen relevant.

- Prävalenz

Die Prävalenz ist v. a. für Zwecke der Versorgungsplanung wichtig, da sie den Krankenbestand erfaßt und Hinweise auf den unter den Erkrankten bestehenden Bedarf an medizinischen und sozialen Diensten geben kann. Zwingende Schlüsse auf die Verteilung des Erkrankungsrisikos erlaubt die Prävalenz jedoch nicht, denn sie hängt sowohl von der Inzidenz als auch von der Krankheitsdauer ab, ohne daß im zeitlichen Querschnitt unterschieden werden könnte, welche dieser Einflußgrößen für Prävalenzdifferenzen verantwortlich ist.

- Inzidenz

Die von der Krankheitsdauer unabhängige Inzidenz hingegen kann Informationen über ätiologisch bedeutsame Risikodifferenzen zwischen Populationen oder innerhalb einer Population geben.

2 Prävalenz von Demenzerkrankungen

Ergebnisse internationaler Feldstudien

Aus zahlreichen, in verschiedensten Teilen der Welt durchgeführten Feldstudien liegen Ergebnisse zur Prävalenz von Demenzen in der Altenbevölkerung vor. Die berichteten Gesamtraten für die über 65jährigen

3 Deskriptive Epidemiologie der Demenzen

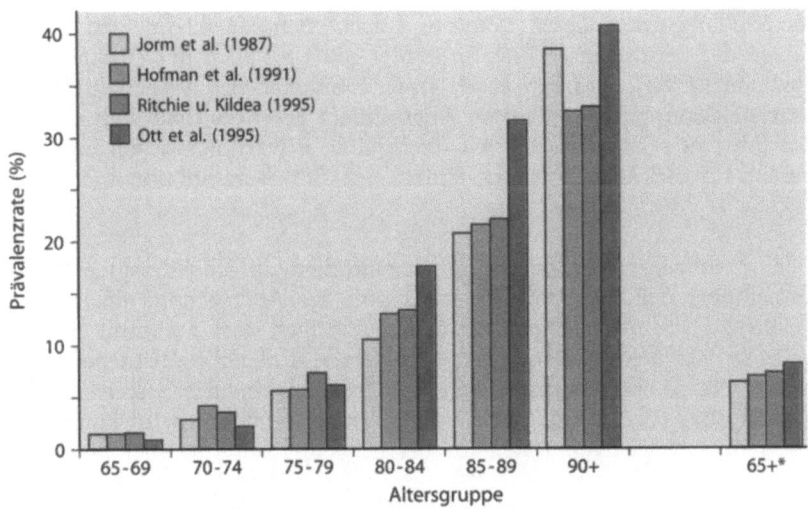

Abb. 1.
Altersspezifische Prävalenz
von Demenzen

streuen beträchtlich, bewegen sich aber mehrheitlich in einem Bereich zwischen knapp 4 und nahezu 8%. Sofern sich die Schätzungen auf mittelschwere und schwere Demenzsyndrome beziehen, übersteigen sie in neueren Studien in keinem Fall einen Wert von 8%, unter Einschluß von leichteren Demenzen erreichen sie indessen auch Werte von 10% und mehr.

Die Vergleichbarkeit der Einzelstudien ist allerdings durch methodische Differenzen und nicht zuletzt durch eine abweichende Alterszusammensetzung der untersuchten Populationen stark eingeschränkt. Einige Autoren haben deshalb den Versuch unternommen, stabilere Schätzungen aus Metaanalysen der altersspezifischen Prävalenzraten abzuleiten. Die Resultate sind in Abb. 1 gemeinsam mit den Ergebnissen aus der bisher umfangreichsten europäischen Studie (Ott et al. 1995) dargestellt.

Metaanalysen altersspezifischer Prävalenzraten

Jorm et al. (1987) berücksichtigten sämtliche Untersuchungen, die zwischen 1945 und 1985 publiziert worden sind, während sich die sog. EURODEM-Studie (Hofman et al. 1991) auf europäische Untersuchungen mit vergleichbaren Stichprobendefinitionen und Fallkriterien beschränkte und sich die Analyse von Ritchie u. Kildea (1995) auf Studien stützte, in denen die diagnostischen Kriterien des DSM-III angewandt wurden. Trotz dieser Unterschiede in der Studienauswahl stimmen die Ergebnisse in hohem Maße miteinander überein. Man findet eine steile Zunahme der Prävalenz mit wachsendem Alter. Die Raten erhöhen sich um mehr als das 20fache von weniger als 2% in der Altersgruppe der 65- bis 69jährigen bis auf mehr als 30% in der Altersgruppe der über 90jährigen.

Starke Zunahme der Prävalenz mit wachsendem Alter

Jorm et al. (1987) schlossen aus ihrer statistischen Analyse, daß die Prävalenz exponentiell mit einer Verdoppelung der Raten in konstanten Altersintervallen von jeweils 5,1 Lebensjahren ansteigt. Dieses Modell einer exponentiellen Zunahme steht für den Altersbereich von 65–85 Jahren im Einklang mit neueren Daten und deckt sich sowohl mit den Ergebnissen der deutschen (Häfner u. Löffler 1991) als auch der europäischen Untersuchungen (Hofman et al. 1991). Es eignet sich jedoch nicht zur Extrapolation auf die höchsten Altersstufen, denn oberhalb von 90 Jahren führt es sehr rasch zu weit überhöhten Erwartungswerten und sagt bereits für ein Alter von 98,5 Jahren eine Prävalenzrate von 100% vorher.

Prävalenz bei Hochbetagten

Den in jüngerer Zeit durchgeführten Studien an Hochbetagten ist zu entnehmen, daß die Prävalenz zwar von der Altersgruppe der 85- bis 89jährigen zur Altersgruppe der über 90jährigen stark zunimmt (Ebly et al. 1994; Wernicke u. Reischies 1994; Fichter et al. 1995; Helmchen et al. 1996). Ob es aber jenseits von 90 Jahren zu einem weiteren Anstieg kommt oder ob sich die Raten einer Asymptote nähern, wird kontrovers beurteilt. Die wenigen Daten für den Altersbereich von über 95 Jahren lassen eine Prävalenz mittelschwerer und schwerer Demenzen in Höhe von 28–35% und eine Prävalenz leichter bis schwerer Demenzen in Höhe von 40 bis nahezu 60% vermuten. In der bislang größten Studie an über 100jährigen kamen Sobel et al. (1995) zu ähnlichen Ergebnissen. Sie stellten in einer landesweiten Untersuchung aller Einwohner Finnlands im Alter von 100 und mehr Jahren fest, daß 33% unter schweren Demenzen litten und sich insgesamt höchstens 55,9% in leichten bis schweren Erkrankungsstadien befanden. Diese Resultate sind vereinbar mit den Schlußfolgerungen aus der Metaanalyse von Ritchie u. Kildea (1995), wonach die Prävalenz über einen breiten Altersbereich exponentiell anwächst, der Anstieg oberhalb von 80 Jahren aber abflacht und jenseits von 95 Jahren keine nennenswerte Zunahme der Prävalenz mehr zu beobachten ist.

Geschlechtsunterschiede

Die Angaben über geschlechtsbezogene Unterschiede in den alterskorrigierten Prävalenzraten sind inkonsistent. Zumeist wurden keine bedeutsamen Differenzen gefunden. In der EURODEM-Studie hingegen wiesen Männer unterhalb von 75 Jahren höhere und oberhalb von 75 Jahren geringere Raten als Frauen auf.

Überträgt man die altersspezifischen Raten auf die gegenwärtige Besetzung der Altersklassen in Deutschland (Statistisches Bundesamt 1994), so errechnet sich für die über 65jährigen eine Gesamtprävalenz zwischen 6,4 und 8,1%. Dabei ist zu berücksichtigen, daß die Schätzungen in unterschiedlichem Umfang leichtere Demenzformen beinhalten. Der größte Anteil an der absoluten Zahl von Krankheitsfällen ist bei der gegebenen Altersstruktur unter den 80- bis 89jährigen zu erwarten (50–60%), ein Anteil zwischen 25 und 35% unter den 65- bis 79jährigen und ein Anteil von 12 bis 16% unter den über 90jährigen. Ihrer mit wachsendem Alter zunehmenden Überrepräsentation in der Bevölkerung entsprechend, dürften auf Frauen mehr als 70% der Demenzerkrankungen entfallen.

2.1 Prävalenz präseniler Demenzen

Wegen der Seltenheit von Demenzen in den jüngeren Altersgruppen beschränken sich Feldstudien in der Regel auf die Altenbevölkerung. Aus diesem Grund ist relativ wenig über die Häufigkeit präseniler Erkrankungen bekannt. Die EURODEM-Studie beziffert die Prävalenz im Altersbereich von 30–59 Jahren auf 0,1%. Ähnliche Resultate werden aus Studien berichtet, die sich auf Behandlungsregister stützen. Die Unterschätzung der Raten ist vermutlich gering, da frühe Krankheitsfälle im Gegensatz zu den senilen Demenzen i. allg. zur Inanspruchnahme fachärztlicher Betreuung führen. Kokmen et al. (1989) teilen Raten von 40–86 pro 100.000 Personen in den Altersgruppen zwischen 45 und 59 Jahren mit, Mölsä et al. (1982) fanden Raten von 51 pro 100.000 unter 45- bis 54jährigen und von 144 pro 100.000 unter 55- bis 64jährigen. Nach diesen Ergebnissen ist auf eine Prävalenz von weniger als 0,1% bis maximal 0,2% im Alter zwischen 40 und 64 Jahren zu schließen. Demenzkranke im Alter von weniger als 65 Jahren dürften demnach in den westlichen Ländern mit einem hohen Bevölkerungsanteil von älteren Menschen kaum mehr als 5% der Gesamtzahl der Erkrankten ausmachen.

Geringe Prävalenz bei unter 65jährigen

Newens et al. (1993) berichten in einer Übersicht über die Resultate zur Prävalenz präseniler Alzheimer-Demenzen Raten zwischen 18 und 47 Fällen pro 100.000 Personen. In ihrer eigenen, sehr sorgfältigen Studie in Nordengland fanden sie für präsenile Formen der Alzheimer-Demenz kontinuierlich mit dem Alter ansteigende Raten, die sich von 2,4 pro 100.000 unter den 45- bis 49jährigen auf 11,8 (50–54 Jahre), 35,6 (55–59 Jahre) und 87,3 (60–64 Jahre) erhöhten. Die Raten von Männern und Frauen unterschieden sich nicht voneinander.

Präsenile Alzheimer-Demenzen

2.2 Relative Häufigkeit der Demenzformen

In Feldstudien wird üblicherweise eine grobe Klassifikation der Erkrankungen nach Demenzen vom Alzheimer-Typ, nach vaskulären Demenzen und nach sonstigen Demenzformen vorgenommen. Über die Validität dieser zumeist auf anamnestischen Informationen beruhenden Zuordnung ist wenig bekannt. Ohne apparative Zusatzdiagnostik, die in neueren Untersuchungen zwar vorgesehen ist, oft aber nur von einer Minderheit der Erkrankten toleriert wird, ist die Sicherheit der Diagnose wohl sehr begrenzt. Ferner wird zunehmend wahrscheinlicher, daß andere Hirnerkrankungen, die sich in der Gruppe der Demenzen vom Alzheimer-Typ verbergen können, wie etwa die Frontalhirndegenerationen oder die Demenz mit Lewy-Körpern, häufiger sind als bisher angenommen.

Klassifikation von Demenzformen

Unter diesen Einschränkungen ist die Alzheimer-Krankheit fast allen Feldstudien in Europa und Nordamerika zufolge die mit großem Abstand häufigste Demenzform. Ihr Anteil an den prävalenten Fällen beläuft sich auf Werte zwischen 50 und mehr als 80%. Die großangelegten Studien aus Kanada (Canadian Study of Health and Aging Working Group 1994) und Rotterdam (Ott et al. 1995) kommen zu dem Ergebnis, daß 64 bzw. 72% der Erkrankungen auf die Alzheimer-Demenz zurück-

Alzheimer-Krankheit als häufigste Demenzform

Abb. 2.
Alters- und geschlechtsspezifische Prävalenz der Alzheimer-Demenz und der vaskulären Demenzen nach den Ergebnissen der EURODEM-Studie. (Rocca et al. 1991a, b)

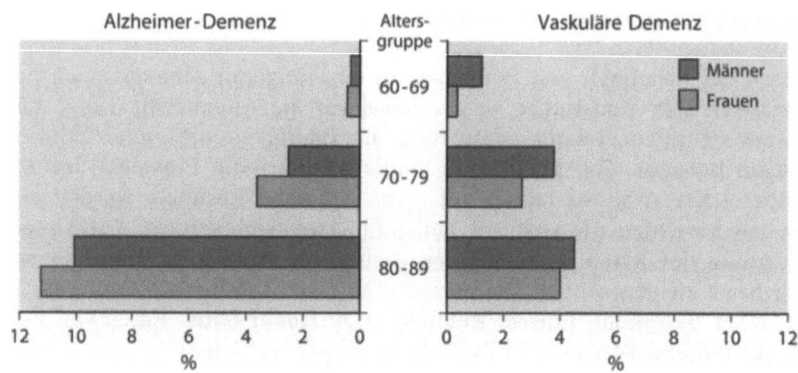

gehen, gefolgt von vaskulären Demenzen mit Anteilen von 19 bzw. 16%. Die Restgruppe der Erkrankungen, die zumeist 5–15% umfaßt, schließt neben Fällen mit unklarer Ursache eine Vielzahl spezifischer Formen ein, von denen quantitativ v.a. Demenzen in Verbindung mit einer Parkinson-Krankheit und mit Alkoholismus bedeutsam sind.

Sofern Geschlechtsunterschiede in der relativen Häufigkeit festgestellt werden, deuten sie, wie die EURODEM-Studie zeigte (Abb. 2), auf einen höheren Anteil von Alzheimer-Demenzen unter den Frauen und auf einen höheren Anteil von vaskulären Demenzen unter den Männern hin. Der steile altersbezogene Anstieg der Prävalenzraten scheint in erster Linie durch die Alzheimer-Demenz verursacht zu werden. Vaskuläre Demenzen und andere Demenzformen sind in den Altersgruppen unterhalb von 80 Jahren zwar ähnlich häufig wie die Alzheimer-Demenz, sie nehmen jedoch in geringerem Maße mit wachsendem Alter zu. Die Prävalenz der Alzheimer-Krankheit hingegen erhöht sich von Altersstufe zu Altersstufe sehr stark, so daß sie nach vielen Studien für annähernd vier Fünftel der Demenzen unter den Höchstbetagten verantwortlich ist.

Abweichende Ergebnisse in Japan und China

Ergebnisse aus Japan und China weichen von dem in westlichen Ländern gefundenen Verteilungsmuster deutlich ab. In diesen Ländern sollen vaskuläre Demenzen bei ähnlich hoher Prävalenz von Demenzsyndromen wie in Europa und Nordamerika weitaus häufiger sein als die Alzheimer-Krankheit. Jüngere japanische Studien sprechen indessen dafür, daß die geographischen Differenzen geringer sind, als vor einigen Jahren noch vermutet wurde (Ogura et al. 1995; Yoshitake et al. 1995) und auch eine Untersuchung in Shanghai berechtigt zu der Annahme, daß die unterschiedlichen Resultate zumindest teilweise auf einer verschiedenartigen Anwendung diagnostischer Kriterien beruhen (Zhang et al. 1990). Frühere Berichte, wonach die Alzheimer-Demenz in einigen afrikanischen Bevölkerungen nicht vorkomme (Osuntokun et al. 1991), ließen sich durch eine mit vereinheitlichten Methoden in Ibadan, Nigeria, und in Indianapolis, USA, durchgeführte Studie nicht bestätigen. Zwar fand man unter den Afroamerikanern eine signifikant höhere Prävalenzrate der Alzheimer-Demenz als in der nigerianischen Stichprobe, doch ist gegenwärtig ungeklärt, ob sich das Erkrankungsrisiko der beiden Populationen, die einen ähnlichen ethnischen Ursprung aufweisen, voneinander unterscheidet oder ob die Prävalenzdifferenzen auf eine verschieden lange Überlebenszeit der Erkrankten in Afrika und in den USA zurückgehen (Hendrie et al. 1995).

3 Inzidenz von Demenzerkrankungen

Obwohl die Inzidenz weitaus größere Aussagekraft für die Verteilung des Erkrankungsrisikos als die von der Krankheitsdauer abhängige Prävalenz hat, liegt bisher nur eine kleine Zahl von prospektiven Feldstudien vor. Nach den in Tabelle 1 wiedergegebenen Resultaten entwickelt sich innerhalb eines Jahres bei 1–2% der über 65jährigen eine Demenzerkrankung. Zwar wurde noch keine Metaanalyse der altersspezifischen Inzidenzraten durchgeführt, doch deutet sich ein steiler, annähernd exponentiell verlaufender Altersanstieg des Neuerkrankungsrisikos an. Im Durchschnitt der 12 Untersuchungen erhöht sich die Zahl der jährlichen Neuerkrankungen von 3 pro 1000 Personen in der Altersgruppe der 65- bis 69jährigen über 7 pro 1000 unter den 70- bis 74jährigen, 17 pro 1000 unter den 75- bis 79jährigen und 33 pro 1000 unter den 80- bis 84jährigen bis auf etwa 50 pro 1000 unter den über 85jährigen.

Starker Anstieg des Neuerkrankungsrisikos mit dem Alter

Männer und Frauen sind in nahezu gleichem Maße betroffen; die geschlechtsbezogenen Unterschiede im Erkrankungsrisiko sind gering und inkonsistent. Wie unter den prävalenten Fällen überwiegt auch unter den Neuerkrankungen die Alzheimer-Demenz, deren Anteil in der japanischen Studie 42% und in den Studien aus den westlichen Ländern zwischen 55 und 75% beträgt. Der starke Alterszuwachs der Inzidenzraten scheint v.a. durch die steile Zunahme von Alzheimer-Demenzen bewirkt zu werden, die z.B. in der Untersuchung von Letenneur et al. (1994) an den im Alter von 65–74 Jahren aufgetretenen Ersterkrankungen einen Anteil von nur einem Drittel hatten, im Alter von 75–84 Jahren aber einen Anteil von zwei Dritteln und im Alter von mehr als 85 Jahren für 96% der neuen Fälle verantwortlich waren.

Starke Zunahme von Alzheimer-Demenzen

Nach wie vor Gegenstand von Spekulationen ist die Frage, ob sich die Zunahme der Inzidenzraten auf den höchsten Altersstufen fortsetzt, ob ein Plateau erreicht wird oder ob die Raten unter den Langlebigen sogar rückläufig sind. Diese Frage ist schwierig zu beantworten, da die Schätzwerte aufgrund der schwachen Besetzung der hohen Altersgruppen sehr breite Konfidenzintervalle aufweisen. Für eine Verringerung des Erkrankungsrisikos im Alter von mehr als 85 oder 90 Jahren spricht indessen keine der Studien. Es mehren sich vielmehr die Hinweise, daß die Inzidenz unter den Höchstbetagten sehr viel höher ist, als man bisher annahm. Während die in Tabelle 1 enthaltenen Studien für die hohen Altersstufen noch stark voneinander abweichende Raten berichten, zeigen die Untersuchungen, die sich gezielt mit Hochaltrigen befaßt haben, übereinstimmend hohe Werte. So ermittelten Gussekloo et al. (1995) in den Niederlanden für über 85jährige eine Einjahresinzidenz von 6,9%, in Schweden stellte Skoog (persönliche Mitteilung) bei 85jährigen eine Rate von 9% fest und Johansson u. Zarit (1995) fanden bei 84- bis 90jährigen in 2 Erhebungswellen Raten von 9,9 und 7,7%. Zu gleichlautenden Ergebnissen kamen Studien aus München und Mannheim. Fich-

Inzidenzrate bei Hochbetagten

Tabelle 1.
Altersspezifische Inzidenz von Demenzen nach den Resultaten von prospektiven Feldstudien

Autoren	Untersuchungsgebiet, Stichprobengröße	Jährliche Inzidenzrate (pro 1000 Personen)	
		Altersgruppe	Altenbevölkerung insgesamt
Hagnell et al. (1981)	„Lundby", Schweden Zeitraum 1947–57 n=655	60–69: 5,1 70–79: 18,8 80+: 57,3	60+: 16,3
	Zeitraum 1957–72 n=696	60–69: 2,9 70–79: 14,8 80+: 33,7	60+: 10,7
Aronson et al. (1991)	New York, USA n=488	75–79: 13,0 80–84: 35,0 85+: 60,0	75+: 34,0
Copeland et al. (1992)	Liverpool, UK n=1070	65–74: 3,8 75–84: 11,8 85+: 28,7	65+: 9,2
Bachman et al. (1993)	Framingham, USA n=2117	65–69: 1,4 70–74: 5,3 75–79: 10,3 80–84: 16,2 85+: 23,6	k. A.
Boothby et al. (1994)	Gospel Oak, London, UK n=813	65–69: 8,0 70–74: 6,0 75–79: 37,0 80+: 39,0	65+: 20,0
Bickel u. Cooper (1994)	Mannheim, Deutschland n=489	65–69: 4,7 70–79: 12,2 80+: 39,6	65+: 15,4
Letenneur et al. (1994)	Gironde und Dordogne, Frankreich n=2792	65–69: 2,2 70–74: 6,8 75–79: 17,1 80–84: 31,9 85–89: 42,9 90+: 73,8	65+: 16,3
Paykel et al. (1994)	Cambridge, UK n=1195	75–79: 23,0 80–84: 46,0 85–89: 85,0 90+: 82,0	75+: 43,0
Yoshitake et al. (1995)	Hisayama, Japan n=828		65+ Männer: 19,3 Frauen: 20,9
Hebert et al. (1995)	Boston, USA n=2313	65–69: 6,0 70–74: 10,0 75–79: 20,0 80–84: 33,0 85+: 84,0	k. A.

Tabelle 1 (Fortsetzung)

Autoren	Untersuchungsgebiet, Stichprobengröße	Jährliche Inzidenzrate (pro 1000 Personen)	
		Altersgruppe	Altenbevölkerung insgesamt
Clarke et al. (1996)	Nottingham, UK n=1042	65–69: 7,2 70–74: 13,2 75–79: 16,3 80–84: 34,6 85+: 21,7	65+: 15,8

ter et al. (1996) bezifferten die jährliche Neuerkrankungsrate bei über 85jährigen nach unterschiedlichen Diagnosekriterien auf 7,2–14,4%, Bickel (1996) errechnete für 85- bis 89jährige eine Rate von 7,5% und für über 90jährige eine Rate von 11%.

3.1 Inzidenz präseniler Demenzen

Im mittleren Lebensalter ist das Erkrankungsrisiko erwartungsgemäß gering. Mölsä et al. (1982) teilen für sämtliche Demenzformen im Altersbereich von 45–54 Jahren eine Rate von jährlich 10,2 Neuerkrankungen pro 100.000 Personen und im Altersbereich von 55–64 Jahren eine Rate von 27 pro 100.000 mit. In der Untersuchung von Kokmen et al. (1993), die sich auf Fünfjahresabschnitte von 1960–1984 bezieht, belaufen sich die entsprechenden Raten auf durchschnittlich 10,7 und 46,9 Ersterkrankungen pro 100.000 Personen.

Geringes Risiko bei unter 65jährigen

Die Inzidenz präseniler Alzheimer-Demenzen wird von den beiden Studien mit 6,4 bzw. 2,6 Fällen pro 100.000 in der Altersgruppe der 45- bis 54jährigen und mit 16,5 bzw. 24,7 Fällen in der Altersgruppe der 55- bis 64jährigen angegeben. Newens et al. (1993) berichten bei einer Rate von 3,4 pro 100.000 zwischen 40 und 60 Jahren einen kontinuierlichen Altersanstieg von 0 unter 40- bis 44jährigen über 0,9 (45–49 Jahre), 4,9 (50–54 Jahre) und 8,1 (55–59 Jahre) bis auf 14,5 pro 100.000 unter 60- bis 64jährigen. Diskontinuitäten in der altersspezifischen Inzidenz, die ein Hinweis auf unterschiedliche Krankheitsprozesse bei präsenilen und senilen Formen der Alzheimer-Demenz sein könnten, wurden in den vorliegenden Untersuchungen nicht beobachtet.

3.2 Geographische und zeitbezogene Risikodifferenzen

Geographische Unterschiede in der Inzidenz von Demenzen lassen sich mangels vergleichbarer Daten kaum beurteilen. Transnationale Untersuchungen mit standardisierten Methoden, die Aufschluß über Risikodifferenzen geben können, sind erst seit kurzem im Gang. Die gegenwärtig verfügbaren Inzidenzdaten stammen ausnahmslos aus industrialisierten Ländern. Sie streuen innerhalb einzelner Länder ebenso stark wie zwischen den Ländern und bieten zumindest zu der Annahme, daß zwi-

Keine geographischen Unterschiede

schen den europäischen Staaten und zwischen den Staaten mit Bevölkerungen von überwiegend europäischer Herkunft ausgeprägte Differenzen bestehen, keinen Grund.

Überzeugende Belege für zeitliche Veränderungen des Erkrankungsrisikos fehlen gleichfalls. Zwar ist die Zahl der Demenzkranken in den letzten Jahrzehnten sicherlich angewachsen, doch läßt sich dieser Anstieg durch die höhere Lebenserwartung und die starke Zunahme der Zahl älterer Menschen erklären. Die beiden einzigen epidemiologischen Studien, die sich mit zeitbezogenen Unterschieden der Inzidenz befaßt haben, kommen zu gegensätzlichen Resultaten. In der Lundby-Studie, in der eine kleine südschwedische Region über 25 Jahre von derselben Forschungsgruppe untersucht wurde, fand man im Zeitraum von 1957–1972 eine geringere, wenngleich nicht signifikant verminderte Inzidenz als im vorausgegangenen Zeitraum von 1947–1957 (Hagnell et al. 1981). Sollte ein rückläufiger Trend tatsächlich bestanden haben, so scheint er sich in den folgenden Jahren nicht fortgesetzt zu haben, denn die in jüngerer Zeit ermittelten Daten aus anderen Studien deuten nicht auf eine weiterhin abnehmende Inzidenz hin.

Uneinheitliche Ergebnisse in Längsschnittuntersuchungen

Kokmen et al. (1993) stellten in ihrer die Jahre von 1965–1984 umfassenden Registerstudie in Rochester, USA, vielmehr eine signifikante Erhöhung der Inzidenzraten fest. Allerdings war diese Zunahme nur in der Altersgruppe der über 85jährigen zu beobachten, in den jüngeren Altersgruppen blieben die Raten konstant. Da sich die Rochester-Studie auf Fälle stützt, die den medizinischen Einrichtungen bekannt wurden, bleibt fraglich, ob es sich um eine echte Zunahme handelt oder um eine scheinbare, durch gestiegene Inanspruchnahme medizinischer Hilfe bewirkte Zunahme.

3.3 Lebenszeitrisiko

Individuelles Risiko

Eine Frage, die trotz großer Relevanz noch wenig Beachtung gefunden hat, ist die Frage nach dem Risiko des einzelnen, im Verlauf seines Lebens an einer Demenz zu erkranken. Diese Frage hat einen eher praktischen und einen eher theoretischen Aspekt. Praktisch bedeutsam ist, mit welcher Wahrscheinlichkeit sich eine Demenz zeitlebens tatsächlich einstellt, wie hoch also bei der derzeitigen Lebenserwartung das individuelle Risiko ist bzw. wie groß der Bevölkerungsanteil ist, der eine Demenz entwickelt. Theoretisch bedeutsam ist, mit welcher Wahrscheinlichkeit sich eine Demenz bis zu einem gegebenen Alter einstellen würde, wenn es nicht zu vorzeitigen Todesfällen käme, ob also jeder an einer Demenz erkrankt, wenn er nur alt genug wird, oder ob nur ein Teil der Bevölkerung prädisponiert ist.

Retrospektivstudien

Zu beiden Fragen liegen nur wenige Daten vor. In einer Retrospektivstudie an einer für die USA repräsentativen Stichprobe von Sterbefällen über 65jähriger, die sich auf die Auskünfte der Hinterbliebenen stützte, stellte man fest, daß 10–15% der im Alter zwischen 65 und 74 Jahren Verstorbenen, 18–25% der zwischen 75 und 84 Jahren Verstorbenen und 32–40% der im Alter von mehr als 85 Jahren Verstorbenen im letzten Lebensjahr unter schweren kognitiven Beeinträchtigungen gelitten hatten (Lentzner et al. 1992).

Eine ähnlich angelegte Studie in Mannheim, die jedoch nicht nur kognitive Störungen erfragte, sondern Fallkriterien für Demenzerkrankungen verwendete, kam zu vergleichbaren Ergebnissen (Bickel 1996). Dieser Untersuchung zufolge stieg der Anteil der Demenzkranken an den Verstorbenen von 4,5% bei einem Sterbealter zwischen 65 und 69 Jahren über 10% (70-74 Jahre), 25% (75-79 Jahre) und 36% (80-84 Jahre) auf nahezu 50% unter den Sterbefällen im Alter von über 85 Jahren an. Insgesamt hatten rund 30% aller verstorbenen Älteren zu Lebzeiten an einer mittelschweren oder schweren Demenz gelitten. Berücksichtigt man die altersspezifischen Prävalenzraten und die hohe Übersterblichkeit der Dementen, so erscheint dieses Ergebnis, wonach gegenwärtig bereits fast jeder Dritte, der ein Alter von über 65 Jahren erreicht, im weiteren Altersverlauf an einer Demenz erkranken wird, plausibel.

Während der Anteil der Erkrankten an den Verstorbenen grundsätzlich der direkten Beobachtung zugänglich ist, läßt sich die Wahrscheinlichkeit, bis zu einem bestimmten Alter an einer Demenz zu erkranken, nur indirekt aus den altersspezifischen Inzidenzraten schätzen. Dabei muß die Annahme getroffen werden, daß die Personen, die vor Erreichen des interessierenden Alters verstorben sind, ohne die Krankheit entwickelt zu haben, im weiteren Altersverlauf dasselbe Risiko gehabt hätten wie die Überlebenden, aus deren Beobachtung die Inzidenzraten abgeleitet wurden. Unter dieser Annahme lassen sich Aussagen darüber treffen, welcher Anteil der Bevölkerung bis zu einem bestimmten Alter an einer Demenz erkranken würde, wenn alle bis zu diesem Alter oder bis zum Beginn einer Demenz – je nachdem, was zuerst eintritt – überleben würden.

Altersbezogenes Morbiditätsrisiko

Die differenziertesten Berechnungen des altersbezogenen Morbiditätsrisikos entstammen der Lundby-Studie (Hagnell et al. 1981). Danach belief sich im Untersuchungszeitraum von 1947 bis 1957 das kumulierte Risiko für eine mittelschwere oder schwere Demenz bis zu einem Alter von 89 Jahren auf 53,6% bei den Männern und auf 58,4% bei den Frauen. Im Untersuchungszeitraum von 1957-1972 wurde bis zum Alter von 89 Jahren das kumulative Risiko beider Geschlechter auf 40% geschätzt. Unterteilt nach den beiden wichtigsten Diagnosegruppen, ergab sich für alle Schweregrade der Alzheimer-Demenz ein Risiko von 25,5% bei Männern und von 31,9% bei Frauen und für vaskuläre Demenzen ein Risiko von 29,8% bzw. von 25,1% (Hagnell et al. 1992).

– Hochbetagte

Die Lundby-Daten sparen aber die Höchstaltrigen aus. Schätzungen für diesen Altersbereich erlaubt eine in Mannheim durchgeführte Retrospektivstudie (Bickel 1996), nach der das Risiko bis zum Alter von 70 Jahren nur 2% beträgt, um bis zum Alter von 75 Jahren auf 6%, bis zum Alter von 80 Jahren auf 12% und bis zum Alter von 85 Jahren auf 36% anzusteigen. Mit 89 Jahren beläuft sich das kumulierte Risiko im Einklang mit der Lundby-Studie auf 50%, wobei das Risiko für eine Alzheimer-Demenz 28% und das Risiko für eine vaskuläre Demenz 22% beträgt. Mit 95 Jahren erreicht die Erkrankungswahrscheinlichkeit jedoch bereits einen Wert von 75% und mit 100 Jahren einen Wert von fast 90%. Dieser steile Zuwachs läßt nicht darauf schließen, daß für die Entstehung von Demenzen alterungsunabhängige Krankheitsprozesse verantwortlich sind, sondern legt die Vermutung nahe, daß fast jeder eine Demenz entwickeln wird, wenn er ein sehr hohes Lebensalter erreicht.

– unter 65jährige

Im Gegensatz dazu scheint das kumulierte Risiko bis zum Alter von 65 Jahren sehr gering zu sein. Legt man einer Schätzung die publizierten Inzidenzraten zugrunde, so dürfte das Risiko, an einer präsenilen Demenz zu erkranken, für alle Formen zusammen bei deutlich weniger als 1% und das Risiko für eine Alzheimer-Demenz bei weniger als 0,3% liegen.

4 Krankheitsdauer und Mortalität

Verbleibende Lebenserwartung Demenzkranker

Übereinstimmend zeigen epidemiologische und klinische Studien, daß die verbleibende Lebenserwartung Demenzkranker erheblich reduziert ist. Van Dijk et al. (1991) errechneten nach Sichtung von 90 Publikationen zur Mortalität von Dementen eine Zweijahressterberate von durchschnittlich 25% (Streuung von 5–35%) bei ambulanten Patienten, von 50% (35–70%) nach Aufnahme in ein Pflegeheim und von 60% (40–71%) nach Aufnahme in stationäre psychiatrische Behandlung. In einer kürzlich in Mannheim durchgeführten populationsbezogenen Längsschnittuntersuchung an prävalenten Fällen mit einem Durchschnittsalter von über 80 Jahren belief sich die Zweijahressterblichkeit bei leichter Demenz auf 25%, bei mittelschwerer Demenz auf 45% und bei schwerer Demenz auf 55% (Cooper et al. 1996).

Gesamtkrankheitsdauer

Die Gesamtkrankheitsdauer ist wegen des zumeist einschleichenden Beginns der dementiellen Störungen schwierig zu bestimmen. In einigen Studien, in denen man sich auf die Auskünfte von Angehörigen über den Zeitpunkt des Auftretens der ersten Symptome stützte, kam man auf mittlere Überlebenszeiten von 4,7–8,1 Jahre für die Alzheimer-Demenz und 5,2–6,7 Jahre für vaskuläre Demenzen. Die Dauer verkürzte sich mit zunehmendem Alter bei Krankheitsbeginn, auf allen Altersstufen ließen sich aber große interindividuelle Unterschiede in der verbleibenden Lebenserwartung beobachten. Wenn die ersten Symptome im Präsenium aufgetreten waren, betrug die Dauer durchschnittlich zwischen 8 und 10 Jahren, bei einem Beginn im Alter von 65–80 Jahren ging sie auf 5–8 Jahre und bei einem Beginn im Alter von mehr als 80 Jahren auf 3–5 Jahre zurück. Da im höheren Lebensalter der allgemeine Gesundheitszustand schlechter ist und sich Begleiterkrankungen häufen, erlauben die abnehmenden Überlebensraten jedoch keinen Schluß auf eine raschere Progression von Demenzen bei Betagten.

Bemißt man die Überlebensdauer an anderen Zeitpunkten, die für das Versorgungssystem bedeutsamer sind, wie z. B. am Zeitpunkt der Diagnosestellung oder am Zeitpunkt einer stationären Aufnahme in Heime oder Krankenhäuser, so beläuft sie sich für präsenile Erkrankungen auf nurmehr 6 Jahre und für später entstehende Erkrankungen auf etwa 3 Jahre.

Verglichen mit der Sterblichkeit in der altersgleichen Allgemeinbevölkerung bzw. in altersgleichen Kontrollgruppen von Nicht-Dementen ist das Mortalitätsrisiko Demenzkranker um das 2- bis 5fache erhöht. Obwohl die Überlebenszeit bei früh entstehenden Erkrankungen länger ist als bei spät auftretenden, ist die Diskrepanz zur üblichen Lebenserwartung v. a. bei den jüngeren Patienten sehr hoch, da die Demenzen, die erst im höchsten Alter beginnen, die in diesem Alter ohnehin nur noch kurze verbleibende Lebenserwartung in geringerem Ausmaß schmälern. Dennoch fand man selbst bei über 85jährigen Demenzkranken ein 2- bis 3fach erhöhtes Mortalitätsrisiko (Aronson et al. 1991; Johannsson u. Zarit 1995). Bei Dementen im Alter zwischen 65 und 75 Jahren werden indessen über das 5fache hinausgehende relative Risiken berichtet, so z. B. in der Feldstudie von Katzman et al. (1994), in der das relative Sterberisiko bei Alzheimer-Demenzen 5,4 und bei anderen Demenzformen 7,2 betrug.

Lebenserwartung im Vergleich zur Allgemeinbevölkerung

Zu den Faktoren, die mit der Überlebenszeit assoziiert sind, zählen das Alter, das Geschlecht und insbesondere der Schweregrad der Demenz. Heyman et al. (1996) fanden unter Kontrolle anderer Variablen in einer umfangreichen Stichprobe ambulanter Alzheimer-Patienten ein um 47% höheres Sterberisiko bei einem um 5 Jahre höherem Alter, ein doppelt so hohes Risiko der Männer und ein um 36% erhöhtes Risiko bei einem Anstieg von einer von 4 Schweregradstufen zur nächsten. Die kürzere Krankheitsdauer der Männer könnte die bisweilen berichtete Tendenz zu höheren Prävalenzraten unter den Frauen erklären, während die mit dem Alter abnehmende Dauer vermuten läßt, daß der Altersanstieg der Prävalenz keineswegs durch eine Kumulation besonders langdauernder Erkrankungen unter Hochbetagten zustande kommt, sondern daß dieser Anstieg durch die rückläufige Überlebenszeit sogar gebremst wird und ihm folglich eine noch steilere Zunahme der Inzidenz zugrunde liegen muß.

Einflußfaktoren auf die Überlebenszeit

Die Frage, ob mit wachsenden Prävalenzraten zu rechnen ist, weil sich die Lebenserwartung von Demenzkranken in den letzten Jahrzehnten erhöht hat, wird kontrovers beurteilt, es gibt jedoch einige Indizien für einen solchen Trend. Wood et al. (1991) stellten an mehreren Kohorten von stationär behandelten Patienten aus den Jahren von 1957–1987 eine Zunahme der Überlebenszeit um 11,7 Monate bei den Frauen und um 7,4 Monate bei den Männern fest, die weder durch Altersunterschiede noch durch Unterschiede im Schweregrad der Beeinträchtigungen erklärbar war. Beard et al. (1994) fanden auf der Basis eines populationsbezogenen Fallregisters im Zeitraum zwischen 1960 und 1984 einen Rückgang der Sterberate von Alzheimer-Patienten um jeweils 18% nach Ablauf eines Jahrzehntes. Die Gründe für eine möglicherweise verlängerte Überlebenszeit dürften eher in einer verbesserten Behandlung interkurrenter Erkrankungen als in Veränderungen des natürlichen Krankheitsverlaufs zu suchen sein.

Zukünftige Entwicklung der Prävalenzraten

5 Demenzen und Pflegebedürftigkeit

Zunehmende Pflegebedürftigkeit

Die fortschreitenden mnestischen und kognitiven Einbußen führen im weiteren Verlauf von Demenzerkrankungen unausweichlich zu einem hohen Hilfs- und Pflegebedarf. Während bei einer leichten Demenz die Bewältigung schwieriger Anforderungen nicht mehr möglich ist, die Betroffenen aber im Alltag noch nicht ständig auf andere angewiesen sind, wird, sofern Gedächtnisverlust, Werkzeugstörungen, Antriebslosigkeit und Desorientiertheit nicht schon zur völligen Abhängigkeit geführt haben, bei einer mittelschweren Demenz zumindest Beaufsichtigung und Anleitung erforderlich. In der Phase der schweren Demenz schließlich, in der sich häufig Bettlägerigkeit, schwere Verhaltensstörungen sowie Harn- und Stuhlinkontinenz einstellen, wird permanente Hilfe auch bei den einfachsten Alltagsverrichtungen nötig. Cooper et al. (1992) fanden diesen Sachverhalt in einer Feldstudie, in der 85,3% der mittelschwer und schwer dementen über 65jährigen und 16,7% der leicht dementen als pflegebedürftig beurteilt wurden, bestätigt.

Pflegebedarf im Vergleich zu anderen Erkrankungen

Die relative Bedeutung der Demenzen für den Pflegebedarf älterer Menschen im Vergleich mit anderen Erkrankungen läßt sich aufgrund einer noch geringen Zahl von Repräsentativstudien, in denen Demenzen in angemessener Weise berücksichtigt wurden, und aufgrund von Unterschieden in der Definition, Operationalisierung und Erfassung der Pflegebedürftigkeit nur schwer abschätzen. Immer deutlicher aber zeigt sich, daß unter den Pflegebedürftigen und insbesondere unter den Pflegefällen mit dem höchsten Versorgungsbedarf ein großer Anteil von Demenzkranken angetroffen wird.

Cooper et al. (1992) stellten in einer Untersuchung an älteren Allgemeinpraxispatienten fest, daß 67,1% der Pflegebedürftigen an schwereren Demenzen und weitere 12,8% an leichten Demenzen litten; lediglich 20,1% der erheblich Versorgungsbedürftigen waren frei von gravierenden kognitiven Störungen. Harrison et al. (1990) berichteten für eine umfangreiche Stichprobe von älteren Menschen, die in stationären Einrichtungen oder durch ambulante Dienste betreut wurden, eine Demenzprävalenz von 63%. Unterschieden sie in dieser Gruppe nach dem Schweregrad der Abhängigkeit von fremder Hilfe, so stieg der Anteil der Dementen von 44,5% auf der untersten Pflegestufe bis auf mehr als 90% auf den beiden höchsten Pflegestufen.

5.1 Demenzkranke in Alten- und Pflegeheimen

Hohe Prävalenz in Pflegeheimen

Diese Bedeutsamkeit der Demenzen für den Selbständigkeitsverlust und den Versorgungsbedarf im Alter wird durch Untersuchungen an Heimbewohnern bekräftigt. Wie Abb. 3 zu entnehmen ist, wird ein Großteil der Plätze in stationären Alteneinrichtungen von Demenzkranken in Anspruch genommen. In den Altenheimen schwanken die Prävalenzraten zwischen 17 und 36%, in den Pflegeheimen steigt der Anteil der Dementen auf Werte zwischen 51 und 72% an. Darüber hinaus finden sich in allen Einrichtungen enge Korrelationen zwischen dem individuellen Pflegeaufwand und dem Schweregrad der Demenz. Je größer die Hilflosig-

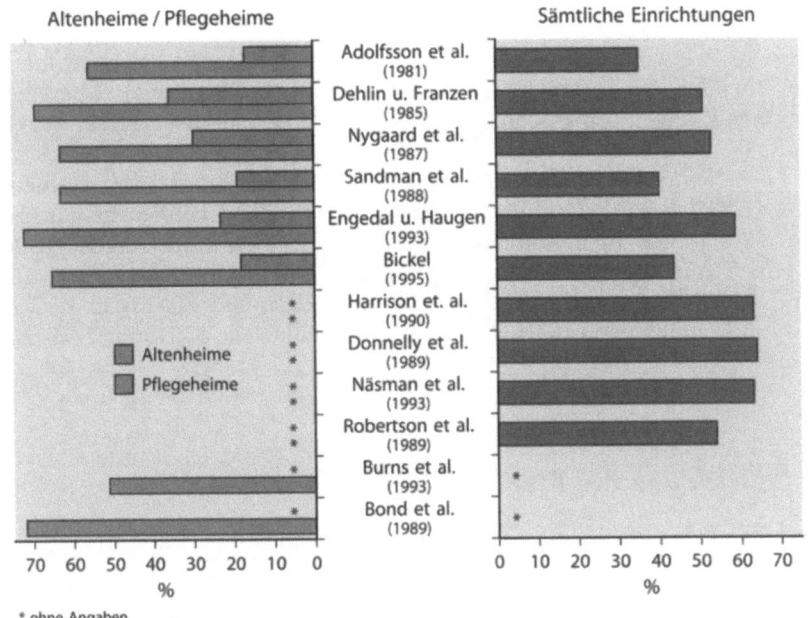

Abb. 3.
Prävalenz von Demenzen unter den Bewohnern von stationären Alteneinrichtungen

keit ist und je mehr Betreuungsleistungen erbracht werden müssen, desto häufiger ist eine fortgeschrittene Demenzerkrankung dafür verantwortlich (Nygaard et al. 1987). So nimmt einer Studie in Mannheim zufolge die ohnehin schon hohe Rate von 65% Demenzkranken unter den Pflegeheimbewohnern auf 80% unter den schwerpflegebedürftigen Heimbewohnern zu (Bickel 1996). Mit steigender Pflegeintensität scheinen körperliche Erkrankungen im Vergleich mit den psychischen Behinderungen eine immer geringere Rolle zu spielen.

In vielen Ländern wird bereits jeder zweite Demenzkranke in stationären Pflegeeinrichtungen versorgt. Wo ein hohes Platzangebot besteht, wie in den skandinavischen Ländern, belaufen sich die Anteile sogar auf 55–75% (Fratiglioni et al. 1994; Juva et al. 1993), während sie anderenorts zumeist zwischen 40 und 50% betragen (Robertson et al. 1989; O'Connor et al. 1989). Über die Situation in Deutschland gibt es hingegen nur wenige empirische Daten. Häufig wird noch von der Gültigkeit der von Cooper (1984) zu Beginn der 80er Jahre ermittelten Zahlenverhältnisse ausgegangen, wonach nur 20,9% der Dementen durch die stationäre Altenhilfe und nahezu 80% durch Angehörige betreut werden. Neuere Ergebnisse lassen aber vermuten, daß inzwischen auch in Deutschland rund 40% der an einer mittelschweren oder schweren Demenz leidenden Älteren in Heimen und nur noch 60% in der häuslichen Umgebung versorgt werden (Bickel 1995).

Offenbar sind die Demenzen zur Hauptursache für die Inanspruchnahme von Pflegeheimen geworden. In den USA stellte man bei zwei Drittel der Neuaufnahmen eine Demenzerkrankung fest (Rovner et al. 1990), in Mannheim waren nach Angaben der Angehörigen 50% der Pflegeheimaufnahmen durch Demenzen veranlaßt worden (Bickel 1995). Früher

Demenzen als Hauptursache für die Inanspruchnahme von Pflegeheimen

oder später sind die meisten Erkrankten auf eine stationäre Langzeitversorgung angewiesen. Pro Jahr treten mehr als 20% der in Privathaushalten lebenden Dementen in Heime ein (Haupt u. Kurz 1993). Übereinstimmend zeigen Längsschnittstudien, daß zwischen 65% (Bickel 1995) und 75% (Welch et al. 1992; Severson et al. 1994) im Krankheitsverlauf in Pflegeheime übersiedeln und dort durchschnittlich 2–3 Jahre verbleiben. Lediglich ein Viertel bis ein Drittel der Kranken können bis zu ihrem Lebensende in Privathaushalten betreut werden. Die Angehörigen scheinen mit der häuslichen Pflege insbesondere dann überfordert zu sein, wenn die Patienten die Kontrolle über Blase und Mastdarm verlieren und zunehmend Verhaltensprobleme auftreten (O'Donnell et al. 1992).

6 Entwicklung der Krankenzahlen

Notwendigkeit von Prognosen zur Prävalenzentwicklung

Die mit dem anhaltenden Wachstum der Altenbevölkerung verbundene Zunahme chronischer Erkrankungen und Behinderungen stellt das Versorgungssystem vor steigende Herausforderungen. Da Demenzen anscheinend wie keine andere Krankheitsgruppe den Pflegebedarf im Alter und den Bedarf an Plätzen in der stationären Altenhilfe bestimmen, sind empirisch begründete Prognosen über die Veränderungen der Krankenzahlen für Planungszwecke von besonders großer Wichtigkeit. Jorm et al. (1988) haben den Versuch unternommen, auf der Basis von demographischen Projektionen für 29 Länder die Entwicklung der Zahl von Demenzkranken im Zeitraum zwischen 1980 und 2025 vorherzusagen. Sie gingen dabei von der Annahme aus, daß die Prävalenz in allen Ländern dieselbe Altersabhängigkeit aufweist und die altersspezifischen Raten über die Zeit hinweg konstant bleiben. Wie ihre Modellrechnungen zeigen, müssen sich sämtliche Länder im Zuge des demographischen Wandels auf einen Anstieg der Krankenzahlen vorbereiten. Allerdings wird die erwartete Zunahme sehr unterschiedlich ausfallen. Mit einem extremen Zuwachs von Demenzkranken um 215% ist z.B. in Japan zu rechnen, aber auch in Ländern wie Australien, Neuseeland, Kanada, den USA und in einigen osteuropäischen Ländern werden sich die Krankenzahlen voraussichtlich verdoppeln bis verdreifachen.

In Deutschland und in weiteren westeuropäischen Industriestaaten ist hingegen bereits eine größere Strecke des demographischen Alterungsprozesses durchschritten. Die künftige Zunahme der Älteren wird hier zwar ebenfalls ernstzunehmende Mehrbelastungen mit sich bringen, die Krankenzahlen werden jedoch weniger steil ansteigen als in Staaten, die zu Beginn der 80er Jahre noch einen vergleichsweise geringen Bevölkerungsanteil von über 65jährigen hatten. So beläuft sich für die frühere Bundesrepublik der geschätzte Anstieg bis zum Jahr 2025 auf etwa 40%, für die ehemalige DDR wurde sogar bis weit in die 90er Jahre hinein ein leichter Rückgang prognostiziert, auf den erst kurz vor der Jahrtausendwende ein kontinuierlicher Anstieg folgen wird.

Häfner u. Löffler (1991) konnten die Vorhersagen für die alten Bundesländer anhand aktualisierter Daten bestätigen. Gestützt auf eine vom

Jahr 1989 ausgehende Bevölkerungsvorausschätzung, ist nach ihren Berechnungen bis zum Jahr 2000 ein Zuwachs um 10% zu erwarten, der sich bis zum Jahr 2010 auf 30% und bis zum Jahr 2020 auf 40% erhöhen wird. Zwischen 2020 und 2030 kommt es zu keinen nennenswerten Veränderungen, bis zum Jahr 2040 wird die Zahl der Kranken aber nochmals zunehmen und dann um 50% über dem Ausgangswert von 1989 liegen.

Nach den verfügbaren Prävalenzschätzungen (s. Abb. 1), die bei 12,2 Mio. älteren Menschen in Deutschland 780.000–990.000 Demenzkranke erwarten lassen, entspricht diese auf konservativen Annahmen beruhende Prognose einer Steigerung der Krankenzahl um 400.000–500.000 Patienten. Ein stärkerer Anstieg könnte durch weitere Zugewinne an Lebenserwartung und durch eine Fortsetzung der Tendenz zu einer längeren Krankheitsdauer bewirkt werden. Die rückläufige Zahl von Nachkommen läßt zudem erwarten, daß ein wachsender Anteil der Erkrankten auf öffentliche Versorgungseinrichtungen angewiesen sein wird. Sofern keine nachhaltigen Erfolge in der Prävention und Behandlung von Demenzen zu erzielen sind, werden die absehbaren Veränderungen in der Altersstruktur auch in Deutschland auf Jahrzehnte hinaus einen beständig steigenden Versorgungsbedarf zur Folge haben. Frühestens ab dem Jahr 2040 ist mit dem Vorrücken der geburtenschwachen Jahrgänge ins höhere Lebensalter mit einer Verringerung der Patientenzahlen zu rechnen.

Prävalenzschätzungen

7 Literatur

Adolfsson R, Gottfries CG, Nyström L, Winblad B (1981) Prevalence of dementia disorders in institutionalized Swedish old people. The work load imposed by caring for these patients. Acta Psychiatr Scand 63:225–244

Aronson MK, Ooi WL, Geva DL, Masur D, Blau A, Frishman W (1991) Dementia. Age-dependent incidence, prevalence, and mortality in the old old. Arch Intern Med 151:989–992

Bachman DL, Wolf PA, Linn RT et al. (1993) Incidence of dementia and probable Alzheimer's disease in a general population: The Framingham study. Neurology 43:515–519

Beard CM, Kokmen E, O'Brien PC, Kurland LT (1994) Are patients with Alzheimer's disease surviving longer in recent years? Neurology 44:1869–1871

Bickel H (1995) Demenzkranke in Alten- und Pflegeheimen: Gegenwärtige Situation und Entwicklungstendenzen. In: Forschungsinstitut der Friedrich-Ebert-Stiftung (Hrsg) Medizinische und gesellschaftspolitische Herausforderung: Alzheimer-Krankheit. Der langsame Zerfall der Persönlichkeit. Friedrich-Ebert-Stiftung, Bonn, S 49–68

*Bickel H (1996) Pflegebedürftigkeit im Alter. Ergebnisse einer populationsbezogenen retrospektiven Längsschnittstudie. Gesundheitswesen 58(Sonderheft 1):56–62

Bickel H, Cooper B (1994) Incidence and relative risk of dementia in an urban elderly population: findings of a prospective field study. Psychol Med 24:179–192

Bond I, Atkinson A, Gregson BA (1989) The prevalence of psychiatric illness among continuing-care patients under the care of departments of geriatric medicine. Int J Geriatr Psychiatry 4:227–233

Boothby H, Blizard R, Livingston G, Mann AH (1994) The Gospel Oak Study stage III: the incidence of dementia. Psychol Med 24:89–95

Burns BJ, Wagner HR, Taube JE, Magaziner J, Permutt T, Landerman LR (1993) Mental health service use by the elderly in nursing homes. Am J Public Health 83:331–337

*Canadian Study of Health and Aging Working Group (1994) Canadian Study of Health and Aging: study methods and prevalence of dementia. Can Med Assoc J 150:899–913

Clarke D, Morgan K, Lilley J, Arie T, Jones R, Waite J, Prettyman P (1996) Dementia and „borderline dementia" in Britain: 8-year incidence and post-screening outcomes. Psychol Med 26:829–835

Cooper B (1984) Home and away: the disposition of mentally ill old people in an urban population. Soc Psychiatry 19:187–196

Cooper B, Bickel H, Schäufele M (1992) Demenzerkrankungen und leichtere kognitive Beeinträchtigungen bei älteren Patienten in der ärztlichen Allgemeinpraxis. Ergebnisse einer Querschnittuntersuchung. Nervenarzt 63:551–560

Cooper B, Bickel H, Schäufele M (1996) Early development and progression of dementing illness in the elderly: a general-practice based study. Psychol Med 26:411–419

Copeland JRM, Davidson IA, Dewey ME et al. (1992) Alzheimer's disease, other dementias, depression and pseudodementia: Prevalence, incidence and three-year outcome in Liverpool. Br J Psychiatry 161:230–239

Dehlin O, Franzén M (1985) Prevalence of dementia syndromes in persons living in homes for the elderly and in nursing homes in southern Sweden. Scand J Prim Health Care 3:215–222

Dijk PTM van, Dippel DWJ, Habbema JDF (1991) Survival of patients with dementia. J Am Geriatr Soc 39:603–610

Donnelly CM, Compton SA, Devaney N, Kirk S, McGuigan M (1989) The elderly in long-term care: 1 – Prevalence of dementia and levels of dependency. Int J Geriatr Psychiatry 4:299–304

Ebly EM, Parhad IM, Hogan DB, Fung TS (1994) Prevalence and types of dementia in the very old: Results from the Canadian Study of Health and Aging. Neurology 44:1593–1600

Engedal K, Haugen PK (1993) The prevalence of dementia in a sample of elderly Norwegians. Int J Geriatr Psychiatry 8:565–570

Fichter MM, Schröppel H, Meller I (1996) Incidence of dementia in a Munich community sample of the oldest old. Eur Arch Psychiatry Clin Neurosci 246:320–328

Fichter MM, Meller I, Schröppel H, Steinkirchner R (1995) Dementia and cognitive impairment in the oldest old in the community. Prevalence and comorbidity. Br J Psychiatry 166:621–629

Fratiglioni L, Forsell Y, Torres HA, Winblad B (1994) Severity of dementia and institutionalization in the elderly: prevalence data from an urban area in Sweden. Neuroepidemiology 13:79–88

Gussekloo J, Heeren TJ, Izaks GJ, Ligthart GJ, Rooijmans HGM (1995) A community based study of the incidence of dementia in subjects aged 85 years and over. J Neurol Neurosurg Psychiatry 59:507–510

Hagnell O, Lanke J, Rorsman B, Öjesjö L (1981) Does the incidence of age psychosis decrease? A prospective, longitudinal study of a complete population investigated during the 25-year period 1947–1972: the Lundby study. Neuropsychobiology 7:201–211

Hagnell O, Öjesjö L, Rorsman B (1992) Incidence of dementia in the Lundby study. Neuroepidemiology 11(Suppl 1):61–66

Harrison R, Savla N, Kafetz K (1990) Dementia, depression and physical disability in a London borough: a survey of elderly people in and out of residential care and implications for future developments. Age Ageing 19:97–103

Haupt M, Kurz A (1993) Predictors of nursing home placement in patients with Alzheimer's disease. Int J Geriatr Psychiatry 8:741–746

Häfner H, Löffler W (1991) Die Entwicklung der Anzahl von Altersdemenzkranken und Pflegebedürftigkeit in den kommenden 50 Jahren – eine demographische Projektion auf der Basis epidemiologischer Daten für die Bundesrepublik Deutschland (alte Bundesländer). Öffentl Gesundheitswesen 53:681–686

Hebert LE, Scherr PA, Beckett LA et al. (1995) Age-specific incidence of Alzheimer's disease in a community population. JAMA 273:1354–1359

*Helmchen H, Linden M, Wernicke T (1996) Psychiatrische Morbidität bei Hochbetagten. Ergebnisse aus der Berliner Altersstudie. Nervenarzt 67:739–750

Heeren TJ, Lagaay AM, Hijmans W, Rooymans HGM (1991) Prevalence of dementia in the ‚oldest old' of a Dutch community. J Am Geriatr Soc 39:755–759

*Hendrie HC, Osuntokun BO, Hall KS et al. (1995) Prevalence of Alzheimer's disease and dementia in two communities: Nigerian Africans and African Americans. Am J Psychiatry 152:1485–1492

Heyman A, Peterson B, Fillenbaum G, Pieper C (1996) The Consortium to Establish a Registry for Alzheimer's Disease (CERAD). Part XIV: Demographic and clinical predictors of survival in patients with Alzheimer's disease. Neurology 46:656–660

*Hofman A, Rocca WA, Brayne C et al. (1991) The prevalence of dementia in Europe: a collaborative study of 1980–1990 findings. Int J Epidemiology 20:736–748

Johansson B, Zarit SH (1995) Prevalence and incidence of dementia in the oldest old: a longitudinal study of a population-based sample of 84–90-year-olds in Sweden. Int J Geriatr Psychiatry 10:359–366

Jorm AF, Korten AE, Henderson AS (1987) The prevalence of dementia: A quantitative integration of the literature. Acta Psychiatr Scand 76:465–479

Jorm AF, Korten AE, Jacomb PA (1988) Projected increases in the number of dementia cases for 29 developed countries: application of a new method for making projections. Acta Psychiatr Scand 78:493–500

Juva K, Sulkava R, Erkinjuntti T, Valvanne J, Tilvis R (1993) Prevalence of dementia in the city of Helsinki. Acta Psychiatr Scand 87:106–110

Katzman R, Hill LR, Yu ESH et al. (1994) The malignancy of dementia. Predictors of mortality in clinically diagnosed dementia in a population survey of Shanghai, China. Arch Neurol 51:1220–1225

Kokmen E, Beard CM, O'Brien PC, Offord KP, Kurland LT (1993) Is the incidence of dementing illness changing? A 25-year time trend study in Rochester, Minnesota (1960–1984). Neurology 43:1887–1892

Kokmen E, Beard MC, Offord KP, Kurland LT (1989) Prevalence of medically diagnosed dementia in a defined United States population: Rochester, Minnesota, January 1, 1975. Neurology 39:773–776

Lentzner HR, Pamuk ER, Rhodenhiser EP, Rothenberg R, Powell-Griner E (1992) The quality of life in the year before death. Am J Public Health 82:1093–1098

Letenneur L, Commenges D, Dartigues JF, Barberger-Gateau P (1994) Incidence of dementia and Alzheimer's disease in elderly community residents of southwestern France. Int J Epidemiology 23:1256–1261

Morgan K, Lilley JM, Arie T, Byrne EJ, Jones R, Waite J (1993) Incidence of dementia in a representative British sample. Br J Psychiatry 163:467–470

Mölsä PK, Marttila RJ, Rinne UK (1982) Epidemiology of dementia in a Finnish population. Acta Neurol Scand 541–552

Näsman B, Bucht G, Eriksson S, Sandman PO (1993) Behavioral symptoms in the institutionalized elderly – relationship to dementia. Int J Geriatr Psychiatry 8:843–849

*Newens AJ, Forster DP, Kay DWK, Kirkup W, Bates D, Edwardson J (1993) Clinically diagnosed presenile dementia of the Alzheimer type in the Northern Health Region: ascertainment, prevalence, incidence and survival. Psychol Med 23:631–644

Nielsen JA, Biörn-Henriksen T, Bork BR (1981) Incidence and disease expectancy for senile and arteriosclerotic dementia in a geographically delimited Danish rural population. In: Magnussen J, Nielsen J, Buch J (eds) Epidemiology and prevention of mental illness in old age. EGV, Hellerup, pp 52–54

Nygaard HA, Breivik K, Bakke K, Brudvik E, Moe TJ (1987) Dementia and work load evaluation of the elderly. Compr Gerontol 1:65–68

O'Connor DW, Pollitt PA, Hyde JB et al. (1989) The prevalence of dementia as measured by the Cambridge Mental Disorders of the Elderly Examination. Acta Psychiatr Scand 79:190–198

O'Donnell BF, Drachman DA, Barnes HJ, Peterson KE, Swearer JM, Lew RA (1992) Incontinence and troublesome behaviors predict institutionalization in dementia. J Geriatr Psychiatry Neurol 5:45–52

Ogura C, Nakamoto H, Uema T, Yamamoto K, Yonemori Y, Yoshimura T (1995) Prevalence of senile dementia in Okinawa, Japan. Int J Epidemiology 24:373–380

Osuntokun BO, Ogunniyi AO, Lekwauwa GU, Oyediran ABOO (1991) Epidemiology of age-related dementias in the Third World and aetiological clues of Alzheimer's disease. Trop Geogr Med 43:345–351

*Ott A, Breteler MMB, van Harskamp F, Claus JJ, Van der Cammen T JM, Grobbee DE, Hofman A (1995) Prevalence of Alzheimer's disease and vascular dementia: association with education. The Rotterdam study. Br Med J 310:970–973

Paykel ES, Brayne C, Huppert FA et al. (1994) Incidence of dementia in a population older than 75 years in the United Kingdom. Arch Gen Psychiatry 51:325–332

Ritchie K, Kildea D (1995) Is senile dementia „age-related" or „ageing-related"? – evidence from meta-analysis of dementia prevalence in the oldest old. Lancet 346:931–934

Robertson D, Rockwood K, Stolee P (1989) The prevalence of cognitive impairment in an elderly Canadian population. Acta Psychiatr Scand 80:303–309

Rocca WA, Hofman A, Brayne C et al. (1991a) Frequency and distribution of Alzheimer's disease in Europe: a collaborative study of 1980–1990 prevalence findings. Ann Neurol 30:381–390

Rocca WA, Hofman A, Brayne C et al. (1991b) The prevalence of vascular dementia in Europe: Facts and fragments from 1980–1990 studies. Ann Neurol 30:817–824

Rovner BW, German PS, Broadhead J, Morriss RK, Brandt LJ, Blaustein J, Folstein MF (1990) The prevalence and management of dementia and other psychiatric disorders in nursing homes. Int Psychogeriatrics 2:13–24

Sandman PO, Adolfsson R, Norberg A, Nyström L, Winblad B (1988) Long-term care of the elderly. A descriptive study of 3600 institutionalized patients in the county of Västerbotten, Sweden. Compr Gerontol 2:120–133

Severson MA, Smith GE, Tangalos EG et al. (1994) Patterns and predictors of institutionalization in community-based dementia patients. J Am Geriatr Soc 42:181–185

Sobel E, Louhija J, Sulkava R et al. (1995) Lack of association of apolipoprotein E allele e4 with late-onset Alzheimer's disease among Finnish centenarians. Neurology 45:903–907

Statistisches Bundesamt (1985) Bevölkerung gestern, heute und morgen. Kohlhammer, Mainz

Statistisches Bundesamt (1994) Statistisches Jahrbuch 1994 für die Bundesrepublik Deutschland. Metzler Poeschel, Wiesbaden

Welch HG, Walsh JS, Larson EB (1992) The cost of institutional care in Alzheimer's disease: nursing home and hospital use in a prospective cohort. J Am Geriatr Soc 40:221–224

Wernicke TF, Reischies FM (1994) Prevalence of dementia in old age: clinical diagnoses in subjects aged 95 years and older. Neurology 44:250–253

Wood E, Whitfield E, Christie A (1991) Changes in survival in demented hospital inpatients 1957–1987. Int J Geriatr Psychiatry 6:523–528

**Yoshitake T, Kiyohara Y, Kato I et al. (1995) Incidence and risk factors of vascular dementia and Alzheimer's disease in a defined elderly Japanese population: The Hisayama study. Neurology 45:1161–1168

Zhang M, Katzman R, Salmon D et al. (1990) The prevalence of dementia and Alzheimer's disease in Shanghai, China: impact of age, gender, and education. Ann Neurol 27:428–437

KAPITEL 4
Pharmakologische und nichtmedikamentöse Behandlungsansätze der Demenz

W. E. MÜLLER und H. FÖRSTL

1	Einleitung	54
2	**Antidementiva**	54
2.1	Wirkmechanismen	54
2.2	Wirkungen im Tiermodell	56
2.3	Klinisch-pharmakologische Aspekte	57
2.4	Therapeutische Wirksamkeit	58
2.5	Unerwünschte Wirkungen	61
2.6	Durchführung der Behandlung	62
2.7	Neue pharmakologische Behandlungsansätze	62
3	**Nichtpharmakologische Behandlungsansätze**	64
3.1	Psychotherapie, kognitives Training und andere Unterstützungsmaßnahmen	64
3.2	Der Umgang mit den Patienten und die Gestaltung ihrer Umgebung	66
3.3	Angehörigenbetreuung	67
4	Literatur	69

1 Einleitung

Die Behandlungsansätze zielen in erster Linie auf die kognitiven Defizite der Demenzen und deren Grundlagen und zweitens auf die „nicht kognitive" Begleitsymptomatik. In beiden Bereichen können sowohl medikamentöse als auch nichtmedikamentöse Strategien eingesetzt werden. In unserem Beitrag befassen wir uns mit den antidementiven Pharmaka sowie mit soziopsychologischen Interventionen. Die neuroleptische und antidepressive Behandlung bei entsprechenden begleitenden Störungen wird in Kap. 11, Bd. 3 diskutiert.

2 Antidementiva

Zur Behandlung der Kernsymptomatik der Demenz, der kognitiven Leistungseinbuße und der sich daraus ergebenden Einschränkung der Alltagskompetenz steht die Substanzklasse der Nootropika zur Verfügung, die heute in der internationalen Literatur als Antidementiva bezeichnet werden (Tabelle 1).

Nootropika

Der Begriff Nootropika (d.h. den Verstand aktivierende; wörtlich auf den Verstand gerichtete Substanzen) wurde von Giurgea (1982) im Hinblick auf die neuartige Pharmakologie von Piracetam, dem ersten Nootropikum, geprägt. Er charakterisiert Substanzen, die - im Gegensatz zu unspezifischen Stimulanzien wie Koffein (Coper et al. 1987; Giurgea 1982) - höhere integrative zerebrale Funktionen aktivieren. Coper et al. (1987) haben vor einigen Jahren vorgeschlagen, den Begriff Nootropikum auf alle Substanzen zu übertragen, die klinisch bei Hirnleistungsstörungen im Alter bzw. beim Demenzsyndrom positive Effekte im Sinne einer Aktivierung gestörter Adaptationsleistungen zeigen.

Diese Begriffsausdehnung bedeutet, daß der Begriff Nootropika jetzt nicht mehr eine pharmakologische, sondern eine therapeutische Substanzklasse charakterisiert. Nach dieser Definition können auch zentralwirksame Kalziumantagonisten (z.B. Nimodipin), Glutamatantagonisten (z.B. Memantine) und Azetylcholinesterasehemmstoffe (z.B. Tacrin oder Donepezil) zu den Nootropika gerechnet werden, wenn sie im Sinne der neueren Nootropikadefinition bei Hirnleistungsstörungen im Alter bzw. beim Demenzsyndrom wirksam sind. Der Begriff Antidementiva vermeidet diese klassifikatorischen Probleme und faßt alle Substanzen zur Behandlung einer Demenz zusammen.

2.1 Wirkmechanismen

Eigenschaften

Für die meisten der heute bei uns zur Verfügung stehenden Antidementiva ist der primäre neuronale Wirkmechanismus nicht sicher bekannt. Die früheren Unterscheidungen in primär vasoaktive vs. primär metabolisch aktive Substanzen scheint vor dem Hintergrund der heutigen experimentellen Daten nicht mehr sinnvoll. Verbesserungen des zerebralen Energiestoffwechsels und ggf. auch Verbesserungen der zerebralen

Substanz	Handelsname	Zulassung
Antidementiva mit unklarem präklinischem Wirkungsmechanismus		
Bencyclan	Fludilat	−
Dihydroergotoxin	Hydergin	+
Cyclandelat	Natil	−
Ginkgo-biloba-Extrakt	Tebonin forte	+
Meclofenoxat	Helfergin	−
Naftidrofuryl	Dusodril	−
Nicergolin	Sermion	+
Pentoxifyllin	Trental	−
Piracetam	Nootrop, Normabrain	+
Pyritinol	Encephabol	+
Xantinolnicotinat	Complamin	−
Antidementiva mit definiertem Wirkprinzip		
Donepezil (Azetylcholinesterasehemmstoff)	Aricept	+
Memantine (Glutamatantagonist)	Akatinol	−
Nimodipin (Kalziumantagonist)	Nimotop	+
Rivastigmin (Azetylcholinesterasehemmstoff)	Exelon	+
Tacrin (Azetylcholinesterasehemmstoff)	Cognex	+

Tabelle 1.
Die wichtigsten z. Z. für die Indikation Hirnleistungsstörungen im Alter bzw. für das leichte bis mittlere Demenzsyndrom zur Verfügung stehenden Antidementiva

Für die mit + gekennzeichneten Substanzen liegt eine formale Zulassung bzw. Nachzulassung für diese Indikation vor (Müller 1995) (Donepezil, Metrifonat, Rivastigmin und Tacrin nur für Demenzen vom Alzheimer-Typ). Da die individuelle Bewertung schwierig ist, wird empfohlen, sich auf zugelassene Substanzen zu beschränken. Die Tatsache, daß einige ältere Substanzen keine formale Nachzulassung erhalten haben, bedeutet nicht in jedem Fall, daß für diese Substanzen keine klinischen Daten vorliegen, sondern nur, daß sie im Rahmen des Nachzulassungsprozesses aus Zeitgründen nicht mehr bearbeitet werden konnten.

Durchblutung sind unserer heutigen Einschätzung nach nicht Ursache, sondern eher Folge der therapeutischen Wirksamkeit von Antidementiva und daher eher Gruppeneigenschaften als spezifische Wirkungsqualitäten einzelner Substanzen.

Im Mittelpunkt der heutigen Betrachtungen zum Wirkungsmechanismus der meisten Antidementiva steht eine Verbesserung der synaptischen Neurotransmission als Ausdruck der gestörten Kommunikationsfähigkeit funktionseingeschränkter Nervenzellen (Müller 1988). Antidementiva (Ausnahme: Azetylcholinesterasehemmer) wirken vermutlich nicht an spezifischen histopathologischen Veränderungen im Bereich neurodegenerativer bzw. vaskulärer Demenzen, sondern eher im Sinne einer unspezifischen Leistungsverbesserung noch vorhandener Strukturen. Nach neueren Untersuchungen spielen hier u. a. Normalisierungen von Membranveränderungen eine wichtige Rolle (Stoll et al. 1996; Müller et al. 1997). Der eher unspezifische Angriffspunkt der Antidementiva erklärt

Wirkmechanismen
– Verbesserung der synaptischen Neurotransmission

– Normalisierung von Membranveränderungen

wahrscheinlich auch die eher gleiche Wirksamkeit bei primär neurodegenerativen wie bei vaskulären Demenzformen (Herrschaft 1993) und ist für einige Substanzen (z. B. Nicergolin, Ginkgo-biloba-Extrakt) auch gut belegt. Dagegen sind die Azetylcholinesterasehemmer bis jetzt nur bei Alzheimer-Demenz geprüft.

– Verbesserung der rheologischen Eigenschaften des Blutes

Inwieweit eine Verbesserung der rheologischen Eigenschaften des Blutes (z. B. durch Nicergolin, Pentoxyphyllin, Piracetam) zum Gesamtwirkungsspektrum beiträgt, kann z. Z. noch nicht abschließend bewertet werden. Verbesserungen der rheologischen Eigenschaften des Blutes durch Veränderung der Thrombozytenaggregation und der Verformbarkeit der Erythrozyten spielen aber wahrscheinlich eine Rolle bei der Wirksamkeit einiger Substanzen aus der Gruppe der Antidementiva in der Behandlung des Hirninfarktes (z. B. Piracetam; Orgogozo 1999).

Angriffspunkte verschiedener Substanzen

Bei einigen Substanzen gibt es Hinweise auf einen klar definierbaren Angriffspunkt. Memantine ist ein Antagonist an zentralen Glutamatrezeptoren vom N-Methyl-D-Aspartat-(NMDA-)Typ (Müller et al. 1995). Nimodipin ist ein Antagonist von spannungsabhängigen Kalziumkanälen (L-Typ) ähnlich den peripher angreifenden Substanzen Verapamil und Nifedipin. Die ursprüngliche These, daß Nimodipin das ZNS vor einer Überladung mit freiem intrazellulärem Kalzium $[Ca^{2+}]_i$ schützt, ist neueren Untersuchungen nach wahrscheinlich eine Vereinfachung (Müller et al. 1996). Möglicherweise schützt Nimodipin das alternde ZNS weniger vor einer Überladung mit $[Ca^{2+}]_i$ als vor einer erhöhten Empfindlichkeit gegen $[Ca^{2+}]_i$.

Tacrin (Davis et al. 1992; Davis u. Powchilk 1995; Watkins et al. 1994), Donepezil (Rogers et al. 1996) und Rivastigmin (Corey-Bloom et al. 1998; Rösler et al. 1999) sind Hemmer des Enzyms Azetylcholinesterase, das den Abbau des Neurotransmitters Azetylcholin im Gehirn, aber auch an peripheren Synapsen vermittelt. Beide verlangsamen den Abbau von Azetylcholin und können damit zu einer funktionellen Kompensation des Verlusts cholinerger Neuronen im Nukleus basalis Meynert beitragen, die in die Steuerung kognitiver Funktionen involviert sind (Levy et al. 1997). Daß die therapeutischen Möglichkeiten trotzdem eher bescheiden bleiben, liegt an der Tatsache, daß zwar im Rahmen einer Alzheimer-Demenz diese cholinergen Neurone besonders stark betroffen sind, daß aber auch viele andere Neuronen- und Neurotransmittersysteme am neurodegenerativen Prozeß beteiligt sind (Benzi u. Moretti 1998).

2.2 Wirkungen im Tiermodell

Die Analyse der Wirkungsweise von Antidementiva basiert ganz wesentlich auf tierexperimentellen Untersuchungen. Tierexperimentell wurden Antidementiva entweder auf ihre Fähigkeit zur Stabilisierung adaptiver Leistungen oder auf ihre protektiven Eigenschaften gegen Schädigungen des ZNS untersucht (Übersicht 1).

Ziele tierexperimenteller Untersuchungen

Ziel der tierexperimentellen Untersuchungen sind die Erfassung biochemischer Veränderungen im ZNS, die Beeinflussung physiologischer Regulationssysteme und die Untersuchung der Veränderung im Verhalten

4 Pharmakologische und nichtmedikamentöse Behandlungsansätze der Demenz

Akute Leistungsverbesserung (bis 3 Monate)
1. Eher unspezifische Verbesserung gestörter Mechanismen der zentralen neuronalen Funktion
   - Transmitterfreisetzung
   - Rezeptordichte und -funktionalität
   - Glukoseutilisation
   - Membranfluidität
   - Hypoxieschutz
2. Spezifische Substitution des cholinergen Defizites
   - Azetylcholinesterasehemmer: Muskarin-, Nikotinagonisten

Verlangsamung des neurodegenerativen Prozesses
1. Allgemeine Mechanismen des exzitotoxischen bzw. programmierten Zelltodes
   - Hypoxieschutz, mitochondriale Funktion
   - Protektion vor oxidativem Streß
   - Verbesserung von Membrandefekten
   - Verbesserung der neuronalen Kommunikation
2. Interferenz mit spezifischen pathologischen Prozessen
   - tau-Hyperphosphorylierung
   - Amyloidbildung, -aggregation und -neurotoxizität

Übersicht 1.
Wichtige biochemisch-pharmakologische Eigenschaften der Antidementiva, die allerdings nicht für jede Substanz gleichermaßen gelten. Eine Interferenz mit den spezifischen pathologischen Prozessen der Alzheimer-Demenz ist für keine Substanz sicher belegt

der Tiere. Da Effekte meist erst bei vorliegender Leistungseinschränkung gesehen werden, kommen unterschiedliche experimentelle Versuchsanordnungen zum Einsatz. Als Modelle werden physiologische Altersveränderungen, umschriebene oder globale Hirnschädigungen (Hypoxie, Ischämie, Intoxikation, lokale Hirnläsion) und Streßbelastung gewählt.

Die derzeit verwendeten Modelle zur Wirkungsanalyse lassen sich in 5 Gruppen zusammenfassen (Herrschaft 1992; Schindler 1989; Müller 1988):
- biochemische, histologische und neurohistochemische Untersuchungen am ZNS;
- lokomotorische und exploratorische Aktivität sowie emotionales Verhalten;
- Koordinationsleistungen;
- Adaptionsleistungen sowie Koordinations- und Lernexperimente jeweils unter 10%iger normobarer Hypoxie;
- andere kognitive Leistungen.

Modelle zur Wirkungsanalyse

2.3 Klinisch-pharmakologische Aspekte

Die gemeinsame pharmakologische Eigenschaft praktisch aller Antidementiva ist die Verbesserung kognitiver Funktionen wie Gedächtnis, Lernleistung und Konzentrationsfähigkeit. Diese Eigenschaft tritt vor allen Dingen dann zutage, wenn auf dieser Funktionsebene des ZNS experimentell oder pathophysiologisch (z.B. im Rahmen einer Demenz) bedingte Leistungseinbußen vorliegen. Diese Kernwirkung der Antidementiva läßt sich im Tierexperiment verifizieren (Schindler 1989), aber auch

Verbesserung kognitiver Funktionen

Normalisierung der α-Frequenzen im EEG

in klinisch-pharmakologischen Untersuchungen an Patienten mit eingeschränkter kognitiver Leistungsfähigkeit (Coper et al. 1987). Darüber hinaus zeigen viele Antidementiva im EEG eine Normalisierung der im Alter häufig verlangsamten α-Frequenzen und auch andere Zeichen einer Vigilanzsteigerung (Coper et al. 1987; Maurer et al. 1993).

2.4 Therapeutische Wirksamkeit

Regelmäßig vorgetragene Einwände gegenüber den Antidementiva betreffen die unzureichende Qualität vieler früherer Nootropikaprüfungen, die Instabilität der Befunde zur Wirksamkeit einzelner Antidementiva und die oft nur geringen Verum-Placebo-Differenzen. Neuere Arbeiten machten deutlich, daß die Kritik gegenüber der mangelnden Behandlungseffizienz in dieser Pauschalität nicht mehr zu halten ist (Anonym 1997; Ihl u. Kretschmar 1997; Müller 1995).

Methodologische Probleme

Die bisher verfügbaren Antidementiva wurden größtenteils in einer Zeit entwickelt und klinisch geprüft, als die methodologischen Kenntnisse der klinischen Gerontopsychiatrie noch unzureichend waren. Diese unzureichende Methodologie ist u. a. als Grund dafür anzusehen, daß der Wirksamkeitsnachweis für verschiedene Substanzen unbefriedigend verlaufen ist bzw. daß die Ergebnisse so inkonsistent sind.

Effizienznachweis bei Alzheimer-Demenz

Da man die früher übliche Diagnose „Hirnleistungsstörung" heute verlassen hat, werden als primäre Zielpopulation der Antidementivaprüfungen primär degenerative Demenzen, die den größten Teil der Patienten ausmachen, insbesondere die Alzheimer-Demenz, definiert. Erst wenn im Rahmen der Studien an solchen Patienten ein Effizienznachweis gelungen ist, werden weitere Indikationsgebiete, z. B. vaskuläre Demenzen, hinsichtlich eines möglichen Effekts des Antidementivums geprüft. Wie auch in anderen Diagnosegruppen der psychiatrischen Klassifikation hat sich herausgestellt, daß die grobe Beschreibung der Krankheitsbilder in der ICD-9 nicht ausreicht, um eine für wissenschaftliche Zwecke befriedigende Diagnostik zu betreiben. Deshalb wird eine operationalisierte Diagnostik der Demenz, z. B. nach DSM-IV oder ICD-10, für erforderlich gehalten.

Zentrale Bereiche bei der Wirksamkeitsprüfung

Die Zielvariablen der Wirksamkeitsprüfung von Antidementiva sollten mindestens die folgenden 3 Bereiche umfassen:
- psychopathologische Ebene: Fremdbeurteilung der Symptomatik durch den Psychiater mittels entsprechender Fremdbeurteilungsskalen;
- Anwendung objektiver psychologischer Testverfahren durch den Psychologen;
- Alltagsverhalten: Fremdbeurteilung durch Angehörige oder Pflegepersonal.

Je mehr Konkordanz der Ergebnisse auf diesen 3 Ebenen zu erzielen ist, desto mehr ergeben sich Evidenzen für die Wirksamkeit. Bei der Auswahl der Instrumente sollen allerdings nicht nur testtheoretische Gesichtspunkte bestimmend sein, sondern es müssen auch Praktikabilitätsgesichtspunkte berücksichtigt werden.

4 Pharmakologische und nichtmedikamentöse Behandlungsansätze der Demenz

Die Frage nach der klinischen Relevanz der in den Antidementivaprüfungen dargestellten Wirksamkeitsunterschiede zwischen Verum und Plazebo läßt sich schwer beantworten, da eine akzeptierte Operationalisierung des Begriffs der klinischen Relevanz bezogen auf diese Substanzen nicht vorliegt. Erst in neuerer Zeit wurden Ansätze zu einer solchen Operationalisierung gemacht (Kanowski et al. 1990; Herrmann u. Kern 1987; Oswald u. Oswald 1988).

Klinische Relevanz

Dabei wurden u. a. die folgenden Definitionskriterien erarbeitet, die sich im wesentlichen auch in den aktuellen amerikanischen Kriterien wiederfinden (Small et al. 1997):
- 15–25% Placebo-Verum-Differenz, wenn wenigstens 50% Therapieresponder unter Verum festzustellen sind;
- gruppenstatistische Konkordanz signifikanter Placebo-Verum-Differenzen auf verschiedenen Beurteilungsebenen;
- einzelfallbezogene Kumulation von Therapieeffekten auf mehreren Meßebenen (Responder-Typ) in der Verumgruppe;
- bessere Verzögerung der Krankheitsprogression in der Verumgruppe bei Langzeitstudien.

Kriterien für klinische Relevanz

Da für schwere Formen der Demenz validierte und allgemeine Untersuchungsinstrumente nicht zur Verfügung stehen, müssen diese derzeit von Wirksamkeitsprüfungen ausgeschlossen bleiben. Die Wirksamkeitsprüfungen beziehen sich deshalb in der Regel nur auf leichte und mittelschwere Formen der Demenz. Bei diesen Patienten lassen sich wahrscheinlich auch am ehesten Effekte nachweisen, da der Krankheitsprozeß noch nicht in extremer Weise fortgeschritten ist. Trotzdem ist diese methodisch bedingte Restriktion letztlich unbefriedigend und man sollte versuchen, Methoden zu entwickeln, um auch schwere Demenzformen in die Prüfung mit einzubeziehen, um die Frage zu klären, ob bei diesen Patienten der Einsatz sinnvoll erscheint; eine Frage, die derzeit nur aus der letztlich nicht voll zu rechtfertigenden Übertragung der Ergebnisse aus den Untersuchungen an Patienten mit leichter und mittelgradiger Demenz positiv beantwortet wird. Erste Ansätze für diesen Zugang zeigt eine kürzlich erschienene Studie mit Memantine (Winblad u. Poritis 1999).

Fehlen von Untersuchungsinstrumenten bei schwerer Demenz

Insgesamt sollte man unter dem Aspekt klinischer Relevanz der Antidementiva die Ziele nicht zu hoch stecken, sondern im Auge behalten, daß es sich bei der Behandlung dementieller Erkrankungen um die Behandlung chronisch progredienter Krankheitsprozesse handelt. Was realistischerweise erwartet werden kann, zeigt Tabelle 2.

Therapieerwartungshorizont

Besonders die wichtige Frage, inwieweit sich durch Antidementiva der progrediente, neurodegenerative Prozeß aufhalten läßt, ist noch nicht abschließend beurteilbar. Nur für einige Substanzen (Donepezil, Gingkobiloba-Extrakt, Piracetam, Tacrin) liegen Langzeitstudien (1 Jahr) vor, die erste Hinweise geben, daß es zu einer Verzögerung des Krankheitsverlaufs kommen kann (Croisile et al. 1993; Knopman 1995; Le Bars et al. 1997; Rogers u. Friedhoff 1998). Diese „Verzögerung" ist jedoch differenziert zu betrachten. Wie schon erwähnt, ist man bei der Entwicklung der Azetylcholinesterasehemmstoffe von der Idee ausgegangen, hier ein

Tabelle 2.
Therapieerwartungshorizont in Abhängigkeit vom Schweregrad einer kognitiven Beeinträchtigung nach *GDS (Global-Deterioration-Scale)*. (Nach Steinwachs 1996)

Studium nach GDS	Symptomatik	Therapieerwartung nach Nootropika
3	Leistungsabnahme im Beruf; Schwierigkeiten, sich längere Textpassagen oder neue Namen zu merken	Verbesserungen möglich (zur Erfassung ist ein eingehendes Interview erforderlich)
4	Abnehmende Fähigkeiten zur Ausführung komplexer Aufgaben; Schwierigkeit, sich an einem fremden Ort zurechtzufinden	Verbesserungen des klinischen Eindrucks, von psychometrischen Testleistungen und im Alltagsverhalten konnten für verschiedene Antidementiva gezeigt werden
5	Patienten kommen ohne fremde Hilfe nicht zurecht; sie sind zeitlich und örtlich desorientiert; Schwierigkeiten, von 40 in Viererschritten zu subtrahieren	Klinisch kann nur eine Verzögerung der Progredienz erwartet werden; hierfür gibt es erste Hinweise aus Studien
6	Kann den Namen der Ehegattin(en) vergessen; Schwierigkeiten, von 10 in Einerschritten zu subtrahieren; Inkontinenz; braucht Hilfe, um sich an bekannten Orten zurechtzufinden	Für dieses Stadium liegen keine allgemein gültigen Erkenntnisse aus Studien vor; geeignete und anerkannte Tests zur Evaluation in diesem Bereich sind Gegenstand laufender Forschung

spezifisches, für die kognitive Leistungsfähigkeit relevantes neurochemisches Defizit im Gehirn der Patienten mit Alzheimer-Demenz ausgleichen zu können. Vor diesem überzeugenden theoretischen Konzept sind die therapeutischen Erfolge bisher eher bescheiden geblieben. Gründe dafür wurden ausführlich von Benzi u. Moretti (1998) diskutiert.

Azetylcholinesterasehemmer

Es bleibt die Frage offen, ob die neuen Azetylcholinesterasehemmer dennoch wirksamere Antidementiva sind als ältere Substanzen wie Piracetam und Ginkgo-biloba-Extrakt. Es läßt sich derzeit grundsätzlich keine zuverlässige Antwort geben, da keine entsprechenden Vergleichsstudien vorliegen. Indirekte Vergleiche lassen sich allerdings anstellen, da inzwischen auch für ein älteres Antidementivum (Ginkgo-biloba-Extrakt) eine große placebokontrollierte Doppelblindstudie an Patienten mit Alzheimer-Demenz vorliegt, die ähnliche Methoden benutzt wie die Studien zu neueren Antidementiva (Le Bars et al. 1997) (Tabelle 3).

Ginkgo-biloba-Extrakt

Primäres Zielkriterium in diesen Untersuchungen war ein kognitiver Parameter (die *Alzheimer's Disease Assessment Scale-(ADAS-)cog-Subskala*), mit dem vor allen Dingen die globale kognitive Beeinträchtigung der Patienten erfaßt wurde. Für die neueren Azetylcholinesterasehemmer waren hiermit nach 6 Monaten Therapie Placebo-Verum-Differenzen zwischen 2 und 3 Punkten zu erkennen. In der kürzlich publizierten Ginkgo-biloba-Studie (Le Bars et al. 1997) wurde nach 12 Monaten ein Wert

Substanz (Studie)	Dosis, Dauer	ΔD (V-P) ADAS-cog (ITT-Analyse)	Responder
Tacrin (Knapp et al. 1994)	60 mg, 30 W	2,2	P 25% [2] V 40% [2]
Donepezil (Rogers et al. 1998)	10 mg, 24 W	2,9	P 27% [1] V 54% [1]
Rivastigmin (Corey-Bloom et al. 1998; Rösler et al. 1999)	12 mg, 26 W 10,4 mg, 24 W	3,8 1,6	- P 18% [2] V 27% [2]
Egb 761 (Le Bars et al. 1997; nur Alzheimer-Demenz)	120 mg, 52 W	1,7	P 13% [2] V 29% [2]
Nimodipin (Morich et al. 1996)	180 mg, 24 W	0,5	-

Tabelle 3. Wirkungsvergleich verschiedener Antidementiva bei Patienten mit Alzheimer-Demenz. (Nach Müller, im Druck)
[1] ITT-Analyse
[2] Completer

Da die Schweregrade der Demenz in den unterschiedlichen Studien voneinander abweichen und die Therapiedauer nicht gleich war, können die Verum-Plazebo-Differenzen ΔD (V-P) auf der ADAS-cog, einem häufig verwendeten Kognitionstest, nicht direkt miteinander verglichen werden. Responder wurden definiert als Patienten, die sich auf der ADAS-cog um 4 oder mehr Punkte verbesserten. P Plazebo; V Verum

von 1,7 erreicht. Von der amerikanischen Gesundheitsbehörde (FDA) wird eine Verbesserung auf der *ADAS-cog-Subskala* um 4 Punkte als eindeutiger Therapieerfolg angesehen. Dies erreichten in der kürzlich publizierten Donepezil-Studie (Rogers et al. 1998) nach 6 Monaten Behandlung 53,5% der Patienten unter Donepezil im Vergleich zu 26,8% unter Placebo. Ähnliche Daten liegen aus den Tacrin-Studien vor. In der Ginkgo-biloba-Studie (Le Bars et al. 1997) war nach 12 Monaten Therapie eine Responder-Rate von 22% unter Verum und von 10% unter Placebo nachzuweisen. In allen aufgeführten Untersuchungen gab es also nach dem FDA-Kriterium etwa doppelt so viele Responder unter Verum wie unter Placebo (Tabelle 3).

Die dringend zu fordernden direkten Vergleichsuntersuchungen lassen damit zwar keine spektakulären, aber evtl. leichte Unterschiede erwarten und können darüber hinaus möglicherweise Antworten auf die wesentlich wichtigere Frage geben, welche Patienten günstiger auf einen Azetylcholinesterasehemmstoff und welche eher auf eines der anderen Antidementiva ansprechen. Aus grundsätzlichen Überlegungen heraus könnte auch eine Kombinationstherapie sinnvoll sein, unter der Vorstellung einer eher unspezifischen Basistherapie mit älteren Antidementiva wie Ginkgo-biloba-Extrakt oder Piracetam und einer spezifischen Behandlungsstrategie mit Azetylcholinesterasehemmern.

Kombinationstherapie

2.5 Unerwünschte Wirkungen

Die Verträglichkeit der Antidementiva (Ausnahme: Lebertoxizität von Tacrin und die durch die Azetylcholinesterasehemmung erklärbaren Ne-

Gastrointestinale Störungen, gesteigerte Erregbarkeit und Schlafstörungen

benwirkungen bei Donepezil, Rivastigmin und Tacrin) kann als sehr gut bezeichnet werden, unerwünschte Wirkungen sind selten. Gastrointestinale Störungen werden jedoch bei fast allen Präparaten beobachtet, ebenso gesteigerte Erregbarkeit und Schlafstörungen. Sedierende Nebenwirkungen (Müdigkeit) sind in seltenen Fällen bei einigen der Präparate ebenfalls berichtet worden. Bei den Präparaten mit direkt blutdrucksenkenden Eigenschaften können Kreislaufregulationsstörungen (hypotone Zustände, Schwindel) auftreten (Codergocrinmesilat, Nicergolin, Nimodipin).

2.6 Durchführung der Behandlung

Notwendigkeit der Therapiekontrolle

Die Durchführung der Therapie von vaskulären bzw. neurodegenerativen Demenzen kann entsprechend dem Schema in Abb. 1 durchgeführt werden. Wichtig ist eine adäquate Therapiekontrolle, v.a. durch eine standardisierte kognitive Testung und Verhaltensbeurteilung. Ein Präparatewechsel sollte nicht vor der 12. Woche durchgeführt werden.

2.7 Neue pharmakologische Behandlungsansätze

Muskarinrezeptoragonisten

Als Alternative zu den Azetylcholinesterasehemmstoffen hat man in den letzten Jahren eine Reihe direkter Muskarinrezeptoragonisten entwickelt, in der Hoffnung, sollte hier spezifischere und nebenwirkungsärmere Medikamente für eine Muskarinrezeptorstimulation bei Patienten mit einer Alzheimer-Demenz zur Verfügung zu stellen. Erste klinische Befunde einer kontrollierten Doppelblinduntersuchung für den M1- und M4-Agonisten Xanomeline liegen vor (Bodick et al. 1997). Obwohl auch hier ein zuverlässiger Vergleich schwerfällt, erscheinen die Therapieerfolge etwas geringer als die Effekte einer Behandlung mit Azetylcholinesterasehemmstoffen. Darüber hinaus zeichnete sich die Substanz durch einen unerwartet hohen Prozentsatz von unerwünschten Wirkungen aus. Auch diese Studie könnte man vorsichtigerweise dahingehend interpretieren, daß den cholinergen Therapieansätzen der Alzheimer-Demenz mit den derzeitigen Strategien und nach den derzeit üblichen Diagnoseverfahren enge Grenzen gesetzt sind.

Alzheimer-Demenz und β-Amyloid

Ausgehend von der Annahme, daß β-Amyloid direkt in den neurodegenerativen Prozeß der Alzheimer-Demenz involviert ist und daß in diesen Prozeß eine Reihe von pathologischen Membranveränderungen, Störungen der intrazellulären Kalziumhomöostase, vermehrte Produktion von freien Radikalen, sekundäre zentrale Entzündungsprozesse und letztlich Zelluntergang durch Exozytose bzw. Apoptose involviert sind, werden z.Z. eine Reihe von Substanzen klinisch getestet, die in diese Kaskade von unterschiedlichen Mechanismen eingreifen sollen (Heidrich et al. 1997). Zu diesen Substanzen gehören z.B. verschiedene Antiphlogistika, der MAO-B-Hemmer Selegilin, der NMDA-Antagonist Memantin, das Xantin-Derivat Propentophyllin und der Freie-Radikale-Fänger Ibendon. Eine abschließende Bewertung der klinischen Möglichkeiten mit diesen Substanzen ist derzeit noch nicht möglich.

4 Pharmakologische und nichtmedikamentöse Behandlungsansätze der Demenz

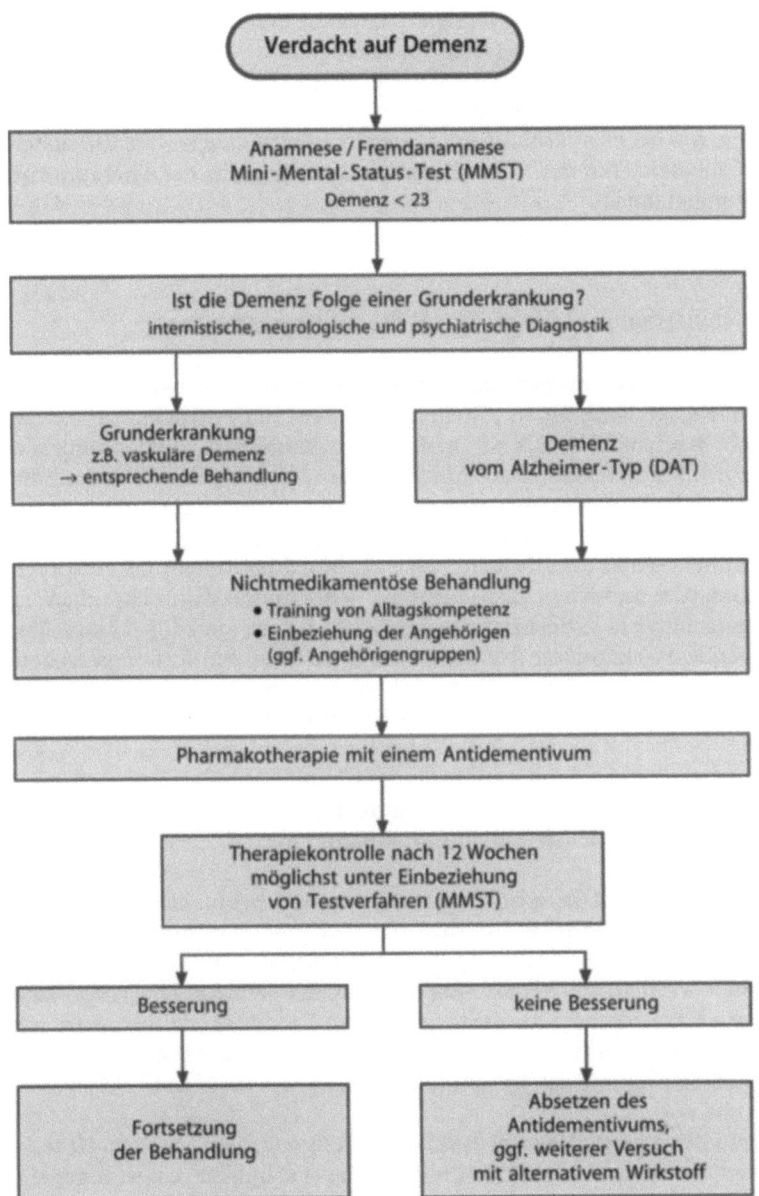

Abb. 1.
Schema zur Therapie der Demenzen. (Nach Anonym 1997; siehe die zugelassenen Substanzen in Tabelle 1)

Damit bleiben auch mit der 2. Generation die Möglichkeiten der Antidementiva bzw. Nootropika, die zur Therapie der Demenz zur Verfügung stehen, bescheiden. Für die nächsten Jahre wird man sich mit diesen bescheidenen Möglichkeiten abfinden und versuchen müssen, das individuelle Potential der einzelnen Präparate optimal einzusetzen. Langfristig ist davon auszugehen, daß auf der Basis der erheblichen Fortschritte, die wir in den letzten Jahren in Hinblick auf die Pathogenese der Alzheimer-Demenz gemacht haben, mit Substanzentwicklungen zu rechnen ist, die spezifischer in die Mechanismen der Neurodegeneration eingreifen.

β-Amyloid-Peptid

Viele der momentan verfolgten Strategien beschäftigen sich mit der Bildung, dem Abbau bzw. der Neurotoxizität des für die Erkrankung so wichtigen β-Amyloid-Peptids. Alle diese Entwicklungen sind derzeit noch in einer präklinischen Phase. Auch unter optimistischsten Schätzungen wird es allerdings noch mehrere Jahre dauern, bis die ersten dieser Substanzen der 3. Antidementivageneration für die Therapie zur Verfügung stehen.

3 Nichtpharmakologische Behandlungsansätze

Individuelle Abstimmung auf die Belange des Patienten

Die Pharmakotherapie der Demenzen ist mit Nebenwirkungen und hohen Kosten verbunden. Die erwünschten Hauptwirkungen werden oft nicht erreicht. Damit sind „nichtpharmakologische" Behandlungsansätze mehr als nur flankierende Maßnahmen. Ähnlich wie die symptomatisch ausgerichtete medikamentöse Behandlung müssen diese Maßnahmen individuell auf die Belange des Patienten und seiner Umgebung abgestimmt werden. Es gibt dennoch Standardsituationen und entsprechende Standardmethoden, deren Effizienz jedoch derzeit noch unzureichend untersucht ist. Viele Erfahrungsberichte haben anekdotischen Charakter und die Wirksamkeit der Methoden wird eher intuitiv eingeschätzt. Die wenigen systematischen Untersuchungen beziehen sich überwiegend auf institutionalisierte Patienten mit Alzheimer-Demenz.

3.1 Psychotherapie, kognitives Training und andere Unterstützungsmaßnahmen

Bereits bei der Diagnostik der Demenz muß behutsam auf die Verarbeitungsfähigkeit und das Informationsbedürfnis der Patienten eingegangen werden. Dem Patienten darf eine erwünschte Aufklärung weder vorenthalten werden, noch darf ihm andererseits Wissen über die diagnostizierte Erkrankung und deren vermutete Prognose aufoktroyiert werden. Eine bloße Information ohne begleitendes Hilfsangebot für die Auseinandersetzung mit der Erkrankung ist nicht zu vertreten.

Psychotherapeutische Ansätze

Verstehend-psychotherapeutische Ansätze oder der Versuch einer kognitiven Umstrukturierung können in der Frühphase einer degenerativen Hirnerkrankung bei Patienten mit reaktiv-depressiven Störungen zu einer gewissen Entlastung führen (Teri u. Gallagher-Johnson 1991). Die Wirksamkeit ist jedoch – falls der Verlauf die Verdachtsdiagnose bestätigt – zeitlich begrenzt. Die reaktiv bedingten depressiven Symptome sind häufig mit zunehmender Schwere der kognitiven Defizite rückläufig.

Kognitives Training

Bei einer leichten Demenz kann kognitives Training zu einer gewissen Verbesserung von Gedächtnis- und Aufmerksamkeitsleistungen der Patienten führen. Ein sehr individuell auf die spezifischen Defizite eines Patienten mit leichten Störungen abgestimmtes Psychoedukationsprogramm mag leichte Vorteile zeigen (Commissaris et al. 1996). Ein Transfer der erlernten Fähigkeiten, eine nachhaltige Umsetzung auf die Bewältigung von Alltagsanforderungen, ist bei manifester Demenz jedoch kaum nachzuweisen (Hofmann et al 1996). Selbst beim konkreten Training praktischer Funktionen (Körperpflege, Ankleiden, Küchenarbeiten) ist der Effektivitätsnachweis noch nicht erbracht. Neuropsychologische Trainingsmethoden, die sich in der Rehabilitation von Patienten nach Hirntraumata und Hirninfarkten bewährt haben, führen bei progredienten Hirnerkrankungen zu allenfalls passageren Effekten, so etwa die Kontextualisierung von Informationen oder das visuelle Assoziationslernen („Imagery-Methode"), also eine sprachliche und visuelle Doppelkodierung von Informationen.

Einfachste Mnemotechniken sind am wirkungsvollsten, z.B. die Verwendung eines Notizblocks (Haupt 1997). Strikt abzulehnen ist das unfundierte sog. „Hirnjogging" bei Patienten mit manifester Demenz. Während im normalen Alter noch vorhandene kognitive Reserven durch geeignete Trainingsmethoden erschlossen werden können, stehen diese Ressourcen bei dementen Patienten eben nicht mehr zur Verfügung. Dies ist zentrales Merkmal des Demenzsyndroms (Zerfass et al. 1997). Die Frustration ist daher vorprogrammiert und wird von den Patienten noch schmerzlicher erlebt als von Therapeuten und Angehörigen.

Das Realitätsorientierungstraining (ROT) wurde entwickelt zur Behandlung von Patienten mit Demenzen und Verwirrtheitszuständen anderer Genese. Ziel ist die Verbesserung der Orientierung in Raum und Zeit (Folsom 1986). Unterschieden werden das Gruppen-ROT („classroom ROT") durch ein täglich 30minütiges Trainingsprogramm mit Informationen über Ort, Zeit und Situation vom 24-Stunden-ROT mit kontinuierlichen Hinweisen zur Orientierung. Die ROT-Verfahren sind wenig individuell und ihre Effektivität ist noch nicht zufriedenstellend abgesichert. Die Patienten scheinen nach dem Gruppen-ROT immerhin besser in der Lage zu sein, verbale Angaben zur Orientierung zu machen, während sie sich beim 24-Stunden-ROT tatsächlich etwas besser zurechtfinden. Dies kann als Verstärkung und Bahnung bestimmter Verhaltensweisen aufgefaßt werden und ist nicht notwendigerweise Ausdruck einer tiefergreifenden Verbesserung kognitiver Funktionen. Bei allen genannten Verfahren ist zu vermuten, daß soziale Kontakte, die Anhebung von Aktivitätsniveaus und Stimmung im Rahmen dieser Maßnahmen wichtige unspezifische Faktoren darstellen, die möglicherweise erheblichen Anteil an ihrer Wirksamkeit haben. Bemerkenswert erscheint ferner der positive Effekt des ROT auf das Wissen des Personals über und die Einstellung zu den Patienten.

Realitätsorientierungstraining

Die Reminiszenztherapie zielt auf eine Stärkung erhaltener Fähigkeiten, nämlich die Erinnerung an lange zurückliegende Erlebnisse und Ereignisse. Bei diesem Zugang werden also die Stärken der Patienten betont und sie werden nicht mit ihren Schwächen konfrontiert oder einer unnatürlichen Trainingssituation ausgesetzt. Voraussetzung für diese systematische Beschäftigung mit den eigenen Lebenserinnerungen ist eine erhaltene verbale Kommunikationsfähigkeit. In der Behandlung werden als Erinnerungshilfen Musikstücke, Photographien, Zeitungsausschnitte und Bücher verwendet (Norris et al. 1986).

Reminiszenztherapie

Selbsterhaltungstherapie

Eine Variante davon ist die Selbsterhaltungstherapie bei der – unter Einbeziehung der Familie – das Gefühl der personalen Identität der Patienten durch Beleben autobiographischer Erinnerungen gestärkt wird (Romero u. Eder 1992). Die Validationstherapie empfiehlt ein sehr weitgehendes Einlassen auf die „valide" Sichtweise der Patienten, die verstanden und akzeptiert werden soll (Feil 1990).

Validationstherapie

3.2 Der Umgang mit den Patienten und die Gestaltung ihrer Umgebung

Demente Patienten sind aufgrund ihrer kognitiven Einschränkung nur sehr bedingt in der Lage zu lernen und sich anzupassen. Dies ist damit in erster Linie die Aufgabe der pflegenden Partner bzw. des Pflegepersonals. Die Pflege muß sehr individuell auf die Persönlichkeit und die aktuellen Probleme des Patienten eingehen. Nur weniges ist zu verallgemeinern und diese Generalisierungen wirken häufig trivial. So ist es meist nutzlos, mit den Patienten zu argumentieren, ihnen zu widersprechen und sie zu belehren oder eine Konfrontation herbeizuführen. Der Kommunikationsstil muß der begrenzten Aufnahmefähigkeit des Patienten angepaßt und entsprechend einfach sein. Da Patienten bis in späte Krankheitsstadien häufig gut in der Lage sind, nonverbale Reize aufzunehmen, ist es meist von Vorteil, verbale mit gestischen und mimischen Signalen zu verbinden. Entscheidend ist die positive Rückmeldung mit dem Akzeptieren und Verstärken richtiger Äußerungen. Falsche Reaktionen können gelegentlich umgelenkt, oder es kann davon abgelenkt werden. In unrettbaren Situationen kann ein Themenwechsel, eine kurze Auszeit („time-out") dazu führen, daß der Konflikt rasch entschärft, daß er vergessen wird.

Anpassung des Kommunikationsstils

Verhaltenstherapeutisches Vorgehen

Einfachste verhaltenstherapeutische Regeln mit Verstärkung und Löschen erweisen sich als wirksam, solange durch eine positive Grundeinstellung das Selbstwertgefühl der Patienten gewahrt bleibt. Eine besondere Aufgabe kann darin bestehen, die erhaltenen Fähigkeiten und Bedürfnisse der Patienten zu entdecken (z.B. Musik, Bewegung, soziales Empfinden) und vorhandene Kompetenzen bei bestimmten Aufgaben sinnvoll einzusetzen (Tisch decken, Haustiere pflegen, Gartenarbeit).

Bestimmte belastende und wiederkehrende Verhaltensweisen erfordern spezifische Maßnahmen und sollten Anlaß sein, nach evtl. zugrundeliegenden Faktoren zu suchen. Aggressiv reagieren die Patienten häufig dann, wenn ihr Intimbereich verletzt wird oder wenn sie sich bedroht fühlen. Diese Reaktionen werden durch Wahnvorstellungen und Halluzinationen begünstigt und können u.a. durch eine neuroleptische Therapie beeinflußt werden. Ständiges Schreien kann sowohl Ausdruck von Schmerzen auf der Grundlage einer behandelbaren körperlichen Erkrankung sein, als auch durch ein reizarmes Milieu begünstigt werden.

Konstantheit der Umgebung

Die Umgebung der Patienten sollte vertraut und anregend, aber nicht aufregend sein. Die Konstantheit der Umgebung wird am ehesten gewahrt durch vertraute Personen – möglichst nahe Angehörige – durch bekannte Kleidung, Bilder und Möbel, Einhaltung der Ernährungsgewohnheiten und einen regelmäßigen Tagesablauf. Urlaubsreisen, Verlegungen zwischen Zuhause, Krankenhaus und Pflegeheim, Renovierungen und Umbauten des Wohnraums, ständiger Personalwechsel und fehlende Bezugspersonen können Anlaß zu einer Verschlechterung des Zustandsbildes sein.

Die gewohnte Umgebung der Patienten darf andererseits nicht zu langweilig sein, sondern soll Anregungen bieten. Sensorische Deprivation und soziale Isolation sind ebenso zu vermeiden wie Lärm und Hektik. Klare Orientierungshilfen, angenehme Farben und gute Beleuchtung, die Verwendung von Seh- und Hörhilfen, angenehme Musik nach dem Geschmack der Patienten sind von Vorteil. Abzuraten ist von einer unkontrollierten Exposition gegenüber allen leicht mißdeutbaren Stimuli, wie Stationsdurchsagen, erschreckenden Bildern, beängstigenden Schatten, großformatigen Spiegeln, Dauerbeschallung mit Fernseher und Radio. Unersetzbar ist die persönliche Zuwendung, die auf anspruchsvollem Niveau in der Musik-, Kunst- und Ergotherapie erfolgen kann und im einfachsten Fall auch durch eine Berührung zu vermitteln ist. Es wird häufig übersehen, daß viele Patiente auch bei fortgeschrittener Demenz ein starkes Bedürfnis nach Nähe haben.

Anregung durch die Umgebung

Den Patienten sollte möglichst die Bewegungsfreiheit eingeräumt werden, die sie verlangen. Diesem Spielraum müssen erst dann Grenzen gesetzt werden, wenn die Sicherheit der Patienten selbst oder die der Partner und Pflegekräfte bedroht ist. Zunächst kann es genügen, die Nachbarn über den Zustand der Patienten zu informieren, um einigermaßen sicherzustellen, daß die Patienten nach Hause gebracht werden, oder auf helle Kleidung zu achten, um die Gefahr, im Straßenverkehr übersehen zu werden, ein wenig zu reduzieren. Später muß auch im engsten Umkreis des Patienten auf Verletzungsmöglichkeiten geachtet werden.

Bewegungsfreiheit

3.3 Angehörigenbetreuung

Die psychische Belastung betreuender Angehöriger ist groß und dies führt – v. a. bei älteren Ehefrauen, deren Partner spät an einer Demenz erkrankt sind – zu einer hohen psychischen Morbidität (Rankin et al. 1992; Schultz et al. 1990). Die Ausdünnung des sozialen Netzes aufgrund des hohen Alters und aufgrund der Erkrankung des Partners stellt einen besonderen Risikofaktor für eine Erkrankung des betreuenden Angehörigen und damit für den Zusammenbruch der häuslichen Versorgung dar (Cooper et al. 1984; Gilhooly 1986; Zarit et al. 1986). Die psychische Belastung steht in keinem engen Zusammenhang mit der Schwere der Demenzerkrankung, sondern ist besser durch eine Reihe konkreter Belastungsfaktoren zu erklären, wie etwa die Anzahl und Ausprägung der pflegerischen Probleme, z. B. der Inkontinenz und der Verhaltensauffälligkeiten, v. a. aggressiver Verhaltensweisen oder Störungen der Nachtruhe sowie das Fehlen normaler Kommunikation (Förstl u. Geiger-Kabisch 1995; Hettiaratchy u. Manthorpe 1993).

Psychische Belastung betreuender Angehöriger

Belastungsfaktoren

Die möglichen Formen der Angehörigenbetreuung sind ebenso unterschiedlich wie die Erwartungen und Bedürfnisse der Angehörigen. Die

Formen der Angehörigenbetreuung

Betreuung kann während der Sprechstunde, in ausführlichen Einzelberatungsgesprächen mit den Angehörigen bzw. in einer patientenorientierten langfristigen Begleitung erfolgen, in einer gezielten Anleitung anläßlich eines stationären Aufenthalts oder in Form einer professionell geleiteten bzw. einer Selbsthilfegruppe.

Arten pflegender Angehöriger

Jacques (1984) charakterisierte 3 Arten pflegender Angehöriger hinsichtlich ihres Engagements und ihrer Einstellung:
- Angehörige, die sich gerne in der Pflege engagieren und dabei der Anleitung und Ermutigung bedürfen,
- Angehörige, die sich verpflichtet fühlen, sich in der Pflege über jedes vernünftige Maß aufzuopfern, und
- Angehörige, die ihrer Aufgabe nur widerwillig nachkommen.

Geschlechtsunterschiede in der Erwartungshaltung

Deutliche Unterschiede zeigen sich in der Erwartungshaltung pflegender Männer und Frauen, wie in einer Studie über Angehörigengruppen gezeigt werden konnte (Förstl u. Geiger-Kabisch 1995): Während Ehefrauen und Töchter in einer Angehörigengruppe v. a. gegenseitige emotionale Unterstützung suchen, durch den Austausch Entlastung von ihren Ängsten erfahren und lernen, ihr Schicksal leichter anzunehmen, suchen Männer gezielter nach Informationen über die Ursachen und Behandlungsmöglichkeiten der Demenz und verlangen nach konkreten Handlungsanweisungen im Umgang mit den Patienten.

Bedeutung der Flexibilität in der Angehörigenbetreuung

Das unterschiedliche Engagement und das divergierende „emotionale" bzw. „instrumentelle" Interesse pflegender Angehöriger erfordert große Flexibilität in der Gestaltung entsprechender Angebote. Die zwei Ziele der Angehörigenbetreuung, nämlich zum einen die Entlastung bzw. Unterstützung der Angehörigen, zum anderen die Verbesserung der Pflege, sind auf unterschiedlichen Wegen zu erreichen. Ein wesentlicher gemeinsamer Nenner ist die Erhöhung der Toleranz gegenüber den Belastungen durch die störenden Verhaltensweisen und ein Abbau der Frustrationen. Sowohl Information, als auch die Akzeptanz in einer Gruppe von Angehörigen, die über ähnliche Erfahrungen verfügen, können diesen Zielen dienen.

4 Literatur

**Anonym (1997) Empfehlungen zur Therapie der Demenz. AVP-Sonderheft Therapieempfehlungen 4:2–12

**Benzi G, Moretti A (1998) Is there a rationale for the use of acetylcholinesterase inhibitors in the therapy of Alzheimer's disease. Eur J Pharmacol 346:1–13

Bodick NC, Offen WW, Levey AL et al. (1997) Effects of xanomelin, a selective muscarinic receptor agonist, on cognitive function and behavioral symptoms in Alzheimer disease. Arch Neurol 54:465–473

Commissaris K, Verhey FRJ, Jolles J (1996) A controlled study into the effects of psychoeducation for patients with cognitive disturbances. J Neuropsychiatry 8:429–435

Cooper B, Mahnkopf B, Bickel H (1984) Psychische Erkrankung und soziale Isolation bei älteren Heimbewohnern: eine Vergleichsstudie. Z Gerontol 17:117–125

Coper H, Herrmann WM, Woite A (1987) Psychostimulantien, Analeptika, Nootropika. Dtsch Ärzteblatt 84:337–342

Corey-Bloom J, Anand R, Veach J (1998) A randomized trial evaluating the efficacy and safety of ENA 713 (rivastigmine tartrate), a new acetylcholinesterase inhibitor, in patients with mild to moderately severe Alzheimer's disease. Int J Geriatr Psychopharmacol 1:55–65

Croisile B, Trillet M, Fondarai J, Laurent B, Mauguière F, Billardon M (1993) Long-term and high-dose piracetam treatment of Alzheimer's disease. Neurology 43:301–305

Davis KL, Powchilk P (1995): Tacrine. Lancet 345:625–630

Davis KL, Thal L, Gamzu E et al. (1992): A double-blind, placebo-controlled multicenter study of tacrine for Alzheimer's disease. N Engl J Med 327:1253–1259

Feil N (1990) Validation. Ein neuer Weg zum Verständnis alter Menschen. Delle Karth, Wien

Förstl H, Geiger-Kabisch C (1995) „Alzheimer-Angehörigengruppe" – eine systematische Erhebung von Bedürfnissen und Erfahrungen pflegender Angehöriger. Psychiatr Prax 22:68–71

Folsom J (1986) Reality orientation for the elderly mental patient. J Geriatr Psychiatr 1:291–307

Gilhooly MLM (1986) Senile dementia: factors associated with caregivers preference for institutional care. Br J Med Psychol 59:165–171

Giurgea CE (1982) The nootropic concept and its prospective implications. Drug Dev Res 2:441–446

Hanley IG, McGuire RJ, Boyd WD (1981) Reality orientation and dementia: a controlled trial of two approaches. Br J Psychiatry 138:10–14

Haupt M (1997) Psychotherapeutische Strategien bei kognitiven Störungen. In: Förstl H (Hrsg) Lehrbuch der Gerontopsychiatrie. Enke, Stuttgart, S 210–219

Heidrich A, Rösler M, Riederer P (1997) Pharmakotherapie der Alzheimer Demenz: Therapie kognitiver Symptome – neue Studienresultate. Fortschr Neurol Psychiatr 65:108–121

Herrmann WM, Kern U (1987) Nootropika: Wirkungen und Wirksamkeit. Eine Überlegung am Beispiel einer Phase-III-Prüfung mit Piracetam. Nervenarzt 58:358–364

Herrschaft H (1992) Klinische Bewertung der Wirksamkeit von Nootropika. In: Riederer P, Laux G, Pöldinger W (Hrsg) Neuro-Psychopharmaka, Bd 5. Springer, Wien, S 163–166

Herrschaft H (1993) Nootropika in der Behandlung des Hirninfarktes und bei der vaskulären Demenz. Psycho 19:280–284

Hettiaratchy P, Manthorpe J (1993) A carer's group for families and patients with dementia. In: Jones G, Miesen BML (eds) Care-giving in dementia. Routledge, London New York, pp 419–434

Hofmann M, Hock C, Kühler A, Müller-Spahn F (1996) Interactive computer-based cognitive training in patients with Alzheimer's disease. J Psychiatr Res 30:493–501

**Ihl R, Kretschmar C (1997) Zur Nootropikabewertung für die Praxis. Nervenarzt 68:853–861

Jacques A (1984) Coping with the care of ambulant dementing older people: key issues for carers. In: Förstl H (Hrsg) The slow death of intellect. Age Concern Scotland, Edinburgh

Kanowski S, Ladurner G, Maurer K et al. (1990) Empfehlungen zur Evaluierung der Wirksamkeit von Nootropika. Z Gerontopsychol Gerontopsychiatr 3:67–79

*Knapp MJ, Knopman DS, Solomon PR, Pendlebury WW, Davis CS, Gracon SI (1994) For the Tacrine Study Group. A 30-week randomized controlled trial of high-dose tacrine in patients with Alzheimer's disease. J Am Med Assoc 271:985–991

Knopman D (1995) Tacrine in Alzheimer's disease: a promising first step. Neurologist 1:86–94

*Le Bars PL, Katz MK, Berman N, Itil TM, Freedman AM, Schatzberg AF (1997) A placebo-controlled, double-blind, randomized trial of an extract of ginkgo biloba for dementia. J Am Med Assoc 278:1327–1332

Levy R, Förstl R, Müller WE (1997) Neurotransmitter-Substitution. In: Förstl H (Hrsg) Lehrbuch der Gerontopsychiatrie. Enke, Stuttgart, S 152–162

Maurer K, Ihl R, Frölich L (1993) Alzheimer. Grundlagen, Diagnostik, Therapie. Springer, Berlin Heidelberg New York Tokio

Morich FJ, Bieber F, Lewis JM et al. (1996) Nimodipine in the treatment of probable Alzheimer's disease. Clin Drug Invest 11:185–195

Müller WE (1988) Nootropika, Therapie der Demenz zwischen Anspruch und Wirklichkeit. Münch Med Wochenschr 130:575–579

Müller WE (1995) Therapie mit Nootropika, Möglichkeiten und Grenzen. Psycho 12:742–751

*Müller WE (im Druck) Nootropika ohne Aztylcholinesterase-Hemmer. Präklinische und klinische Bewertung. In: Förstl H (Hrsg) Alzheimer-Demenz, Grundlagen, Klinik und Therapie. Springer, Berlin Heidelberg New York Tokio

Müller WE, Mutschler E, Riederer P (1995) Noncompetitive NMDA receptor antagonists with fast open-channel blocking kinetics and strong voltage-dependency as potential therapeutic agents for Alzheimer's dementia. Pharmacopsychiatry 28:113–124

Müller WE, Eckert A, Hartmann H et al. (1996) Zur Kalziumhypothese der Hirnalterung. Nervenarzt 67:15–24

Müller WE, Koch S, Scheuer K et al. (1997) Effects of piracetam on membrane fluidity in the aged mouse, rat and human brain. Biochem Pharmacol 53:135–140

Norris A (1986) Selbst-Erhaltungs-Therapie (SET): Konzept einer neuropsychologischen Therapie bei Alzheimerkranken. Z Gerontopsychol Gerontopsychiatr 5:267–563

Orgogozo JM (1999) Piracetam in the treatment of acute stroke. Pharmacopsychiatry 32 (Suppl 1):25–32

Oswald WD, Oswald B (1988) Zur Replikation von Behandlungseffekten bei Patienten mit hirnorganischen Psychosyndromen im Multicenter-Modell als Indikation für klinische Wirksamkeit. Eine placebokontrollierte Doppelblind-Studie mit Pyritinol. Z Gerontopsychol Gerontopsychiatr 1:223–241

Rankin ED, Haut MW, Keefover RW (1992) Clinical assessment of family caregivers in dementia. Gerontologist 32:813–821

*Rösler M, Anand R, Cicin-Sain A et al. (1999) Efficacy and safety of rivatigmine in patients with Alzheimer's disease: international randomised controlled trial. Br Med J 318:633–638

Rogers SL, Farlow MR, Doody RS, Mohs R, Friedhoff LT (1998) A 24-week, double-blind, placebo-controlled trial of donepezil in patients with Alzheimer's disease. Neurology 50:135–145

Rogers S, Friedhoff L (1998) Long-term efficacy and safety of donepezil in the treatment of Alzheimer's disease: an interim analysis of the results of a US multicentre open label extension study. Eur Neuropsychopharmacol 8:67–75

*Rogers SL, Friedhoff LT et al. (1996) The efficacy and safety of donepezil in patients with Alzheimers's disease: results of a US multicentre, randomized, double-blind, placebo-controlled trial. Dementia 7:293–303

Romero B, Eder G (1992) Selbst-Erhaltungs-Therapie-(SET-)Konzept einer neuropsychologischen Therapie bei Alzheimer-Kranken. Z Gerontopsychol Psychiatr 5:267–282

Schindler U (1989) Pre-clinical evaluation of cognition enhancing drugs. Prog Neuropsychopharmacol Biol Psychiatry 13:99–115

Schultz R, Visintainer P, Williamson GM (1990) Psychiatric and physical morbidity effects of caregiving. J Gerontol Psychol Sci 45:181–191

*Small WG, Rabins PV, Barry PP et al. (1997) Diagnosis and treatment of Alzheimer disease and related disorders. J Am Med Assoc 278:1363–1371

Steinwachs KC (1996) Zum Therapieerwartungshorizont einer Nootropika-Behandlung bei primär degenerativer Demenz im Alter. Nervenheilkunde 15:80–84

Stoll S, Scheuer K, Pohl O, Müller WE (1996) Ginkgo biloba Extract (Egb 761) independently improves changes in passiv avoidance learning and brain membrane fluidity in the aging mouse. Pharmacopsychiatry 29:144–149

*Teri L, Gallagher-Thompson D (1991) Cognitive-behavioural interventions for treatment of depression in Alzheimer patients. Gerontologist 31:413–416

Watkins PB, Zimmermann HJ, Knapp MJ et al. (1994) Hepatotoxic effects of tacrine administration in patients with Alzheimer's disease. J Am Med Assoc 271:992–998

Winstad B, Poritis N (1999) Memantine in severe dementia. Int J Geriatr Psychiatry 14:135–146

Zarit S, Todd PA, Zarit M (1986) Subjective burden of husbands and wives as caregivers: a longitudinal study. Gerontologist 26:260–266

Zerfass R, Daniel S, Förstl H (1997) Grundzüge des diagnostischen Vorgehens bei Demenzverdacht. In: Förstl H (Hrsg) Lehrbuch der Gerontopsychiatrie. Enke, Stuttgart, S 253–262

KAPITEL 5
Klinische Aspekte der Alzheimer-Krankheit

A. KURZ und H. LAUTER

1	Einleitung	72
2	Diagnostische Kriterien	72
3	Symptomatik	79
4	Verlauf	82
5	Heterogenität	85
6	Neurobiologische Indikatoren	86
6.1	Bildgebende Verfahren	86
6.2	Genetische Indikatoren	90
6.3	Neurochemische Indikatoren	92
7	Differentialdiagnose	92
8	Kombinationen mit anderen zur Demenz führenden Krankheiten	93
8.1	Zerebrovaskuläre Krankheiten	93
8.2	Parkinson-Krankheit und Lewy-Körper-Krankheit	94
9	Präklinische Diagnostik	95
10	Heimunterbringung	98
11	Abbruch von Behandlungsmaßnahmen	99
12	Literatur	100

1 Einleitung

Die Alzheimer-Krankheit (AK) ist in den letzten 15 Jahren zu einem Schwerpunkt des medizinischen und neurowissenschaftlichen Interesses geworden. Bedeutsame Erkenntnisfortschritte auf diesem Gebiet beruhen auf den Ergebnissen moderner Grundlagenforschung. Aber auch die Auseinandersetzung mit den klinischen Aspekten der Alzheimer-Krankheit ist vorangekommen, wenngleich sie weniger spektakuläre Erfolge aufzuweisen hat. Die Alzheimer-Krankheit kann heute als eine der am gründlichsten klinisch charakterisierten Krankheiten gelten. Die Variationsbreite des klinischen Erscheinungsbildes und die Spielarten des Verlaufs sind aus zahlreichen Querschnitt- und Längsschnittstudien gut bekannt. In jüngster Zeit wurde die Beschreibung der Symptomatik durch Untersuchungen der frühen klinischen Krankheitsstadien vervollständigt.

Fortschritte auf klinischem Gebiet: Symptome und Verlauf sind sehr gut bekannt

Die Weiterentwicklung auf dem Gebiet der Klinik ist wichtig, denn die Klärung vieler epidemiologischer, ätiopathogenetischer und therapeutischer Fragen hängt in hohem Maße vom Entwicklungsstand der klinischen Diagnostik ab.

Wissenschaftliche Bedeutung einer genauen klinischen Diagnostik

Darüber hinaus sind die Ergebnisse klinischer Forschung von großer praktischer Relevanz. Patienten und Angehörige wollen so genau wie möglich über die Art und voraussichtliche Prognose der vorliegenden Krankheit informiert werden, um bei ihrer weiteren Lebensplanung die richtigen Entscheidungen zu treffen und die notwendigen Versorgungsmaßnahmen einleiten zu können.

Praktische Relevanz

Die Erprobung vorhandener oder neu entwickelter Therapieverfahren setzt voraus, daß die Diagnose der Alzheimer-Krankheit bereits in einem frühen Stadium gestellt wird und daß Zustandsveränderungen im Krankheitsverlauf zuverlässig erfaßt werden. Um dies zu erreichen, müssen diagnostische Konventionen und Untersuchungsinstrumentarien immer wieder verfeinert, auf ihren jeweiligen Zweck abgestimmt und an neue Erkenntnisse und medizinische Technologien angepaßt werden. Neben dem klinischen Phänotyp werden in zunehmendem Maß auch biologische Krankheitsmarker zur Früherkennung herangezogen. Im folgenden Beitrag soll auf einige dieser gegenwärtig in rascher Fortentwicklung befindlichen Entwicklungstendenzen eingegangen werden.

2 Diagnostische Kriterien

Die operationalen Kriterien, die für die klinische Diagnose der Alzheimer-Krankheit eingesetzt werden, teilen den diagnostischen Entscheidungsprozeß in zwei Untersuchungsschritte ein. Den ersten Schritt bildet der Nachweis eines Demenzsyndroms. Der zweite Schritt besteht im Ausschluß anderer Hirn- oder Systemerkrankungen, die neben einer Alzheimer-Krankheit als Ursache der Demenz in Betracht zu ziehen sind.

Übersicht 1.
Klinisch-diagnostische Leitlinien der ICD-10 für Demenz bei Alzheimer-Erkrankung

1. Vorliegen einer Demenz.
2. Schleichender Beginn mit langsamer Verschlechterung. Während der Beginn gewöhnlich nur schwer festzustellen ist, kann die Erkenntnis, daß Defizite vorliegen, bei Dritten plötzlich auftreten. Im weiteren Verlauf kann ein Plateau erreicht werden. Die Demenz bei Alzheimer-Erkrankung ist zum gegenwärtigen Zeitpunkt irreversibel.
3. Fehlen klinischer Hinweise oder spezieller Untersuchungsbefunde, die auf eine System- oder Hirnerkrankung hinweisen, welche eine Demenz verursachen kann.
4. Fehlen eines plötzlichen apoplektischen Beginns oder neurologischer Herdzeichen wie Hemiparese, Sensibilitätsverlust, Gesichtsfeldausfälle und Koordinationsstörungen in der Frühphase der Krankheit (solche Phänomene können aber später hinzukommen).

Übersicht 2.
Diagnostische Kriterien des DSM-IV für die Demenz vom Alzheimer-Typ

A. Entwicklung multipler kognitiver Defizite, die sich zeigen in
   1. einer Gedächtnisbeeinträchtigung (beeinträchtigte Fähigkeit, neue Informationen zu erlernen oder früher Gelerntes abzurufen) und
   2. mindestens eine der folgenden kognitiven Störungen:
      a) Aphasie (Störung der Sprache),
      b) Apraxie (beeinträchtigte Fähigkeit, motorische Fähigkeiten auszuführen, trotz intakter Motorik),
      c) Agnosie (Unfähigkeit, Gegenstände wiederzuerkennen oder zu identifizieren, trotz intakter sensorischer Funktionen),
      d) Störung der Exekutivfunktionen (d.h. Planen, Organisieren, Einhalten einer Reihenfolge, Abstrahieren).
B. Jedes der kognitiven Defizite aus den Kriterien A1 und A2 verursacht in bedeutsamer Weise Beeinträchtigungen in sozialen oder beruflichen Funktionsbereichen und stellt eine deutliche Verschlechterung gegenüber einem früheren Leistungsniveau dar.
C. Der Verlauf ist durch einen schleichenden Beginn und fortgesetzten kognitiven Abbau charakterisiert.
D. Die kognitiven Einbußen in Kriterium A1 und A2 sind nicht zurückzuführen auf:
   1. andere Erkrankungen des Zentralnervensystems, die fortschreitende Defizite in Gedächtnis und Kognition verursachen (z.B. zerebrovaskuläre Erkrankung, Parkinson-Erkrankung, Huntington-Chorea, subdurales Hämatom, Normaldruckhydrozephalus, Hirntumor),
   2. systemische Erkrankungen, die bekanntermaßen eine Demenz verursachen können (z.B. Hypothyreose, Vitamin-B12-Mangel oder Folsäuremangel, Niazinmangel, Hyperkalzämie, Neurolues, HIV-Infektion),
   3. substanzinduzierte Erkrankungen.
E. Die Defizite treten nicht ausschließlich im Verlauf eines Delirs auf.
F. Die Störung kann nicht durch eine andere Störung auf Achse I (z.B. Major Depression, Schizophrenie) besser erklärt werden.

Die psychiatrischen Klassifikationssysteme ICD-10 (Übersicht 1) und DSM-IV (Übersicht 2) führen als Bestimmungsmerkmale der Alzheimer-Krankheit zunächst die – jeweils etwas unterschiedlich definierten – Demenzkriterien auf und fordern sodann das Fehlen von zentralnervösen, systemischen oder substanzinduzierten Erkrankungen oder Störungen, die für die kognitiven Störungen und Verhaltensänderungen verantwortlich sein könnten. Beide Kriteriensätze setzen einen schleichenden Krankheitsbeginn und ein kontinuierliches Fortschreiten der kognitiven Störungen voraus. Nach DSM-IV darf das Demenzsyndrom nicht durch eine andere psychiatrische Störung besser erklärbar sein, etwa durch eine Depression oder Schizophrenie. Beide Klassifikationen sehen weitere Kodierungen vor, die das Erkrankungsalter, das Vorhandensein von depressiven, wahnhaften, halluzinatorischen Symptomen oder von Verhaltensstörungen, das Auftreten atypischer Merkmale oder die Überlagerung der Demenz durch ein Delir berücksichtigen.

Drei wichtige Kriteriensätze für die klinische Diagnostik der Alzheimer-Krankheit: ICD-10, DSM-IV, NINCDS-ADRDA

Neben den Bestimmungsmerkmalen von ICD-10 und DSM-IV hat sich besonders für Forschungszwecke als weitere diagnostische Definition der Alzheimer-Krankheit über einen erstaunlich langen Zeitraum ein Konsens bewährt, der von einer Arbeitsgruppe unter der Schirmherrschaft des *National Institute of Neurological and Communicative Disorders* (*NINCDS*) und der *Alzheimer's Disease and Related Disorders Association* (*ADRDA*) entwickelt wurde (McKhann et al. 1984) (Übersicht 3).

Dieser Kriteriensatz trifft eine Unterscheidung zwischen „gesicherter", „wahrscheinlicher" und „möglicher" Alzheimer-Krankheit. Eine *wahrscheinliche* Alzheimer-Krankheit setzt voraus, daß eine andere neurodegerative oder systemische Erkrankung als Ursache der Demenz ausgeschlossen wurde. Es werden Untersuchungsbefunde angegeben, die mit der Diagnose einer wahrscheinlichen Alzheimer-Krankheit verträglich sind und andere, die gegen sie sprechen. Gelingt der Ausschluß anderer Ursachen der Demenz aufgrund von unzureichender Information oder wegen vorliegender Begleiterkrankungen nicht vollständig oder liegt ein untypisches klinisches Bild vor, so kann die Diagnose einer *möglichen* Alzheimer-Krankheit gestellt werden.

Degenerativ-vaskuläre Mischformen der Demenz

Zu dieser Kategorie gehören auch Fälle, bei denen zwar die klinischen Kennzeichen der Alzheimer-Krankheit vorliegen, jedoch gleichzeitig Merkmale einer zerebrovaskulären Krankheit wie Schlaganfälle in der Vorgeschichte, lakunäre Infarkte oder ausgedehnte Schädigungen der weißen Substanz. Es handelt sich dabei um die wichtige Gruppe der Patienten mit Mischformen von Alzheimer-Krankheit und vaskulär verursachter Demenz. Sie erfüllen häufig nicht die strengen Diagnosekriterien für die Demenz bei zerebrovaskulärer Krankheit, die neben dem Nachweis einer relevanten zerebrovaskulären Krankheit einen kausalen Zusammenhang zwischen zerebralen Ischämien und dem Auftreten oder dem Verlauf von kognitiven Störungen fordern (Román et al. 1993).

Die Diagnose einer *sicheren* Alzheimer-Krankheit setzt voraus, daß die klinischen Kriterien für die Annahme einer wahrscheinlichen Alzheimer-Krankheit erfüllt sind und zugleich bei einer Hirnbiopsie oder Aut-

5 Klinische Aspekte der Alzheimer-Krankheit

Übersicht 3.
NINCDS-ADRDA-Kriterien für die klinische Diagnose einer Alzheimer-Demenz. (Nach McKhann et al. 1984)

I. Die klinischen Kriterien für die Diagnose einer *wahrscheinlichen* Alzheimer-Demenz umfassen:
- Nachweis der Demenz durch klinische Untersuchung und dokumentiert durch den *Mini-Mental-Status-Test*, die *Blessed-Demenz-Skala* oder eine ähnliche Untersuchung und Bestätigung durch neuropsychologische Tests,
- Defizite in 2 oder mehr Bereichen der Kognition,
- fortschreitende Verschlechterung des Gedächtnisses und anderer kognitiver Funktionen,
- keine Störung des Bewußtseins,
- Beginn zwischen 40 und 90 Jahren, meist im Alter über 65 und
- Fehlen von systemischen Erkrankungen oder anderen Hirnkrankheiten, die selbst für die fortschreitenden Defizite des Gedächtnisses verantwortlich sein könnten.

II. Die Diagnose einer *wahrscheinlichen* Alzheimer-Demenz wird unterstützt durch:
- eine fortschreitende Verschlechterung spezifischer kognitiver Funktionen wie etwa der Sprache (Aphasie), der motorischen Fertigkeiten (Apraxie) und der Wahrnehmung (Agnosie),
- beeinträchtigte Funktionen im Alltagsleben („activities of daily living") und veränderte Verhaltensmuster,
- eine Familienanamnese ähnlicher Erkrankungen, insbesondere in neuropathologisch bestätigten Fällen,
- folgende Laborbefunde:
  - normale Liquorbefunde bei Routineuntersuchungen,
  - normale Befunde oder unspezifische EEG-Veränderungen, wie etwa eine vermehrte Aktivität im Bereich langsamer Wellen,
  - Hinweise auf eine Hirnatrophie im CT mit Zunahme bei der Längsschnittuntersuchung.

III. Nach Ausschluß anderer Demenzursachen sind die folgenden klinischen Befunde mit der Diagnose einer *wahrscheinlichen* Alzheimer-Demenz vereinbar:
- Plateaus im Krankheitsverlauf,
- assoziierte Symptome von Depression, Insomnie, Inkontinenz, Wahn, Illusionen, Halluzinationen, plötzliche verbale, emotionale oder physische Ausbrüche, sexuelle Störungen und Gewichtsverlust,
- andere neurologisch abnorme Befunde bei einigen Patienten, v.a. in fortgeschrittenen Krankheitsstadien, umfassen motorische Störungen, wie etwa gesteigerter Muskeltonus, Myoklonus oder Gangstörungen,
- Anfälle bei fortgeschrittener Erkrankung und
- altersentsprechender CT-Befund.

Übersicht 3
(Fortsetzung)

IV. Folgende Befunde machen die Diagnose einer *wahrscheinlichen* Alzheimer-Demenz unsicher oder unwahrscheinlich:
- plötzlicher, „apoplektischer" Beginn,
- fokale neurologische Befunde wie Hemiparese, Sensibilitätsverlust, Gesichtsfelddefekte, Koordinationsstörungen in den Frühstadien der Erkrankung und
- Krampfanfälle oder Gangstörungen zu Beginn oder sehr früh im Verlauf der Erkrankung.

V. Die klinische Diagnose der *möglichen* Alzheimer-Krankheit:
- kann gestellt werden bei Vorliegen einer Demenz, in Abwesenheit anderer neurologischer, psychiatrischer oder systemischer Erkrankungen, die hinreichen würden, um die Demenz zu verursachen, und in Gegenwart von Variationen hinsichtlich Beginn, Erscheinungsbild und Verlauf,
- kann gestellt werden in Gegenwart einer weiteren systemischen oder zerebralen Erkrankung, die hinreichen würde, eine Demenz zu verursachen, jedoch im vorliegenden Fall nicht als die alleinige Ursache der Demenz angesehen wird, und
- sollte in Forschungsprojekten verwendet werden, wenn in Abwesenheit anderer identifizierbarer Ursachen nur ein einziges, langsam fortschreitendes schweres kognitives Defizit erkennbar ist.

VI. Kriterien zur Diagnose einer *sicheren* Alzheimer-Krankheit sind:
- die klinischen Kriterien für wahrscheinliche Alzheimer-Krankheit und
- histopathologischer Nachweis durch Biopsie oder Autopsie.

VII. Die folgenden Befunde sind möglicherweise geeignet, Subtypen der Alzheimer-Krankheit zu unterscheiden und sollten für Forschungszwecke spezifiziert werden:
- familiäres Vorkommen,
- Beginn vor dem 65. Lebensjahr,
- Trisomie 21,
- gleichzeitiges Vorhandensein anderer relevanter Erkrankungen wie Parkinson-Krankheit.

opsie die charakteristischen histopathologischen Merkmale der Alzheimer-Krankheit bestätigt werden.

Unterschiede der Kriteriensätze

Die genannten Kriteriensätze weisen eine zufriedenstellende Interraterreliabilität auf (Kukull et al. 1990; Lopez et al. 1990; Blacker et al. 1994). Sie sind inhaltlich weitgehend ähnlich, unterscheiden sich aber in einigen Punkten. Das DSM-IV verlangt für die Diagnose einer Alzheimer-Krankheit, daß die kognitiven Defizite „in bedeutsamer Weise" zu Beeinträchtigungen in sozialen oder beruflichen Funktionsbereichen geführt haben müssen, während nach der ICD-10 die Leistungsfähigkeit im täglichen Leben nur leicht in Mitleidenschaft gezogen sein muß. Nach den Kriterien der NINCDS-ADRDA und der ICD-10 sind neurologische

Herdsymptome mit einer Alzheimer-Krankheit vereinbar, wenn sie in späteren Verlaufsstadien in Erscheinung treten, während im DSM-IV neurologische Fokalzeichen oder -symptome bei der Alzheimer-Krankheit überhaupt nicht genannt und nur als Merkmale der zerebrovaskulär verursachten Demenz angeführt werden. Erhöhungen des Muskeltonus, Gegenhalten und Parkinsonsymptome können aber schon in mittleren Verlaufsstadien der Alzheimer-Krankheit beobachtet werden.

Bemißt man die Validität der klinischen Diagnose an ihrer Bestätigung durch den neuropathologischen Befund, so kann bei Anwendung der genannten Kriteriensätze im allgemeinen von einer ausreichenden Zuverlässigkeit der klinischen Untersuchungsergebnisse ausgegangen werden. Wenn sich die Untersuchung auf typische Fälle bezieht, läßt sich sogar eine sehr hohe Validität erreichen.

Allerdings hängt die Validität der klinischen Diagnose auch stark von den neuropathologischen Kriterien der Alzheimer-Krankheit ab, die als Maßstab herangezogen werden (Tierney et al. 1988). Der autoptische oder bioptische Nachweis von histopathologischen Veränderungen der Hirnrinde kann nicht ohne Einschränkungen als Goldstandard angesehen werden, an dem sich die Sicherheit der klinischen Diagnose messen muß. Die diagnostisch relevanten morphologischen Bestimmungsmerkmale der Alzheimer-Krankheit sind nämlich nicht einheitlich definiert und lassen daher eine erhebliche diagnostische Spielbreite zu. In neueren histopathologischen Kriteriensätzen – NIA-Kriterien (Khachaturian 1985), CERAD-Kriterien (Mirra et al. 1991) – ist für die morphologische Diagnose der Alzheimer-Krankheit und der Abgrenzung gegenüber normalen Altersveränderungen die semiquantitativ bestimmte Plaquedichte in einigen näher bezeichneten Hirnregionen entscheidend. Gleichzeitig wird aber auch das Lebensalter der Patienten und das Vorhandensein oder Fehlen einer klinischen Demenzdiagnose berücksichtigt. Durch die Einbeziehung klinischer Informationen entsteht natürlich in bezug auf die Abgrenzung gegenüber normalen altersinvolutiven Hirnveränderungen ein logisch unbefriedigender Zirkelschluß.

Die neuropathologischen Bestimmungsmerkmale der Alzheimer-Krankheit: kein Goldstandard

Außerdem weichen die beiden genannten neuropathologischen Definitionen hinsichtlich einiger wichtiger Punkte voneinander ab. So wird bei der Plaquezählung aufgrund der NIA-Kriterien von sämtlichen neokortikalen Plaques ausgegangen, während in den CERAD-Kriterien nur die neuritischen Plaques im Neokortex berücksichtigt werden. Zu den diagnostischen Bestimmungsmerkmalen der NIA gehört der Ausschluß anderer hirnorganischer Demenzursachen, wie z.B. von Hirninfarkten oder subduralen Hämatomen. Im Gegensatz dazu kann nach den CERAD-Kriterien die morphologische Diagnose einer Alzheimer-Krankheit auch dann gestellt werden, wenn gleichzeitig eine andere Hirnerkrankung vorliegt, wie z.B. ein zerebraler Gefäßprozeß. Schließlich beruht die neuroanatomische Diagnose der Alzheimer-Krankheit nach den CERAD-Kriterien ausschließlich auf der Plaquezählung und zieht das Vorhandensein neokortikaler Neurofibrillenveränderungen nicht in Betracht, obwohl nach mehreren Untersuchungen (Bouras et al. 1994; Bierer et al. 1995; Nagy et al. 1995) gerade diese histopathologischen Auffälligkeiten für das Auftreten und den Schweregrad der klinischen Symptome der

Morphologische Abgrenzung der Alzheimer-Krankheit

Alzheimer-Krankheit und deren Abgrenzung gegenüber normalen involutiven Veränderungen von erheblicher Bedeutung sind.

Mangelnde diagnostische Validierungsmöglichkeiten

Diese diagnostischen Schwierigkeiten hängen mit der Tatsache zusammen, daß die morphologischen Kriterien der Alzheimer-Krankheit bisher nicht in ausreichendem Umfang an den Gehirnen normaler älterer Menschen validiert werden konnten, die zum Zeitpunkt ihres Todes keine klinischen Demenzsymptome aufwiesen. Aufgrund der vorhandenen Untersuchungen (Crystal et al. 1988; Katzman et al. 1988; Snowdon 1997) kann aber davon ausgegangen werden, daß zumindest in einigen Fällen ausgedehnte Plaques und Neurofibrillenveränderungen in den Gehirnen von Personen nachgewiesen wurden, bei denen zu Lebzeiten keine Demenz vorlag.

Im allgemeinen ist mit einer Treffsicherheit der klinischen Diagnosekriterien von durchschnittlich 75% bei einer Sensitivität von etwa 90% und einer Spezifität von rund 75% zu rechnen (Khachaturian 1985; Boller et al. 1989; Kukull et al. 1990). Neuere klinikopathologische Gegenüberstellungen kommen zu noch höheren Validitätswerten von 85 bis über 90% (Galasko et al. 1994; Jellinger 1996). Allerdings dürfen solche Angaben nicht darüber hinwegtäuschen, daß wissenschaftliche Studien oft an stark ausgelesenen Patientenpopulationen durchgeführt werden, wobei Fälle mit unzureichenden Informationen oder sehr leichte und frühe Stadien der Alzheimer-Krankheit von vornherein ausscheiden und der Diagnose oft eine längere Beobachtung durch klinisch erfahrene Untersucher zugrunde liegt.

Hohe diagnostische Validität in wissenschaftlichen Studien

In der ärztlichen Routinepraxis und erst recht bei der Untersuchung von Bevölkerungsstichproben ist die diagnostische Treffsicherheit aufgrund von unvollständigen anamnestischen Daten und klinischen Befunden sowie einer größeren Zahl von Patienten in frühen Krankheitsstadien oder mit atypischen Erscheinungsbildern wahrscheinlich erheblich geringer. Die relativ hohen Übereinstimmungsraten zwischen klinischem und neuropathologischem Befund dürfen also nicht zu einer falschen Sicherheit bei der Diagnose der Alzheimer-Krankheit im Frühstadium verleiten.

Geringere diagnostische Treffsicherheit in der ärztlichen Routinepraxis

Es ist zu erwarten, daß es in Zukunft zu einer Modifikation der klinischen Diagnoseleitlinien kommen wird, bei der auch neurobiologische Kriterien stärkere Berücksichtigung finden. Dabei wird es vermutlich ratsam sein, hinsichtlich des diagnostischen Sicherheitsgrades Abstufungen vorzunehmen, die über die bloße Unterscheidung zwischen einer „wahrscheinlichen" und einer „möglichen" Alzheimer-Krankheit hinausgehen und die Bestimmungsmerkmale der Krankheit von der Zielsetzung der Untersuchung abhängig machen.

Zukünftige Entwicklung in Richtung Frühdiagnostik

Bei diagnostischen und therapeutischen Forschungsvorhaben oder bei Problemen der genetischen Beratung wird man eine höhere Treffsicherheit der Diagnose voraussetzen müssen als für die Früherkennung. Unter bestimmten Voraussetzungen sollte die Feststellung einer Alzheimer-Krankheit bereits möglich sein, bevor die kognitiven Störungen und die Einschränkungen der Alltagsbewältigung den Schweregrad eines Demenzsyndroms erreicht haben, damit therapeutische oder präventive Maßnahmen frühzeitig und mit ausreichender Erfolgsaussicht eingeleitet werden können.

3 Symptomatik

Das klinische Erscheinungsbild der Alzheimer-Krankheit ist seit den klassischen Beschreibungen durch Alzheimer (1907, 1911) oft dargestellt worden, unter anderem von Grünthal (1926), Sjögren (1952), Delay u. Brion (1962) sowie in den Handbüchern von Reisberg (Reisberg 1983; Terry et al. 1993; Burns u. Levy 1994; Gauthier 1996) oder auch in der letzten Auflage der Psychiatrie der Gegenwart (Lauter u. Kurz 1989).

Während das Interesse früherer Autoren infolge des vorherrschenden „kognitiven Paradigmas" bei Demenzerkrankungen überwiegend auf die kognitiven Störungsbereiche – also die Beeinträchtigung von Gedächtnis und räumlicher Orientierung, Wortfindungsstörungen und andere „verwaschene" neuropsychologische Herdsymptome – gerichtet war, haben in den letzten Jahren auch solche psychischen Veränderungen vermehrt Beachtung gefunden, die nicht oder allenfalls mittelbar auf kognitiven Defiziten beruhen (Burns et al. 1990; Förstl et al. 1992; Förstl et al. 1992; Förstl et al. 1993; Absher u. Cummings 1994; Folstein u. Bylsma 1994; Kurz 1998). Hierzu gehören Störungen des Antriebs, der Stimmung, der Emotionskontrolle, der Persönlichkeit, des Tag-Nacht-Rhythmus sowie psychotische Phänomene. Im Unterschied zu den kognitiven Symptomen und dem Abbau der Alltagskompetenz treten sie diskontinuierlich auf. Die Persistenz ist bei den Antriebsstörungen am größten, bei den psychotischen Symptomen am geringsten (Devanand et al. 1997).

Kognitive Störungen

Diese Krankheitserscheinungen belasten Angehörige und professionell Pflegende meist sehr viel stärker als der Grad der kognitiven Beeinträchtigungen (Coen et al. 1997). Auch stellen sie einen häufigen Anlaß für die Heimunterbringung von Alzheimer-Patienten dar. In der Regel sind sie aber einer Therapie besser zugänglich als die kognitiven Defizite. In jüngster Zeit hat sich das Spektrum der pharmakologischen Behandlungsmöglichkeiten durch die nebenwirkungsarmen neuen Neuroleptika und Antidepressiva erheblich erweitert und verbessert. Für das Zustandekommen der nichtkognitiven Symptome und Verhaltensänderungen spielen morphologische Veränderungen in bestimmten Hirnregionen offensichtlich eine bedeutsame Rolle, so daß sie möglicherweise ein pathogenetisches Modell für die Entstehung psychopathologischer Störungen bei Psychosen sein können, deren hirnmorphologisches Substrat bisher weniger gut bekannt ist (Förstl u. Fischer 1994).

Nichtkognitive Störungen und Verhaltensänderungen

Zu den häufigsten Verhaltensstörungen bei der Alzheimer-Krankheit zählen Veränderungen des Antriebs. Sie äußern sich vorwiegend in einem reduzierten Antriebsniveau mit Einschränkung des Interessenhorizonts, verminderter Kommunikationsbereitschaft und Apathie, können sich aber auch als Unruhe und gesteigerte motorische Aktivität mit Wandern, Schreien, Aggressivität und sozial störende Persönlichkeitsver-

Störungen des Antriebs

änderungen manifestieren. Zu dieser Kategorie der nichtkognitiven Symptome gehören im weiteren Sinne auch Veränderungen des Eßverhaltens, des Schlaf-Wach-Rhythmus und der Sexualität. Die in dieser Gruppe zusammengefaßten Verhaltensstörungen nehmen im Verlauf des Krankheitsprozesses in der Regel zu.

Wahngedanken

Bei 20–30% der Patienten, welche die diagnostischen Kriterien der Alzheimer-Krankheit erfüllen, kommt es zu verschiedenartigen Störungen des Denkinhalts. Dabei stehen Bestehlungs- und Eifersuchtsideen im Vordergrund, die oft als Verlegenheitserklärungen für Fehlwahrnehmungen oder verlegte Gegenstände herangezogen werden. Derartige Wahngedanken sind in der Regel flüchtiger und weniger systematisiert als bei schizophrenen oder paranoiden Psychosen. Ein enger Zusammenhang mit dem Grad der kognitiven Leistungseinbußen besteht nicht. Für die Entwicklung komplexerer Wahnideen scheint eine relativ intakte Hirnrinde Voraussetzung zu sein. Bei Patienten mit derartigen Wahnstörungen sind Ventrikelerweiterungen im CT weniger ausgeprägt als bei Patienten, die keine paranoide Symptomatik aufweisen (Burns et al. 1990).

Sinnestäuschungen

Halluzinationen – vorwiegend optischer Qualität – treten bei 10–20% der Patienten mit Alzheimer-Krankheit auf. Erheblich häufiger sind Wahrnehmungsstörungen anderer Art, die man als illusionäre Situationsverkennungen bezeichnen kann. Hierzu gehören unter anderem die Fehlidentifikation naher Angehöriger (Capgras-Syndrom), das mangelnde Gefühl des Vertrautseins mit dem gewohnten Lebensraum (Landis u. Cummings 1986), das Nichterkennen des eigenen Spiegelbildes oder die Verwechslung von Fernsehbildern mit der unmittelbar erlebten Realität.

Depressive Symptome

Von großer praktischer und theoretischer Bedeutung ist das Zusammentreffen der Alzheimer-Krankheit mit depressiven Störungen. Über deren Häufigkeit finden sich in der Literatur außerordentlich unterschiedliche Angaben mit einer Schwankungsbreite zwischen 0 und 86%. Diese Variabilität ist bedingt durch die verschiedenartige Herkunft und Zusammensetzung der Patientenkollektive, das jeweilige Verlaufsstadium der Alzheimer-Krankheit, die Dauer des Erhebungszeitraums, die Art der Untersuchungsmethodik und die für die Feststellung einer depressiven Störung herangezogenen Bestimmungskriterien. In der Mehrzahl neuerer Studien, die sich auf ausreichend große Patientenzahlen stützen, liegt die Häufigkeit des Vorhandenseins von depressiven Symptomen in der Größenordnung von 15–50% (Cummings et al. 1987; Rubin et al. 1988; Patterson et al. 1990; Förstl et al. 1992; Förstl et al. 1992; Förstl et al. 1993). Die Prävalenz depressiver Störungen bei der Alzheimer-Krankheit ist also mit Sicherheit höher als bei gleichaltrigen nichtdementen Personen.

Depressive Syndrome

Viele psychopathologische Merkmale der Depression überlappen sich mit denen der Demenz. Die Diagnose eines depressiven Syndroms bei der Alzheimer-Krankheit ist daher schwer zu stellen. Depressive Erkrankungen, beispielsweise im Sinne der Major Depression, sind bei Alzheimer-Patienten seltener als depressive Symptome. Einschätzungen der Depressivität, die auf Informationen der Angehörigen beruhen, gelangen meist zu erheblich höheren Depressionsraten als Beurteilungen, denen die eigenen Angaben der Patienten zugrunde liegen (Mackenzie et al. 1989).

Die Beziehung depressiver Symptome zu bestimmten Stadien der Alzheimer-Krankheit wird kontrovers beurteilt. Die Mehrzahl der Untersucher hat aber eine Häufung von Depressionen in den Frühstadien und bei noch relativ gut erhaltenen kognitiven Fähigkeiten nachgewiesen (Reifler et al. 1982; Burns et al. 1990; Cooper et al. 1990). Auch die Berliner Altersstudie an Hochbetagten ergab einen Anstieg der mittleren Ausprägung der Depressivität mit steigender Beeinträchtigung kognitiver Leistungen bei leichten und mittelschweren Demenzgraden, während bei schwerer Demenz eine Abnahme depressiver Symptome beobachtet wurde (Helmchen u. Linden 1993; Reischies et al. 1997).

Depression und Schweregrad kognitiver Defizite

Die pathogenetischen Beziehungen zwischen Alzheimer-Krankheit und Depression sind komplex. Einerseits können die depressiven Symptome als unmittelbarer Ausdruck des zugrundeliegenden neurobiologischen Prozesses verstanden werden. Hierfür sprechen histopathologische Untersuchungen, die bei Alzheimer-Patienten mit Depressionen einen stärkeren Befall aminerger Neurone im Locus coeruleus und teilweise im dorsalen Raphekern und in der Substantia nigra (Zubenko u. Moossy 1988; Zweig et al. 1988) oder einen ausgeprägten Befall des noradrenergen Locus coeruleus bei relativ geringem Verlust von cholinergen Neuronen im Meynert-Basalkern (Förstl et al. 1992a; Förstl et al. 1992b) gezeigt haben. Andererseits wurde aber bei depressiven Alzheimer-Kranken häufiger eine positive Famlienanamnese mit affektiven Erkrankungen gefunden als bei solchen ohne Depressionen (Pearlson et al. 1990), was auf eine spezifische genetische Prädisposition hinweisen könnte.

Pathogenetische Beziehung zwischen Alzheimer-Krankheit und Depression

Obwohl depressive Erkrankungen in der Vorgeschichte (Jorm et al. 1991), insbesondere in Verbindung mit einer reversiblen Pseudodemenz (Kral u. Emery 1989; Alexopoulos et al. 1993), das Risiko einer Alzheimer-Krankheit erhöhen, gibt es keine Anhaltspunkte dafür, daß bei Alzheimer-Patienten mit einer depressiven Symptomatik frühere Phasen einer affektiven Erkrankung häufiger auftreten als bei Patienten, bei denen die Alzheimer-Krankheit nicht mit depressiven Merkmalen einhergeht (Carpenter et al. 1993). Dagegen zeichnen sich depressive Alzheimer-Kranke wahrscheinlich schon vor Ausbruch der Demenz durch besondere primäre Persönlichkeitszüge wie stärkere Ängstlichkeit, Depressivität, Zurückgezogenheit, Empfindsamkeit und geringeres Selbstbewußtsein aus, als dies für die Primärpersönlichkeit von Alzheimer-Patienten ohne Depression charakteristisch ist (Chatterjee et al. 1992).

Möglicherweise muß also bei der Entstehung der depressiven Symptomatik von Alzheimer-Kranken neben der unmittelbaren Schädigung durch den Krankheitsprozeß auch eine erhöhte Vulnerabilität der Patienten in Rechnung gestellt werden, die in einer besonderen Anfälligkeit spezifischer neuronaler Systeme zum Ausdruck kommen könnte (Strauss 1995). Außerdem stellt natürlich gerade aufgrund dieser Verwundbarkeit das Gewahrwerden der eigenen kognitiven Defizite, der eingeschränkten Alltagsbewältigung und der Diagnose einer Alzheimer-Krankheit einen erheblichen Streßfaktor dar, welcher vermutlich das Zustandekommen depressiver Symptome begünstigt.

Erhöhte Vulnerabilität für Depressionen

Körperliche Symptome

Körperliche Krankheitszeichen gehören im frühen und mittleren Stadium des Verlaufs nicht zum typischen klinischen Bild der Alzheimer-Krankheit. Leichtgradige extrapyramidale Symptome, Veränderungen der Körperhaltung und des Gangbildes sowie Störungen der Sphinkterkontrolle treten jedoch im Stadium der mittleren Demenz in Erscheinung. Im Stadium der schweren Demenz können Primitivreflexe, ausgeprägter Rigor mit Gegenhalten, vollständige Inkontinenz, Schluckstörungen, Myokloni und Grand-mal-Anfälle vorliegen.

4 Verlauf

Neuropathologische Untersuchungen der letzten Jahre lassen den Krankheitsverlauf in einem neuen Licht erscheinen (Braak u. Braak 1996). Aufgrund dieser Erkenntnisse muß davon ausgegangen werden, daß der neurodegenerative Prozeß der Alzheimer-Krankheit viele Jahre, möglicherweise sogar Jahrzehnte stumm in der entorhinalen Rinde abläuft, bevor er auf den Hippocampus übergreift, erste klinische Symptome verursacht und schließlich durch Befall des Neokortex die klinische Schwelle zur Demenz überschritten wird (Braak u. Braak 1991; Gertz et al. 1996).

Klinisch stumme, Prädemenz- und Demenzphase der Alzheimer-Krankheit

Deswegen läßt sich der Verlauf der Alzheimer-Krankheit in drei Phasen einteilen: in eine klinisch stumme Phase von derzeit noch unbestimmter Dauer, in eine Prädemenzphase, die mindestens 5 Jahre dauert (Reifler 1997) und in der sich leichte kognitive Veränderungen bemerkbar machen, sowie in eine Demenzphase, die sich im Mittel der Patienten über 8–10 Jahre erstreckt. Der zuletzt genannte Verlaufsabschnitt wird in 3 Stadien der leichten, mittelschweren und schweren Demenz unterteilt.

Stadium der Prädemenz

Eindeutige klinische Defizite treten bereits in der Prädemenzphase der Alzheimer-Krankheit auf. Sie werden durch den Befall des Hippocampus hervorgerufen und führen zu einer leichten kognitiven Beinträchtigung. Diese betrifft die Speicherung und den Abruf neuer Informationen und macht sich regelmäßig durch eine Verminderung der Gedächtnisleistung bemerkbar. Aus diesem Grund sind Tests der Lernfähigkeit die sensitivsten klinischen Verfahren zur Früherkennung der Alzheimer-Krankheit (Linn et al. 1995). Gleichzeitig können auch erste Denkschwierigkeiten und leichtgradige Störungen der Aufmerksamkeit vorliegen; darüber hinaus sind manchmal Anzeichen für eine Antriebsminderung erkennbar (Linn et al. 1995). Manchmal ist in dieser Prädemenzphase auch die Leistungsfähigkeit bei komplexen Aufgaben in Mitleidenschaft gezogen, beispielsweise im Beruf oder bei der Organisation des Haushalts, ohne daß aber hierdurch eine Einschränkung von gewöhnlichen Alltagsaktivitäten eintritt.

Die klinische Demenzschwelle ist erreicht, wenn zu der verminderten Gedächtnisleistung eindeutige Störungen exekutiver Funktionen – wie z. B. der Fähigkeit zur Erledigung komplexer Tätigkeiten, zur Bewältigung beruflicher Aufgaben oder zur Organisation des Haushalts (Barberger-Gateau et al. 1992; Oppenheim 1994) – hinzutreten und wenn die Beeinträchtigung in beiden kognitiven Bereichen die Fähigkeit zur Bewältigung von Alltagsaufgaben einschränkt (Tabelle 1).

Tabelle 1. Kognitive Symptome im Verlauf der Alzheimer-Krankheit

Störung im Bereich von	Klinisches Krankheitsstadium			
	Prä-demenz	Leichte Demenz	Mittelgradige Demenz	Schwere Demenz
Speichern neuer Information	+	++	+++	+++
Abruf von Erinnerungen („Altgedächtnis")	–	(+)	++	+++
Denken (logisches Schließen, Problemlösen, Planen, Organisieren)	(+)	+	+++	+++
Örtliche und zeitliche Orientierung	–	+	+++	+++
Orientierung zum Raum	–	(+)	++	+++
Sprache (Wortfindung, Benennen, Wortschatz, Ausdruck, Lesen, Schreiben)	–	+ –	++	+++
Erkennen von Objekten und Personen	–	+ –	++	+++
Nachzeichnen von Figuren, Einschätzen von räumlichen Verhältnissen	–	+ –	++	+++
Handhaben von Gegenständen	–	+ –	++	+++

Ausprägungsgrad: – nicht vorhanden; (+) minimal ; + leicht; ++ deutlich; +++ stark

Stadium der leichten Demenz

In Abhängigkeit von der topographischen Ausbreitung des neurodegenerativen Prozesses können zusätzlich Störungen der Sprache, des Objekterkennens, der räumlichen Leistungen und der sprachlichen Fähigkeiten vorliegen oder sogar im Vordergrund des klinischen Erscheinungsbildes stehen. Räumliche Orientierungsschwäche oder Wortfindungsstörungen werden oft schon sehr frühzeitig bemerkt.

Im Stadium der mittelgradigen Demenz nehmen die kognitiven Störungen kontinuierlich zu und erstrecken sich in der Regel auf alle Leistungsbereiche.

Stadium der mittelgradigen Demenz

Die Verschlechterung verläuft aber keineswegs immer linear, sondern kann von langdauernden Plateaus unterbrochen sein (Haupt et al. 1993). Solange der Patient noch ausreichende Leistungsreserven und Kompensationsmechanismen mobilisieren kann, schreitet der Abbau geistiger Fähigkeiten relativ langsam voran. Mit zunehmendem Schweregrad der Demenz beschleunigt sich die Progressionsrate.

Tabelle 2.
Einschränkungen von Alltagsaktivitäten im Verlauf der Alzheimer-Krankheit

Störung von	Klinisches Krankheitsstadium			
	Geringe kognitive Beeinträchtigung	Leichte Demenz	Mittelgradige Demenz	Schwere Demenz
Beruf, finanzielle Angelegenheiten	(+)	++	+++	+++
Haushalt, Einkaufen, Hobbies	–	+	++	+++
Ankleiden, Baden, Duschen	–	–	+	+++
Essen, Gehen	–	–	–	++

Ausprägungsgrad: – nicht vorhanden; (+) minimal; + leicht; ++ deutlich; +++ stark

Parallel zu dem fortschreitenden Verlust kognitiver Fähigkeiten kommt es bei der Alzheimer-Krankheit zu einem Abbau der Alltagskompetenz.

Hierarchischer Abbau der Alltagskompetenz

Davon sind zuerst nur anspruchsvolle Tätigkeiten betroffen, zuletzt aber auch die einfachsten Verrichtungen der Selbstversorgung (Tabelle 2).

Die grundlegenden Persönlichkeitseigenschaften, die sozialen Umgangsformen sowie die Fähigkeit, Emotionen zu verstehen und auszudrücken, werden von der Alzheimer-Krankheit in der Regel nur wenig berührt.

Im Endstadium des Krankheitsverlaufs verlöschen alle höheren kognitiven Funktionen und können kaum noch voneinander unterschieden werden.

Endstadium der schweren Demenz

Es kommt in der Regel zum Auftreten von motorischen Primitivschablonen, Schluckstörungen, Beugekontrakturen, Inkontinenz und persistierenden vegetativ-apallischen Syndromen. Eine verschlechterte Abwehrlage des Organismus in Verbindung mit Eß- und Schluckstörungen begünstigt das Auftreten einer Pneumonie, die bei etwa 70% der Patienten zum Tode führt (Förstl et al. 1991). Sicher kommt auch die schwerwiegende Schädigung vegetativer Kerngebiete im Hirnstamm als unmittelbare oder zusätzliche Todesursache in Frage.

Einfluß von Bildung und Beruf

Bildungsgrad und Art der Berufstätigkeit können einen Einfluß auf den Krankheitsverlauf ausüben. Patienten mit längerer Schulbildung und Personen, deren Beruf komplexere Aufgaben beinhaltet oder höhere Anforderungen oder sozial-kommunikative Fähigkeiten voraussetzt, weisen bei gleichem Schweregrad der Demenz bereits ausgeprägtere temporoparietale Durchblutungsdefizite auf als weniger gebildete Personen in weniger verantwortungsvollen Berufen (Stern et al. 1992; Stern et al. 1995). Sie haben eine kürzere Krankheitsdauer und höhere Mortalitätsrate (Stern et al. 1995). Der Lebensstil eines Menschen wirkt sich also offenbar auf das Ausmaß seiner kognitiven Funktionsreserven aus. Höherer Bildungsgrad und lebenslange Bewältigung schwieriger beruflicher Aufgaben setzen Patienten mit einer Alzheimer-Krankheit in die Lage, die krankheitsbedingten Defizite besser zu kompensieren. Als Folge davon manifestiert sich die Demenzsymptomatik bei ihnen später und weist bei gleichem Schweregrad der neuropathologischen Veränderungen eine geringere Intensität auf, während die Krankheitsdauer in der Regel verkürzt ist.

Zur Beurteilung des Krankheitsverlaufs werden häufig Schätzskalen herangezogen. Hierfür haben sich vor allem 3 Instrumente eingebürgert. Das *Clinical Dementia Rating (CDR)* (Hughes et al. 1982) sieht eine Verlaufseinteilung auf einer fünfstufigen Skala vor, wobei aufgrund der Beurteilung von 6 Funktionsbereichen eine Unterscheidung zwischen fehlender (0), fraglicher (0,5), leichter (1), mittelgradiger (2) und schwerer (3) Demenz getroffen wird. Das *CDR* sollte nur auf der Grundlage einer ausführlichen Untersuchung des Patienten und eines Interviews mit einer gut informierten Bezugsperson durchgeführt werden. Die *Global Deterioration Scale (GDS)* (Reisberg et al. 1982) nimmt eine Unterteilung in 7 Stufen vor. Stufe 1 entspricht einer völlig normalen altersgemäßen kognitiven Leistungsfähigkeit. Im Stadium 2 werden subjektive Beschwerden über kognitive Leistungseinbußen vorgebracht, die sich aber einer Objektivierung entziehen. Die Stufe 3 entspricht einer geringen kognitiven Leistungseinbuße im Sinne einer altersassoziierten Gedächtnisstörung. Die Stufen 4–7 sind etwa analog zu den Schweregraden 0,5 bis 3 der *CDR*. Schließlich kann mit der *FAS-Skala (Functional Assessment Staging*; Reisberg 1988) die Pflegebedürftigkeit in den genauer beschriebenen Spätstadien des Kankheitsprozesses – der vernachlässigten zweiten Hälfte der Alzheimer-Krankheit bestimmt werden.

Meßinstrumente zur Verlaufsbeurteilung

Die Krankheitsdauer beträgt vom Auftreten der ersten Symptome an im Mittel 8 Jahre, weist aber eine erhebliche interindividuelle Variationsbreite auf. Die Mortalität ist bei Patienten, die vor dem 65. Lebensjahr erkranken, ungefähr 3,5mal höher als bei gesunden Gleichaltrigen. Bei Patienten, die erst im fortgeschrittenen Alter erste Symptome der Alzheimer-Krankheit zeigen, ist die relative Mortalität nicht so deutlich erhöht.

Krankheitsdauer und Mortalität

5 Heterogenität

Insgesamt muß mit einer starken Variabilität der klinischen Symptome gerechnet werden.

Ausgeprägte Variabilität des klinischen Bildes

Angesichts dieser Heterogenität des Erscheinungsbildes ist wiederholt der Versuch gemacht worden, Erkrankungsalter, psychopathologische Besonderheiten, bestimmte neurologische Symptome oder histopathologische Merkmale zur Abgrenzung verschiedener Unterformen der Alzheimer-Krankheit heranzuziehen. Mehrere Autoren (Bondareff et al. 1987; Blennow u. Wallin 1992; Blennow u. Wallin 1994; Bondareff 1994; Wallin u. Blennow 1996) unterscheiden einen klassischen Typ der Alzheimer-Krankheit, der sich durch ein frühes Erkrankungsalter, deutlich ausgeprägte parietotemporale Symptome, stärkere Nervenzellausfälle im Nucleus coeruleus sowie eine höhere Zahl von neokortikalen Plaques und Neurofibrillenveränderungen von einem zweiten Subtyp des Krankheitsprozesses abhebt. Der letztere ist durch späteren Beginn, globaleren Charakter der kognitiven Defizite, Verwirrtheitszustände, stärkere Leukoaraiose und zerebrovaskuläre Veränderungen gekennzeichnet. Zwischen diesen beiden Formen gibt es aber viele Überlappungen. Ein überzeugender Nachweis für die eindeutige Abgrenzbarkeit und Verlaufsstabilität solcher Subtypen ist bisher nicht erbracht worden (Kurz et al. 1992; Förstl u. Fischer 1994).

Keine eindeutig abgrenzbaren Subtypen

Ob sich die familiären und die sporadischen Formen der Alzheimer-Krankheit hinsichtlich ihres klinischen Phänotyps voneinander unterscheiden, läßt sich noch nicht mit Sicherheit beurteilen. Die Mehrzahl der hierzu durchgeführten Studien kommt zu einem negativen Ergebnis (Edwards et al. 1991; Duara et al. 1993). Für die Verursachung der autosomal-dominant vererbten Frühfälle sind Mutationen an 3 verschiedenen chromosomalen Loci bekannt. Diese genetische Heterogenität kommt offenbar auch in einer geringfügigen Verschiedenartigkeit der klinischen Erscheinungsbilder zum Ausdruck (Rossor et al. 1996).

6 Neurobiologische Indikatoren

Neurobiologische Indikatoren zur frühzeitigen Abgrenzung der Alzheimer-Krankheit

Die Differenzierung der Alzheimer-Krankheit von anderen zu einem Demenzsyndrom führenden Hirnkrankheiten ist auf der Grundlage von klinischen Befunden nicht mit Sicherheit möglich. Die Diagnose setzt daher den Ausschluß anderer zu einer Demenz führenden Krankheiten voraus und kann letztlich nur durch den histopathologischen Befund definitiv festgestellt werden. Aus dieser unbefriedigenden Situation ergibt sich das Bedürfnis nach einem neurobiologischen Krankheitsmerkmal, das idealerweise die Alzheimer-Krankheit von anderen Ursachen der Demenz unterscheiden sollte. Kandidaten hierfür sind in erster Linie die morphologischen Strukturveränderungen des Gehirns oder zerebrale Funktionsstörungen, die sich mit modernen bildgebenden Verfahren nachweisen lassen. Darüber hinaus kommen genetische und neurochemische Befunde als Indikatoren des neurodegenerativen Prozesses in Betracht.

6.1 Bildgebende Verfahren

Strukturdarstellende bildgebende Verfahren: CT und MRT

Die strukturdarstellenden bildgebenden Verfahren Computertomographie (CT) und Magnetresonanztomographie (MRT) werden vorwiegend zum Ausschluß von Hirnkrankheiten herangezogen, die – wie z.B. raumfordernde oder entzündliche Prozesse, Hirninfarkte oder Störungen der Liquorzirkulation – ein Demenzsyndrom verursachen können und nicht auf Krankheitsprozessen neurodegenerativer Art beruhen.

In den letzten Jahren gewinnt aber auch ein zweiter Anwendungsbereich der strukturellen Bildgebung an Bedeutung, nämlich die Erkennung morphologischer Hirnveränderungen, die eine Abgrenzung der Alzheimer-Krankheit gegenüber der normalen zerebralen Altersinvolution und gegenüber anderen Demenzursachen ermöglichen. Zu diesen Ansätzen gehören die planimetrische und volumetrische Darstellung bestimmter Hirnstrukturen sowie die Quantifizierung subkortikaler Signalveränderungen auf T2-gewichteten MRT-Bildern.

Bei der Alzheimer-Krankheit findet sich meist eine deutliche Reduktion des Gesamthirnvolumens, die mit einer Erweiterung der äußeren und inneren Liquorräume einhergeht. Es gibt aber erhebliche Überschneidungen zwischen altersbedingten und neurodegenerativ verursachten Ventrikelerweiterungen oder kortikalen Atrophien. Der Nachweis einer generalisierten Hirnatrophie hat daher keine sehr große diagnostische Aussagekraft.

Reduktion des Gesamthirnvolumens

Aufgrund von neuropathologischen Befunden konnte angenommen werden, daß die Strukturen des mediobasalen Temporallappens bei der Alzheimer-Krankheit schon sehr frühzeitig und besonders stark von einem Neuronenverlust und einer daraus resultierenden Volumenreduktion betroffen sind. Diese Beobachtungen wurden mit der MRT in vivo bestätigt. Zahlreiche Untersuchungen haben gezeigt, daß die Dicke des Hippocampus bei Patienten mit mittelgradiger Alzheimer-Krankheit im Durchschnitt 40% niedriger ist als bei gleichaltrigen, kognitiv unauffälligen Kontrollpersonen (Seab et al. 1988; Jack et al. 1992; DeLeon et al. 1997) und daß selbst bei leichtgradiger Alzheimer-Krankheit eine 25%ige Volumenreduktion festgestellt werden kann (Killiany et al. 1993; Lehiricy et al. 1994; weitere Literatur s. Hampel et al. 1997). Die Tatsache, daß das Vorhandensein einer Hippocampusatrophie als ein sehr früher diagnostischer Hinweis auf das Vorliegen einer Alzheimer-Krankheit anzusehen ist, wurde auch an neuropathologisch verifizierten Fällen nachgewiesen (Jobst et al. 1992; Jobst et al. 1994). Allerdings zeigten sich bei allen Studien mit höheren Fallzahlen deutliche Überlappungen zwischen Patienten- und Kontrollgruppen. Außerdem konzentrierte sich die Mehrzahl der bisherigen Studien auf die Abgrenzung von Alzheimer-Krankheit-Patienten und gleichaltrigen gesunden Personen. Bei der Diagnostik der Alzheimer-Krankheit ist aber zu bedenken, daß auch andere Demenzkrankheiten zu einer signifikanten Volumenreduktion des medialen Temporallappens führen können.

Neuronenverlust im mediobasalen Schläfenlappen

Die Volumenabnahme im Bereich des medialen Schläfenlappens erlaubt offenbar auch eine Aussage darüber, bei welchen Personen mit leichten Gedächtnisstörungen sich im Laufe der nächsten Jahre vorraussichtlich eine Demenz entwickeln wird. In einer Längsschnittstudie (DeLeon et al. 1996) wurde von 32 älteren Probanden ausgegangen, die eine geringgradige kognitive Beeinträchtigung aufwiesen und bei denen sich in der Mehrzahl der Fälle im Laufe einer vierjährigen Beobachtungszeit eine Demenz entwickelte. Die meisten dieser kognitiv gestörten älteren Menschen wiesen schon zum Zeitpunkt der Erstuntersuchung eine leichte Volumenreduktion des Hippocampus im MRT auf, die sich allerdings im Gegensatz zu Patienten mit manifester Alzheimer-Krankheit weder auf die lateralen Abschnitte des Temporallappens noch auf andere Hirnregionen ausdehnte. Ob die Hippocampusatrophie auch bei kognitiv unauffälligen Personen einen Risikofaktor für die Entwicklung einer Demenz darstellt, ließ sich durch diese Untersuchung nicht eindeutig klären.

Hippocampusatrophie als Prädiktor

Deutliche Progredienz der Hippocampusatrophie

Zur diagnostischen Sicherung der Diagnose einer Alzheimer-Krankheit können auch Längsschnittuntersuchungen mit CT oder MRT beitragen. Die jährliche Zunahme hirnatrophischer Veränderungen ist bei Alzheimer-Kranken sehr viel stärker als bei gleichaltrigen, kognitiv nicht beeinträchtigten Kontrollpersonen. Diese erhöhte Atrophierate ist wiederum in den mediobasalen Abschnitten des Temporallappens besonders ausgeprägt. Die jährliche Volumenabnahme des Hippocampus ist bei Patienten mit Alzheimer-Krankheit zehnmal so groß wie bei gleichaltrigen Kontrollpersonen (Smith u. Jobst 1996; Smith et al. 1996) und weist enge Beziehungen zur Geschwindigkeit der kognitiven Abbaurate auf.

Beschleunigte Hippocampusatrophie als frühes Warnzeichen

Einige Beobachtungen deuten darauf hin, daß computertomographische oder kernspintomographische Längsschnittuntersuchungen auch dazu geeignet sind, die Entstehung einer Alzheimer-Krankheit vorherzusagen. Bei nicht dementen, kognitiv leicht beeinträchtigten Personen sind beschleunigte Raten der Hippocampusatrophie als frühes Warnzeichen für die Entwicklung einer Demenz anzusehen (Fox et al. 1996; Smith u. Jobst 1996; Smith et al. 1996). Bei wiederholten Messungen ergibt sich eine nahezu lineare Zunahme des Liquorvolumens, und zwar schon vor dem Zeitpunkt, an dem die Ausprägung der klinischen Symptome die Schwelle der Demenz überschreitet.

Leukoaraiose

Ein weiterer Versuch, mit Hilfe strukturdarstellender bildgebender Verfahren spezifische Kriterien für die Diagnose der Alzheimer-Krankheit aufzudecken, beruht auf den häufigen Veränderungen der weißen Substanz, die sich im CT als hypodense Zonen im periventrikulären Marklager abbilden und besonders gut als Areale erhöhter Signalintensität in T2-gewichteten MR-Sequenzen zur Darstellung gelangen. Auf die klinische Bedeutung und Pathogenese dieser „Leukoaraiose" wird im gleichen Band in Kap. 8 über vaskulär bedingte kognitive Störungen eingegangen.

Mittelgradige und schwere leukoaraiotische Veränderungen werden bei 50–80% der Fälle von vaskulärer Demenz, aber auch in 20% bei gesunden gleichaltrigen Kontrollpersonen jenseits des 65. Lebensjahrs angetroffen. Ein möglicher Zusammenhang mit der Alzheimer-Krankheit ergibt sich aus den Untersuchungen von Brun u. Englund (1986). Diese Autoren konnten bei 60% der neuropathologisch bestätigten Fälle von Alzheimer-Krankheit Veränderungen der weißen Substanz nachweisen, die als inkomplette Infarkte auf der Grundlage einer Fibrohyalinose der Markgefäße angesehen wurden und deren Verteilung nicht mit dem Muster der kortikalen Degeneration korrelierte. Patienten mit einer präsenilen Alzheimer-Krankheit unterschieden sich jedoch in der Ausprägung leukoaraiotischer Veränderungen nicht von gesunden Kontrollpersonen. Lediglich bei Patienten mit senilem Erkrankungsalter wurden signifikant mehr hyperintensive Areale im periventrikulären Bereich und im Marklager nachgewiesen. Allerdings bedürfen diese Befunde der Bestätigung durch Vergleichsstudien an Kollektiven mit frühem bzw. spätem Krankheitsbeginn. Eine eindeutige Differenzierung der Alzheimer-Krankheit von physiologischen Altersveränderungen des Gehirns und von vaskulären Demenzprozessen bereitet wegen der starken Überschneidungen zwischen den Gruppen erhebliche Schwierigkeiten, da die Frage der Quantifizierung leukoaraiotischer Veränderungen noch nicht zufriedenstellend geklärt ist.

5 Klinische Aspekte der Alzheimer-Krankheit

Zu den funktionsdarstellenden bildgebenden Verfahren gehören die funktionelle Magnetresonanztomographie (fMRT), die Magnetresonanzspektroskopie (MRS) sowie die Single-Photon-Emission-Computertomographie (SPECT) und die Positronenemissionstomographie (PET). Die beiden letztgenannten Untersuchungsmethoden haben heute den breitesten Anwendungsbereich. Sie ermöglichen die Messung von regionalen Hirndurchblutungs- und Stoffwechselraten sowie die Bestimmung der präsynaptischen Aufnahme von Neurotransmittern und ihrer Bindung an verschiedene Rezeptoren. Schon bei leichten Ausprägungsgraden der Alzheimer-Krankheit, bei denen die typischen Bestimmungsmerkmale der Demenz entweder noch nicht vorhanden sind oder ihr Vorhandensein fraglich ist, findet sich in mehreren Hirnregionen eine Abnahme der Glukosestoffwechselraten (Smith et al. 1992). Am stärksten betroffen ist der temporoparietale Assoziationskortex, während die primären motorischen und sensorischen Rindenfelder relativ ausgespart bleiben.

Funktionsdarstellende bildgebende Verfahren: fMRT, MRS, SPECT und PET

Die Art der regionalen Verteilung von Durchblutungs- und Stoffwechseldefiziten unterscheidet sich von den metabolischen Störungen im Gehirn bei normalen älteren Menschen und bei Patienten mit anderen Demenzerkrankungen (Herholz 1995) und läßt sich schon bei Alzheimer-Patienten mit leichtgradiger Demenz nachweisen (Mielke u. Heiss 1998). Das Ausmaß der kognitiven Beeinträchtigung weist einen engen Zusammenhang mit den Stoffwechselraten der am stärksten betroffenen kortikalen Assoziationsfelder auf (Smith et al. 1992; Mielke et al. 1994). Die Verminderung der neuronalen Aktivität, die in den regionalen Stoffwechseldefiziten zum Ausdruck kommt, ist nicht ausschießlich durch einen Nervenzellverlust bedingt, sondern wird durch eine Funktionsbeeinträchtigung noch erhaltener Nervenzellen mitverursacht (Smith et al. 1992). Funktionsdarstellende bildgebende Verfahren wie die PET werden auch eingesetzt, um den Einfluß von Behandlungsmaßnahmen auf Hirndurchblutung und -stoffwechsel zu überprüfen oder die Wirkung von pharmakologischen Substanzen auf bestimmte Neurotransmitter und Rezeptoren zu untersuchen. Für mehrere zerebral aktivierende Substanzen wurde gezeigt, daß sie zu einem deutlichen Anstieg der Stoffwechselaktivität führen (Heiss et al. 1988; Nordberg et al. 1998).

Regionale Stoffwechseldefizite

Hirndurchblutung und Hirnstoffwechsel können auch während einer kognitiven Aktivierung untersucht werden. Nach den bisher vorliegenden Ergebnissen sind Stoffwechselmessungen unter Stimulationsbedingungen ein sensitiverer Indikator für die neuronale Dysfunktion als Bestimmungen des Glukosemetabolismus in Ruhe (Pietrini et al. 1999). Das Muster der bei einer bestimmten Aufgabenstellung aktivierten Hirnareale stellt sich bei Alzheimer-Patienten anders dar als bei gesunden Kontrollpersonen. Beispielsweise kam es während einer Gedächtnisaufgabe bei den Kranken zu einer stärkeren Aktivierung frontaler Areale, möglicherweise als Ausdruck einer kompensatorischen Rekrutierung neuronaler Ressourcen (Woodard et al. 1998).

Aktivierungsstudien mit PET

Die funktionelle Magnetresonanztomographie (fMRT) gestattet eine nichtinvasive Messung des regionalen zerebralen Blutflusses anhand des Oxygenierungsgrades des Blutes. Bei Alzheimer-Patienten, sogar im leichtgradigen Stadium, ist der temporoparietale Blutfluß im Vergleich

Funktionelle Magnetresonanztomographie

zum Kleinhirn um rund 20% vermindert (Harris et al. 1996). Es besteht eine hohe Konkordanz zu PET-Befunden. Daraus läßt sich ableiten, daß die beiden Verfahren für die Diagnostik von Demenzerkrankungen eine vergleichbare Aussagekraft besitzen (Gonzalez et al. 1995).

Magnetresonanz-spektroskopie (MRS)

Die Magnetresonanzspektroskopie ist eine nichtinvasive Methode zur quantitativen Bestimmung von biochemischen Parametern im Gehirn. Für neurodegenerative Erkrankungen besonders wichtig ist, daß mit der Protonen-Magnetresonanzspektroskopie (^{1}H-MRS) Verbindungen gemessen werden können, die einen Nervenzelluntergang (N-Acetyl-Aspartat, NAA) und eine Gliavermehrung (Myo-Inositol, MI) anzeigen (Lazeyras et al. 1998). Typischerweise findet sich bei Alzheimer-Patienten eine Reduktion von NAA und eine Erhöhung von MI im Vergleich zu gesunden Kontrollpersonen, die von den strukturellen Hirnveränderungen unabhängig ist und schwach mit dem klinischen Schweregrad der Demenz korreliert (Heun et al. 1997; Schuff et al. 1998). Die biochemischen Veränderungen sind in den temporalen und parietalen Prädilektionsarealen der Alzheimer-Krankheit besonders ausgeprägt und gestatten eine Abgrenzung von frontotemporalen Degenerationsprozessen (Ernst et al. 1997). Ob sich die ^{1}H-MRS zur Früherkennung der Alzheimer-Krankheit eignet, ist derzeit noch offen.

Künftige Entwicklung der bildgebenden Verfahren

Die weitere Entwicklung der bildgebenden Verfahren läßt eine Verbesserung der Geräte- und Auswertungstechnik erwarten. Durch eine höhere Auflösung soll es möglich werden, kortikale Strukturen am lebenden Gehirn bis auf die zelluläre Ebene hin darzustellen. Interessante Perspektiven eröffnet auch die Entwicklung von Radioliganden, die in der SPECT und PET zur Darstellung cholinerger und serotonerger Transmittersysteme eingesetzt werden können. Sicher wird auch die kombinierte strukturelle und funktionelle Bildgebung, z.B. in der Form der dreidimensionalen Überlagerung, an Bedeutung gewinnen. Die zuverlässige Erfassung von Veränderungen des zerebralen Stoffwechsels durch die PET ist bei Alzheimer-Patienten durch die Hirnsubstanzminderung erschwert. Mit Hilfe der guten räumlichen Auflösung der MRT kann vermutlich zwischen einer echten und einer sekundär durch Volumenreduktion bedingten kortikalen Funktionsminderung unterschieden werden. Umgekehrt wird auch die Interpretation struktureller Veränderung durch die Ergebnisse funktioneller Messungen erleichtert.

6.2 Genetische Indikatoren

Heute kann in allen humangenetischen Laboratorien der Nachweis der bisher bekannten Mutationen in den Genen für das Amyloid-Vorläufer-Protein (APP) sowie für Präsenilin-1 und Präsenilin-2 durchgeführt werden, die als Ursachen autosomal vererbter familärer Formen der Alzheimer-Krankheit identifiziert wurden. Damit läßt sich bei den von der Krankheit betroffenen Familienmitgliedern die Diagnose einer Alzheimer-Krankheit sichern.

Nachweis von Mutationen

Es kann aber auch bei den nicht erkrankten Blutsverwandten solcher Patienten festgestellt werden, ob sie Träger der jeweiligen Mutation sind und sich die Krankheit bei ihnen zu einem späteren Zeitpunkt manifestieren wird. An einer solchen Information sind oft jüngere Familienmitglieder interessiert, die die Realisierung eines Kinderwunsches von dem Grad ihrer genetischen Belastung abhängig machen wollen. Es muß aber bedacht werden, daß die Bekanntgabe eines positiven Untersuchungsergebnisses eine starke seelische Belastung für den Betroffenen darstellt und Rückwirkungen auf andere Familienangehörige haben kann, die aufgrund dieses Befundes möglicherweise Kenntnis über ihr eigenes Erkrankungsrisiko erhalten. Die Vornahme einer derartigen Untersuchung ist daher nur dann vertretbar, wenn ihr eine eingehende Beratung und eine genügend lange Bedenkzeit vorausgegangen sind und wenn nach der Bekanntgabe des Untersuchungsergebnisses für eine längerfristige psychotherapeutische Betreuung Sorge getragen wird. Außerdem muß natürlich bezüglich der genetischen Information ein ausreichender Datenschutz gewährleistet sein (Lennox et al. 1994).

In den meisten Fällen hat die Alzheimer-Krankheit aber eine mulifaktorielle Ätiologie, d.h. man nimmt an, daß Hirnalterung, genetische Faktoren, Vorschädigungen des Gehirns und Umwelteinflüsse bei der Krankheitsentstehung zusammenwirken. Der einzige gegenwärtig gesicherte genetische Risikofaktor ist das Allel ε4 des Gens für Apolipoprotein E (ApoE) auf Chromosom 19 (s. Kap. 7 in diesem Band). Diese normale Genvariante findet sich bei Alzheimer-Patienten dreimal häufiger als bei gesunden gleichaltrigen Personen (Kurz u. Müller 1997). Rund 50% aller Patienten verfügen aber nicht über dieses Allel, während es umgekehrt bei vielen älteren gesunden Kontrollpersonen vorhanden ist. Das ε4-Allel ist also weder eine notwendige noch eine hinreichende Voraussetzung für die Entwicklung der Alzheimer-Krankheit. Daher kann die ApoE-Genotypisierung nur einen begrenzten Beitrag zur Erkennung der Alzheimer-Krankheit leisten.

Bedeutung des ApoE-ε4-Allels

Indessen hat der Nachweis eines ε4-Allels bei Patienten mit eindeutiger Demenzsymptomatik einen hohen differentialdiagnostischen Aussagewert für das Vorliegen einer Alzheimer-Krankheit. In mehreren Untersuchungen an autoptisch verifizierten Fällen (Roses 1996) konnte gezeigt werden, daß in der weitaus überwiegenden Zahl von Demenzpatienten, die mindestens ein ε4-Allel trugen, die histopathologischen Kriterien einer Alzheimer-Krankheit gegeben waren. Allerdings kann nicht ausnahmslos mit einer so hohen Spezifität dieses genetischen Indikators gerechnet werden, da auch einige andere zur Demenz führende Krankheiten mit einer erhöhen ε4-Allelfrequenz einhergehen. Nach heutiger Auffassung kann die ApoE-Genotypisierung kein anderes Verfahren ersetzen, das normalerweise zum Ausschluß von anderen Demenzursachen erforderlich ist (American College of Medical Genetics 1995).

Differentialdiagnostischer Aussagewert des ε4-Allels

Bei älteren Menschen, die an leichten kognitiven Störungen leiden, ist das Vorhandensein eines ε4-Allels ein Prädiktor für das Fortschreiten dieser Defizite und die Entwicklung einer Demenz (Coria et al. 1995; Petersen et al. 1995). Der gegenwärtige epidemiologische Forschungsstand erlaubt jedoch keine zuverlässige Vorhersage darüber, mit welcher Höhe des Alzheimer-Risikos ein Mensch mit einer spezifischen ApoE-Konstellation in einem bestimmten Lebensalter zu rechnen hat und zu welchem

Kein prädiktiver Aussagewert von ApoE bei klinisch unauffälligen Personen

Zeitpunkt sich die Krankheit manifestieren wird. Die ApoE-Genotypisierung ist deshalb als prädiktiver Test bei symptomfreien Personen ungeeignet.

6.3 Neurochemische Indikatoren

Tau-Erhöhung im Liquor

Die Suche nach neurochemischen Indikatoren für die Alzheimer-Krankheit geht von der Überlegung aus, daß sich die Bildung von neurofibrillären Bündeln, die Ablagerung von β-Amyloid im Hirngewebe und der Untergang von Synapsen durch Veränderungen der beteiligten Proteine im Liquor oder sogar im Blut nachweisen lassen könnte. In den letzten Jahren sind zahlreiche Untersuchungen veröffentlicht worden, die eine Erhöhung des Tau-Proteins im Liquor bei der Alzheimer-Krankheit im Vergleich mit anderen Demenzursachen und gesunden gleichaltrigen Kontrollpersonen ergeben haben (Galasko et al. 1996; Riemenschneider et al. 1997). Die Spezifität der Tau-Erhöhung liegt jedoch allenfalls bei etwa 90%, da die gleiche Erhöhung auch bei Patienten mit Demenz auf anderer Grundlage oder mit neurologischen Krankheiten gefunden wurde (Schenk et al. 1996). Ob das Ausmaß der Tau-Erhöhung während des Krankheitsverlaufs zunimmt und mit dem Grad der kognitiven Beeinträchtigungen korreliert, wird kontrovers diskutiert. Eine erhöhte Tau-Konzentration im Liquor findet sich schon bei Alzheimer-Patienten im sehr frühen klinischen Stadium (Kurz et al. 1998) und bei einem Teil der Patienten mit leichter kognitiven Beeinträchtigung. Auch bei nicht erkrankten Trägern von Mutationen des APP- oder Präsenilin-1-Gens wurden Erhöhungen des Tau-Spiegels nachgewiesen.

Derivate des Amyloidvorläuferproteins (APP)

Andere Untersuchungen beschäftigen sich mit den verschiedenen Derivaten des Amyloidvorläuferproteins (APP). Bei den erkrankten Mitgliedern einer schwedischen Familie mit Mutationen des APP-Gens fand sich eine deutliche Erniedrigung des löslichen Vorläuferproteins im Liquor (Almkvist et al. 1997). Auch bei den gesund gebliebenen Mutationsträgern war eine Verringerung gegenüber denjenigen Familienmitgliedern nachzuweisen, die nicht von der Mutation betroffen waren. Kürzlich wurde von mehreren Arbeitsgruppen gezeigt, daß die Konzentration des unlöslichen β-Amyloidproteins im Liquor bei Alzheimer-Patienten vermindert ist (Galasko et al. 1998). Der wahrscheinliche Grund dafür ist die vermehrte Ablagerung des Proteins im Hirngewebe, vor allem in der Form von Plaques. Weitere neurochemische Marker, die möglicherweise von diagnostischer Bedeutung sein könnten, sind synapsenassoziierte Proteine und Melanotransferrin.

7 Differentialdiagnose

Von der Alzheimer-Krankheit müssen zahlreiche andere Demenzprozesse unterschieden werden. Sie lassen sich 4 Kategorien zuordnen:
1. zerebrovaskulär bedingte Demenzen,
2. Demenzzustände bei degenerativen Erkrankungen der Basalganglien und anderen fokalen kortikalen und subkortikalen Prozessen,

3. hereditär bedingte Stoffwechselerkrankungen, die vorwiegend im Kindesalter auftreten, sich aber teilweise erst bei Erwachsenen manifestieren können,
4. potentiell behebbare Demenzen.

Bei der Abgrenzung dieser verschiedenartigen Demenzprozesse ist vor allem auf den akuten oder schleichenden Krankheitsbeginn, die zeitlichen Besonderheiten des Verlaufs, das Vorhandensein oder Fehlen neurologischer Symptome, den kortikalen oder subkortikalen Charakter der kognitiven Beeinträchtigungen sowie auf Art und Ausmaß von Persönlichkeitsveränderungen und Verhaltensauffälligkeiten, Störungen der Motorik und den Grad der Funktionseinbußen im Alltag zu achten. Genauere Angaben über Erscheinungsbild, Pathogenese und Prognose dieser Krankheiten finden sich in Kap. 9 in diesem Band. Die Hirnerkrankungen, die am häufigsten als Alzheimer-Krankheit fehldiagnostiziert werden, sind die Parkinson-Krankheit, zerebrovaskuläre Krankheiten und Frontallappendegenerationen (Klatka et al. 1996).

Bedeutsame Krankheitsmerkmale

8 Kombinationen mit anderen zur Demenz führenden Krankheiten

8.1 Zerebrovaskuläre Krankheiten

Alzheimer-Krankheit und zerebrovaskuläre Krankheiten sind die beiden häufigsten Ursachen von Demenzzuständen im Alter. In Autopsieserien von Patienten, die an einer Demenz erkrankt waren, wurden Mischfälle von zerebrovaskulärer Krankheit und Alzheimer-Krankheit in 10–23% der Hirnsektionen angetroffen (Katzman et al. 1988; O'Brien 1988; Galasko et al. 1994; Jellinger 1996). Sie sind also genauso häufig wie die reinen Formen der gefäßbedingten Demenzen, die einen Anteil von rund 10% ausmachen.

Die klinische Diagnose einer solchen Mischform der Demenz weist nur eine sehr geringe Validität auf. Der Ischämiescore (Hachinski et al. 1975) ist zwar ebenso wie seine verschiedenen Modifikationen bezüglich der Unterscheidung von Alzheimer-Krankheit und vaskulärer Demenz ausreichend trennscharf; für die Diagnose von neurodegenerativ-vaskulären Mischfällen liegt dagegen die diagnostische Sensitivität lediglich bei Werten zwischen 17 und 50% (Chui et al. 1992). In den gegenwärtigen Bestimmungsmerkmalen der vaskulären Demenz (Chui et al. 1992; Román et al. 1993) wird die Definition vaskulär-neurodegenerativer Mischfälle nicht einheitlich vorgenommen. Die in den Kriterien der NINCDS-ADRDA-Arbeitsgruppe (McKhann et al. 1984) enthaltene Kategorie der *möglichen* Alzheimer-Krankheit umfaßt auch Krankheitsfälle, bei denen zwar die klinischen Merkmale der Alzheimer-Krankheit vorliegen, jedoch gleichzeitig ausgeprägte zerebrovaskuläre Veränderungen nachweisbar sind, die als zusätzlicher ursächlicher Faktor in Betracht kommen, ohne als alleinige Ursache der Demenz gelten zu können. Angesichts der Verschiedenartigkeit dieser klassifikatorischen Konzepte und ihrer mangelnden Validierung läßt sich eine eindeutige und allgemein verbindli-

Fehlen eindeutiger Bestimmungsmerkmale

che diagnostische Abgrenzung der Alzheimer-Krankheit und der vaskulär verursachten Demenz von den Mischfällen dieser beiden Erkrankungen derzeit nicht vornehmen.

Erklärungsansätze zum Zusammenspiel vaskulärer und neurodegenerativer Ursachen

Es gibt verschiedene Erklärungsmöglichkeiten für die Art des Zusammenspiels von vaskulären und neurodegenerativen Ursachen bei der Entstehung dieser Demenzsyndrome mit gemischter Ursache. Snowdon et al. (1997) untersuchten die Gehirne von 61 Ordensschwestern (s. auch Abschn. 9), bei denen die histopathologischen Kriterien einer Alzheimer-Krankheit erfüllt waren. In nahezu der Hälfte der Fälle waren gleichzeitig ein oder mehrere Hirninfarkte nachweisbar. Bei 57% der Personen mit Alzheimer-Pathologie, aber ohne Hirninfarkt, war zu Lebzeiten eine Demenz festgestellt worden, dagegen bei 75% der Probanden, die zusätzlich zu den Alzheimer-typischen Veränderungen mindestens einen großen neokortikalen Erweichungsherd zeigten, und sogar bei 93% der Verstorbenen, die zusätzlich zu der Alzheimer-Pathologie einen oder zwei lakunäre Infarkte in den Basalganglien, im Thalamus oder im tiefen Marklager aufwiesen. Bei einer weiteren Gruppe von Patienten ohne Alzheimer-typische zerebrale Veränderungen war die Häufigkeit von Infarkten ebenso groß, aber es bestand kein Zusammenhang zwischen diesen Infarkten und dem Auftreten einer klinischen Demenzsymptomatik.

Herabsetzung der Demenzschwelle durch Hirninfarkte

Es muß also angenommen werden, daß das Hinzutreten einiger kleiner Infarkte in strategischen Hirnregionen zu den histopathologischen Veränderungen der Alzheimer-Krankheit die Funktionsfähigkeit des vorgeschädigten Gehirns überfordert und zu einer erheblichen Senkung der klinischen Demenzschwelle führt. Damit ließe sich auch erklären, daß in neuesten Fallkontrollstudien vaskuläre Risikofaktoren auch die Wahrscheinlichkeit für das Auftreten einer klinisch diagnostizierbaren Alzheimer-Krankheit erhöhen (Hofman et al. 1997). Wahrscheinlich weicht das klinische Bild bei einigen Alzheimer-Patienten mit zerebralen Gefäßveränderungen von dem einer reinen Alzheimer-Krankheit ab (s. hierzu auch Kap. 8 in diesem Band).

8.2 Parkinson-Krankheit und Lewy-Körper-Krankheit

Kognitive Störungen bei Parkinson-Krankheit

Aus einem Referenzzentrum für neurodegenerative Krankheiten stammen neuropathologische Untersuchungsergebnisse von 650 Patienten, bei denen in verschiedenen Behandlungseinrichtungen die Diagnose einer Alzheimer-Krankheit gestellt worden war. Unter den Fehldiagnosen stand nicht die vaskuläre Demenz, sondern die Parkinson-Krankheit mit 6% an erster Stelle. Bei weiteren 7,4% der Untersuchten handelte es sich um Kombinationen von Alzheimer-Krankheit und Parkinson-Krankheit. Die kognitiven Störungen von Parkinson-Krankheit entsprechen meist einem klinischen Syndrom, das durch Bradyphrenie, Gedächtnisstörungen, Schwierigkeiten bei komplexen Intelligenzleistungen sowie Veränderungen der Affektivität gekennzeichnet ist und bei deutlicher Ausprägung dem Bild einer „subkortikalen" Demenz entspricht. Diesen Störungen liegt eine neuronale Degeneration von Hirnstammzentren zugrunde, die mit einer Schädigung kortikaler Projektionen einhergeht. Die weitaus überwiegende Zahl schwerer Demenzzustände bei Patienten mit klinischen Parkinson-Symptomen beruht hingegen auf einer Kombination der Alzheimer-Krankheit mit der Lewy-Körper-Krankheit.

Die Lewy-Körper-Krankheit entsteht immer dann, wenn die von Friedrich Lewy entdeckten Einschlußkörper nicht nur die subkortikalen Kerngebiete des Nucleus niger und anderer Hirnstammzentren befallen, sondern sich auf die Hirnrinde ausbreiten. Diese Veränderungen sind als Ursache einer Demenz in den letzten Jahren wiederholt beschrieben worden und gelten nach neueren Sektionsstatistiken zu den häufigsten Demenzursachen im Alter (Perry et al. 1990). Die klinischen Symptome der Demenz bei Lewy-Körper-Krankheit werden in Kap. 9 in diesem Band beschrieben. Ob die Demenz bei Lewy-Körper-Krankheit eine nosologisch selbständige Kategorie darstellt oder eine Unterform der Alzheimer-Krankheit, wird kontrovers diskutiert.

Lewy-Körper-Krankheit als häufige Demenzursache

Wahrscheinlich handelt es sich um ein Spektrum ähnlicher neuropsychiatrischer Erscheinungsbilder, denen das kortikale und subkortikale Vorkommen von Lewy-Körpern und ein wechselndes Ausmaß von senilen Plaques bei geringen oder fehlenden Neurofibrillenveränderungen gemeinsam ist. Auf der einen Seite dieses Spektrums steht der Hirnstammtyp, der klinisch der idiopathischen Parkinson-Krankheit entspricht und eine überwiegend motorische Symptomatik zur Folge hat. Die Lewy-Körper treten hierbei fast ausschließlich subkortikal auf und sind nur in geringem Umfang auch in der limbischen Rinde und im Neokortex nachweisbar. Auf der anderen Seite des Spektrums sind kortikale Formen der Lewy-Körper-Pathologie anzusiedeln, bei denen die Einschlußkörper in der Hirnrinde außerordentlich intensiv und verbreitet sind, so daß dadurch das Vorhandensein einer Demenz ausreichend erklärt werden kann, unabhängig davon, ob zusätzlich Plaques oder Neurofibrillenveränderungen hinzutreten. In diesen Fällen sind die motorischen Symptome diskret ausgeprägt. Die zahlenmäßig größte Rolle spielen aber diejenigen Krankheitsbilder, die in der Mitte des Lewy-Körper-Spektrums stehen. Auch hier sind die kortikalen Einschlußkörper ausgeprägt, betreffen aber eine geringere Zahl von Neuronen. Gleichzeitig finden sich Plaques und Neurofibrillenveränderungen in einer Zahl und Ausprägung, die noch unterhalb der klinischen Demenzschwelle liegt. Die kognitiven Abbauerscheinungen kommen also vermutlich erst durch das Zusammenwirken von Alzheimer-typischen Veränderungen und Lewy-Körpern zustande.

Breites Spektrum der Lewy-Körper-Krankheiten

9 Präklinische Diagnostik

An die heutige Kenntnis einer langen klinisch stummen und einer Prädemenzphase der Alzheimer-Krankheit knüpfen sich neue Möglichkeiten der Früherkennung und Hoffnungen auf eine Demenzprävention. Daher stellt sich die Frage, welche psychologischen oder biologischen Merkmale derzeit verfügbar sind, die als Indikatoren der noch latenten Krankheitsvorgänge herangezogen werden können und möglicherweise eine frühzeitige Prädiktion der späteren klinischen Symptomatik erlauben.

Lange klinisch stumme und Prädemenzphase der Alzheimer-Krankheit

Verschiedene Wege auf der Suche nach kognitiven Prädiktoren

Der erste Weg besteht in dem Versuch, Besonderheiten des Verhaltens, der Persönlichkeit, der beruflichen Laufbahn oder des kognitiven Leistungsniveaus vor dem Auftreten der Demenzsymptome retrospektiv anhand der eigenen Aussagen des Patienten, der Angaben von Angehörigen oder objektiver Informationen zu ermitteln. Bemühungen dieser Art haben in der Regel nicht zu verallgemeinerungsfähigen Schlußfolgerungen geführt.

„The Nun Study"

Eine Ausnahme ist möglicherweise eine Studie an katholischen Ordensschwestern in den USA (dieser Orden ist in Deutschland als Arme Schulschwestern von Unserer Lieben Frau bekannt), die zum Untersuchungszeitpunkt 75–95 Jahre alt waren (Snowdon et al. 1996). Dabei konnte von autobiographischen Aufzeichnungen ausgegangen werden, welche von den Schwestern bei Eintritt in den Orden im Alter von durchschnittich 22 Jahren verfaßt worden waren. Es zeigte sich, daß ein hohes sprachliches Ausdrucksniveau dieser in der Jugend verfaßten Schriftstücke mit guten kognitiven Testleistungen im Alter verknüpft war. Die 14 Schwestern, die an einer neuropathologisch bestätigten Alzheimer-Krankheit verstorben waren, gehörten ohne Ausnahme zu der Gruppe, deren Autobiographien durch einen geringen Ideenreichtum gekennzeichnet waren. Aus diesem interessanten Ergebnis läßt sich freilich nicht ableiten, ob die geringen sprachlichen und gedanklichen Fähigkeiten bereits der Ausdruck erster subtiler neuropathologischer Veränderungen waren oder ob die geringgradigen kognitiven Einschränkungen auf einem normalen zerebralen Korrelat beruhen, das aus bisher unbekannten Gründen die Entstehung Alzheimer-typischer Hirnveränderungen begünstigt.

Gerontologische Längsschnittstudien

Ein zweiter Weg bei der Suche nach psychologischen Krankheitsprädiktoren besteht in der Durchführung von Längsschnittstudien an repräsentativen Kollektiven gesunder älterer Menschen und der Erfassung von neuropsychologischen Merkmalen, durch die sich die später an M. Alzheimer erkrankten Probanden bei der Eingangsuntersuchung von den nichtdementen Personen unterscheiden.

Als solche Prädiktoren erwiesen sich schlechtere Leistungen auf dem Gebiet der Lernfähigkeit und der verzögerten Wiedergabe erlernter Informationen, mangelnde Nutzung semantischer Gedächtnishilfen sowie Störungen in den Bereichen von Aufmerksamkeit, Wortflüssigkeit und nonverbaler Intelligenz. Diese Auffälligkeiten treten bereits viele Jahre vor dem Auftreten der ersten klinischen Demenzsymptome zutage (Linn et al. 1995). Allerdings muß bei der Interpretation derartiger Ergebnisse bedacht werden, daß Stichproben von augenscheinlich gesunden älteren Menschen mit Patienten „kontaminiert" sind, die bereits minimale Symptome der später manifesten Alzheimer-Krankheit zeigen. Auch eine mangelnde kognitive Plastizität – d.h. eine Unfähigkeit, das kognitive Leistungsniveau durch mentales Training zu verbessern, – kann bei älteren Menschen als Demenzprädiktor angesehen werden (Baltes u. Raykov 1996). Obwohl diese Untersuchungsergebnisse durch statistische Gruppenvergleiche abgesichert sind, lassen sie sich im Enzelfall nicht zur zuverlässigen Vorhersage einer Demenz einsetzen.

Untersuchung von Risikogruppen

Schließlich hat man zur Ermittlung psychologischer Prädiktoren der Alzheimer-Krankheit auch Personen herangezogen, die mit einem besonders hohen Risiko für die Krankheit behaftet sind. Personen, die über Vergeßlichkeit klagen, sind für solche Untersuchungen nicht gut geeignet. Klagen über Vergeßlichkeit hängen vor allem mit Depressivität, Angstsymptomatik und Neurotizismus zusammen (Jorm et al. 1994), sind aber nur gering mit objektivierbaren Gedächtniseinbußen korreliert und haben kaum einen prädiktiven Wert für eine spätere Alzheimer-Krankheit (Flicker et al. 1993). Dagegen kommt es bei älteren Menschen, die objektiv nachweisbare Gedächtnisstörungen im Sinne einer altersassoziierten Gedächtnisstörung oder einer leichten kognitiven Beeinträchtigung aufweisen, in einem erheblichen Teil der Fälle zu einer Zunahme der Leistungseinbußen und zur Entwicklung einer Demenz (Flicker et al. 1991; Paykel et al. 1994; Grundman et al. 1996). Auch hierbei dürfte es sich aber überwiegend bereits um Alzheimer-Patienten im Stadium minimaler Symptome handeln (Petersen et al. 1997).

Genetische Veranlagung

Zu den besonderen Risikogruppen gehören die Träger von krankheitsauslösenden Mutationen, die das Manifestationsalter noch nicht erreicht haben. Diese Risikoträger weisen schon einige Jahre vor der klinischen Manifestation ihrer Krankheit verbale Gedächtnisstörungen auf, zu denen sich später auch Beeinträchtigungen der optischen Merkfähigkeit, der visuellen Wahrnehmung und der Raumauffassung hinzugesellen (Newman et al. 1994). Bei asymptomatischen Trägern einer APP oder Präsenilin-1-Mutation konnten latente Veränderungen von Aufmerksamkeit und Gedächtnis festgestellt werden (Amberla et al. 1996). Gleichzeitig fand sich bei ihnen auch eine deutliche Volumenminderung der Hippocampusformation (Wahlund 1996), eine Erhöhung des Tau-Proteins im Liquor (Amberla et al. 1996) sowie eine Reduzierung des löslichen Amyloidvorläuferproteins (Almkvist et al. 1997). Alle diese kognitiven und neurobiologischen Veränderungen fehlten bei den gesunden Mitgliedern der gleichen Familien, welche keine Mutation tragen. Es läßt sich allerdings nicht sicher beurteilen, inwieweit diese Ergebnisse auf Familien mit anderen Mutationen und auf nicht monogen verursachte Fälle der Alzheimer-Krankheit übertragen werden können.

Besondere Bedeutung neurobiologischer Indikatoren

Eine präklinische Diagnose der Alzheimer-Krankheit ausschließlich mit psychologischen Prädiktoren ist derzeit nicht möglich. Fortschritte auf diesem Gebiet sind daher wohl eher von einer Reihe biologischer Indikatoren zu erwarten. Unter diesen werden in Zukunft vor allem die mit Hilfe von bildgebenden Verfahren erfaßbaren morphologischen Prädiktoren sowie genetische Tests, vermutlich aber auch neurochemische Befunde von Bedeutung sein. Die diesbezüglichen Untersuchungsergebnisse (Kennedy et al. 1995; Small et al. 1995; Reiman et al. 1996) beziehen sich vor allem auf die Anwendung der Positronenemissionstomographie in Verbindung mit genetischen und kognitiven Prädiktoren. Sie wurden zwar überwiegend an kleinen Probanden- oder Patientenkollektiven gewonnen, sind aber Ausdruck einer Entwicklung, die darauf ausgerichtet ist, leichtere und nichtprogrediente kognitive Störungen im Alter von den ersten Anzeichen einer Demenzerkrankung zu unterscheiden und die präklinische Dianostik der Alzheimer-Krankheit mit Hilfe von neurobiologischen, genetischen und neuropsychologischen Prädiktoren zu verbessern.

Kombination verschiedener Prädiktoren zur Verfeinerung der präklinischen Diagnostik

Angesichts der großen Variationsbreite der Krankheitserscheinungen und der unzureichenden diagnostischen Treffsicherheit einzelner Prädiktoren wird man besonders von ihrer Kombination eine weitere Verfeinerung der Frühdiagnostik erwarten dürfen. Dies wäre von großer Bedeutung, da hierdurch neu entwickelte therapeutische und präventive Interventionsstrategien zu einem sehr frühen Zeitpunkt eingesetzt werden könnten.

10 Heimunterbringung

Unterbringungsrate

Ein großer Teil der Patienten mit Alzheimer-Krankheit wird nicht in Institutionen, sondern zuhause von den Familienangehörigen versorgt. Die Größe dieses Anteils ist in den einzelnen Industrienationen unterschiedlich und wird von kulturellen Traditionen, sozial- und gesundheitspolitischen Vorgaben, aber auch durch die Zahl verfügbarer Heimplätze bestimmt. In deutschsprachigen Publikationen wird in der Regel noch immer auf die mehr als 15 Jahre zurückliegenden Ergebnisse von Cooper u. Sosna (1983) verwiesen und vermutet, daß nur 20% der Demenzkranken in Heimen, dagegen 80% in der Familie versorgt werden. Aufgrund der retrospektiven Langzeitstudie von Bickel (Bickel 1996) darf man aber vermuten, daß bei Ausschluß sehr früher und leichter Formen der Demenz rund 40% der Patienten in Institutionen untergebracht sind. Auch die Mehrheit der zunächst in Privathaushalten betreuten Patienten muß kürzere oder längere Zeit vor dem Lebensende ein Heim in Anspruch nehmen. Nur etwa 35% der Patienten leben bis zu ihrem Tod mit ihren Angehörigen zusammen.

Die Wahrscheinlichkeit für einen Heimeintritt wird durch dieselben Faktoren erhöht, die generell die Nutzung von Heimen bestimmen. Dazu kommen als weitere Einflußgrößen noch der Schweregrad der Demenz, das Ausmaß der kognitiven Einbußen und der funktionellen Behinderungen sowie vor allem das Vorhandensein von nichtkognitiven Störungen (Haupt u. Kurz 1993). Nach den verfügbaren Daten aus Ländern der westlichen Welt (Bickel 1995) sind in Altenheimen zwischen 17 und 36% der Bewohner dement, in Pflegeheimen zwischen 51 und 72%. Die Rate der Demenzkranken in Wohn-, Alten-, und Pflegeheimen liegt derzeit in Deutschland bei 42,3%. Unter Zugrundelegung einer Zahl von etwa 660 000 Heimplätzen ist also in der Bundesrepublik mit etwa 280 000 dementen Heimbewohnern zu rechnen, deren mittlere Aufenthaltsdauer 2–3 Jahre beträgt (Welch et al. 1992; Severson et al. 1994; Bickel 1996; Heyman et al. 1997). Auch wenn alle diese Angaben meist keine Differenzierung zwischen verschiedenen Ursachen der Demenz enthalten, dürften sie sich zum überwiegenden Teil auf Patienten mit Alzheimer-Krankheit beziehen.

Da die nächsten Angehörigen selbst unter Zuhilfenahme ambulanter Dienste zur Betreuung schwer pflegebedürftiger Familienangehöriger nur noch selten in der Lage sind und sich die psychiatrischen Krankenhäuser fast vollständig aus der Langzeitbehandlung chronisch kranker Älterer zurückgezogen haben, ist die Betreuung im Pflegeheim zur medizinischen und pflegerischen Regelversorgung für Alzheimer-Kranke geworden, die keine Angehörigen haben oder nicht länger von seiner Familie gepflegt werden können (s. hierzu auch Kap. 3 in diesem Band).

Heimunterbringung als Regelversorgung für viele Alzheimer-Patienten

11 Abbruch von Behandlungsmaßnahmen

In fortgeschrittenen Stadien einer Demenzkrankheit kann sich die Frage stellen, ob lebensverlängernde ärztliche Behandlungsmaßnahmen im Falle der Einwilligungsfähigkeit des Patienten auch dann noch eingeleitet oder fortgesetzt werden sollen, wenn Gesundheit und Wohlbefinden des Betroffenen durch eine therapiebedürftige Zweiterkrankung beeinträchtigt werden oder sein Überleben von künstlicher Nahrungs- und Flüssigkeitszufuhr abhängt.

Wie man sich im konkreten Einzelfall entscheidet, hängt unter anderem davon ab, ob die in Aussicht genommene medizinische Intervention eine hinreichende Erfolgsaussicht bietet und aus palliativen Gründen vorgenommen werden soll, um das Leiden des Patienten zu erleichtern, oder ob der geplante Eingriff ausschließlich der Lebensverlängerung dient und möglicherweise sogar mit zusätzlichen Schmerzen und Beschwerden verbunden ist. Der Verzicht auf künstliche Ernährung oder auf ärztliche Interventionen kann in bestimmten Fällen begründet und ethisch gerechtfertigt sein. Dennoch sollte dies nicht zur Routine werden. Es kann ja nicht von vornherein davon ausgegangen werden, daß die Lebensqualität eines Demenzkranken in fortgeschrittenen Krankheitsstadien negativ zu bewerten ist, umso mehr als wir über die Erlebniswelt dementer Patienten wenig wissen.

Beurteilung der Erfolgsaussichten einer medizinischen Intervention

Trotz der krankheitsbedingten Veränderung der Persönlichkeit ist das frühere Selbst des Betroffenen im emotionalen Kontakt meist noch wahrnehmbar. Für den Behandlungsverzicht sollten daher keine anderen ethischen Regeln gelten als bei Patienten mit schweren körperlichen Erkrankungen, die ihren Willen nicht mehr äußern können. Außerdem bezeugt die Durchführung solcher Maßnahmen den Respekt vor dem durch die Krankheit überschatteten, in der Kommunikation aber dennoch erfahrbaren Selbst des Patienten und wirkt der menschlichen Versuchung entgegen, machtlose, behinderte oder unbequeme Personen aus der Gesellschaft auszuschließen (s. hierzu Kap. 12, Bd. 3). Gerade im Zeitalter wachsender Gesundheits- und Pflegekosten ist das Leben des Alzheimer-Krankheit aus ärztlicher Sicht besonders schutzwürdig.

Mangelnde Beurteilungsmöglichkeit der subjektiven Lebensqualität von Demenzkranken

Besondere gesellschaftliche Verantwortung gegenüber behinderten Personen

12 Literatur

Absher JR, Cummings JL (1994) Cognitive and noncognitive aspects of dementia syndroms: an overview. In: Burns A, Levy R (eds) Dementia. Chapman & Hall Medical, pp 59-76

Alexopoulos GS, Meyers BS, Young RC, Mattis S et al. (1993) The course of geriatric depression with „reversible dementia": a controlled study. Am J Psychiatry 150:1693-1699

Almkvist O, Basun H, Wagner SL, Rowe BA et al. (1997) Cerebrospinal fluid levels of alpha-secretase-cleaved soluble amyloid precursor protein mirror cognition in a Swedish family with Alzheimer disease and a gene mutation. Arch Neurol 54:641-644

Alzheimer A (1907) Über eine eigenartige Erkrankung der Hirnrinde. Allg Z Psychiatr 64:146-148

Alzheimer A (1911) Über eigenartige Krankheitsfälle des späteren Alters. Z Ges Neurol Psychiatr 4:356-385

Amberla K, Almkvist O, Basun H, Jensen M et al. (1996) Tau levels in CSF are related to cognitive function in familial Alzheimer's disease. Neurobiol Aging 17 (suppl):S166-S167

American College of Medical Genetics (1995) Consensus statement: statement on use of apolipoprotein E testing for Alzheimer disease. JAMA 274:1627-1629

Baltes MM, Raykov T (1996) Prospective validity of cognitive plasticity in the diagnosis of mental status: a structural equation model. Neuropsychology 10:549-556

Barberger-Gateau P, Commenges D, Gagnon M, Letenneuro L et al. (1992) Instrumental activities of daily living as a screening tool for cognitive impairment and dementia in elderly community dwellers. J Am Geriatr Soc 40:1129-1134

Bickel H (1995) Demenzkranke in Alten- und Pflegeheimen: Gegenwärtige Situation und Entwicklungstendenzen. Medizinische und gesellschaftspolitische Herausforderung: Alzheimer-Krankheit. Der langsame Zerfall der Persönlichkeit. F. d. Friedrich-Ebert-Stiftung. Bonn, S 49-68

Bickel H (1996) Pflegebedürftigkeit im Alter. Ergebnisse einer populationsbezogenen retrospektiven Längsschnittstudie. Gesundheitswesen 58:56-62

Bierer LM, Hof PR, Purohit DP, Carlin L et al. (1995) Neocortical neurofibrillary tangles correlate with dementia severity in Alzheimer's disease. Arch Neurol 52:81-88

Blacker D, Albert MS, Basett SS, Go RCP et al. (1994) Reliability and validity of NINCDS-ADRDA criteria for Alzheimer's disease. Arch Neurol 51:1198-1204

Blennow K, Wallin A (1992) Clinical heterogeneity of probable Alzheimer's disease. J Geriatr Psychiatry Neurol 5:106-113

Blennow K, Wallin A (1994) Heterogeneity in Alzheimer's disease: a European view. In: Burns A, Levy R (eds) Dementia. Chapman & Hall Medical, pp 115-125

Boller F, Lopez OL, Moossy J (1989) Diagnosis of dementia: clinicopathologic correlations. Neurology 39:76-79

Bondareff W (1994) Subtypes of Alzheimer's disease. In: Burns A, Levy R (eds) Dementia. Chapman & Hall Medical, pp 101-114

Bondareff W, Mountjoy CQ, Roth M, Rossor MN et al. (1987) Age and histopathologic heterogeneity in Alzheimer's disease. Evidence of subtypes. Arch Gen Psychiatry 44:412-417

Bouras C, Hof PR, Giannakopoulos P, Michel JP et al. (1994) Regional distribution of neurofibrillary tangles and senile plaques in the cerebral cortex of elderly patients: a quantitative evaluation of a one-year autopsy population from a geriatric hospital. Cereb Cortex 4:138-150

Braak H, Braak E (1991) Neuropathological stageing of Alzheimer-related changes. Acta Neuropathol 82:239-259

Braak H, Braak E (1996) Evolution of the neuropathology of Alzheimer's disease. Acta Neurol Scand Suppl 165:3-12

Brun A, Englund E (1986) A white matter disorder in dementia of the Alzheimer type: a pathoanatomical study. Ann Neurol 19:253-262

Burns A, Jacoby R, Levy R (1990) Psychiatric phenomena in Alzheimer's disease. Br J Psychiatry 157:72-94

Burns A, Levy R (1994) Dementia. Chapman & Hall Medical, London

Carpenter BD, Kennedy JS, Strauss ME (1993) Personal history of depression and its appearance in Alzheimer's disease. Paper presented at the Annual Meeting of the Gerontological Sociatey of America, New Orleans

Chatterjee A, Strauss ME, Smyth KA, Whitehouse PJ (1992) Personality changes in Alzheimer's disease. Arch Neurol 49(5):486-491

Chui HC, Victoroff JI, Margolin D, Jagust W et al. (1992) Criteria for the diagnosis of ischemic vascular dementia proposed by the State of California Alzheimer's Disease Diagnostic and Treatment Centers. Neurology 42:473-480

Coen RF, Swanwick GRJ, O'Boyle CA, Coakley D (1997) Behaviour disturbance and other predictors of carer burden in Alzheimer's disease. Int J Geriatr Psychiatry 12:331-336

Cooper B, Sosna U (1983) Psychische Erkrankung in der Altenbevölkerung. Eine epidemiologische Feldstudie in Mannheim. Nervenarzt 54:239-249

Cooper JK, Mungas D, Weiler PG (1990) Relation of cognitive status and abnormal behaviors in Alzheimer's disease. J Am Geriatr Soc 38:867-870

Coria R, Rubio I, Bayón C, Cuadrado N et al. (1995) Apolipoprotein E allelic variants predict dementia in elderly patients with memory impairment. Eur J Neurol 2:191-193

Crystal H, Dickson DW, Fuld P (1988) Clinicopathological studies in dementia: nondemented subjects with pathologically confirmed Alzheimer's disease. Neurology 38:1682-1687

Cummings JL, Miller B, Hill MA, Neshkes R (1987) Neuropsychiatric aspects of multi-infarct dementia and dementia of the Alzheimer type. Arch Neurol 44:389-393

DeLeon MJ, Convit A, George AE, Golomb J et al. (1996) In vivo structural studies of the hippocampus in normal aging and in incipient Alzheimer's disease. Ann NY Acad Sci 777:1-13

DeLeon MJ, George AE, Golomb J, Tarshish S et al. (1997) Frequency of hippocampal formation atrophy in normal aging and Alzheimer's disease. Neurobiol Aging 18:1-11

Delay J, Brion D (1962) Les démences tardives. Masson, Paris

Devanand DP, Jacobs DM, Tang MX, Del-Castillo-Castaneda C et al.

(in press) The course of psychopathology in mild to moderate Alzheimer's disease. Arch Gen Psychiatry

Duara R, Lopez-Alberola RF, Barker WW, Loewenstein DA et al. (1993) A comparison of familial and sporadic Alzheimer's disease. Neurology 43:1377–1384

Edwards JK, Larson EB, Hughes JP, Kukull WA (1991) Are there clinical and epidemiological differences between familial and non-familial Alzheimer's disease? J Am Geriatr Soc 39(5):477–483

Ernst T, Chang L, Melchor R, Mehringer CM (1997) Frontotemporal dementia and early Alzheimer disease: differentiation with frontal lobe H-1 MR spectroscopy. Radiology 203:829–836

Flicker C, Ferris SH, Reisberg B (1991) Mild cognitive impairment in the elderly: predictors of dementia. Neurology 41:1006–1009

Flicker C, Ferris SH, Reisberg B (1993) A longitudinal study of cognitive function in elderly persons with subjective memory complaints. J Am Geriatr Soc 41:1029–1032

Folstein MR, Bylsma FW (1994) Noncognitive symptoms of Alzheimer's disease. In: Terry RD, Katzman R, Bick KL (eds) Alzheimer's disease. Raven, New York, pp 27–40

Förstl H, Burns A, Cairns N, Luthert P et al. (1992a) Organische Grundlagen depressiver Symptome bei der Alzheimer-Demenz. Nervenarzt 63:566–574

Förstl H, Burns A, Luthert P, Cairns N (1991) Demenz und internistische Erkrankungen: die Häufigkeit innerer Krankheiten bei Alzheimer-Demenz, vaskulärer Demenz und anderen dementiellen Erkrankungen. Z Gerontol 24:91–93

Förstl H, Burns A, Luthert P, Cairns N et al. (1992b) Clinical and neuropathological correlates of depression in Alzheimer's disease. Psychol Med 22:877–884

Förstl H, Fischer P (1994) Diagnostic confirmation, severity and subtypes of Alzheimer's disease. Eur Arch Psychiatr Neurol Sci 244:252–260

Förstl H, Sattel H, Bahro M (1993) Alzheimer's disease: clinical features. Int Rev Psychiatry 5:327–349

Fox NC, Warrington EK, Stevens JM, Rossor MN (1996) Atrophy of the hippocampal formation in early familial Alzheimer's disease. A longitudinal MRI study of at-risk members of a family with an amyloid precursor protein 717 Val-Gly mutation. Ann NY Acad Sci 777:226–232

Galasko D, Chang L, Motter R, Clark CM et al. (1998) High cerebrospinal fluid tau and low amyloid beta 42 levels in the clinical diagnosis of Alzheimer disease and relation to apolipoprotein E genotype. Arch Neurol 55:937–945

Galasko D, Hansen LA, Katzman R, Wiederholt W et al. (1994) Clinical-neuropathological correlations in Alzheimer's disease and related dementias. Arch Neurol 51:888–895

Galasko D, Motter R, Seubert P (1996) Interpreting cerebrospinal fluid tau levels in Alzheimer's disease. Neurobiol Aging 17 (4 S):S1

Gauthier S (1996) Clinical Diagnosis and Management of Alzheimer's Disease. Dunitz, London

Gertz HJ, Xuereb JH, Huppert FA, Brayne C et al. (1996) The relationship between clinical dementia and neuropathological staging (Braak) in a very elderly community sample. Eur Arch Psychiatry Clin Neurosci 246:132–136

Gonzalez RG, Fischman AJ, Guimaraes AR, Carr CA et al. (1995) Functional MR in the evaluation of dementia: correlation of abnormal dynamic cerebral blood volume measurements with changes in cerebral metabolism on positron emission tomography with fludeoxyglucose F 18. Am J Neuroradiol 16:1763–1770

Grundman M, Petersen RC, Morris JC, Ferris S et al. (1996) Rate of dementia of the Alzheimer type (DAT) in subjects with mild cognitive impairment. Neurology 46 (suppl):A403

Grünthal E (1926) Über die Alzheimersche Krankheit. Eine histopathologisch-klinische Studie. Z Ges Neurol Psychiatr 101:128–157

Hachinski VC, Iliff LD, Zilkha E, Du-Boulay GA et al. (1975) Cerebral blood flow in dementia. Arch Neurol 32:632–637

Hampel H, Teipel SJ, Kötter HU, Horwitz B et al. (1997) Strukturelle Magnetresonanztomographie in der Diagnose und Erforschung der Demenz vom Alzheimer-Typ. Nervenarzt 68:365–378

Harris GJ, Lewis RF, Satlin A, English CD et al. (1996) Dynamic susceptibility contrast MRI of regional cerebral blood volume in Alzheimer's disease. Am J Psychiatry 153:721–724

Haupt M, Kurz A (1993) Predictors of nursing home placement in patients with Alzheimer's disease. Int J Geriatr Psychiatry 8:741–746

Haupt M, Pollmann S, Kurz A (1993) Symptom progression in Alzheimer's disease: relation to onset age and familial aggregation. Results of a longitudinal study. Acta Neurol Scand 88:349–353

Heiss WD, Hebold I, Klinkhammer P, Ziffling P et al. (1988) Effect of piracetam on cerebral glucose metabolism in Alzheimer's disease as measured by positron emission tomography. J Cereb Blood Flow Metab 8:613–617

Helmchen H, Linden M (1993) The differentiation between depression and dementia in the very old. Ageing Soc 13:589–617

Herholz K (1995) FDG PET and differential diagnosis of dementia. Alzheimer Dis Assoc Disord 9(1):6–16

Heun R, Schlegel S, Graf-Morgenstern M, Tintera J et al. (1997) Proton magnetic resonance spectroscopy in dementia of Alzheimer type. Int J Geriatr Psychiatry 12:349–358

Heyman A, Peterson B, Fillenbaum G, Pieper C (1997) Predictors of time to institutionalization of patients with Alzheimer's disease: the CERAD experience, part XVII. Neurology 48:1304–1309

Hofman A, Ott A, Breteler MMB, Bots ML et al. (1997) Atherosclerosis, apolipoprotein E, and prevalence of dementia and Alzheimer's disease in the Rotterdam Study. Lancet 349:151–154

Hughes CP, Berg L, Danziger WL, Coben LA et al. (1982) A new clinical scale for the staging of dementia. Br J Psychiatry 140:566–572

Jack CR, Petersen RC, O'Brien PC, Tangalos EG (1992) MR-based hippocampal volumetry in the diagnosis of Alzheimer's disease. Neurology 42:183–188

Jellinger KA (1996) Diagnostic accuracy of Alzheimer's disease: a clinicopathological study. Acta Neuropathol 91:219–220

Jobst KA, Hindley NJ, King E, Smith AD (1994) The diagnosis of Alzheimer's disease: a question of image? J Clin Psychiatry 55(11, suppl):22–31

Jobst KA, Smith AD, Barker CS, Wear A et al. (1992) Association of atrophy of the medial temporal lobe with reduced blood flow in the posterior parietotemporal cortex in patients with a clinical and pathological diagnosis of Alzheimer's disease. J Neurol Neurosurg Psychiatry 55(3):190–194

Jorm AF, Christensen H, Henderson AS, Korten AE et al. (1994) Complaints of cognitive decline in the elderly: a comparison of reports by subjects and informants in a community survey. Psychol Med 24:365-374

Jorm AF, Duijn CMV, Chandra V, Fratiglioni L et al. (1991) Psychiatric history and related exposures as risk factors for Alzheimer's disease: A collaborative re-analysis of case-control studies. Int J Epidemiol 20 (suppl 2):S43-S47

Katzman R, Lasker B, Bernstein N (1988) Advances in the diagnosis of dementia: accuracy of diagnosis and consequences of misdiagnosis of disorders causing dementia. In: Terry RD (ed) Aging and the brain. Raven, New York, pp 17-62

Katzman R, Terry R, DeTeresa R, Brown T et al. (1988) Clinical, pathological, and neurochemical changes in dementia: a subgroup with preserved mental status and numerous neocortical plaques. Ann Neurol 23:138-144

Kennedy AM, Frackowiack RSJ, Newman SK (1995) Deficits in cerebral glucose metabolism demonstrated by positron emission tomography in individuals at risk of familial Alzheimer's disease. Neurosci Lett 186:17-20

Khachaturian ZW (1985) Diagnosis of Alzheimer's disease. Arch Neurol 42:1097-1105

Killiany RJ, Moss MB, Albert MS, Sandor T et al. (1993) Temporal lobe regions on magnetic resonance imaging identify patients with early Alzheimer's disease. Arch Neurol 50:949-954

Klatka LA, Schiffer RB, Powers JM, Kazee AM (1996) Incorrect diagnosis of Alzheimer's disease. A clinicopathologic study. Arch Neurol 53:35-42

Kral VA, Emery OB (1989) Long-term follow-up of depressive pseudodementia of the aged. Can J Psychiatry 34:445-446

Kukull WA, Larson EB, Reifler BV, Lampe TH et al. (1990) Interrater reliability of Alzheimer's disease diagnosis. Neurology 40:257-260

Kukull WA, Larson EB, Reifler BV, Lampe TH et al. (1990) The validity of 3 clinical diagnostic criteria for Alzheimer's disease. Neurology 40:1364-1369

Kurz A (1998) „BPSSD": Verhaltensstörungen bei Demenz. Nervenarzt 69:269-273

Kurz A, Haupt M, Pollmann S, Romero B (1992) Alzheimer's disease: is there evidence of phenomenological subtypes? Dementia 3:320-327

Kurz A, Müller U (1997) Apolipoprotein E und Alzheimer-Krankheit. In: Rösler M, Retz W, Thome J (eds) Alzheimer-Krankheit. Abgrenzung normalen Alterns, Epidemiologie, Ätiologie, Pathogenese, Klinik, Behandlung, Ethik. Deutscher Studien-Verlag, Weinheim, S 144-151

Kurz A, Riemenschnieder M, Buch K, Willoch F et al. (1998) Tau protein in cerebrospinal fluid is significantly increased at the earliest clinical stage of Alzheimer disease. Alzheimer Dis Assoc Disord 12:372-377

Landis R, Cummings JL (1986) Loss of topographic familiarity. Arch Neurol 43:132-136

Lauter H, Kurz A (1989) Demenzerkrankungen im mittleren und höheren Lebensalter. In: Kisker KP, Lauter H, Meyer JE, Strömgren E (eds) Psychiatrie der Gegenwart, Bd 8. Springer, Berlin Heidelberg New York Tokyo, S 135-200

Lazeyras F, Charles HC, Tupler LA, Erickson R et al. (1998) Metabolic brain mapping in Alzheimer's disease using proton magnetic resonance spectroscopy. Psychiatr Res 82:95-106

Lehiricy SM, Baulac M, Chivas J (1994) Amygdalo-hippocampal MR volume measurements in the early stages of Alzheimer disease. Am J Neuroradiol 15:927-937

Lennox A, Karlinsky H, Meschino W, Buchanan JA et al. (1994) Molecular genetic predictive testing for Alzheimer's disease: deliberations and preliminary recommendations. Alzheimer Dis Associat Disord 8(2):126-147

Linn RT, Wolf PA, Bachman DL, Knoefel JE et al. (1995) The 'preclinical phase' of probable Alzheimer's disease. A 13-year prospective study of the Framingham cohort. Arch Neurol 52:485-490

Lopez OL, Swihart AA, Becker JT, Reinmuth OM et al. (1990) Reliability of NINCDS-ADRDA clinical criteria for the diagnosis of Alzheimer's disease. Neurology 40:1517-1522

Mackenzie TB, Robiner WN, Knopman DS (1989) Differences between patient and family assessments of depression in Alzheimer's disease. Am J Psychiatry 14:1174-1178

McKhann G, Folstein M, Katzman R, Price D et al. (1984) Clinical diagnosis of Alzheimer's disease: Report of the NINCDS-ADRDA work group under the auspices of Department of health and Human Services Task Force on Alzheimer's Disease. Neurology 34:939-944

Mielke R, Heiss WD (1998) Positron emission tomography for diagnosis of Alzheimer's disease and vascular dementia. J Neural Transm Suppl 53:237-250

Mielke R, Herholz K, Grond M, Kessler J et al. (1994) Clinical deterioration in probable Alzheimer's disease correlates with progressive metabolic impairment of association areas. Dementia 5:36-41

Mirra SS, Heyman A, McKeel D, Sumi SM et al. (1991) The Consortium to Establish a Registry for Alzheimer's Disease (CERAD) Part II. Standardization of the neuropathologic assessment of Alzheimer's disease. Neurology 41:479-486

Nagy Z, Esiri MM, Jobst KA, Morris JH et al. (1995) Relative roles of plaques and tangles in the dementia of Alzheimer's disease: Correlations using three sets of neuropathological criteria. Dementia 6:21-31

Newman SK, Warrington EK, Kennedy AM, Rossor MN (1994) The earliest cognitive change in a person with familial Alzheimer's disease: presymptomatic neuropsychological features in a pedigree with familial Alzheimer's disease confirmed at necropsy. J Neurol Neurosurg Psychiatry 57:967-972

Nordberg A, Amberla K, Shigeta M, Lundqvist H et al. (1998) Longterm tacrine treatment in three mild Alzheimer patients: effects on nicotinic receptors, cerebral blood flow, glucose metabolism, EEG, and cognitive abilities. Alzheimer Dis Assoc Disord 12:228-237

O'Brien MD (1988) Vascular dementia is underdiagnosed. Arch Neurol 45:797-798

Oppenheim G (1994) The earliest signs of Alzheimer's disease. J Geriatr Psychiatry Neurol 7:116-120

Patterson MB, Schnell AH, Martin RJ, Mendez MF et al. (1990) Assessment of behavioral and affective symptoms in Alzheimer's disease. J Geriatr Psychiatry Neurol 3:21-30

Paykel ES, Brayne C, Huppert FA, Gill C et al. (1994) Incidence of dementia in a population older than 75 years in the United Kingdom. Arch Gen Psychiatry 51:325-332

Pearlson GD, Ross CA, Lohr WD, Rovner BW et al. (1990) Association between family history of affective disorder and the depressive syndrome of Alzheimer's disease. Am J Psychiatry 147:452-456

Perry RH, Irving D, Blessed G, Firbairn A et al. (1990) Senile dementia of Lewy body type. A clinical and neuropathologically distinct form of Lewy body dementia in the elderly. J Neurol Sci 95:119–139

Petersen RC, Parisi JE, Hohnson KA, Waring SC et al. (1997) Neuropathological findings in patients with a mild cognitive impairment. Neurology 48 (Suppl):A102

Petersen RC, Smith GE, Ivnik RJ, Tangalos EG et al. (1995) Apolipoprotein E status as a predictor of the development of Alzheimer's disease in memory-impaired individuals. JAMA 273:1274–1278

Pietrini P, Furey MI, Alexander GE, Mentis MJ et al. (1999) Association between brain functional failure and dementia severity in Alzheimer's disease: resting versus stimulation PET study. Am J Psychiatry 156:470–473

Reifler BV (1997) Pre-dementia. J Am Geriatr Soc 45:776–777

Reifler BV, Larson E, Hanley R (1982) Coexistence of cognitive impairment and depression in geriatric outpatients. Am J Psychiatry 139:623–626

Reiman EM, Caselli RJ, Yun LS, Chen K et al. (1996) Preclinical evidence of Alzheimer's disease in persons homozygous for the ε4 allele for apolipoprotein E. N Engl J Med 334:752–758

Reisberg B (1983) Alzheimer's Disease. The Free Press, New York

Reisberg B (1988) Functional Assessment Staging (FAST). Psychopharmacol Bull 24:653–659

Reisberg B, Ferris SH, de-Leon M, Crook T (1982) The Global Deterioration Scale for assessment of primary degenerative dementia. Am J Psychiatry 139:1136–1139

Reischies FM, Geiselmann B, Gessner R, Kanowski S et al. (1997) Demenz bei Hochbetagten – Ergebnisse der Berliner Altersstudie. Nervenarzt 68:719–729

Riemenschneider M, Buch K, Schmolke M, Kurz A et al. (1997) Diagnosis of Alzheimer's disease with cerebrospinal fluid tau protein and aspartate aminotransferase. Lancet 350:784

Román GC, Tatemichi TK, Erkinjuntti T, Cummings JL et al. (1993) Vascular dementia: diagnostic criteria for research studies: report of the NINDS-AIREN International Workshop. Neurology 43:250–260

Roses A (1996) Apolipoprotein E in neurology. Curr Opin Neurol 9:265–270

Rossor MN, Kennedy AM, Frackowiack RSJ (1996) Clinical and neuroimaging features of familial Alzheimer's disease. Ann NY Acad Sci 777:49–56

Rubin EH, Zorumski CF, Burke WJ (1988) Overlapping symptoms of geriatric depression and Alzheimer-type dementia. Hosp Community Psychiatry 39:1074–1079

Schenk D, Motter R, Kholodenko D, Lieberburg I et al. (1996) A beta 42 and tau as markers of Alzheimer's disease. Neurobiol Aging 17 (4 S):S1

Schuff N, Amend DL, Meyerhoff DJ, Tanabe JL et al. (1998) Alzheimer disease: quantitative H-1 MR spectroscopic imaging of frontoparietal brain. Radiology 207:91–102

Seab JB, Jagust WJ, Wong TS (1988) Quantitative NMR measurements of hippocampal atrophy in Alzheimer's disease. Magn Reson Med 8:200–208

Severson MA, Smith GE, Tangalos EG, Petersen RC et al. (1994) Patterns and predictors of institutionalization in community-based dementia patients. J Am Geriatr Soc 42(2):181–185

Sjögren (1952) A genetic study of morbus Alzheimer and morbus Pick. Acta Psychiatr Scand Suppl 82(1):9–66

Small GW, Mazziotta JC, Collins MT, Baxter LR et al. (1995) Apolipoprotein E type 4 allele and cerebral glucose metabolism in relatives at risk for familial Alzheimer disease. JAMA 273:942–947

Smith AD, Jobst KA (1996) Use of structural imaging to study the progression of Alzheimer's disease. Br Med Bull 52:575–586

Smith AD, Jobst KA, Edmonds Z, Hindley NJ et al. (1996) Neuroimaging and early Alzheimer's disease. Lancet 348:829–830

Smith GS, De-Leon MJ, George AE, Kluger A et al. (1992) Topography of cross-sectional and longitudinal glucose metabolic deficits in Alzheimer's disease. Pathophysiologic implications. Arch Neurol 49:1142–1150

Snowdon DA (1997) Aging and Alzheimer's disease: lessons from the Nun Study. Gerontologist 37:150–156

Snowdon DA, Greiner LH, Mortimer JA, Riley KP et al. (1997) Brain infarction and the clinical expression of Alzheimer disease. The Nun Study. JAMA 277:813–817

Snowdon DA, Kemper SJ, Mortimer JA, Greiner LH et al. (1996) Linguistic ability in early life and cognitive function and Alzheimer's disease in late life. Findings from the Nun Study. JAMA 275:528–532

Stern Y, Alexander GE, Prohovnik I, Mayeux R (1992) Inverse relationship between education and parietotemporal perfusion deficit in Alzheimer's disease. Ann Neurol 32:371–375

Stern Y, Alexander GE, Prohovnik I, Stricks L et al. (1995) Relationship between lifetime occupation and parietal flow: Implications for a reserve against Alzheimer's disease pathology. Neurology 45:55–60

Stern Y, Tang MX, Denaro J, Mayeux R (1995) Increased risk of mortality in Alzheimer's disease patients with more advanced educational and occupational attainment. Ann Neurol 37:590–595

Strauss ME (1995) Ontogeny of depression in Alzheimer's disease. In: Bergener M, Brocklehurst JC, Finkel SI (eds) Aging, health and healing. Springer, Berlin Heidelberg New York Tokyo, pp 441–456

Terry RD, Katzman R, Bick KL (1993) Alzheimer Disease. Raven, New York

Tierney MC, Fischer RH, Lewis AJ, Zorzitto ML et al. (1988) The NINCDS-ADRDA work group criteria for the clinical diagnosis of probable Alzheimer's disease: A clinicopathologic study of 57 cases. Neurology 138:359–364

Wahlund LO (1996) Biological markers and diagnostic investigations in Alzheimer's disease. Acta Neurol Scand Suppl 165:85–91

Wallin A, Blennow K (1996) Clinical subgroups of the Alzheimer syndrome. Acta Neurol Scand Suppl 165:51–57

Welch HG, Walsh JS, Larson EB (1992) The cost of institutional care in Alzheimer's disease: nursing home and hospital use in a prospective cohort. J Am Geriatr Soc 40 (3):221–224

Woodard JL, Grafton ST, Votaw JR, Green RC et al. (1998) Compensatory recruitment of neural resources during overt rehearsal of word lists in Alzheimer's disease. Neuropsychology 12:491–501

Zubenko GS, Moossy J (1988) Major depression in primary dementia: clinical and neuropathologic correlates. Arch Neurol 45:1182–1186

Zweig RM, Ross CA, Hedreen JC, Stelle C et al. (1988) The neuropathology of aminergic nuclei in Alzheimer's disease. Ann Neurol 24:233–242

KAPITEL 6
Risikofaktoren der Alzheimer-Krankheit

CH. HOCK und F. MÜLLER-SPAHN

1	Einleitung	106
2	Familiäre Belastung	107
2.1	Demenz	107
2.2	Parkinson-Krankheit	108
2.3	Down-Syndrom	108
3	Alter der Mutter bei Geburt	109
4	Schädel-Hirn-Trauma	109
5	Depression	109
6	Einfluß von Ausbildung und Beruf	110
7	Vaskuläre Risiken	111
8	Schilddrüsenunterfunktion	112
9	Exposition mit toxischen Substanzen	112
10	Alkoholmißbrauch	113
11	Schlußbemerkung	113
12	Literatur	115

1 Einleitung

Da es sich bei der Alzheimer-Demenz um eine Erkrankung handelt, die wahrscheinlich durch ein mehrjähriges, möglicherweise jahrzehntelanges, präklinisches, neuropathologisches Vorlaufstadium gekennzeichnet ist, könnte die genaue Kenntnis von spezifischen Risikofaktoren sowohl zur Frühdiagnose der Alzheimer-Demenz, als auch zur Abschätzung der individuellen Prognose beitragen. Die Reduktion spezifischer Risikofaktoren könnte dann ein wichtiger Baustein einer multifaktoriell orientierten Therapie werden.

Parameter der Relevanz von Risikofaktoren
– relatives Risiko (RR)
– Odds Ratio (OR)

Als Parameter für die Relevanz eines potentiellen Risikofaktors werden häufig das „relative Risiko" (RR) sowie die „Odds Ratio" (OR) verwendet. Diese Parameter werden aus Fall-Kontroll-Studien errechnet, die neben Querschnittstudien („cross-sectional studies") und prospektiven Längsschnittstudien (Kohortenstudien) zu den gebräuchlichsten Studiendesigns in der psychiatrischen Epidemiologie zählen (s. auch Kap. 2, Bd. 1). Mit der Fall-Kontroll-Methode wird versucht, in einer retrospektiven Analyse 2 Stichproben zusammenzustellen, von denen nur die eine ein bestimmtes Krankheitsmerkmal trägt und die ansonsten bezüglich Alter, Geschlecht und anderer zu definierender Variablen gleich sind. Beide Gruppen werden dann im Hinblick auf mögliche Risikofaktoren untersucht und die RR- bzw. OR-Werte errechnet. Die der Berechnung des RR und der OR zugrundeliegenden Formeln sind in Kap. 2, Bd. 1 erläutert. Werte über 1 zeigen ein erhöhtes, Werte unter 1 ein erniedrigtes Risiko an. Zusätzlich wird als Streuungsmaß das Konfidenzintervall angegeben. Fall-Kontroll-Studien haben deswegen zunehmende Anwendung gefunden, da mit dieser Methode statistisch verläßlichere Risikodaten erhoben werden können als mit dem einfacheren Querschnittdesign, bei gleichzeitig geringerem Aufwand im Vergleich zu einer Längsschnittstudie.

Studiendesigns

EURODEM

Canadian Study of Health and Aging
Hisayama-Studie

Rotterdam-Studie

Zu den häufig zitierten Fall-Kontroll-Studien gehören u.a. Arbeiten aus dem EURODEM-Projekt (European Community Concerted Action Epidemiology and Prevention of Dementia, Center: Department of Epidemiology and Biostatistics, Erasmus University Medical School, Rotterdam, The Netherlands; s. Breteler et al. 1991; Graves et al. 1991; Jorm et al. 1991; Mortimer et al. 1991; Rocca et al. 1991; van Duijn et al. 1991; van Duijn et al. 1994) sowie aus der Canadian Study of Health and Aging (University of Ottawa, s. Canadian Study of Health and Aging 1994). Zu häufig zitierten Längsschnittstudien gehören u.a. Arbeiten aus der Hisayama-Studie, einer 7-Jahres-Follow-up-Studie an 828 nicht dementen Einwohnern der japanischen Stadt Hisayama (Yoshitake et al. 1995) sowie Arbeiten aus der derzeit laufenden Rotterdam-Studie, in deren Rahmen als prospektiv angelegtes Projekt zwischen 1990 und 1993 Baselineuntersuchungen im Hinblick auf verschiedene neurologische und internistische Erkrankungen durchgeführt wurden (s. Hofman et al. 1997; Ott et al. 1995). Im Rahmen dieser Studie wurden u.a. bei 7983 Personen mit einem Alter von über 55 Jahren aus dem Stadtteil Ommoord von Rotterdam Demenzscreeningtests verbunden mit der Erfassung zahlreicher anderer Parameter durchgeführt.

Zu betonen ist, daß der Terminus Risikofaktor ausschließlich im Sinne einer statistischen Assoziation zwischen dem Erkrankungsrisiko an Alzheimer-Demenz und einem definierbaren Faktor gemeint ist und daß dieser Assoziation sehr unterschiedliche krankheitsbeeinflussende Faktoren zugrunde liegen können.

2 Familiäre Belastung

2.1 Demenz

Die meisten Fälle von Alzheimer-Demenz folgen nicht einem autosomal dominanten Vererbungsmuster, sondern treten „sporadisch" auf. Die Erfassung genetischer Faktoren und die Trennung von „sporadischem" Auftreten bei Erkrankungen mit spätem Beginn ist jedoch methodisch sehr schwierig. Mathematische Modelle, die bei der Kalkulation des Einflusses genetischer Faktoren bei sporadischen Erkrankungen mit spätem Beginn helfen, werden derzeit entwickelt. Dennoch konnte durch systematische Familienuntersuchungen belegt werden, daß genetische Faktoren auch bei Fällen von Alzheimer-Demenz, die nicht einem autosomal-dominanten Vererbungsmuster folgen, eine gewisse Rolle spielen.

Einfluß genetischer Faktoren

In einer Metaanalyse mehrerer Fall-Kontroll-Studien zeigten van Duijn et al. (1991), daß sich bei Auftreten einer Demenzerkrankung bei mindestens einem Verwandten ersten Grades das Krankheitsrisiko mehr als verdreifachte (OR 3,5; 95% Konfidenzintervall 2,6–4,6). Hirst et al. (1994) bedienten sich der sog. Kaplan-Meier-Methode, die eine Risikoabschätzung durch die Berechnung von Überlebenskurven ermöglicht, um zu zeigen, daß das Lebenszeitrisiko, an einer Demenz zu erkranken, für Angehörige 1. Grades von Alzheimer-Patienten zwar nicht 50% erreicht, was mit einem autosomal-dominanten Erbgang vereinbar wäre, jedoch insgesamt trotzdem deutlich erhöht ist (23,4%+/-3,0%). In der Canadian Study of Health and Aging betrug die OR für den Risikofaktor Familienanamnese von Demenz 2,62 (1,53–4,51). Die OR-Werte stiegen dabei mit der Anzahl der betroffenen Familienangehörigen an. Die Höhe des relativen Risikos variierte also mit der Stärke der familiären Häufung.

Stärke der familiären Häufung

Mehrere Untersucher (s. Li et al. 1995) konnten zeigen, daß bei frühem Krankheitsbeginn die Wahrscheinlichkeit einer familiären Häufung höher liegt als bei spätem Beginn. Die Cut-off-Scores, die einen Unterschied des familiären Risikos anzeigten, lagen dabei interessanterweise nicht bei 65 Jahren, sondern bei 55, 70 und 75 Jahren. Diese Daten geben einen Hinweis dafür, daß zum einen genetische Faktoren am stärksten bei der Alzheimer-Demenz mit sehr frühem Beginn ausgeprägt sind (hier waren die Risikoparameter am höchsten), aber auch dafür, daß genetische Faktoren auch bei der Alzheimer-Demenz mit spätem Beginn eine Rolle spielen können.

Vorsicht in der genetischen Interpretation familiärer Belastungszahlen scheint allerdings nicht zuletzt deswegen geboten zu sein, da Familienangehörige auch gemeinsam bestimmten Umweltnoxen ausgesetzt sein

Typen der Alzheimer-Demenz

können. Die vorliegenden genetischen Daten legen nahe, daß es neben dem einzelgenbedingten familiären Typ der Alzheimer-Demenz mit autosomal dominantem Erbgang, einen polygenetisch bestimmten Typ mit schwacher familiärer Häufung und zum dritten einen echt sporadischen Typ gibt.

2.2 Parkinson-Krankheit

Die idiopathische Parkinson-Krankheit wurde auf verschiedenen Ebenen mit der Alzheimer-Demenz assoziiert. Parkinson-Krankheit und Alzheimer-Demenz weisen z.T. ähnliche histopathologische Veränderungen auf. Darüber hinaus wurden gemeinsame ätiologische Hypothesen, u. a. den Energie- und Oxidationsstoffwechsel betreffend, formuliert. Mehrere Fall-Kontroll-Studien zeigten eine erhöhte Anzahl von Alzheimer-Patienten mit Familienanamnese einer Parkinson-Krankheit im Vergleich zu Kontrollpopulationen.

Erhöhtes Risiko bei positiver Familienanamnese

Eine Metaanalyse aus dem EURODEM-Projekt ergab ein RR, an einer Alzheimer-Demenz zu erkranken, von 2,4 (1,0–5,8) für Probanden mit einer positiven Familienanamnese für Parkinson-Krankheit (van Duijn et al. 1991). In der Canadian Study of Health and Aging konnte dieses Ergebnis nicht bestätigt werden (OR 0,86; 0,28–2,61). Übereinstimmend akzeptierte pathogenetische Erklärungsmodelle für die im EURODEM-Projekt beschriebene Assoziation zwischen Alzheimer-Demenz und Parkinson-Krankheit liegen jedoch bislang nicht vor.

2.3 Down-Syndrom

Patienten mit einem Down-Syndrom tragen ein hohes Risiko, an einer Alzheimer-Demenz zu erkranken, v.a. ab dem 40. Lebensjahr. Die Ursache dafür liegt wahrscheinlich an der 3fachen Gendosis des Amyloid-Precursor-Protein-(APP)-Gens, das die β-Amyloid-Sequenz enthält und auf dem Chromosom 21 lokalisiert ist. Vermutet wird, daß die erhöhte APP-Gen-Dosis zu einer erhöhten Produktion an APP und damit konsekutiv zu einer Überlastung des nichtamyloidogenen Abbauwegs des APP (α-Sekretase-Weg) [verbunden mit einer erhöhten Amyloidproduktion (via β- und γ-Sekretase-Weg)] führt. Mutationen im APP-Gen sind zudem mit familiären Formen der Alzheimer-Demenz mit frühem Krankheitsbeginn assoziiert.

Erhöhtes Risiko bei Familienanamnese für Trisomie 21

Mehr als 11 Studien zur Frage der Assoziation einer Alzheimer-Demenz mit Familienanamnese für Down-Syndrom liegen mittlerweile vor. 8 Studien zeigen eine erhöhte Häufigkeit von Familienanamnese für Down-Syndrom bei Alzheimer-Patienten, davon waren allerdings nur 4 statistisch signifikant; 3 Studien zeigten keine Assoziation. Aufgrund der geringen Häufigkeit des Down-Syndroms in der Allgemeinbevölkerung sind Daten über eine fehlende Assoziation aus statistischen Gründen mit Vorsicht zu betrachten. Aus dem EURODEM-Projekt ergab sich ein RR von 2,7 (1,2–5,7) (van Duijn et al. 1991).

3 Alter der Mutter bei Geburt

Aufgrund der oben erwähnten Assoziation des Down-Syndroms mit der Alzheimer-Demenz wurde das Alter der Mutter bei Geburt im Hinblick auf das Risiko, an einer Alzheimer-Demenz zu erkranken, untersucht. 13 Studien liegen zu diesem Thema vor. 5 belegen ein statistisch signifikant erhöhtes Risiko bei einem Alter von über 40 Jahren bei Geburt. 8 Studien konnten dieses Ergebnis nicht zeigen. Eine Metaanalyse von 4 Fall-Kontroll-Studien aus dem EURODEM-Projekt zeigte eine positive Assoziation mit einem RR von 1,7 (1,0–2,9) für das Alter von über 40 Jahren bei Geburt. Überraschenderweise wurde für ein *niedriges* Alter bei Geburt (15–19 Jahre) ebenfalls ein erhöhtes RR festgestellt (1,5; 0,8–3,0). Somit könnten sowohl ein höheres als auch ein niedriges Alter bei Geburt einen Risikofaktor für die Alzheimer-Demenz darstellen (Rocca et al. 1991). Zu beiden Befunden liegen bislang keine schlüssigen pathophysiologischen Erklärungsmodelle vor.

Erhöhtes Risiko bei

– über 40jährigen

– 15- bis 19jährigen

4 Schädel-Hirn-Trauma

Nach einer Metaanalyse von 11 Fall-Kontroll-Studien im Rahmen des EURODEM-Projekts wurde für den Faktor Schädel-Hirn-Trauma (definiert als Schädel-Hirn-Trauma mit konsekutivem Bewußtseinsverlust) ein erhöhter RR-Wert von 1,82 errechnet (1,20–2,67) (Mortimer et al. 1991). Neuere Studien zeigten außerdem, daß auch ein Schädel-Hirn-Trauma ohne Bewußtseinsverlust einen Risikofaktor darstellen könnte (Rasmussen et al. 1994; van Duijn et al. 1994). Neuropathologische Folgen eines Schädel-Hirn-Traumas können u.a. eine erhöhte Anzahl von amyloidimmunoreaktiven Neuronen im entorhinalen Kortex und anderen kortikalen Arealen sein (McKenzie et al. 1994). Diese Befunde legen nahe, daß ein Schädel-Hirn-Trauma, v.a. aber wiederholte Schädel-Hirn-Traumata (z.B. bei Berufsboxern) den Amyloiddepositionsprozeß fördern könnten.

Erhöhtes Risiko bei Schädel-Hirn-Trauma

Das Vorhandensein des APOE4-Allels scheint dabei interessanterweise einen potenzierenden Effekt auf den Risikofaktor Schädel-Hirn-Trauma auszuüben (Mayeux et al. 1995), was als Hinweis auf synergistische Effekte zwischen genetischen und Umweltrisikofaktoren interpretiert wurde. In einer Interaktionsanalyse von genetischen und Umweltfaktoren der Alzheimer-Demenz war der Risikofaktor Schädel-Hirn-Trauma unabhängig von dem Faktor familiäre Belastung mit einer Demenzerkrankung (van Duijn et al. 1994).

Potenzierender Effekt durch APOE4-Genotyp

5 Depression

Aus einer prospektiven Studie von Kral u. Emery (1989) ergaben sich Hinweise dafür, daß depressive Syndrome gehäuft vor Beginn einer dementiellen Entwicklung auftreten könnten. Die Autoren zeigten, daß 79% von 44 älteren Patienten mit depressiver Symptomatik, v.a. bei gleichzeitigem Vorhandensein von ausgeprägten kognitiven Störungen, in einem anschließenden Zeitraum von 4–18 Jahren eine Alzheimer-Demenz entwickelten. Jorm et al. (1991) konnten im Rahmen des EURODEM-Projekts in einer Metaanalyse von 12 Fall-Kontroll-Studien eine statistisch signifikante Assoziation des Faktors Depressionsanamnese mit dem Auftreten einer Alzheimer-Demenz nachweisen (RR 1,82; 1,16–2,86). Diese Assoziation blieb sowohl für die Depressionsanamnese in dem Zeitraum von unter 10 Jahren als auch über 10 Jahren vor Beginn der Demenz signifikant. Eine separate Analyse von Patienten mit frühem und spätem Beginn der Alzheimer-Demenz zeigte, daß die signifikante positive Assoziation eigentlich nur für die Subgruppe der Patienten mit spätem Beginn gilt (RR 4,46 bei Alzheimer-Demenz mit spätem Beginn versus RR 0,71 bei Alzheimer-Demenz mit frühem Beginn). Die Durchführung einer antidepressiven Therapie zeigte dabei keinen Einfluß auf das RR. Die antidepressive Therapie wurde hier nicht weiter subklassifiziert, z.B. im Hinblick auf die Verwendung von Substanzen mit oder ohne anticholinerges Wirkungsspektrum.

Erhöhtes Risiko bei Depressionsanamnese

Kein Einfluß der antidepressiven Therapie

Devanand et al. (1996) bestätigten diese Befunde in einer Längsschnittstudie an 478 Probanden aus einer Gemeinde in North Manhattan, New York, und errechneten ein RR von 2,94 (1,76–4,91) für den Faktor Depression, dokumentiert anhand der *Hamilton Rating Scale for Depression*. Aus der Interaktionsanalyse von van Duijn (1994) ergaben sich keine Unterschiede zwischen Alzheimer-Patienten mit und ohne Familienanamnese für Demenz im Hinblick auf den Risikofaktor Depressionsanamnese. Belastende Lebensereignisse (z.B. Verlust des Lebenspartners, Scheidung, Verlust eines Kindes) zeigten keine Assoziation mit dem Auftreten einer Alzheimer-Demenz. Bezüglich der Assoziation von Depression(en) in der Anamnese und dem Auftreten einer Alzheimer-Demenz könnte pathogenetisch die frühe Involvierung des serotonergen und katecholaminergen Systems im Rahmen der Neurodegeneration bei der Alzheimer-Demenz eine Rolle spielen.

Kein Einfluß belastender Lebensereignisse

6 Einfluß von Ausbildung und Beruf

Im Rahmen der oben erwähnten als Längsschnitt angelegten Rotterdam-Studie zeigte eine cross-sektionale Auswertung einer Stichprobe eine signifikante Erhöhung der Prävalenz der Alzheimer-Demenz bei Probanden mit niedrigem Ausbildungsgrad (Ott et al. 1995). Der Ausbildungsgrad wurde mit Hilfe eines Standardinstruments erhoben, das die Einteilung in 7 Ausbildungsniveaus ermöglicht. Die 4 höchsten Ausbildungsniveaus wurden zu einer Kategorie zusammengefaßt. Somit ergaben sich 4 Ausbildungskategorien: 1. Hauptschulabschluß (26% der Probanden), 2. niedrige Berufsausbildung (20%), 3. mittlere Schulbildung (15%), 4. mittlere Berufsausbildung bis hohe (universitäre) Bildung (39%). Unter Verwendung des Ausbildungslevels 4 als Referenz stieg das Risiko, an einer Alzheimer-Demenz zu erkranken, ab dem Ausbildungsniveau Stufe 2 auf einen RR-Wert von 2,0 (1,3–4,1), bei einem Ausbildungsniveau Stufe 1 auf einen RR-Wert von 3,2 (2,2–4,6). Bei der letztgenannten Stufe stieg auch das Risiko für andere Demenzformen, einschließlich der vaskulä-

Erhöhtes Risiko bei niedrigem Ausbildungsniveau

ren Demenz. Dieses Ergebnis findet sich in Einklang mit mindestens 7 weiteren publizierten Arbeiten. Ein gewisser diagnostischer Bias könnte durch den Einfluß des Ausbildungsgrades auf die Leistungen in den psychometrischen Tests, die zum Screening der Patienten verwendet werden, vorhanden sein.

Snowdon et al. (1996) analysierten mit Hilfe sprachwissenschaftlicher Methoden handgeschriebene Biografien, die von Novizinnen vor dem endgültigen Eintritt in den Orden verfaßt wurden („The Nun-Study"). Diese biografischen Skizzen lagen bei den zwischen 75 und 95 Jahre alten Nonnen im Mittel 58 Jahre zurück. In dieser Studie waren die Biografien der 14 Patientinnen, die eine später neuropathologisch bestätigte Alzheimer-Demenz entwickelt hatten, durch linguistische Mängel und Auffälligkeiten, wie z.B. Ideenarmut und geringe grammatikalische Komplexität, gekennzeichnet. Auch bei den Nonnen, bei denen im höheren Lebensalter kognitive Einschränkungen festgestellt wurden, waren bereits in der Analyse der Biografien aus dem frühen Lebensabschnitt vergleichbare Mängel festzustellen. Linguistische Störungen im frühen Lebensalter wurden als Prädiktor für kognitive Störungen im höheren Lebensalter gewertet.

„The Nun-Study"

- linguistische Störungen als früher Prädiktor

Stern et al. (1995) haben darauf hingewiesen, daß die Überlebenszeit nach Diagnosestellung einer Alzheimer-Demenz bei Patienten mit hohem Ausbildungsgrad geringer ist als bei Patienten mit niedrigem Ausbildungsgrad. Dies wurde dahingehend interpretiert, daß die zugrundeliegende Neurodegeneration bei Patienten mit hohem Ausbildungsgrad bei der Diagnosestellung bereits weiter fortgeschritten sei. Eine weitere Möglichkeit, die in Betracht gezogen wird, ist, daß bei niedrigem Ausbildungsgrad auch die Faktoren schlechtere Lebensführung und Ernährung sowie die höhere Exposition gegenüber Noxen eine nicht vom Faktor Ausbildungsgrad trennbare Rolle spielen könnten.

7 Vaskuläre Risiken

Vaskuläre Faktoren wurden auf verschiedenen Ebenen mit der Alzheimer-Demenz assoziiert. Bei der Alzheimer-Demenz liegen ausgeprägte degenerative Veränderungen der zerebralen Mikrovaskulatur vor, erhebliche Amyloidablagerungen finden sich außerhalb des Hirnparenchyms auch im vaskulären System. Eine diffuse Dichteminderung des Marklagers (Leukaraiose) ist mit einer Erkrankung der kleinen Gefäße, aber auch mit dem Fortschreiten der Alzheimer-Demenz assoziiert.

Im Rahmen der Rotterdam-Studie untersuchten Hofman et al. (1997) 284 demente Patienten im Vergleich zu 1698 Kontrollpersonen im Hinblick auf Indikatoren für eine Atherosklerose. Mit Hilfe von Ultraschalluntersuchungen der Halsgefäße und Blutdruckmessungen wurde eine Skala mit den Schweregraden 0–3 (keine bis schwere Atherosklerose) erstellt. Sämtliche Indikatoren für Atherosklerose erhöhten das Risiko, an einer Alzheimer-Demenz zu erkranken (OR 1,3–1,8). Das Vorliegen einer schweren Atherosklerose erhöhte die OR auf 3,0 (1,5–6,0), bei zusätzli-

Rotterdam-Studie

- erhöhtes Risiko bei Atherosklerose

chem Vorliegen eines APOE4-Genotyps erhöhte sich die OR auf 3,9 (1,6–9,6). Zum Vergleich: die OR für vaskuläre Demenz lag in der letzeren Gruppe bei 19,8 (4,1–95,0). Somit ergaben sich durch diese Studie zum einen neue statistische Hinweise auf eine gewisse Assoziation der Atherosklerose mit der Alzheimer-Demenz, zum anderen bestätigte sich die statistisch sehr starke Assoziation mit der vaskulären Demenz.

Hisayama-Studie

In der eingangs erwähnten Hisayama-Studie wurden verschiedene vaskuläre Faktoren im Hinblick auf das Risiko einer Alzheimer-Demenz untersucht (Rauchen, Übergewicht, Bluthochdruck, erhöhte Blutfette differenziert nach Subfraktionen, Diabetes mellitus etc.). Signifikant erhöhte RR-Werte ergaben sich für den Faktor niedriger HDL-Cholesterin-Spiegel sowie für den Diabetes mellitus, der häufig mit Angiopathien assoziiert ist (RR 2,18; 0,97–4,90) (Yoshitake et al. 1995).

– erhöhtes Risiko bei niedrigem HDL-Cholesterin-Spiegel und Diabetes mellitus

Potentieller Schutzfaktor: Rauchen

Übereinstimmend ergab sich in einigen Studien ein signifikant erniedrigtes Risiko für Raucher. Graves et al. (1991) errechneten in einer Metaanalyse über 11 Fall-Kontroll-Studien einen RR-Wert von 0,78 (0,62–0,98), in der Hisayama-Studie wurde ein RR von 0,73 (0,77–1,80) beschrieben. In der Canadian Study of Health and Aging konnte dieses Ergebnis allerdings nicht bestätigt werden (OR 1,17, 0,77–1,80), ebensowenig in einer Studie des britischen Medical Research Councils aus dem Jahre 1994 (Prince et al. 1994). Die differenten Ergebnisse konnten bis heute nicht erklärt werden.

8 Schilddrüsenunterfunktion

Erhöhtes Risiko bei Hypothyreose

Im Rahmen des EURODEM-Projekts wurden in einer Metaanalyse von 8 Fall-Kontroll-Studien die Faktoren Hyper- und Hypothyreose sowie Struma und allgemeine Schilddrüsenerkrankungen untersucht. Für den Faktor Hypothyreose ergab sich ein signifikant erhöhtes Risiko für eine Alzheimer-Demenz mit einem RR von 2,3 (1,0–5,4) (Breteler et al. 1991). Das minimale Intervall zwischen dem Auftreten einer Hypothyreose und dem Beginn der Demenz betrug 6 Jahre, im Mittel 20 Jahre. Pathogenetische Erklärungsversuche fokussierten auf den Einfluß von thyreotropen Hormonen auf die Reifung des ZNS und auf neuronales Zellwachstum. Die EURODEM-Ergebnisse befinden sich in Einklang mit 2 weiteren Studien, allerdings im Widerspruch zu 7 weiteren Untersuchungen. Somit bleiben diese Befunde zunächst im unklaren.

9 Exposition mit toxischen Substanzen

Erhöhtes Risiko bei Exposition mit Klebstoffen, Pestiziden und Lösungsmitteln

Die Exposition mit potentiell neurotoxischen Substanzen wurde wiederholt als Risikofaktor der Alzheimer-Demenz in Betracht gezogen. Als statistisch signifikant haben sich dabei die Befunde zu Klebstoffen (OR 2,16; 1,25–3,70), Pestiziden (OR 2,17; 1,18–3,99) (Canadian Study of Health and Aging 1994) sowie Lösungsmitteln (OR 2,3; 1,1–4,7) (Kukull et al. 1995) erwiesen.

Aluminium wurde ebenfalls als Risikofaktor für eine Alzheimer-Demenz diskutiert. Im Plasma von Alzheimer-Patienten wurden erhöhte Aluminiumspiegel gefunden, ebenso im Kortex (Basun et al. 1991). Auch in den spezifischen histopathologischen Depositionen der Alzheimer-Demenz, den senilen Plaques und neurofibrillären Bündeln, konnte Aluminium nachgewiesen werden. Die bislang vorliegenden epidemiologischen Studien erfüllten nicht die internationalen Standardkriterien hinsichtlich diagnostischer Genauigkeit, Definition der Population sowie statistischer Power.

Uneinheitliche Ergebnisse zur Aluminiumexposition

Martyn et al. berichteten 1989 von einer Assoziation der präsenilen Alzheimer-Demenz mit einem Aluminiumgehalt im Trinkwasser von über 110 µ/l. Hauptkritikpunkt an dieser Studie war jedoch die mangelnde diagnostische Genauigkeit: die Diagnose einer Alzheimer-Demenz wurde ausschließlich anhand von Überweisungsschreiben für computertomographische Untersuchungen des Kopfes gestellt. Die heute üblichen Kriterienkataloge des ICD-10, des DSM-IV oder der NINCDS-ADRDA (McKhann et al. 1984) wurden nicht erfüllt. Zudem ist zu bemerken, daß das Trinkwasser nur zu etwa 10% zur täglichen Aluminiumeinnahme beiträgt, andere, wichtigere Quellen sind z.B. Tee, Antazida oder industrieller Staub. Eine Assoziation der Alzheimer-Demenz mit der Einnahme von Antazida konnte bislang nicht belegt werden (zur Übersicht s. Nicolini et al. 1991).

10 Alkoholmißbrauch

Im Rahmen der EURODEM-Analysen wurden von Graves et al. (1991) der wöchentliche Alkoholkonsum dokumentiert und in die Kategorien leicht, mittel und schwer gefaßt [unter 3,2 oz (1 oz = 31,104 g) reiner Alkohol pro Woche (etwa 96 g), 3,2–5,95 oz (96–185 g), über 5,95 oz (185 g)]. Der Alkoholkonsum hatte in keiner der Kategorien einen Einfluß auf das Risiko, an einer Alzheimer-Demenz zu erkranken. Diese Ergebnisse stimmen mit denen der Canadian Study und der Hisayama-Studie überein.

Kein erhöhtes Risiko durch Alkoholmißbrauch

11 Schlußbemerkung

Abschließend seien die genannten Risikofaktoren zur Übersicht tabellarisch aufgelistet (Tabelle 1). Pathogenetische Erklärungsmodelle liegen bislang nur bei einem Teil dieser Faktoren vor. Von therapeutischer Relevanz könnte neben der Beeinflussung von Risikofaktoren (wie z.B. Atherosklerose, Exposition mit toxischen Substanzen, Hypothyreose) zukünftig möglicherweise auch die Entschlüsselung der zugrundeliegenden Mechanismen bei potentiellen Schutzfaktoren (wie z.B. Rauchen) sein. Derartige Erkenntnisse könnten zur Entwicklung kausal orientierter Therapiestrategien beitragen.

Therapeutische Relevanz

Tabelle 1.
Risikofaktoren der Alzheimer-Demenz

Faktor	RR-/OR-Wert (Konfidenzintervall: 95%)	Referenz
Familiäre Belastung mit Demenz	OR 3,5 (2,6–4,6)	van Duijn et al. (1991)
	OR 2,62 (1,53–4,51)	Canadian Study (1994)
Familiäre Belastung mit Parkinson-Krankheit	OR 2,4 (1,0–5,8)	van Duijn et al. (1991)
	OR 0,86 (0,28–2,61)	Canadian Study (1994)
Familiäre Belastung mit Down-Syndrom	RR 2,7 (1,2–5,7)	van Duijn et al. (1991)
Alter der Mutter bei Geburt:		
>40 Jahre	RR 1,7 (1,0–2,9)	Rocca et al. (1991)
15–19 Jahre	RR 1,5 (0,8–3,0)	Rocca et al. (1991)
Schädel-Hirn-Trauma	RR 1,82 (1,20–2,67)	Mortimer et al. (1991)
Depression	RR 1,82 (1,16–2,86)	Jorm et al. (1991)
	OR 0,87 (0,46–1,67)	Canadian Study (1994)
	RR 2,94 (1,76–4,91)	Devanand et al. (1996)
Einfluß von Ausbildung und Beruf	RR 2,0–3,2 (1,3–4,1, 2,2–4,6)	Ott et al. (1995)
	OR 4,00 (2,49–6,43)	Canadian Study (1994)
	RR 1,18 (0,61–2,27)	Yoshitake et al. (1995)
Vaskuläre Risiken:		
schwere Atherosklerose	OR 3,0 (1,5–6,0)	Hofman et al. (1997)
Diabetes	RR 2,18 (0,97–4,90)	Yoshitake et al. (1995)
Schilddrüsenunterfunktion	RR 2,3 (1,0–5,4)	Breteler et al. (1991)
Exposition mit toxischen Substanzen:		
Klebstoffe	OR 2,16 (1,25–3,70)	Canadian Study (1994)
Pestizide	OR 2,17 (1,18–3,99)	Canadian Study (1994)
Lösungsmittel	OR 2,3 (1,1–4,7)	Kukull et al. (1995)
Alkoholmißbrauch	keine erhöhtes RR	Graves et al. (1991)

RR Relatives Risiko; *OR* Odds Ratio

12 Literatur

Basun H, Forssel LG, Wetterberg L, Winblad B (1991) Metals and trace elements in plasma and cerebrospinal fluid in normal aging and Alzheimer's disease. J Neural Transm 4:231–258

Breteler MMB, Duijn MC van, Chandra V et al. (1991) Medical history and the risk of Alzheimer's disease: a collaborative re-analysis of case-control studies. Int J Epidemiol 20(Suppl 2):S36–S42

**Canadian Study of Health and Aging (1994) Neurology 44:2073–2080

*Devanand DP, Sano M, Tang MX et al. (1996) Depressed mood and the incidence of Alzheimer's disease in the elderly living in the community. Arch Gen Psychiatry 53:175–182

Duijn CM van, Clayton D, Chandra V et al. (1991) Familial aggregation of Alzheimer's disease and related disorders: A collaborative re-analysis of case-control studies. Int J Epidemiol 20(Suppl 2):S13–S20

**Duijn CM van, Clayton DG, Chandra V et al. (1994) Interaction between genetic and environmental risk factors for Alzheimer's disease. Genet Epidemiol 11:539–551

Graves AB, Duijn CM van, Chandra V et al. (1991) Alcohol and tobacco consumption as risk factors for Alzheimer's disease. Int J Epidemiol 20(Suppl 2):S48–S57

Hirst C, Yee IML, Sadovnick AD (1994) Familial risks for Alzheimer disease from a population-based series. Genet Epidemiol 11:365–374

**Hofman A, Ott A, Breteler MMB et al. (1997) Atherosclerosis, apolipoprotein E, and prevalence of dementia and Alzheimer's disease in the Rotterdam Study. Lancet 349(9046):151–154

Jorm AF, Duijn CM van, Chandra V et al. (1991) Psychiatric history and related exposures as risk factors for Alzheimer's disease: a collaborative re-analysis of case-control studies. Int J Epidemiol 20(Suppl 2):S43–S47

*Kral V, Emery O (1989) Long term follow-up of depressive pseudodementia. Can J Psychiatry 34:445–447

Kukull WA, Larson EB, Bowen JD et al. (1995) Solvent exposure as a risk factor for Alzheimer's disease. Am J Epidemiol 141:1059–1071

*Li G, Silverman JM, Smith CJ et al. (1995) Age at onset and familial risk in Alzheimer's disease. Am J Psychiatry 152:424–430

Martyn CN, Osmond C, Edwardson JA, Barker DJP, Harris EC, Lacey RF (1989) Geographical relation between Alzheimer's disease and aluminium in drinking water. Lancet 1(8629):59–62

Mayeux R, Ottmann R, Maestre G et al. (1995) Synergestic effects of traumatic head injury and apolipoprotein-E4 in patients with Alzheimer's disease. Neurology 45:555–557

McKenzie JE, Gentleman SM, Roberts GW, Graham DI, Royston MC (1994) Increased numbers of beta APP-immunoreactive neurones in the entorhinal cortex after head injury. Neuroreport 6/1:161–4

McKhann G, Drachman D, Folstein M, Katzman R, Price D, Stadlan EM (1984) Clinical diagnosis of Alzheimer's disease: report of the NINCDS-ADRDA Work Group under the auspices of Department of Health and Human Services Task Force on Alzheimer's Disease. Neurology 34/7:939–944

Mortimer JA, Duijn CM van, Chandra V et al. (1991) Head trauma as a risk factor for Alzheimer's disease: a collaborative re-analysis of case-control studies. Int J Epidemiol 20(Suppl 2):S28–S35

Nicolini M, Zatta PF, Corain B (eds) (1991) Aluminium in chemistry, biology and medicine. A series of advances, vol 1. Raven, New York

**Ott A, Breteler MMB, van Harskamp F, Claus JJ, Cammen TJM van der, Grobbee DE, Hofman A (1995) Prevalence of Alzheimer's disease and vascular dementia: association with education. Br Med J 310:970–973

*Prince M, Cullen M, Mann A (1994) Risk factors for Alzheimer's disease and dementia: a case-control study based on the MRC elderly hypertension trial. Neurology 44:97–104

Rasmusson DX, Brandt J, Martin DB, Folstein MF (1995) Head injury as a risk factor in Alzheimer's disease. Brain Injury 9:213–219

Rocca WA, Duijn CM van, Clayton D et al. (1991) Maternal age and Alzheimer's disease: a collaborative re-analysis of case-control studies. Int J Epidemiol 20(Suppl 2):S21–S27

**Snowdon DA, Kemper SJ, Mortimer JA, Greiner LH, Wekstein DR, Markesbery WR (1996) Linguistic ability in early life and cognitive function and Alzheimer's disease in late life – Findings from the Nun Study. JAMA 275/7:528–532

*Stern Y, Tang MX, Denaro J, Mayeux R (1995) Increased risk of mortality in Alzheimer's disease patients with more advanced educational and occupational attainment. Ann Neurol 37:590–595

**Yoshitake T, Kiyohara Y, Kato I et al. (1995) Incidence and risk factors of vascular dementia and Alzheimer's disease in a defined elderly Japanese population: the Hisayama Study. Neurology 45:1161–1168

Kapitel 7
Molekulargenetik und Molekularbiologie der Alzheimer-Krankheit

R. Sandbrink und K. Beyreuther

1	Einführung	118
2	Histopathologische Merkmale als Ausgangspunkt der molekularbiologischen Forschung	118
3	Klinische Genetik und ätiologische Heterogenität	121
4	Molekulargenetik der Alzheimer-Krankheit	123
4.1	Amyloidvorläuferproteingen	123
4.2	Präseniline	126
4.3	Apolipoprotein E	127
4.4	Mögliche weitere Risikogene, einschließlich der mitochondrialen Mutationen	129
5	Die β-Amyloid-Kaskaden-Hypothese	130
6	β-Amyloid (Aβ) und das Amyloidvorläuferprotein (APP)	133
6.1	Struktur und Expression des APP	133
6.2	APP-Gen-Familie	134
6.3	APP-Prozessierung: sekretorisches APP (sAPP) und Aβ	135
6.4	Regulation der APP-Prozessierung	136
6.5	APP-Funktion	138
6.6	Aβ-Aggregation und Neurotoxizität	141
6.7	Eine physiologische Funktion des Aβ?	144
7	Präseniline	145
7.1	Struktur und Expression der Präseniline	145
7.2	Zellbiologie und Funktion der Präseniline	146
7.3	Biologische Funktion der Präseniline	147
8	tau-Protein	148
9	Apolipoprotein E	151
10	NACP/α-Synuclein	152
11	Implikationen für die Diagnostik	154
12	Therapeutische Ansätze	155
13	Literatur	158

Wir danken Prof. Dr. Christian Haass für die kritische Durchsicht des Manuskripts.

1 Einführung

Ausgangspunkte der Forschung zu molekularen Grundlagen

Ausgangspunkt der Forschung zu molekularbiologischen Grundlagen der Alzheimer-Krankheit waren die charakteristischen histopathologischen Merkmale der Erkrankung, die darauf hinweisen, daß das β-Amyloid (Aβ) und das Amyloidvorläuferprotein (APP) sowie das tau-Protein auf molekularer Ebene am Krankheitsgeschehen beteiligt sind. Durch die molekulargenetische Charakterisierung der verschiedenen genetischen Ursachen der Erkrankung wurde dann nicht nur die zu vermutende pathogenetische Bedeutung des Aβ weitgehend bestätigt, sondern es konnten auch weitere an der Auslösung der Alzheimer-Krankheit beteiligte Gene bzw. Genprodukte identifiziert werden, die Präseniline und das Apolipoprotein E, dessen ε4-Form als Risikofaktor wirkt.

Heutige Forschungsschwerpunkte

Im Mittelpunkt des Forschungsinteresses steht heute neben der Identifizierung weiterer Risikogene für die Erkrankung v.a. die weitere Charakterisierung der Wechselwirkung dieser verschiedenen potentiell am Krankheitsgeschehen beteiligten Moleküle miteinander sowie die Beschreibung ihrer Rollen am Krankheitsgeschehen. Dabei ist zu berücksichtigen, daß es sich bei der Alzheimer-Krankheit offensichtlich um eine ätiologisch heterogene Gruppe von phänotypisch sehr ähnlichen Krankheit(sform)en handelt. Natürlich kann im Rahmen dieses Übersichtsartikels nur eine relativ kleine und subjektive Auswahl aller relevanten Arbeiten erwähnt werden, die tatsächlich zu unserem heutigen Verständnis der Alzheimer-Krankheit auf molekularer Ebene beigetragen haben; für weitere Referenzen muß daher auf die im Text erwähnten und andere Übersichtsarbeiten verwiesen werden.

2 Histopathologische Merkmale als Ausgangspunkt der molekularbiologischen Forschung

Definitive Diagnose der Alzheimer-Krankheit post mortem

Entsprechend den üblicherweise verwendeten diagnostischen Kriterien, so z.B. die des National Institute of Neurological u. Communicative Disorders – Alzheimer's Disease and Related Disorders Association (NINCDS-ADRDA) (McKhann et al. 1984), erfolgt die definitive Diagnose der Alzheimer-Krankheit erst post mortem durch den zusätzlichen Nachweis bestimmter neurohistopathologischer Merkmale. Diese wurden erstmals 1906 von Alois Alzheimer mit dem klinischen Bild einer Demenz in Zusammenhang gebracht und wurden nachfolgend Grundlage für die Abgrenzung der Alzheimer-Krankheit als eigenständiges Krankheitsbild (Alzheimer 1907). Da diese histopathologischen Charakteristika Ausgangspunkt der molekularbiologischen Forschung zur Alzheimer-Krankheit waren, sollen sie im folgenden kurz zusammengefaßt werden.

Nachweis charakteristischer Ablagerungen

In verschiedenen Regionen des Hirns von Alzheimer-Patienten lassen sich mittels spezieller Färbemethoden, so der Amyloidfärbung mittels Kongorot bzw. Thioflavin oder den Versilberungstechniken, regelmäßig charakteristische Ablagerungen nachweisen. Hierzu gehören zum einen die zahlreichen extrazellulären Amyloidablagerungen, als deren Haupt-

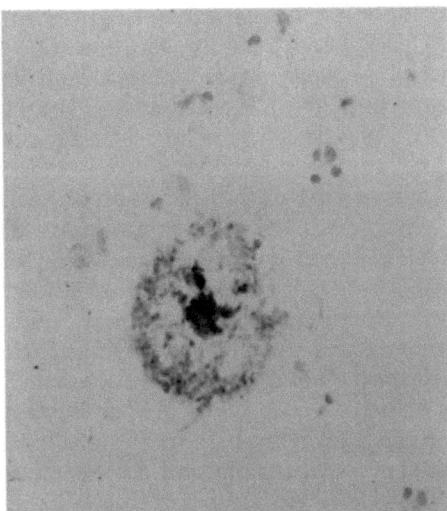
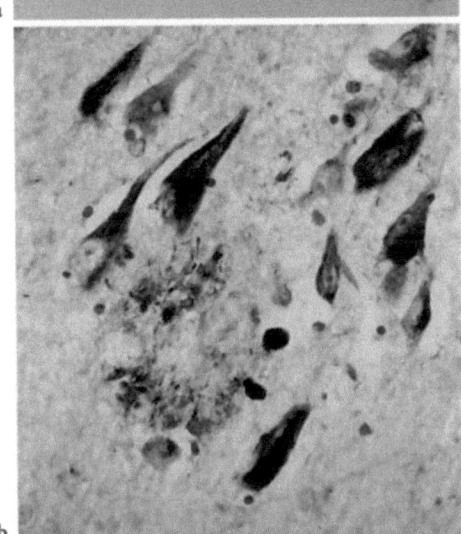
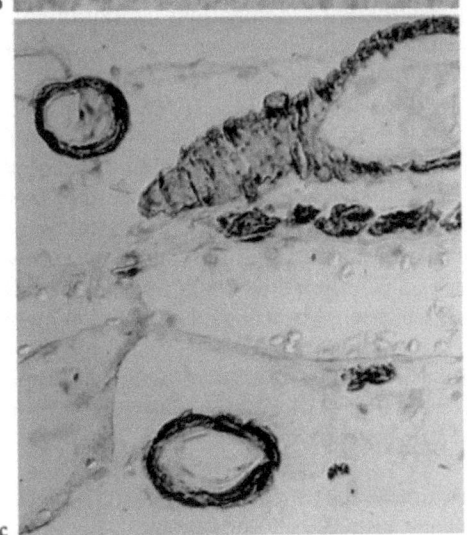

Abb. 1 a–c.
Histopathologische Merkmale der Alzheimer-Krankheit. Immunhistochemische Darstellung, Kerngegenfärbung mit Hämatoxyllin. **a** Senile bzw. neuritische Plaques, angefärbt mit einem Antikörper gegen β-Amyloid (Aβ), **b** Neurofibrillenbündel und neuritische Plaques, angefärbt mit einem Antikörper gegen hyperphosphoryliertes tau (PHF-tau), **c** Kongophile Angiopathie, angefärbt mit einem Antikörper gegen β-Amyloid

bestandteil mit molekularbiologischen Methoden das sog. β-Amyloid (Aβ, auch bezeichnet als βA4-Amyloid) identifiziert wurde, ein proteolytisches Abbauprodukt des β-Amyloid-Vorläuferproteins („amyloid precursor protein"; APP; s. unten) (Kang et al. 1987; Übersichten bei Müller-Hill u. Beyreuther 1989; Selkoe 1994).

Amyloidplaques

Aβ aggregiert zu Fibrillen von weniger als 10 nm Durchmesser, die sich in verdichteter Form zusammenlagern und histopathologisch als Amyloidplaques mit einem Durchmesser von bis zu 0,2 mm erkennbar sind (Abb. 1). Die Ablagerung des Aβ erfolgt im Hirnparenchym als senile oder neuritische Amyloidplaques und zudem als amorphe (diffuse) Plaques ohne Amyloideigenschaften, in Abhängigkeit von der Aggregationsform des Aβ und anderen Faktoren. Einen ganz wesentlichen Einfluß hat dabei die Länge des Aβ am Karboxyterminus. Hier unterscheidet man 2 Aβ-Formen: das sehr viel häufigere Aβ mit insgesamt 39-40 Aminosäurenresten (Aβ40) und das Aβ mit 42-43 Resten (Aβ42/43), das erheblich leichter aggregiert und daher stärker amyloidogen wirkt (Übersichten bei Hardy 1997; Sandbrink u. Beyreuther 1996; Sandbrink et al. 1996; Selkoe 1997; Younkin 1995). Hierauf wird in einem späteren Abschnitt detailliert eingegangen werden.

Zerebrale Amyloidangiopathie

Bei einem Teil der Alzheimer-Patienten tritt zusätzlich in den zerebralen und meningealen Blutgefäßen aggregiertes Aβ als vaskuläres Amyloid auf, das als kongophile Angiopathie oder zerebrale Amyloidangiopathie (CAA) bezeichnet wird. Interessanterweise besteht das Amyloid der CAA zu einem wesentlichen Anteil aus dem „kurzen" Aβ40, während das Amyloid der Plaques überwiegend aus dem „langen" Aβ42/43 besteht (Iwatsubo et al. 1994). Daß die Bildung dieser bei praktisch allen Alzheimer-Patienten nachweisbaren Plaques in enger Beziehung zur Pathogenese der Alzheimer-Krankheit stehen sollte, wurde schon vor der Identifizierung des Aβ als dem Hauptbestandteil der Plaques vermutet. Denn eine histologisch sehr ähnliche Amyloidpathologie wird regelmäßig in früh einsetzender Form bei einem Down-Syndrom (Trisomie 21) beobachtet, bei der sich zur Oligophrenie ja in vielen Fällen eine zusätzliche, altersabhängige dementielle Symptomatik, ähnlich einer Alzheimer-Demenz, einstellt (Iwatsubo et al. 1995). Auch hierauf wird unten noch einmal einzugehen sein.

Neurofibrillenbündel

Ein weiteres, charakteristisches Merkmal ist die Bildung von sog. Neurofibrillenbündeln („neurofibrillary tangles"; NFT) (s. Abb. 1). Hierbei handelt es sich um flammenförmige Anhäufungen abnormer Filamente in den Nervenzellen, also intrazellulär; nach dem Absterben der Zellen finden sie sich allerdings auch als extrazelluläre Gebilde („ghost tangles"). Die doppelhelixartig verdrillten Filamente der Neurofibrillenbündel werden als paarige helikale Filamente („paired helical filaments"; PHF) bezeichnet (Kidd 1963). Hierbei handelt es sich um Aggregate mit einen Durchmesser von 10–20 nm, die in ähnlicher Form auch in neuritischen Plaques und als fädige Strukturen im Neuropil gefunden werden (s. Abb. 1).

Pathologisch verändertes tau-Protein

Hauptkomponente dieser Neurofibrillenbündel ist das in pathologischer Weise veränderte tau-Protein, ein neuronales mikrotubuliassoziiertes

Protein (Grundke Iqbal et al. 1986; Kosik et al. 1986). Das tau der paarigen helikalen Filamente ist im Gegensatz zum löslichen, normalen tau, nicht an Mikrotubuli gebunden, sondern hochgradig phosphoryliert und teilweise fragmentiert (s. unten; Übersichten bei Billingsley u. Kincaid 1997; Goedert 1995; Trojanowski u. Lee 1995). Diese Neurofibrillenbündel werden auch bei anderen neurodegenerativen Erkrankungen gefunden (Übersicht bei Feany u. Dickson 1996). Darüber hinaus finden sich andersartige tau-Ablagerungen in Neuronen und Glia auch bei weiteren Erkrankungen, so der frontotemporalen Demenz mit Parkinsonismus, Chromosom-17-Typ (FTDP-17), die, wie kürzlich gezeigt, durch Mutationen im tau-Gen hervorgerufen wird (s. unten).

Sowohl die Amyloidplaques als auch die Neurofibrillenbündel treten auch bei klinisch gesunden Personen auf, wobei ihre Häufigkeit mit höherem Alter zunimmt. Dieses läßt sich als „stumme" präklinische Phase der Erkrankung interpretieren, d.h., daß erste histopathologische Veränderungen u.U. bereits mehrere Jahrzehnte vor der Manifestation der Erkrankung auftreten können. Im Hinblick auf die Amyloidablagerungen wurde hieraus vor dem Hintergrund der unten genannten molekulargenetischen Ergebnisse zur erblichen (familiären) Form der Alzheimer-Demenz die Hypothese der β-Amyloid-Kaskade abgeleitet. Danach führt die Bildung und/oder Ablagerung des Aβ (speziell des Aβ42/43) über eine komplexe pathologische Kaskade zur Neurodegeneration, an deren Ende das klinische Bild einer Demenz steht (Übersichten bei Hardy 1997; Sandbrink u. Beyreuther 1996; Sandbrink et al. 1996; Selkoe 1997; Younkin 1995). Bevor hierauf detailliert eingegangen wird, sollen daher zunächst die klinische Genetik und die molekulargenetischen Erkenntnisse skizziert werden.

Frühe histopathologische Veränderungen

3 Klinische Genetik und ätiologische Heterogenität

Die Alzheimer-Krankheit ist für mindestens die Hälfte aller Demenzfälle verantwortlich. Im englischen Sprachraum wird die Erkrankung üblicherweise bei einem Manifestationsbeginn in einem Alter von 65 oder älter als „late-onset Alzheimer's disease" (LOAD) bezeichnet, bei Beginn der Symptome in einem jüngeren Alter (etwa 15–20% aller Alzheimer-Patienten) dementsprechend als „early-onset Alzheimer's disease" (EOAD). Im deutschsprachigen Raum werden hierfür häufig auch die Begriffe „senile Demenz vom Alzheimer-Typ" (SDAT) bzw. „präsenile Demenz" verwendet, wobei unter letzterer lange Zeit die Alzheimer-Krankheit im eigentlichen Sinne verstanden wurde. Mittlerweile wird jedoch eine Abgrenzung der präsenilen Fälle als eigene Krankheitsentität allein aufgrund des Alters wegen des im wesentlichen einheitlichen klinischen Verlaufs und identischer histopathologischer Merkmale als nicht gerechtfertigt angesehen. Von einer zunehmenden Zahl von Autoren wird im übrigen als Grenze zwischen LOAD und EOAD ein Alter von 60 Jahren bevorzugt (der Anteil der EOAD-Patienten liegt dann etwa bei 5–10%), um den neueren Erkenntnissen über die unterschiedlichen genetischen Ursachen besser gerecht zu werden.

„Late-onset Alzheimer's disease"
„Early-onset Alzheimer's disease"

*Familiäre Alzheimer-
Krankheit*

Familiäre Fälle einer Alzheimer-Krankheit mit autosomal dominanten Erbgang und vollständiger Penetranz wurden erstmals bereits vor mehr als 60 Jahren beschrieben (Lowenberg u. Waggoner 1934). In der Regel, so auch hier, werden heute nur diese im eigentlichen Sinne erblichen Formen einer Alzheimer-Krankheit als „familiäre Alzheimer-Krankheit" (FAD) bezeichnet. Für einen großen Teil dieser FAD-Fälle konnten die ursächlich verantwortlichen „deterministischen" FAD-Gene identifiziert werden. Wie im folgenden erläutert, handelt es sich dabei um die Präseniline (PS1 und PS2) und das Amyloidvorläuferprotein (APP). FAD-Fälle weisen einen eher frühen Beginn der Erkrankung auf, aber auch unter den Alzheimer-Patienten mit einem Erkrankungsalter unter 60 Jahren machen sie nur einen kleinen Anteil aus, der auf etwa 5–10% geschätzt wird (Cruts et al. 1998; Sandbrink et al. 1996). Sie repräsentieren daher vermutlich nicht mehr als 1% aller Alzheimer-Fälle.

*Multifaktoriell bedingte
Alzheimer-Krankheit*

Hiervon abzugrenzen ist die überwiegende Zahl der Alzheimer-Patienten, bei denen die Erkrankung vermutlich multifaktoriell bedingt ist. Hierzu gehören auch die – rein deskriptiv – oft ebenfalls als „familiär" bezeichneten Alzheimer-Fälle mit mindestens einem weiteren erstgradig Verwandten mit Alzheimer-Krankheit (Übersicht bei Sandbrink et al. 1996). Dieses ist bei etwa 40–50% der Patienten der Fall. Bei diesen Patienten wird, ebenso wie bei den sog. „sporadischen" Alzheimer-Patienten, eine Kombination von nichtgenetischen und genetischen Faktoren als ursächlich verantwortlich für die Erkrankung angenommen. Als ein genetischer Risikofaktor (Suszeptibilitätsgen) konnte dabei, wie unten erläutert, das $\varepsilon 4$-Allel des Apolipoprotein-E-Gens identifiziert werden.

*Erkrankungsrisiko
für erstgradig Verwandte
von Alzheimer-Patienten*

Eine Metaanalyse mehrerer Fall-Kontroll-Studien ergab, daß das Risiko für eine Alzheimer-Krankheit für erstgradig Verwandte eines Alzheimer-Patienten etwa 3,5fach (Konfidenzintervall: 2,6–4,6) gegenüber Kontrollpersonen erhöht ist (van Duijn et al. 1991). Dieses Ergebnis konnte in einer neueren Metaanalyse im wesentlichen bestätigt werden (Lautenschlager et al. 1996). In den meisten dieser Studien wurde kein statistisch signifikanter Unterschied zwischen EOAD- und LOAD-Patienten gefunden, was auf einen nur sehr kleinen Anteil an FAD-Patienten in den untersuchten Patientenkollektiven hinweist.

*„Wahrscheinliche
Alzheimer-Krankheit"*

Das klinische Konzept der Diagnose einer „wahrscheinlichen Alzheimer-Krankheit" („probable Alzheimer's disease") anhand des Ausschlusses anderer möglicher Ursachen einer Demenz beinhaltet a priori die Möglichkeit der Heterogenität der Erkrankung (McKhann et al. 1984). Wie durch die Unterscheidung zwischen Alzheimer-Formen mit unterschiedlicher Erblichkeit und die unten beschriebenen unterschiedlichen molekulargenetischen Befunde belegt, ist in ätiologischer Hinsicht diese Heterogenität sicher gegeben, die sich in der zunehmend häufiger verwendeten Bezeichnung „Alzheimer-Krankheiten" als Sammelbegriff für die verschiedenen Formen niederschlägt. Anhand der klinischen Symptomatik hat sich aber bis heute – trotz vielfacher Versuche – kein eindeutiges Konzept zur Klassifikation von Subgruppen einer Alzheimer-Demenz ergeben, obwohl Unterschiede in der individuellen Verteilung der kognitiven und neurologischen Defizite durchaus bestehen können. Vorstellbar ist, daß sich mit molekularbiologischen Methoden biochemische Parameter definieren lassen, die, in Ergänzung zu den im folgenden geschilderten molekulargenetischen Merkmalen, eine verläßliche Subklassifikation der Alzheimer-Krankheit erlauben. Eine solche Einteilung könnte insbesondere auch von therapeutischer Relevanz sein.

4 Molekulargenetik der Alzheimer-Krankheit

4.1 Amyloidvorläuferproteingen

Bisher konnten 3 Gene identifiziert werden, die in mutierter Form eine familiäre Form von Alzheimer-Demenz (FAD) hervorrufen können (Übersichten bei Hardy 1997; Sandbrink et al. 1996; Selkoe 1997). Das erste FAD-Gen, das identifiziert werden konnte, war das auf dem Chromosom 21 lokalisierte APP-Gen, also das Gen für das Vorläuferprotein des Aβ (Kang et al. 1987). APP stellt ein Glykoprotein mit einer singulären Transmembrandomäne dar, das aufgrund von alternativem Spleißen von 3 der insgesamt 18 Exons (7, 8 und 15) in 8 verschiedenen Isoformen existiert (Sandbrink et al. 1994), die entsprechend ihrer Länge in Aminosäurenresten bezeichnet werden (s. unten). Das APP-Gen war bereits mit seiner Klonierung 1987 als ein geeignetes FAD-Kandidatengen erkannt worden, und etwa zeitgleich war auch ein FAD-Locus auf dem Chromosom 21 nachgewiesen worden (AD1-Locus).

APP-Gen auf Chromosom 21

Schon viel früher hatten sich Hinweise darauf ergeben, daß auf dem Chromosom 21 (mindestens) ein Locus für ein Gen existiert, das auch in nichtmutierter Form aufgrund eines Gendosiseffekts eine früh einsetzende der Alzheimer-Demenz ähnliche Pathologie auslösen kann, da diese, wie bereits erwähnt, bei einem Down-Syndrom (Trisomie 21) regelmäßig beobachtet wird. Dennoch wurden Mutationen im APP-Gen erst 1990 erstmals beschrieben, und zwar in Form einer APP-Mutation an Position 22 der Aβ-Sequenz (Levy et al. 1990; Van Broeckhoven et al. 1990). Diese APP-E693Q-Mutation wurde in Familien mit einer erblichen zerebralen Hämorrhagie mit Amyloidose vom holländischen Typ („hereditary cerebral hemorrhage with amyloidosis of the Dutch type"; HCHWA-D) nachgewiesen, einer seltenen Erkrankung mit rezidivierenden und letztlich infausten zerebralen Blutungen, die durch eine massive β-Amyloid-Ablagerung in den meningealen und zerebralen Mikrogefäßen hervorgerufen wird (s. Abb. 1). Die Mutationen im APP-Gen werden üblicherweise mit geographischen Namen benannt, dementsprechend wird die APP-E693Q- als „Dutch"-Mutation bezeichnet.

„Dutch"-Mutation

Kurze Zeit später wurden mehrere Punktmutationen des Valins an Position 46, bezogen auf die Aβ-Sequenz, nachgewiesen, die mit einem EO-FAD-Phänotyp (FAD mit frühem Erkrankungsbeginn) verbunden sind (Chartier Harlin et al. 1991; Goate et al. 1991; Murrell et al. 1991). Eine dieser Mutationen, die APP-V717I-Mutation („London"), ist die bisher einzige APP-Mutation, die in einer größeren Anzahl voneinander unabhängiger FAD-Familien nachgewiesen wurde. Das durchschnittliche Erkrankungsalter aufgrund dieser V717I-Mutation liegt etwa in der Mitte der 6. Lebensdekade.

„London"-Mutation

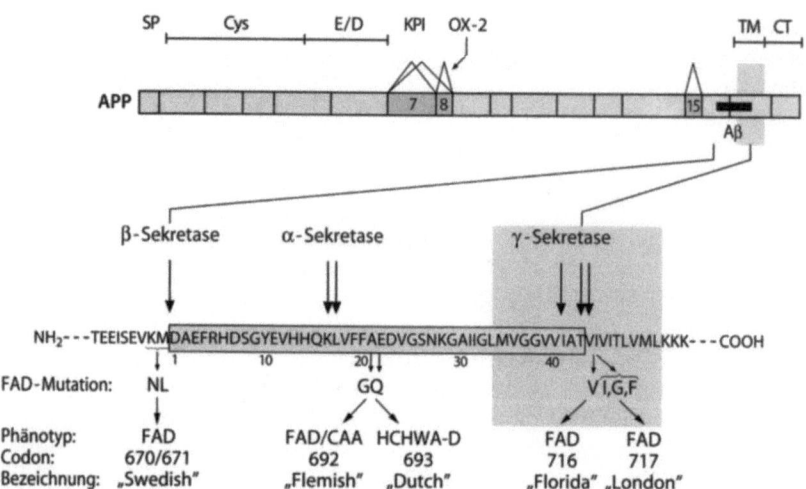

Abb. 2.
Amyloidvorläuferprotein (APP) und β-Amyloid-Protein (Aβ). **Oben** Exon- und Domänenstruktur des APP, **unten** Sequenz im Bereich der Aβ-Region mit den proteolytischen Spaltungsstellen (α, β und γ-Sekretase, Pfeile) und den 6 bekannten FAD-Mutationen im APP-Gen.
APP-Domänen: *SP* Signal Peptid; *Cys* zysteinreiche Domäne; *E/D* Domäne mit hohem Anteil an negativ geladenen Aminosäurenresten; *KPI* Kunitz-Protease-Inhibitor-Domäne; *OX-2* Domäne mit Ähnlichkeit zum Lymphozytenrezeptorprotein MRC OX-2; *TM* Transmembrandomäne; *CT* Zytoplasmatische Domäne. Die verschiedenen APP-Mutationen tragen geographische Bezeichnungen.
Phänotyp: *FAD* Familiäre Alzheimer-Krankheit; *CAA* Kongophile Amyloidangiopathie; *HCHWA-D* Zerebrale Hämorrhaghie mit Amyloidose – holländischer Typ.

„Flemish"-Mutation

Ein Phänotyp, der sich als Alzheimer-Krankheit und/oder massive zerebrale Amyloidangiopathie (CAA) manifestiert, wird von einer weiteren APP-Mutation hervorgerufen, der A692G-Mutation an Position 21 der Aβ-Sequenz („Flemish") (Hendriks et al. 1992). Die wechselnde klinische Symptomatik aufgrund dieser Mutation und ihre Lokalisation – betroffen ist der der HCHWA-D-Mutation (E693Q) unmittelbar vorhergehende Aminosäurenrest – belegen, daß HCHWA-D und FAD phänotypische Varianten der gleichen Erkrankung sind (allelische Erscheinungsformen).

„Swedish"-Mutation

Als weitere FAD-Mutation wurde in einer sehr weit verzweigten schwedischen Familie eine K670N+M671L-Doppelmutation direkt N-terminal zur Aβ-Sequenz identifiziert, die mit einem mittleren Erkrankungsalter von 55 Jahren einhergeht („Swedish") (Mullan et al. 1992). Kürzlich konnte noch eine weitere FAD-Mutation im APP-Gen identifiziert werden, I716 V („Florida"), die ähnlich wie die „London"-Mutation am C-Terminus der Aβ-Sequenz lokalisiert ist (Eckman et al. 1997).

„Florida"-Mutation

Manifestationsalter der familiären Alzheimer-Krankheit bei APP-Mutationen

Das Manifestationsalter einer FAD aufgrund dieser verschiedenen APP-Mutationen liegt je nach Art der Mutation zwischen ca. 40 und 65 Jahren. Typischerweise scheint für die FAD-APP-Mutationen – nicht aber für die FAD-Präsenilin-Mutationen (s. unten) – ein Einfluß des Apolipoprotein-E-Genotyps (APOE; s. unten) auf das individuelle Manifestationsalter für die Erkrankung zu bestehen (Houlden et al. 1998). Weltweit wurden bisher allerdings nicht mehr als 20 Familien mit einer solchen

Tabelle 1. An der Alzheimer-Krankheit beteiligte Gene

Chromosom	Gen	Gendefekt bzw. Prädispositionsform	Erkrankungsalter (Jahre)	Anteil an Alzheimer-Fällen insgesamt	Molekulare Effekte
FAD-Gene (autosomal dominanter Erbgang mit in der Regel kompletter Penetranz):					
21	APP	Missense-Mutationen: K670N+M671L („Swedish") A692G („Flemish") E693Q („Dutch", Phänotyp: HCHWA-D) I716 V („Florida") V717I oder G, F („London")	Mitte 50 (40–65)	<0,5% (≤20 Familien bekannt, v.a. V717I)	K670N+M671L und A692G: → $A\beta$ insgesamt erhöht I716 V und V717I(G, F): → $A\beta42/43$ erhöht
14	PS1 (S182)	Missense-Mutationen: mindestens 44 verschiedene, die 34 Aminosäurenreste betreffen, darunter 2 Spleißmutationen (Exon 4 und Exon 9)	Mitte 40 (24–78)	<1–2% ?, etwa 20%–50% aller FAD-Fälle	Alle bisher untersuchten Mutationen: → $A\beta42/43$ erhöht
1	PS2 (STM2, E5-1)	Missense Mutationen N141I (die meisten Fälle) M239 V	Mitte 50 (40–75)	<0,5%	N141I: → $A\beta42/43$ erhöht
Suszeptibilitätsgene (Risikogene):					
19	APOE	Polymorphismus: ε4-Allel assoziiert mit erhöhtem Alzheimer-Risiko (Allelfrequenz in der Normalbevölkerung: 14%)	≥55	Beitrag bei 30–50%? (= Allelfrequenz bei Alzheimer-Krankheit)	Histopathologie: → erhöhte β-Amyloid-Plaque-Dichte

Für 4 Gene ist eine Beteiligung an der Alzheimer-Krankheit gesichert: 3 FAD-Gene und ein Risikogen (APOE). Nicht in der Tabelle aufgeführt sind die vorgeschlagenen weiteren Suszeptibilitätsgene mit bisher nicht gesicherter Assoziation. Die Existenz weiterer Gene in beiden Gruppen wird angenommen.

FAD-APP-Mutation identifiziert, die meisten davon mit der V717I-Mutation (Abb. 2; Tabelle 1; Übersichten bei Hardy 1997; Sandbrink et al. 1996).

Wie unten detaillierter beschrieben, führen alle FAD-Mutationen im APP-Gen zu Aminosäurensubstitutionen in der Nähe einer der drei für die Amyloidpathogenese relevanten Sekretasespaltstellen, die als α, β und γ bezeichnet werden (s. Abb. 2). Auf diese Weise kommt es zur verstärkten Spaltung des APP an der entsprechenden Stelle, die z. B. im Fall der sog. „Swedish"-FAD-APP-Mutation (Doppelmutation K670N+M671L) zu einer verstärkten Bildung aller $A\beta$-Formen führt (Cai et al. 1993; Citron et

Sekretasespaltstellen

Gesteigerte Bildung des $A\beta42/43$ oder aller $A\beta$-Formen

al. 1992) und im Fall der „London"-Mutation (V717I) sowie der „Florida"-Mutation (I716 V) zu einer verstärkten Freisetzung selektiv der längeren Form Aβ42/43 führt (Eckman et al. 1997; Suzuki et al. 1994; Übersichten bei Hardy 1997; Sandbrink et al. 1996; Selkoe 1997). In ähnlicher Weise vermutet man als Ursache für die Alzheimer-Pathologie bei einem Down-Syndrom einen Gendosiseffekt aufgrund der überzähligen Kopie des APP-Gens, die über eine Überexpression des APP eine vermehrte Bildung des Aβ bewirkt.

4.2 Präseniline

PS1-Mutationen auf Chromosom 14

Zwei weitere FAD-Gene konnten 1996 identifiziert werden. Sie werden heute als Präseniline („presenilins"; PS) bezeichnet. Zunächst wurde hiervon mittels positionellem Klonieren das Präsenilin-1-(PS1-)Gen als das lange gesuchte FAD-Gen auf dem Chromosom 14 identifiziert (AD3-Locus) (Sherrington et al. 1995). PS1-Mutationen sind die häufigste bekannte Ursache einer FAD, aber auch sie stellen, soweit erkennbar, nach neueren Untersuchungen nur in ca. 20% aller autosomal dominanten FAD-Fälle die ursächlich verantwortliche genetische Veränderung (Cruts et al. 1998). In mehr als 72 FAD-Familien (und in 2 sporadischen Alzheimer-Fällen) wurden bisher mindestens 44 verschiedene PS1-Mutationen identifiziert, die mindestens 34 verschiedene Aminosäurenreste betreffen und im gesamten kodierenden Abschnitt des Gens zu finden sind [Abb. 3; s. Tabelle 1; aus Hardy (1997), ergänzt].

Missense-Mutationen

Bis auf 2 Ausnahmen handelt es sich bei allen diesen Mutationen um Missense-Mutationen, die den Austausch eines einzelnen Aminosäurenrests bewirken. Bei einer Mutation handelt es sich um eine Nonsense-Mutation, die zu einem verkürzten Genprodukt führt (Tysoe et al. 1998). Eine andere Mutation zerstört die Spleißakzeptorstelle vor Exon 9 und

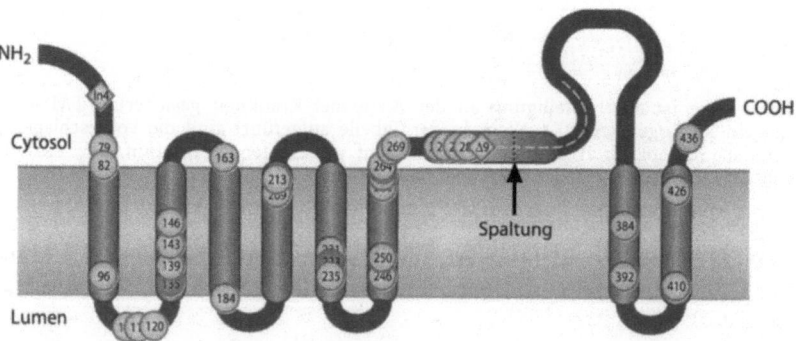

Abb. 3.
Modell der Präsenilinstruktur und Position der bekannten FAD-Mutationen in den Präsenilinen

PS1-Mutationen: offene Kreise; PS2-Mutationen: schraffierte Kreise. Die ΔExon-9-Mutation (Δ9) der Spleißakzeptorstelle vor Exon 9 im PS1-Gen führt zur Deletion des Exon 9 ohne Leserasterverschiebung und zu einer Missense-Mutation (gestrichelt), die Mutation im 5'-Spleiß-Donorbereich im Intron 4 (In4) zu verkürzten Genprodukten. „Spaltung" bezeichnet die Stelle der proteolytischen Spaltung in PS1, in ähnlicher Weise für PS2 vermutet; weitere Prozessierungswege existieren.

führt so zu einer Deletion ohne Leserasterverschiebung mit einem einzelnen Aminosäureaustausch (s. Abb. 3). Bemerkenswert ist, daß ein bestimmter Aminosäureaustausch innerhalb der hydrophilen Schleife, E318G (Exon 9), wie kürzlich gezeigt werden konnte, nicht mit einem erhöhten Risiko, an einer Alzheimer-Demenz zu erkranken, einhergeht: Offensichtlich handelt es sich hierbei um einen seltenen Polymorphismus ohne pathologische Relevanz (Mattila et al. 1998; Sandbrink et al. 1996).

Das durchschnittliche Erkrankungsalter für die einzelnen PS1-Mutationen liegt zwischen 30 und 58 Jahren (im Mittel bei ca. 45 J.). Ein besonders früher Erkrankungsbeginn ist mit der P117L-Mutation verbunden, für die ein durchschnittliches Erkrankungsalter von 30 Jahren berichtet wurde; einer der Betroffenen war sogar schon im Alter von 24 Jahren erkrankt und mit 28 Jahren verstorben (Wisniewski et al. 1998). Auch bei der L235P-Mutation liegt das Erkrankungsalter relativ niedrig (im Durchschnitt 32 Jahre). Neben der P117L-Mutation gehen auch die anderen Mutationen im Exon 5 (Transmembrandomäne II; s. Abb. 3) mit einem relativ jungen Erkrankungsalter einher, das hier im Durchschnitt bei etwa 40 Jahre liegt. Bis auf eine Ausnahme (Rossor et al. 1996) sind alle diese FAD-PS1-Mutationen, soweit z. Z. beurteilbar, vollständig penetrant. Die überwiegende Zahl der PS1-Mutationen wurde jeweils nur in einer FAD-Familie nachgewiesen, so daß davon auszugehen ist, daß zukünftig noch weitere PS1-FAD-Mutationen identifiziert werden.

Erkrankungsalter bei PS1-Mutationen

Das Präsenilin-2-Gen (PS2) auf Chromosom 1 (AD4-Locus) wurde aufgrund seiner Homologie zu PS1 nur kurze Zeit später identifiziert (Levy-Lahad et al. 1995; Rogaev et al. 1995). Hierfür wurden bisher in 3 z. T. sehr großen Familien 2 Mutationen nachgewiesen, beides ebenfalls Missense-Mutationen. Die bekannteste ist die bei den sog. „Wolga-Deutschen"-FAD-Patienten auftretende N141I-Mutation mit einem mittleren Erkrankungsalter von 52 Jahren (40–85 Jahre), wobei aber keine vollständige Penetranz besteht.

PS2-Gen auf Chromosom 1

Mit der Identifizierung der Präsenilinmutationen stellte sich natürlich sofort die Frage, ob auch diese Mutationen, wie die FAD-Mutationen im APP-Gen, die Freisetzung von Aβ42/43 erhöhen. Dieses konnte dann tatsächlich für alle bisher untersuchten FAD-Mutationen in den Präsenilingenen, wie bei den FAD-Mutationen im APP-Gen, sowohl in vivo (Plasmaproben) als auch in vitro (an Fibroblasten von FAD-Patienten und in transfizierten Zellen) nachgewiesen werden (Scheuner et al. 1996; Übersichten bei Haass 1997; Hardy 1997; Sandbrink u. Beyreuther 1996; Sandbrink et al. 1996; Selkoe 1997). Somit ist allen bisher untersuchten FAD-Mutationen der 3 bekannten FAD-Gene gemeinsam, daß sie die Menge des Aβ, insbesondere des stärker amyloidogenen Aβ42/43, erhöhen.

Erhöhung der Freisetzung von Aβ42/43 auch bei FAD-Mutationen der Präseniline

4.3 Apolipoprotein E

Die weit überwiegende Zahl der Alzheimer-Fälle ist aber multifaktoriell bedingt, unter Beteiligung von sog. Risiko- oder Suszeptibilitätsgenen.

Als ein solches Suszeptibilitätsgen konnte 1993 das Apolipoprotein-E-(APOE-)Gen auf Chromosom 19 identifiziert (Corder et al. 1993; Strittmatter et al. 1993; Übersichten bei Roses 1996; Sandbrink et al. 1996) und seitdem in sehr vielen Studien immer wieder bestätigt werden (AD2-Locus). Das APOE-Gen tritt im wesentlichen in 3 verschiedenen Allelen auf, die als ε2 (in Europa ca. 7%), ε3 (78%) und ε4 (15%) bezeichnet werden. Die entsprechenden Genprodukte, bezeichnet als apoE, unterscheiden sich in 2 Aminosäurenresten an den Positionen 112 (C in E2 und E3, R in E4) und 158 (C in E2, R in E3 und E4).

Risikoerhöhung bei Vorhandensein des APOE-ε4-Allels

Das Vorhandensein des APOE-ε4-Allels erhöht das Risiko, an einer Alzheimer-Demenz zu erkranken, zumindest teilweise, möglicherweise indem es das durchschnittliche Erkrankungsalter senkt. Im einzelnen, so ergab eine ältere Metaanalyse mehrerer Studien, beträgt die Allelfrequenz des APOE ε4 bei der Late-onset-familial-Alzheimer-Demenz 48% (95%-Konfidenzintervall: 45–51%) und bei der Late-onset-sporadic-Form 37% (Konfidenzintervall: 35–39%), während sie bei der Early-onset-Alzheimer-Erkrankung niedriger liegt (42% bzw. 28%) (Van Gool et al. 1995).

Erniedrigung des Manifestationsalters der Erkrankung durch APOEε4

Es wurde berichtet, daß sich in den LOAD-Familien das Manifestationsalter der Alzheimer-Krankheit pro Kopie des ε4-Allels um etwa 5–9 Jahre erniedrigt. Im Vergleich zu Individuen ohne APOE-ε4-Allel, entspricht diesem in homozygoten APOE-ε4-Gen-Trägern ein ca. 8fach höheres Risiko und in heterozygoten ein ca. 3fach erhöhtes Risiko, im Alter von 70 Jahren oder älter an Alzheimer-Demenz zu erkranken. Andere Studien geben als relatives Alzheimer-Risiko (Odds Ratio) Werte von 2,2–4,4 (bei einem APOE-ε4-Allel) und 5,1–17,9 (bei 2 ε4-Allelen) an (Übersichten bei NIA/AA 1996; Roses 1996; Sandbrink et al. 1996).

Relatives Erkrankungsrisiko

Eine neuere, umfassende Metaanalyse anhand von 5930 Patienten und mehr als 8000 Kontrollpersonen ergab ein relatives Risiko, an Alzheimer-Demenz zu erkranken, (Odds Ratio) für ε4/ε4-Homozygote kaukasischer Abstammung von 14,9 (Konfidenzintervall: 10,8–20,6), für ε3/ε4 von 3,2 (2,3–3,8) und für ε2/ε4 von 2,6 (1,6–4,0) im Vergleich zu ε3/ε3-Homozygoten (Farrer et al. 1997). Nach einer anderen neueren Untersuchung anhand von 310 LOAD-Familien ist der APOE-ε4-Effekt besonders ausgeprägt in der Altersgruppe zwischen 61 und 65 Jahren. Zugleich ist aber der Einfluß auf das Manifestationsalter deutlich geringer als ursprünglich berichtet (Blacker et al. 1997).

Protektive Wirkung des APOE-ε2-Allels

In mehreren Studien fanden sich Hinweise, daß das APOE-ε2-Allel eine protektive Wirkung in bezug auf das Risiko, an Alzheimer-Demenz zu erkranken, besitzt, indem es den Erkrankungsbeginn hinauszögert bzw. das Erkrankungsrisiko senkt. So auch in der erwähnten neueren Metaanalyse: Hier betrug das relative Risiko, im Vergleich zu ε3/ε3, für ε2/ε2 und ε2/ε3 0,6 (Konfidenzintervall: 0,2–2,0 bzw. 0,5–0,8) (Farrer et al. 1997); der Einfluß des ε2-Allels wird aber in der Literatur kontrovers diskutiert (Übersicht bei Sandbrink et al. 1996).

Zusammenhang zwischen arteriosklerotischen

Nach einer neueren epidemiologischen Untersuchung besitzen APOE-ε4-Gen-Träger ein noch deutlich höheres Risiko für eine Alzheimer-Erkrankung, wenn zusätzlich arteriosklerotische Veränderungen bestehen (Hofman et al. 1997). Da schon seit vielen Jahren eine Assoziation des APOE-ε4-Allels mit arteriosklerotische Veränderungen und Myokardinfarkten bekannt ist (s. unten), betont dieses Resultat einen Zusammenhang zwischen arteriosklerotischen Gefäßschäden und Alzheimer-Krankheit. Es soll ausdrücklich betont werden, daß das APOE-ε4-Allel „nur" eine Risikoerhöhung für die Erkrankung bewirkt: Mehr als die Hälfte aller Alzheimer-Patienten besitzen kein APOE-ε4-Allel, und nur ein Teil der ε4-Gen-Träger ist tatsächlich von der Erkrankung betroffen.

Veränderungen und Alzheimer-Krankheit

Ähnlich wie die FAD-Mutationen, scheint auch das Apolipoprotein E in seinen verschiedenen Allelen den Stoffwechsel des β-Amyloids zu modulieren. Hierauf weist u. a. die mittlerweile mehrfach reproduzierte Beobachtung einer Assoziation des APOE-ε4-Allels mit der Zahl und Dichte der β-Amyloid-Ablagerungen im Hirn hin (Rebeck et al. 1993; Schmechel et al. 1993). Aufgrund von biochemischen Untersuchungen wird angenommen, daß der die Alzheimer-Krankheit fördernde Effekt nicht wie im Fall der FAD-Mutationen auf einer veränderten Freisetzung des Aβ beruht, sondern durch eine Steigerung der Aggregation bzw. eine Hemmung des Aβ-Abbaus bewirkt werden könnte (s. unten). Im Sinne einer Chaperon-Funktion des apoE ist hier auch eine reduzierte Aβ-Bindung an das apoE4 denkbar, wie aufgrund von In-vitro-Untersuchungen vorgeschlagen wurde (s. unten) (Strittmatter et al. 1993). Die ganz überwiegende Mehrzahl der „sporadischen" Alzheimer-Patienten weist jedenfalls keine erhöhten Aβ42/43-Mengen im Plasma auf, wie in mehreren Studien gezeigt werden konnte (z. B. (Ida et al. 1996; Motter et al. 1995)).

Modulation des Aβ-Stoffwechsels durch APOE

Eine jüngere Studie ergab, daß eine bestimmte Variante des APOE-Promotors, basierend auf einen Polymorphismus an Position 491 im APOE-Gen, unabhängig vom APOE-Genotyp (ε2, ε3 bzw. ε4) mit einem erhöhten Risiko, an Alzheimer-Demenz zu erkranken, assoziiert zu sein scheint (Bullido et al. 1998). Da diese Variante mit einer stärkeren Expression des APOE-Gens einhergeht, weist dieses auf einen Zusammenhang zwischen apoE-Bildung und dem Risiko für eine Alzheimer-Erkrankung hin. Auch eine bestimmte Variante eines weiteren Polymorphismus im APOE-Promotor ist nach einer anderen Studie mit einem erhöhten Risiko für Alzheimer-Demenz verbunden (Lambert et al. 1998). Diese Studien stehen in sehr guter Übereinstimmung mit der Beobachtung, daß in APOE-Knockout-Mäusen (APOE$^{-/-}$), die zugleich transgen für das humane V717I-APP-FAD-Gen (s. unten) (Games et al. 1995) sind, die Ausbildung der Amyloidpathologie im Vergleich zu transgenen Kontrolltieren wesentlich verzögert ist (Bales et al. 1997).

Möglicher Einfluß eines Polymorphismus im APOE-Gen-Promotor

4.4 Mögliche weitere Risikogene, einschließlich der mitochondrialen Mutationen

Neben dem APOE wurden in den letzten Jahren verschiedene weitere Risikogene vorgeschlagen, wie z. B. das A-Allel des $α_1$-Antichymoptrypsin-Gens (ACT-A) und das 5-Repeat-Allel des VLDL-Rezeptor-Gens („very low density lipoproteins"; VLDL-R), ohne daß sich bisher eindeutige Belege für die generelle Gültigkeit der vorgeschlagenen Assoziationen erge-

Verschiedene weitere Risikogene

ben haben. Auch das HLA-A2-Gen scheint mit einem früheren Erkrankungsbeginn verbunden zu sein (diskutiert in Sandbrink et al. 1996). Ein großes Interesse hatte die Beobachtung hervorgerufen, daß eines von zwei Allelen eines Polymorphismus im Intron 8 des PS1 mit einem erhöhten Risiko für Alzheimer-Krankheit einherzugehen scheint (Wragg et al. 1996). Auch diese Beobachtung konnte in mehreren anderen Studien nicht repliziert werden. In jüngerer Zeit wurde u.a. berichtet, daß die K-Variante des Butyrylcholinesterasegens mit einem erhöhtem Risiko einer LOAD verbunden sei (Lehmann et al. 1997) sowie daß eine Assoziation zwischen einem bestimmten Allel des Bleomycinhydrolasegens und Alzheimer-Krankheit bestehen könnte (Montoya et al. 1998).

Zusammenhang von Alzheimer-Demenz und mitochondrialen Mutationen

Von besonderem Interesse sind jüngste Ergebnisse, die auf einen seit längerem postulierten Zusammenhang der Alzheimer-Krankheit mit bestimmten mitochondrialen Mutationen hinweisen (Davis et al. 1997). Seit Jahren ist bekannt, daß der Energiestoffwechsel im Hirn von Alzheimer-Patienten abnorm erniedrigt ist (Übersicht bei Hoyer 1998). Nun wurde berichtet, daß bei Alzheimer-Patienten in 2 mitochondrialen Genen, die für das katalytische Zentrum der Cytochromoxidase kodieren, CO1 und CO2, statistisch signifikant häufiger spezifische Mutationen nachweisbar sind, die in den meisten Fällen zudem gemeinsam auftraten (Davis et al. 1997). Von 60% der untersuchten Alzheimer-Patienten wiesen mehr als 20% der mitochondrialen Genome die mutierte Form auf, während nur bei 20% der Kontrollpersonen ein derartig hoher Anteil an mitochondrialen Genomen mit diesen Mutationen gefunden wurde. In vitro konnte gezeigt werden, daß diese Mutationen eine Störung der Atmungskette auslösen, die sich u.a. in einer erhöhten Freisetzung freier Sauerstoffradikale äußert (Davis et al. 1997). Diese, so wird seit längerem vermutet, könnten an der Alzheimer-Pathogenese beteiligt sein, da freie Radikale die Aggregation des Aβ in vitro verstärken und zudem eine gesteigerte APP-Bildung als Folge einer gestörten Cytochromoxidase in vitro beobachtet worden war (s. unten).

Neueste Untersuchungen ergaben aber mittlerweile Hinweise darauf, daß die von Davis et al. publizierte Assoziation auf eine artifizielle Kontamination mitochondrialer DNS-Präparationen mit nukleärer DNS zurückzuführen sei, da diese die Sequenz für bestimmte CO1- und CO2-Pseudogene enthält (Hirano et al. 1997; Wallace et al. 1997). Daher ist die Gültigkeit der berichteten Assoziation einer Alzheimer-Krankheit mit mitochondrialen Mutationen erneut zweifelhaft und z.Z. nicht geklärt.

5 Die β-Amyloid-Kaskaden-Hypothese

Neurodegeneration durch Aβ-Bildung bzw. -Ablagerungen

Mit der Identifizierung der FAD-Mutationen im APP-Gen wurde erstmals nachgewiesen, daß eine genetische Veränderung des Vorläuferproteins des Aβ hinreichend für die Auslösung einer Alzheimer-Krankheit (in ihrer autosomal dominant erblichen Form) ist. Vor dem Hintergrund der β-Amyloid-Ablagerung als einem typischen Merkmal der Alzheimer-Krankheit und der sich regelmäßig ausbildenden Amyloidpathologie in Kombination mit einer dementiellen Symptomatik auch bei Down-Syndrom (Trisomie 21, s. oben) wurde hieraus die Hypothese der β-Amyloid-Kaskade abgeleitet. Danach führt bei der Alzheimer-Krankheit die Bildung und/oder Ablagerung des Aβ über eine komplexe pathologische Kaskade zur Neurodegeneration, an deren Ende das klinische Bild einer Demenz steht (Hardy u. Allsop 1991; Übersichten bei Haass 1997; Hardy 1997; Sandbrink u. Beyreuther 1996; Sandbrink et al. 1996; Selkoe 1997).

Wie geschildert, ergab dann die molekularbiologische Analyse der verschiedenen FAD-Mutationen im APP-Gen, daß das gemeinsame Merkmal dieser Mutationen eine Erhöhung des „langen" Aβ42/43 ist: entweder selektiv wie bei den „London"- und „Florida"-Mutationen, vermutlich aufgrund einer verstärkten γ-Sekretase Spaltung (Eckman et al. 1997; Suzuki et al. 1994), oder aber als Teil einer verstärkten Bildung aller Aβ-Formen, so bei der „Swedish"-Mutation infolge einer vermehrten β-Sekretase-Spaltung (Cai et al. 1993; Citron et al. 1992) und bei der „Flemish"-Mutation infolge einer verminderten α-Sekretase-Spaltung (Haass et al. 1994). Dieses führte zur Modifikation der β-Amyloid-Kaskaden-Hypothese in der Form, daß man nun als pathogenetisch entscheidenden Faktor die Bildung des Aβ42/43 ansehen mußte (Younkin 1995). Die Charakterisierung der Präsenilinmutationen zeigte dann, daß auch diese, soweit untersucht, sowohl in vivo (Plasmaproben) als auch in vitro (an Fibroblasten von FAD-Patienten und in transfizierten Zellen) zu einer verstärkten Bildung von Aβ42/43 führen (Scheuner et al. 1996), wie durch die β-Amyloid-Kaskaden-Hypothese vorhergesagt. Somit ist allen bisher untersuchten FAD-Mutationen der 3 bisher bekannten FAD-Gene gemeinsam, daß sie die Menge des Aβ, insbesondere des stärker amyloidogenen Aβ42/43, erhöhen.

Aβ42/43-Bildung als pathogenetisch entscheidender Faktor

Entsprechend der β-Amyloid-Kaskaden-Hypothese sollte eine Überexpression von Aβ42/43 evtl. auch bei Mäusen eine der Alzheimer-Krankheit ähnliche Pathologie auslösen können. Tatsächlich wurden in den letzten Jahren – nach vielen anfänglich wenig erfolgreichen Versuchen – entsprechende transgene Tiermodelle etabliert. So lassen sich ausgeprägte Amyloidablagerungen im Hirn einer transgenen Mauslinie („Athena-Exemplar"-Maus) nachweisen, die ein APP-Minigen (APP-cDNS einschließlich verkürzter Intronabschnitte der Introns 6, 7 und 8) mit der V717F-Mutation unter Kontrolle des PDGF-Promotors trägt und bei der eine etwa 5fache Überexpression von APP-Messenger-RNS (APP-mRNS) [80% Kunitz-Protease-Inhibitor-(KPI-)APP] besteht (Games et al. 1995). Ob hiermit Verhaltensauffälligkeiten verbunden sind, ist bisher nicht genau bekannt. Bemerkenswerterweise scheinen Neurofibrillenbündel in diesen Mäusen nicht vorzuliegen, wohl aber eine gewisse tau-Pathologie in einigen der Plaques und im Neuropil (Games et al. 1995; Irizarry et al. 1997).

Transgene Mausmodelle der Alzheimer-Krankheit

– FAD-APP-transgene Mauslinien

Eine ausgeprägte altersabhängige Ablagerung von Amyloid und eine deutliche Erhöhung des Aβ-Konzentrationen im Hirn wurde auch in einer transgenen Mauslinie („Tg2576") gefunden, die APP695sw (APP695 mit der „Swedish"-FAD-Doppelmutation) unter Kontrolle des Prion-Promotors exprimiert (Hsiao et al. 1996). In diesen Mäusen scheinen im Alter von 12 Monaten auch neuritische Plaques mit reaktiven Astrozyten und Mikroglia vorzuliegen (Frautschy et al. 1998), zudem entwickeln die

Mäuse Gedächtnisdefizite (Holcomb et al. 1998; Hsiao et al. 1996). Ähnliche Konstrukte hatten in einem anderen Mausstamm (FVB) bei starker APP-Expression zu ausgeprägten neurologischen Defiziten und zum Tod der Mäuse im Alter von etwa 6 Monaten geführt, ohne daß Amyloidablagerungen nachweisbar waren (Hsiao et al. 1995). Wie mittlerweile durch entsprechende Zuchtexperimente bestätigt werden konnte, belegen diese Befunde die Existenz von genetischen Faktoren im Mausgenom, die die Bildung und Ablagerung des Amyloids und die Art der ausgelösten Symptomatik zu modulieren scheinen.

Kürzlich wurde eine weitere FAD-APP-transgene Maus mit ausgeprägter Amyloidpathologie beschrieben („Sandoz"-Maus), die APP751sw (APP751 mit der „Swedish"-FAD-Doppelmutation) unter der Kontrolle eines Thy1-Promotors exprimiert (Sturchlerpierrat et al. 1997). Kritisch für die Ausbildung der Amyloidpathologie ist in allen diesen erfolgreichen transgenen „Alzheimer-Mausmodellen" – neben der Verwendung eines Mausstamms mit dem richtigen genetischen Hintergrund – eine ausreichenden Expression des Konstrukts, einhergehend mit einer ausgeprägten Aβ-Freisetzung, in Übereinstimmung mit der Amyloid-Kaskaden-Hypothese.

– *FAD-PS1-transgene Mauslinien*

Die bei Patienten und transfizierten Zellen beobachtete Aβ42/43-Erhöhung für die Präsenilin-FAD-Mutationen (s. oben) wurde auch in entsprechenden transgenen Mauslinien nachgewiesen, die PS1 mit der A246E-Mutation (Borchelt et al. 1996) bzw. mit der M146L-Mutation exprimieren („5.1"-Linie) (Duff et al. 1996). Beide Mauslinien zeigen allerdings in den bisher untersuchten Altersstufen trotz der Aβ42/43-Erhöhung keine Amyloidpathologie. Bei Kreuzung der „5.1"-Linie mit der „Tg2576"-Linie, die transgen für APP695sw ist (s. oben), ergab sich in den doppelt transgenen Tieren eine stärkere Erhöhung der Aβ42/43-Freisetzung im Vergleich zu den einfach transgenen Mäusen beider Linien. Diese ging mit einer im Vergleich zu „Tg2576" beschleunigten Amyloidpathologie und ausgeprägteren Verhaltensauffälligkeiten einher, ohne daß in den bisher untersuchten Altersstufen allerdings Neurofibrillenbündel nachweisbar waren (Holcomb et al. 1998).

– *Doppelt transgene Mauslinien*

Dieses konnte auch für die zweite genannte Mauslinie gezeigt werden: Auch hier ergab sich in doppelt transgenen Mäusen, die sowohl die FAD-PS1-cDNS mit der A246E-Mutation als auch ein chimäres murinem/humanes FAD-APP-Konstrukt mit der „Swedish"-Mutation exprimieren, eine deutlich frühere Amyloidbildung als in den entsprechenden Kontrolltieren, die entweder APP „Swedish" mit Wildtyp PS1 exprimieren oder nur das APP-„Swedish"-Konstrukt (Borchelt et al. 1997)

Neurotoxizität des Aβ42/43

Gestützt wird die β-Amyloid-Kaskaden-Hypothese ferner durch die Befunde zur Neurotoxizität des Aβ42/43, wobei aber unklar ist, ob die neurotoxischen Effekte in vivo tatsächlich in dieser Form eine Relevanz besitzen (s. unten). Aufgrund der molekulargenetischen Befunde ist heute die β-Amyloid-Kaskaden-Hypothese jedenfalls zumindest für die erbliche Form der Alzheimer-Krankheit (FAD) weitgehend akzeptiert, auch wenn sie ein sehr einfaches, vielleicht sogar zu einfaches Modell der Alzheimer-Pathogenese darstellt. In der Literatur werden aber auch andere

Mechanismen der FAD-Pathogenese diskutiert, auf die noch einzugehen ist (s. unten).

Für die viel häufigere multifaktoriell bedingte Form der Alzheimer-Krankheit ist die Gültigkeit der β-Amyloid-Kaskaden-Hypothese darüber hinaus in dieser einfachen Form umstritten, hier wird eine sehr viel komplexere Pathogenese angenommen. Aus diesen Gründen ist es notwendig, im folgenden detailliert auf die Molekular- und Zellbiologie des APP und des Aβ einzugehen und anschließend den heutigen Kenntnisstand zu den weiteren potentiell pathogenetisch relevanten Molekülen (Präsenilin, Apolipoprotein E, tau etc.) darzustellen.

Gültigkeit der β-Amyloid-Kaskaden-Hypothese

6 β-Amyloid (Aβ) und das Amyloidvorläuferprotein (APP)

6.1 Struktur und Expression des APP

APP ist ein Glykoprotein mit einer rezeptorähnlichen Struktur, das aus einer großen N-terminalen Domäne, einer singulären Transmembrandomäne und einem kurzen C-terminalen Abschnitt besteht, der zytoplasmatisch lokalisiert ist (Dyrks et al. 1988; Kang et al. 1987) (s. Abb. 2). Die Aβ-Sequenz mit einer Länge von 39–43 Aminosäuren liegt zu etwa einem Drittel innerhalb der Transmembrandomäne und im übrigen in der N-terminalen Ektodomäne (s. Abb. 2). Diese ist, vom N-Terminus ausgehend, durch eine hinter dem Signalpeptid liegende größere zysteinreiche Region und eine saure Domäne charakterisiert.

Struktur des APP

APP existiert aufgrund von alternativem Spleißen von 3 der insgesamt 18 Exons (7, 8 und 15) des APP-Gens in insgesamt 8 verschiedenen Isoformen (Sandbrink et al. 1994), die entsprechend ihrer Länge in Aminosäurenresten bezeichnet werden. Von Neuronen, die eine besonders starke APP-Expression aufweisen, wird ganz überwiegend das APP695 gebildet, die zunächst identifizierte APP-Isoform (Kang et al. 1987). Später wurde gezeigt, daß APP695 nicht die von Exon 7 [Kunitz-Protease-Inhibitor-(KPI-)Domäne] und Exon 8 kodierten Bereiche enthält (s. Abb. 2), während in nichtneuronalen Zellen überwiegend APP-Isoformen mit der KPI-Domäne gebildet werden (Kitaguchi et al. 1988; Ponte et al. 1988; Tanzi et al. 1988). Hierbei handelt es sich v. a. um die Isoformen APP770 (mit Exon 7 und 8) und APP751 (mit Exon 7, kein Exon 8), bzw., wenn zusätzlich die durch Exon 15 kodierte Region nicht enthalten ist, um die Isoformen L-APP752 und L-APP733 (Sandbrink et al. 1994).

Alternatives Spleißen von Exon 7, 8 und 15 des APP-Gens

Solche APP-Isoformen ohne Exon 15 werden auch als L-APP bezeichnet, weil sie zuerst in Leukozyten und Mikroglia nachgewiesen wurden (Konig et al. 1992). In Rattengeweben können diese L-APP-Isoformen teilweise mehr als 50% der gesamten APP-mRNS ausmachen, von Nervenzellen werden sie allerdings, soweit bekannt, nicht gebildet (Sandbrink et al. 1994). Wie in vitro gezeigt werden konnte, sind die L-APP-Isoformen interessanterweise weniger amyloidogen als das v. a. neuronal gebildete APP695, möglicherweise aufgrund einer unterschiedlichen intrazellulären Sortierung (Hartmann et al. 1995). Dieser Effekt scheint unabhängig

L-APP-Isoformen

von einer L-APP-spezifischen posttranslationalen Modifikation zu sein, die durch die Bildung einer ENE-GSG-Fusionssequenz bei Fehlen des durch Exon 15 kodierten Abschnitts ermöglicht wird (Pangalos et al. 1995; Sandbrink et al. 1995; Thinakaran et al. 1995). Diese stellt ein Erkennungssignal für eine Xylosyltransferase dar, die spezifisch das L-APP durch das Anhängen von Chondroitinsulfateinheiten zu Proteoglykanen modifizieren kann, welches dann auch als Appican bezeichnet wird (Pangalos et al. 1995).

APP als „Housekeeping-Gen"

APP wird ubiquitär exprimiert, mit einer stark gewebsabhängigen Verteilung der verschiedenen Isoformen (Sandbrink et al. 1994). Das APP-Gen stellt somit ein sog. „Housekeeping-Gen" dar, in Übereinstimmung mit dem Fehlen einer TATA-Box im APP-Promotor (Salbaum et al. 1988). Im Promotor finden sich mehrere „stress-responsive elements" einschließlich zweier Bindungssequenzen für den Transkriptionsfaktor NF κB (Grilli et al. 1995; Salbaum et al. 1988). Diese stellen möglicherweise die Basis für die Induktion der APP-mRNS-Expression dar, wie sie in vivo in Astrozyten und Mikroglia z. B. nach ischämischen Läsionen oder Axotomie beobachtet wurde (z. B. Banati et al. 1993; Banati et al. 1995; Siman et al. 1989).

6.2 APP-Gen-Familie

APP ist nur ein Mitglied einer Genfamilie, die sich durch bemerkenswerte Ähnlichkeiten in der Domänenstruktur und teilweise auch im alternativen Spleißen auszeichnet. Zur APP-Gen-Familie gehören neben dem APP die beiden APP-ähnlichen Proteine APLP1 und APLP2 („amyloid precursor-like proteins"; APLP), die beide aber nicht die Aβ-Sequenz enthalten, da sich die verschiedenen Mitglieder der APP-Gen-Familie in diesem N-terminal zur Transmembranregion gelegenen Abschnitt (divergente Domäne) sehr stark voneinander unterscheiden. Sie weisen aber sehr weitgehende Homologien im Bereich der zysteinreichen Domäne und in der „sauren" Domäne sowie in ihrem zytoplasmatischen Anteil auf. Im APLP1-Gen fehlen die zum Exon 7 und 8 des APP korrespondierenden Exons, so daß APLP1 nur in einer einzigen neuronal exprimierten Isoform existiert (Paliga et al. 1997; Wasco et al. 1992).

APLP1

APLP2

APLP2 weist nicht nur im Ausmaß der Homologie zum APP (Sprecher et al. 1993; Wasco et al. 1993), sondern auch im Hinblick auf das alternative Spleißen die größere Ähnlichkeit zum APP auf (Sandbrink et al. 1994). So findet sich auch im APLP2-Gen ein alternativ gespleißtes KPI-Exon (Exon 7), ein dem Exon 8 des APP entsprechendes Exon fehlt jedoch. Bemerkenswerterweise kodiert für einen Teil der divergenten Domäne des APLP2 ein Exon, das in sehr ähnlicher Weise wie das Exon 15 des APP gewebsabhängig alternativ gespleißt wird. Trotz der großen Sequenzunterschiede in diesem Abschnitt entsteht, ähnlich wie bei den L-APP-Isoformen, auch in den sog. L-APLP2-Isoformen durch das Entfernen dieses Exons eine ENE-GSG-Fusionssequenz, die als Erkennungssequenz für eine Xylosyltransferase wirken kann (Sandbrink et al. 1995).

6.3 APP-Prozessierung: sekretorisches APP (sAPP) und Aβ

Posttranslational unterliegt APP zahlreichen Modifikationen im endoplasmatischen Retikulum und im Golgi-Apparat, so einer Sulfatierung und Glykosylierung im Bereich der Ektodomäne, N-terminal der divergenten Region (Weidemann et al. 1989) (s. Abb. 2). Darüber hinaus wurde eine Phosphorylierung des APP beschrieben, und zwar sowohl im Bereich der N-terminalen Ektodomäne (Hung u. Selkoe 1994) als auch im zytoplasmatischen Abschnitt, in dem sich verschiedene potentielle Phosphorylierungsstellen befinden (Caporaso et al. 1992).

Posttranslationale APP-Modifikationen

Bei der Charakterisierung des APP-Metabolismus konnte sehr bald gezeigt werden, daß APP proteolytisch N-terminal von der Transmembrandomäne gespalten wird, da entsprechende lösliche Derivate des APP sowohl im Zellkulturmedium von kultivierten Zellen als auch in vivo nachgewiesen werden konnten (Weidemann et al. 1989). Diese werden als sekretorisches APP, abgekürzt APP$_s$ oder sAPP, bezeichnet. Da sAPP selbst die Aβ-Sequenz nicht oder zumindest nicht vollständig enthalten kann, ist es selbst nicht mehr Vorläufer des β-Amyloids. Wie dann gezeigt werden konnte, entsteht sAPP typischerweise als Folge einer proteolytischen Spaltung im Bereich des Lysin 16 der Aβ-Sequenz, also innerhalb der Aβ-Sequenz (Esch et al. 1990).

Proteolytische Spaltung von APP

Hierfür ist eine bisher nicht identifizierte Protease verantwortlich, die sog. α-Sekretase; die so entstandenen sekretorischen APP-Derivate werden dementsprechend als sAPPα bezeichnet. Diese α-Sekretase-Spaltung inmitten der Aβ-Sequenz verhindert die proteolytische Freisetzung des in den senilen Plaques in aggregierter Form abgelagerten Aβ und wird daher als „nichtamyloidogener Stoffwechselweg" bezeichnet. Offensichtlich erfolgt die α-Sekretase-Spaltung bereits beim Transport des APP vom endoplasmatischen Retikulum über Golgi-Apparat und sekretorische Vesikel zur Plasmamembran, also während des klassischen sekretorischen Stoffwechselwegs. Möglicherweise handelt es sich bei der α-Sekretase um eine Gruppe von mehreren Proteasen, die weitgehend sequenzunabhängig in einer bestimmten Entfernung von der Membran proteolytisch wirksam sind (Maruyama et al. 1991). Die oben genannte „Flemish"-FAD-Mutation geht allerdings mit einer verminderten α-Sekretase-Spaltung einher (Haass et al. 1994).

α-Sekretase

Neben dem nichtamyloidogenen α-Sekretase-Abbau muß aber noch ein zweiter amyloidogener Stoffwechselweg existieren. Tatsächlich konnte 1992 gezeigt werden, daß auch unter physiologischen Bedingungen Aβ-Peptide sowohl in vivo als auch in vitro gebildet werden (Haass et al. 1992; Seubert et al. 1992; Shoji et al. 1992). Die bisher nicht identifizierte(n) Protease(n), die im Bereich des N-Terminus des Aβ schneiden, werden heute als β-Sekretase bezeichnet, die hierdurch gebildeten löslichen APP-Derivate dementsprechend als sAPPβ. Die potentiell amyloidogenen C-terminalen Derviate können in einem weiteren Schritt im Bereich des C-Terminus des Aβ proteolytisch gespalten werden, so daß das intakte Aβ-Molekül freigesetzt wird. Dabei entstehen Aβ-Moleküle unterschiedlicher Länge, die zwischen 39 und 43 Aminosäuren lang sind (s. Abb. 2). Die hierfür verantwortliche(n) Protease(n), die sog. γ-Sekre-

β-Sekretase

γ-Sekretase

tase(n), können aber auch das durch α-Sekretase-Spaltung entstehende C-terminale APP-Derivat weiter spalten, unter Freisetzung des p3-Peptids mit einem Molekulargewicht (MG) von etwa 3000 (Übersichten bei Evin et al. 1994; Haass u. Selkoe 1993; Selkoe 1994).

In dieser Form gebildetes lösliches Aβ und p3 konnte zunächst in Zellkulturüberständen und in Körperflüssigkeiten nachgewiesen werden (Haass et al. 1992; Seubert et al. 1992; Shoji et al. 1992). Wie sich herausstellte, handelt es sich hierbei ganz überwiegend um Aβ40, d. h. um die kürzere Form des Aβ. Als Bildungort dieses sekretierten Aβ wurden dann Zellkompartimente mit niedrigem pH-Wert identifiziert. Hieraus wurde die Existenz eines endosomal-lysosomalen Abbauwegs des APP abgeleitet: APP-Moleküle vollständiger Länge und bereits durch β-Sekretase-Spaltung entstandene potentiell amyloidogene C-terminale APP-Fragmente sowie die durch α-Sekretase-Spaltung entstandenen nicht mehr amyloidogenen APP-Fragmente werden von der Zelloberfläche reinternalisiert, in einem sauren intrazellulären Kompartment (durch die γ-Sekretase) gespalten und das hierbei freigesetzte Aβ sowie p3 erneut sezerniert (Haass et al. 1992). Die Reinternalisierung des APP wird vermutlich durch ein NPXY-Motiv im zytoplasmatischen Abschnitt des APP vermittelt, das auch in vielen Zelloberflächenrezeptoren, z. B. dem LDL-Rezeptor (Rezeptor für „low density lipoproteins"), verhanden ist und eine endozytotische Aufnahme in Clathrin-coated-Vesikeln zur weiteren Verarbeitung im endosomal-lysosomalen Stoffwechselweg bewirkt.

Endosomal-lysosomaler Abbauweg des APP

In jüngster Zeit konnte gezeigt werden, daß v. a. in neuronalen Zellen größere Mengen Aβ auch intrazellulär nachweisbar sind (Tienari et al. 1997). Hierbei handelt es sich in erheblichem Maße um das „lange" Aβ42/43, während Aβ40 in Neuronen in relativ sehr viel geringerem Anteil als in nichtneuronalen Zellen gefunden wird. Dieses Aβ42/43 wird in Neuronen im wesentlichen im endoplasmatischen Retikulum gebildet, während Aβ40 in Neuronen im Golgi-Apparat bzw. Trans-Golgi-Netzwerk (TGN) freigesetzt wird (Cook et al. 1997; Hartmann et al. 1997; Wild-Bode et al. 1997). Dies bedeutet, daß in Nervenzellen, also den bei der Alzheimer-Krankheit geschädigten Zellen, die zugleich in vivo die stärkste APP-Expression aufweisen, das sehr viel stärker amyloidogene Aβ42/43 in genau demjenigen Zellkompartiment entsteht, in dem auch die Präseniline lokalisiert sind.

Intrazelluläres Aβ

6.4 Regulation der APP-Prozessierung

Eine große Zahl von Untersuchungen belegt, daß die proteolytische Prozessierung des APP über vielfältige physiologische und pathophysiologische Einflüsse reguliert wird. So konnte z. B. gezeigt werden, daß durch Azetylcholin und nach Membrandepolarisation die α-Sekretase-Spaltung in PC12-Zellen induziert wird (Nitsch et al. 1992). Die Verstärkung der sAPPα-Freisetzung war ausgeprägter in NGF-differenzierten PC12-Zellen, in Übereinstimmung mit der verstärkten Expression von sowohl muskarinischen Rezeptoren als auch APP selbst in Zellen mit einem neuronalen Phänotyp (Haring et al. 1995). In hippocampalen Schnittkulturen von adulten Ratten ließ sich über eine elektrische Stimulation ebenfalls

sAPPα-Induktion durch physiologische und pathophysiologische Einflüsse – muskarinische Azetylcholinrezeptorstimulation und Membrandepolarisation

die Freisetzung von sAPPα induzieren, wobei eine maximale Freisetzung unter Bedingungen beobachtet wurde, die als optimal für die Induktion einer „long-term potentiation" (LTP) anzusehen sind (Nitsch et al. 1993).

Auch durch die Aktivierung von metabotropen Glutamatrezeptoren wird in hippocampalen Kulturen eine Freisetzung von sAPPα induziert (Lee et al. 1995). Eine solche Induktion der sAPPα-Freisetzung konnte dann auch für weitere Rezeptortypen nachgewiesen werden, die intrazellulär an die Aktivierung des von der Phospholipase C abhängigen Signaltransduktionswegs, also die Hydrolyse des Phosphatidylinositol-4,5-bisphosphat, gekoppelt sind. In Übereinstimmung hiermit war zuvor bereits gezeigt worden, daß Aktivatoren der Proteinkinase C wie Phorbolester in gleicher Weise wirksam sind (Buxbaum et al. 1990). Die von der Proteinkinase C abhängige Induktion der sAPPα-Freisetzung und auch die basale sAPPα-Freisetzung lassen sich nach einer neueren Arbeit durch eine Erhöhung des cAMP-Spiegels inhibieren, wie für C6-Glioma-Zellen gezeigt wurde (Efthimiopoulos et al. 1996).

– Aktivierung von metabotropen Glutamatrezeptoren

– Proteinkinase-C-abhängige sAPPα-Induktion

Diese und andere Befunde zeigen, daß es komplexe phosphorylierungsabhängige Regulationsmechanismen der APP-Prozessierung gibt. Diese scheinen aber nicht abhängig von einer Phosphorylierung des APP selbst im Bereich seiner zytoplasmatischen Domäne zu sein, da die genannten Effekte auch bei einer Deletion der zytoplasmatischen Domäne (Efthimiopoulos et al. 1996; Hung u. Selkoe 1994) oder nach Mutation der diskutierten Phosphorylierungsstellen (Efthimiopoulos et al. 1994; Jacobsen et al. 1994) auftreten.

Auch über Wachstumsfaktoren und Zytokine wird die APP-Prozessierung beeinflußt. So konnte z. B. gezeigt werden, daß NGF („nerve growth factor") und EGF („epidermal growth factor") die sAPPα-Freisetzung in PC12-Zellen induzieren (Refolo et al. 1989). Ganz allgemein scheinen solche Faktoren, die die sAPPα-Freisetzung fördern, auch eine neurotrophe Wirkung zu haben, z. B. die Lebensdauer von Neuronen in vitro oder das Wachstum von Neuriten zu fördern: Möglicherweise ist dieses Ausdruck einer entsprechenden Wirkung des sAPPα selbst (s. unten).

Wachstumsfaktoren und Zytokine

In vielen dieser Studien ergab sich, soweit dies überhaupt untersucht wurde, daß eine Induktion der sAPPα-Freisetzung mit einer Reduktion der Aβ-Freisetzung einhergeht und umgekehrt. So wurde für die oben genannte Beeinflussung der APP-Prozessierung durch Proteinkinase-C-Aktivierung nicht nur die Induktion der sAPPα-Freisetzung, sondern auch eine verminderte Aβ-Bildung beschrieben (Hung et al. 1993; Jacobsen et al. 1994). Auch „Umwelteinflüsse" können in ähnlicher Weise wirksam sein: So konnte z. B. auch gezeigt werden, daß ein Mangel an Glukose (Glukosedeprivation) eine verstärkte Freisetzung von Aβ ins Medium und zugleich eine verminderte Bildung von sAPPα bewirkte (Gabuzda et al. 1994).

Reduktion der Aβ-Freisetzung

Andererseits wurden aber auch Bedingungen beschrieben, in denen sowohl die sAPPα-Bildung als auch die Aβ-Freisetzung stimuliert wurden: Dieses ist z. B. bei einer Erhöhung des intrazellulären Kalziums mittels

Stimulation der Aβ-Freisetzung

Kalziumionophoren der Fall (Buxbaum et al. 1994; Querfurth u. Selkoe 1994). Da eine intrazelluläre Kalziumerhöhung auch Folge einer Phospholipase-C-Aktivierung sein kann, kann hierüber vermutlich eine von der Proteinkinase C unabhängige Regulation der APP-Prozessierung durch die entsprechenden Rezeptoren vermittelt werden.

Beziehung zwischen Aβ42/43-Bildung und sAPPα-Freisetzung

Zu betonen ist, daß in den bisher veröffentlichten Studien in der Regel stets die Freisetzung des sAPPα und des Aβ ins Medium untersucht wurde. Und hierfür ist ja eine mehr oder weniger reziproke Beziehung bereits deswegen zu erwarten, weil das sekretierte Aβ überwiegend über den endosomal-lysosomalen Abbauweg gebildet zu werden scheint, der vermutlich eine Endozytose von der Plasmamembran voraussetzt und daher nach erfolgter α-Sekretase-Spaltung des APP nicht mehr zur Aβ-Bildung führen kann. Eine solche reziproke Beziehung muß aber für das intrazellulär in Neuronen gebildete Aβ42/43 und die α-Sekretase nicht unbedingt gegeben sein. Dennoch scheint es wahrscheinlich, daß z.B. Bedingungen, die zu einer Verlangsamung der Passage des APP durch das endoplasmatische Retikulum führen, mit einer vermehrten Bildung des Aβ42/43 und damit zugleich mit einer verminderten sAPPα-Bildung verknüpft sein könnten (vgl. (Wild-Bode et al. 1997)). Die entsprechenden Untersuchungen stehen aber für die meisten der oben genannten experimentellen Bedingungen noch aus.

Eine solche inverse Beziehung zwischen der Aβ42/43-Bildung und sAPPα-Freisetzung scheint in der Tat aber für die bekannten FAD-Mutationen im APP-Gen zu bestehen: So führt die „Swedish"-FAD-Mutation auch zur verminderten Bildung von sAPPα (Cai et al. 1993; Citron et al. 1992), und ähnliches konnte auch für die „London"-FAD-Mutation nachgewiesen werden (Suzuki et al. 1994).

6.5 APP-Funktion

Spektrum funktioneller Aktivitäten

Die ubiquitäre Expression des APP weist auf eine sehr grundlegende Funktion dieses Proteins hin. Gut vorstellbar ist, daß es sich hierbei um ein Spektrum von funktionellen Aktivitäten handelt, je nach APP-Isoform und posttranslationaler Modifikation, und damit v.a. auch abhängig vom Zelltyp. Des weiteren ist zu vermuten, daß den transmembranen APP-Isoformen und sekretorischen APP-Derivaten (sAPP) unterschiedliche Funktionen zukommen können, und auch für das Aβ selbst werden biologische Funktionen diskutiert (Übersicht bei Mattson 1997).

Untersuchung anhand von APP-Knockout-Mäusen

Anhand von „Knockout"-Mäusen, bei denen das APP-Gen inaktiviert ist ($APP^{-/-}$), konnte allerdings gezeigt werden, daß ein Fehlen des APP-Gens in der Maus zunächst nur mit eher gering ausgeprägten neurologischen Defiziten verbunden ist, zu denen eine reduzierte Lokomotorik und eine Gliosis gehören (Zheng et al. 1995). Im Alter von etwa 7 Monaten bestanden zusätzlich kognitive Defizite (bei der Untersuchung im „Morris water maze") und ein Synapsenverlust, auch die durchschnittliche Lebenserwartung war reduziert (Zheng et al. 1995). Für in vitro kultivierte hippocampale Neuronen aus diesen $APP^{-/-}$-Mäusen wurde eine verzögerte Neuritenbildung und eine reduzierte Überlebensdauer beschrieben, und auch für Wildtypneuronen in Gegenwart von Astrozyten aus diesen APP$^{-/-}$-Mäusen fand sich ein vermindertes Axonwachstum bei zugleich gesteigerter Dendritenverzweigung (Perez et al. 1997).

Der relativ gering ausgeprägte Phänotyp der APP$^{-/-}$-Mäuse ist vermutlich darin begründet, daß in diesen Mäusen andere Mitglieder der APP-Genfamilie, in erster Linie APLP2, das APP funktionell weitgehend ersetzen können, und umgekehrt (s. oben): So zeigen APLP2-Knockout-Mäuse (APLP2$^{-/-}$) ebenfalls nur einen schwachen Phänotyp, während Doppel-Knockout-Mäuse (APP$^{-/-}$ und APLP2$^{-/-}$) zu etwa 80% in der 1. Lebenswoche versterben, und die überlebenden 20% zeigen deutliche neurologische Auffälligkeiten (von Koch et al. 1997).

APP- und APLP2-Doppel-Knockout-Mäuse

Eine genaue Charakterisierung der APP-Funktion ist aber bisher nicht gelungen. Generell wird für APP eine regulatorische Rolle bei Zell-Zell- und Zell-Matrix-Interaktionen, beim Neuritenwachstum und evtl. als transienter Zelloberflächenrezeptor angenommen. Eine derartige Funktion steht auch im Einklang mit den Ligandenbindungseigenschaften von APP und der hohen APP-Expression in stimulierten, adhäsiven Lymphozyten sowie in aktivierten Mikroglia. In den entsprechenden ruhenden, nichtadhäsiven Zellen liegt dagegen die APP-Expression unterhalb der Meßgrenze.

Regulatorische Rolle des APP

Aufgrund dieser und weiterer Befunde wird postuliert, daß die APP-Funktion im Zusammenhang mit Wundheilung und Reparaturprozessen stehen könnte. In Neuronen, die eine sehr starke konstitutive APP-Expression aufweisen, wurde APP außer in neuronalen Perykarien auch in Axonen, Dendriten und an Synapsen nachgewiesen. Dabei ist APP sowohl in den präsynaptischen Membranen der Axone als auch in den postsynaptischen, dendritischen Membranen zu finden (Schubert et al. 1991). Es scheint, daß APP zwar nicht an der Freisetzung von Neurotransmittern oder deren Rezeptorbindung beteiligt ist, aber bei der Aufrechterhaltung, Reparatur und Stabilisierung der synaptischen Kontakte mitwirkt.

Bedeutung bei Reparaturprozessen

Eine Funktion als Rezeptor war bereits bei der Klonierung des APP aufgrund seiner Struktur als Glykoprotein mit einer singulären Transmembrandomäne vorgeschlagen worden (Kang et al. 1987). In Übereinstimmung mit einer solchen Rezeptorfunktion steht die Lokalisation des APP auf der Zelloberfläche und die Reinternalisierung in den endosomal-lysosomalen Stoffwechselweg, vermittelt über die oben genannte NPXY-Sequenz – also ganz ähnlich wie z. B. beim LDL-Rezeptor oder EGF-Rezeptor. Obwohl, wie unten erläutert, verschiedene Bindungspartner des APP vorgeschlagen wurden, konnte ein in dieser Weise internalisierter Ligand bisher aber nicht nachgewiesen werden.

Rezeptorfunktion

Für eine Funktion des APP als Zelloberflächenrezeptor ist auch die Kopplung an einen intrazellulären Signaltransduktionsweg zu postulieren: Hier wurde eine Aktivierung des $G_{(o)}$-Proteins durch APP vorgeschlagen (Nishimoto et al. 1993). Tatsächlich baut auf diese Beobachtung ein zur Amyloid-Kaskaden-Hypothese alternatives Modell der Alzheimer-Pathogenese auf: So ergaben sich Hinweise, daß FAD-APP (APP695 mit der „London"-Mutation) in neuronalen Zellen eine konstitutive Aktivierung des $G_{(o)}$-Proteins bewirkt (Okamoto et al. 1996). Hierüber könnte wiederum eine dominant negative Transaktivierung des „cAMP responsive element" (CRE) (Ikezu et al. 1996) und/oder eine über $G_{(o)}$-Protein vermittelte nukleosomale DNS-Fragmentierung (Yamatsuji et al. 1996), wie sie bei Apoptose beobachtet wird, induziert werden.

Transportfunktion des APP durch Transzytose

In Hinblick auf eine mögliche Rezeptorfunktion des APP ist auch von Interesse, daß in Neuronen neusynthetisiertes APP zuerst in die Axone und von dort in die Dendriten transportiert wird (Simons et al. 1995). Aufgrund dieses als Transzytose bezeichneten Vorgangs ist APP möglicherweise in der Lage, an der Oberfläche von Axonen Substanzen zu binden und diese selbst anschließend in die Zelle und von da an die Oberfläche von Dendriten zu transportieren. Zu den Substanzen, die von APP gebunden und möglicherweise transportiert werden können, gehören sehr große Moleküle der extrazellulären Matrix, wie Kollagen und Heparinsulfatproteoglykane, aber auch die beiden Metallionen Kupfer und Zink (Bush et al. 1993; Multhaup et al. 1996). Letztere sind als Kofaktoren an vielen wichtigen biologischen Reaktionen beteiligt, wie z. B. der Regulation der Transkription, Wundheilungs- und Reparaturvorgänge sowie der Abwehr von reaktiven Sauerstoffradikalen. Im Gehirn führt eine Störung des Stoffwechsels von Zink- und Kupferionen zu schweren Beeinträchtigungen der Funktion von Nervenzellen. Von besonderem Interesse ist in diesem Zusammenhang, daß es ausgerechnet die Aβ-Dömäne des APP ist, die für die (initiale) axonale Sortierung verantwortlich ist (Tienari et al. 1996).

Neurotrophe Wirkung

Vielfach dokumentiert ist die neurotrophe Wirkung des APP selbst bzw. seiner Derivate, auf die ja bereits im Zusammenhang mit den $APP^{-/-}$-Mäusen eingegangen wurde. So bewirken z. B. in PC12-Zellen sowohl transmembranes APP als auch sAPP ein verstärktes Neuritenwachstum (Milward et al. 1992). In einer anderen Studie konnte eine entsprechende Wirkung des sAPP auf Neuroblastomzellen auf eine bestimmte Region (RERMS-Sequenz, Aminosäuren 328–332) zurückgeführt werden (Jin et al. 1994). Im Falle des transmembranen APP liegt der Förderung des Neuritenwachstums möglicherweise die bereits erwähnte Zelladhäsionsfunktion des APP zugrunde, die mehrfach dokumentiert wurde (z. B. (Schubert et al. 1989) (Small et al. 1994). Die Bindung des APP an Moleküle der Extrazellulärmatrix wurde daher ebenfalls in vielen Studien untersucht und näher charakterisiert (z. B. (Kibbey et al. 1993; Multhaup 1994; Narindrasorasak et al. 1991)). Interessanterweise wird über die Extrazellulärmatrix auch die APP-Biosynthese beeinflußt (Monning et al. 1995).

Modulation der intrazellulären Kalziumkonzentration

Als Mechanismus für die neurotrophe Wirkung des sAPP, d. h. die Förderung des Neuritenwachstums und der Synapsenbildung durch sAPP, wird eine Modulation der intrazellulären Kalziumkonzentration diskutiert. So konnte in hippokampalen Neuronen in vitro in Gegenwart von sAPP eine relative Verminderung der Kalziumkonzentration sowohl in Ruhe als auch für den glutamatinduzierten Kalziumeinstrom gemessen werden (Mattson et al. 1993). Auf diese Weise, so wird vermutet, kann sAPP*a* den möglicherweise für die diskutierte neurotoxische Wirkung des Aβ verantwortlichen Anstieg der intrazellulären Kalziumkonzentration abschwächen: Jedenfalls scheint sAPPα protektiv auf Neuronen im Hinblick auf die β-Amyloid-Toxizität und andere oxidative Schädigungen zu wirken (Goodman u. Mattson 1994). Gleichzeitig wird über die intrazelluläre Kalziumkonzentration aber auch die APP-Prozessierung beeinflußt (s. oben), so daß vermutlich komplexe Rückkopplungsmechanismen bestehen. Die wechselseitige Beziehung zur Kalziumhomöostase und andere mögliche Funktionen des APP und seiner Derivate wurden kürzlich ausführlich in einem Übersichtsartikel zusammengefaßt (Mattson 1997).

Da, wie in Abschn. 6.2 diskutiert, eine vermehrte Aβ-Bildung häufig mit einer verminderten sAPPα-Freisetzung verbunden ist und sAPPα neuroprotektiv gegenüber verschiedensten schädigenden Einflüssen wirkt, einschließlich der im folgenden diskutierten Aβ-Toxizität, wird von vielen Autoren angenommen, daß auch die Abnahme des sAPPα selbst wesentlich an der Alzheimer-Pathogenese beteiligt ist (Übersicht bei Mattson 1997). Eine solche verminderte sAPPα-Bildung wurde ja auch für die FAD-APP-Mutationen beobachtet (s. oben), so daß ein solcher Mechanismus durchaus auch bei der Entstehung der FAD relevant sein könnte.

Bedeutung der sAPPα-Abnahme für die Alzheimer-Pathogenese

Für die Isoformen des APP, die die KPI-Domäne enthalten, ist natürlich eine entsprechende Funktion als Proteaseinhibitor denkbar. Diese könnte z.B. bei der Blutgerinnung von Bedeutung sein, wird doch der Faktor IXa von KPI-APP (APP770 und APP751) inhibiert (Mahdi et al. 1995). Die sekretorischen Derivate des APP751 (sAPP751) sind identisch mit der Protease Nexin II und als solche in hoher Konzentration in den α-Granula der Thrombozyten vorhanden, die bei Aktivierung der Blutplättchen sezerniert werden (Van Nostrand et al. 1991).

Funktion der KPI-APP-Isoformen als Proteaseinhibitoren

6.6 Aβ-Aggregation und Neurotoxizität

Entsprechend der Amyloid-Kaskaden-Hypothese unterscheiden sich „kurzes" Aβ40 und „langes" Aβ42/43 in ihrer pathogenetischen Bedeutung erheblich. Dieses korrespondiert mit unterschiedlichen physikalisch-chemischen Eigenschaften, die mit einer wesentlich ausgeprägteren Aggregationsneigung des Aβ42/43 einhergehen. Generell, so ist zu vermuten, liegt die treibende Kraft für die Aggregation des Aβ-Proteins zu β-Amyloid-Filamenten, aus denen die Amyloidplaques bestehen, in einer Konformationsänderung der an der Polymerisation beteiligten Bereiche im Aβ-Protein. Als integraler Bestandteil des APP hat dieser Bereich im Aβ wahrscheinlich eine α-helikale Struktur, während in den Aggregaten der Amyloidfilamente eine β-Faltblatt-Struktur vorliegt. Diese Aggregate sind unlöslich, und durch die weitere Anlagerung von Aβ bilden sich schließlich die aus einer Vielzahl derartiger Filamente bestehenden, für die Alzheimer-Krankheit typischen Amyloidplaques aus.

Pathogenetische Bedeutung von Aβ40 und Aβ42/43

Welche Faktoren bei der Alzheimer-Krankheit die Aggregation des offensichtlich bereits unter „normalen" Bedingungen gebildeten Aβ auslösen und wodurch diese verstärkt werden, ist bisher nicht befriedigend geklärt. Als relevante Faktoren, neben der genannten erhöhten Freisetzung

Relevante Auslösefaktoren für eine Aβ-Aggregation

oder dem gestörten Abbau von Aβ, könnten daher konformationsverändernde Einflüsse wirksam sein. In diesem Zusammenhang wird auch die Beteiligung von Radikalen und pathologischen Chaperons diskutiert. So konnte gezeigt werden, daß reaktive Sauerstoffverbindungen zur Aggregation von synthetischem Aβ-Protein in vitro führen können (Dyrks et al. 1992). Da auch umgekehrt aggregiertes Aβ die Bildung reaktiver Sauerstoffradikale bewirkt – hierauf wird noch einzugehen sein – besteht hierüber möglicherweise ein pathogenetisch bedeutsamer positiver Rückkopplungsmechanismus.

Bedeutung von Radikalen

Die neuesten Befunde über das Vorliegen mitochondrialer Mutationen bei Patienten mit Alzheimer-Krankheit und zur Wirkung der Antioxidantien wie Tocopherol (Vitamin E) und Östrogen untermauern die Bedeutung von Radikalen in der Pathogenese der Alzheimer-Krankheit. Möglicherweise könnte auch die Wirkung der E4-Form des Apolipoproteins E über einen solchen Mechanismus erfolgen. Diskutiert wird aber auch eine pathologische Chaperon-Funktion für dieses Apolipoprotein E4 und andere Proteine, indem diese das im Gehirn anfallende Aβ nur in reduzierter Form entsorgen. Deren aggregationsfördernde Wirkung würde demnach ebenfalls über eine Erhöhung der (freien) Aβ-Konzentration erfolgen – dieses wird im folgenden noch diskutiert.

Aβ-Toxizität

Die Beobachtung, daß das Aβ auch unter nicht pathologischen Bedingungen sowohl in vivo als auch von in vitro kultivierten Zellen ins Zellkulturmedium freigesetzt wird, führte zu einer Vielzahl von Untersuchungen zu der Frage, ob es eine toxische Wirkung des extrazellulären Aβ auf neuronale Zellen gibt (Übersichten bei Iversen et al. 1995; Mattson 1997; Yankner 1996). In der Tat konnte eine solche β-Amyloid-Toxizität vielfach gefunden werden, dennoch ließ sich eine solche Wirkung nicht in allen durchgeführten Studien belegen. Spätere Untersuchungen ergaben, daß nur das aggregierte, fibrilläre Aβ neurotoxisch zu sein scheint und dieses möglichweise sogar die Bildung von hyperphosphoryliertem tau bewirken kann (s. unten). Damit ließe sich auch die stärkere neurotoxische Wirkung des „langen" Aβ42/43-Restes im Vergleich zum Aβ40 erklären, in Übereinstimmung mit der Amyloid-Kaskaden-Hypothese in ihrer „einfachsten Form", nach der es die im Extrazellulärraum vorliegenden erhöhten Mengen an aggregiertem Aβ42/43 sind, die über eine toxische Schädigung der Nervenzellen die Neurodegeneration bei der Alzheimer-Demenz auslösen. Diese könnte, so wird diskutiert, über eine Erhöhung der intraneuronalen Kalziumkonzentration ausgelöst werden, die auf eine irreversible Öffnung von non-N-Methyl-D-Aspartat-(NMDA-)Kalzium-Kanälen zurückgeführt wird (Blanchard et al. 1997) (Übersichten bei Behl 1997; Mattson 1997; Mattson et al. 1993).

Bedeutung des Transkriptionsfaktor NF-κB

In einer Vielzahl von Studien, auf die in diesen Übersichten ausführlich eingegangen wird, wurde gezeigt, daß aggregiertes Aβ in vitro oxidativen Streß induziert, der u. a. mit einer Akkumulation von Hydrogenperoxid (H_2O_2) und einer Membranlipidoxidation einherzugehen scheint (Behl et al. 1994; Harris et al. 1995). Hierüber, und/oder über die mögliche Aktivierung des RAGE-Rezeptors durch Aβ (s. unten), könnte wiederum der Transkriptionsfaktor NF-κB induziert werden, für den eine Beteiligung an der Entstehung von neurodegenerativen Erkrankungen schon seit längerem diskutiert wird (Kaltschmidt et al. 1993) und dessen Transkription tatsächlich in vivo in der Umgebung der Amyloidplaques aktiviert zu sein scheint (Kaltschmidt et al. 1997). Dieser könnte auch über eine Verstärkung der APP-Expression einen pathogenetisch relevanten Rückkopplungsmechanismus auslösen, da im APP-Promotor entsprechende Elemente vorhanden sind (Grilli et al. 1995). Möglicherweise besitzt eine gesteigerte transkriptionelle Aktivität von NF-κB in Neuronen aber eine neuroprotektive Wirkung, indem es dem oxidativen Streß entgegenwirkt und antiapoptotisch wirksam ist (Barger u. Mattson 1996; Lezoualc'h et al. 1998), so daß die Rolle von NF-κB bei der Pathogenese der Alzheimer-Krankheit gegenwärtig nicht geklärt ist (Übersichten bei Lezoualc'h u. Behl 1998; O'Neill u. Kaltschmidt 1997).

Unklar ist, ob in vivo tatsächlich eine solche extrazellulär-toxische Wirkung des Aβ, speziell Aβ42/43, relevant ist. So muß angesichts der bei den meisten In-vitro-Experimenten zur Aβ-Toxizität verwendeten μ-molaren Konzentrationen vermutet werden, daß in vivo die lokalen extrazellulären Aβ-Konzentrationen wahrscheinlich für eine solche toxische Wirkung gar nicht ausreichen. Als Mediatoren der Aβ-Toxizität in vivo könnten jedoch mikrogliale Zellen agieren, die durch extrazelluläres Aβ zur Freisetzung toxischer Radikale etc. stimuliert werden. Auf molekularer Ebene wurde hierfür kürzlich eine spezifische Bindung des Aβ an den „Scavenger"-Rezeptor der Mikroglia (Elkhoury et al. 1996; Paresce et al. 1996) und/oder an den Rezeptor für „advanced glycation endproducts" (RAGE) vorgeschlagen (Yan et al. 1996), die u. a. zu der oben diskutierten NF-κB-Aktivierung und zur Bildung reaktiver Sauerstoffradikale führen könnte. Auf diese Weise ließe sich evtl. auch erklären, daß nichtsteroidale antiinflammatorische Substanzen (NSAID) eine protektive Wirkung im Hinblick auf die Alzheimer-Krankheit zu haben scheinen (Breitner 1996).

Fragliche Bedeutung einer extrazellulär-toxischen Wirkung des Aβ

Bemerkenswert ist weiter, daß eine Korrelation zwischen dem Ausmaß des Aβ-Anstiegs und dem typischen Erkrankungsalter einer FAD-Mutation nicht zu bestehen scheint, auch wenn in Übereinstimmung mit diesem Modell bei allen FAD-Mutationen in vivo und in vitro ein extrazellulärer Anstieg des Aβ42/43 gemessen wurde. In Übereinstimmung mit der ausschließlich intrazellulären Lokalisation der Präseniline, könnte es, abweichend von der Amyloid-Kaskaden-Hypothese in ihrer „einfachen Form", das intrazelluläre Aβ sein, das als Auslöser der Neurodegeneration wirksam ist. Wie oben beschrieben, werden in hippocampalen Neuronen in vitro wesentliche Mengen an Aβ42/43 intrazellulär gebildet (Hartmann et al. 1997; Tienari et al. 1997). Hierdurch, so ist zu vermuten, liegen in den entsprechenden intrazellulären Kompartimenten lokal sehr viel höhere Aβ42/43-Konzentrationen vor als extrazellulär. Dieses Aβ42/43 könnte dann, nach Faltung in eine β-Faltblatt-Struktur, mit der neuronalen Funktion interferieren. Unter Umständen sind es dabei gerade die noch löslichen niedermolekularen Aggregate (Dimere, Trimere, etc.), die hier besonders wirksam sind (diskutiert in Sandbrink u. Beyreuther 1996; Wild-Bode et al. 1997).

Neurodegeneration durch intrazelluläres Aβ

In diesem Zusammenhang soll noch einmal darauf hingewiesen werden, daß bei sporadischen Alzheimer-Patienten in der Regel keine gesteigerten Mengen an Aβ42/43 im Plasma gefunden wurden (Ida et al. 1996). Younkin und Mitarbeiter fanden erhöhte Aβ42/43-Mengen nur bei ca. 10% der untersuchten sporadischen Alzheimer-Patienten (Scheuner et al. 1996). Auch dieser Befund ließe sich möglicherweise durch einen intrazellulären, nicht jedoch extrazellulär meßbaren Aβ42/43-Anstieg erklären (Sandbrink u. Beyreuther 1996).

6.7 Eine physiologische Funktion des Aβ?

Gegenwärtig ist noch ungeklärt, ob eine physiologische Funktion für freigesetztes Aβ-Protein existiert oder ob es sich nicht doch „nur" um ein Abfallprodukt des APP-Stoffwechsels handelt, dem jedoch, wenn es in erhöhter Konzentration vorliegt, eine pathogenetische Bedeutung zukommt. Dabei könnten sich evtl. „kurzes" Aβ40 und „langes" Aβ42/43 auch in funktioneller Hinsicht unterscheiden.

Neurotrophe Wirkung des Aβ

Eine mögliche physiologische Funktion des Aβ wurde in verschiedensten Studien untersucht, in denen Aβ in sehr viel geringeren Konzentrationen (pico- bis nanomolar) als für die neurotoxische Wirkung notwendig eingesetzt wurde. Die ersten Untersuchungen hierzu weisen auf eine neurotrophe Wirkung des (nichtfibrillären) Aβ, da primär kultivierte Nervenzellen längere Überlebenszeiten in Gegenwart von Aβ zeigten (Whitson et al. 1989; Yankner et al. 1990).

Modulation der neuronalen Plastizität und Lebensdauer

Nanomolare Konzentrationen von Aβ sollen eine Blockade eines bestimmten Kaliumkanals bewirken können, der bei der Alzheimer-Krankheit ebenfalls gestört zu sein scheint (Etcheberrigaray et al. 1994). In niedrigen Konzentrationen scheint Aβ (hier Aβ40) in Nervenzellen die Phosphorylierung von verschiedenen Proteinen an Tyrosinresten zu bewirken (Luo et al. 1995) und dabei zur Aktivierung der Phosphatidylinositol-3-Kinase (PI3-Kinase) zu führen (Luo et al. 1996). Da Tyrosinphosphorylierungen eine entscheidende Rolle bei der Regulation von Rezeptoren z.B. im Hinblick auf Wachstumsfaktoren oder Extrazellulärmatrixmolekülen zu spielen scheinen, könnte Aβ in dieser Form möglicherweise an der Modulation der neuronalen Plastizität und Lebensdauer beteiligt sein.

Regulation des Gefäßtonus

Hier ist zu erwähnen, daß der bereits diskutierten Induktion von reaktiven Sauerstoffmolekülen durch Aβ möglicherweise eine physiologische Bedeutung bei der Regulation des Gefäßtonus zukommen könnte. So wurde gezeigt, daß Aβ in Endothelzellen in vitro die Produktion von Superoxidradialanionen auslöst und hierüber eine Inaktivierung des EDRF („endothelium-derived relaxing factor") und eine Lipidperoxidation bewirkt, so daß es zur Vasokonstriktion bzw. zur verminderten Vasodilatation kommt (Thomas et al. 1996). In dieser Weise wird durch Aβ offensichtlich auch die vasodilatative Wirkung von Azetylcholin verhindert, wie für koronare Widerstandsgefäße gezeigt werden konnte (Thomas et al. 1997).

Modulation von Neurotransmitterwirkungen

Eine solche Rolle der Aβ-Peptide als direkte Modulatoren auch der Neurotransmitterfunktion des Azetylcholins wird ebenfalls diskutiert

(Übersicht bei Auld et al. 1998). In sehr niedrigen Konzentrationen und damit offensichtlich unabhängig von einer erkennbaren neurotoxischen Wirkung scheint Aβ verschiedene cholinerge Neurotransmitterfunktionen zu inhibieren: Hierzu gehören z. B. die Azetylcholinfreisetzung (Kar et al. 1996) und die Wiederaufnahme des Cholins sowie die Regulation der Cholinesteraseaktivität (Pedersen et al. 1996). Es wird vermutet, daß Aβ in dieser Weise zur vielfach diskutierten Vulnerabilität bestimmter cholinerger Neuronenpopulationen bei der Alzheimer-Krankheit beitragen könnte, deren Funktionsverlust ja auch an der (begrenzten) therapeutischen Wirksamkeit von Azetylcholinesteraseinhibitoren bei der Erkrankung beteiligt sein soll.

7 Präseniline

7.1 Struktur und Expression der Präseniline

Die Struktur der beiden Präsenilingene, PS1 und PS2, ist bemerkenswert ähnlich: Beide bestehen aus insgesamt 13 Exons mit praktisch identischen Exon-Intron-Grenzen, von denen die ersten 3 (Exons 1a, 1b und 2 – die Numerierung ist historisch bedingt) keine kodierende (translatierte) Sequenz enthalten (Übersicht bei Hutton u. Hardy 1997). Für beide Gene wurde alternatives Spleißen berichtet, das allerdings unterschiedlich erfolgt: So wird z. B. im PS1-Gen ein VRSQ-Motiv (Kodons 26–29), das eine potentielle Phosphorylierungsstelle für Proteinkinase C und Kaseinkinase II enthält, weitgehend gewebsunabhängig alternativ gespleißt (Clark et al. 1995). Aber auch mehrere andere alternativ gespleißte Transkripte wurden beschrieben (s. Hutton et al. 1996).

Exonstruktur

Alternatives Spleißen

Die Sequenz der Präseniline ist auf Proteinebene zu 67% identisch und enthält vermutlich 8 hydrophobe Transmembrandomänen und eine weitere membranassoziierte Domäne. Diese sind durch eine große und mehrere kleine hydrophile Schlaufen miteinander verbunden (s. Abb. 3). Dabei scheinen sowohl der N-terminale als auch der C-terminale Abschnitt und die große hydrophile Schlaufe zytoplasmatisch orientiert zu sein (Doan et al. 1996), in Übereinstimmung mit dem Fehlen eines Signalpeptids. Dieses Modell der Präsenilinstruktur wurde u. a. anhand einer Analyse des Caenorhabditis-elegans-Proteins sel-12 abgeleitet (Li u. Greenwald 1996), das eine Homologie von etwa 50% zu den Präsenilinen besitzt und für das, wie unten diskutiert, eine eng verwandte Funktion im „Notch"-Signalweg vermutet werden muß (Levitan u. Greenwald 1995).

Proteinstruktur

Expressionsanalysen von PS1 und PS2 zeigen, daß beide ebenso wie APP ubiquitär exprimiert werden. Interessanterweise ist PS1-mRNS in den untersuchten Geweben in sehr ähnlichen Mengen vorhanden, während die PS2-Expression eine ausgeprägte Gewebsabhängigkeit aufweist (Kovacs et al. 1996; Levy-Lahad et al. 1995; Rogaev et al. 1995; Sherrington et al. 1995). Die Expression von PS1 und PS2 im Gehirn ist sehr ähnlich und am stärksten in Neuronen (Kovacs et al. 1996).

Expression

7.2 Zellbiologie und Funktion der Präseniline

In transfizierten Säugerzellen werden die Präseniline als Moleküle vollständiger Länge [Molekulargewicht (MG) PS1 etwa 43.000–45.000, PS2 etwa 53.000–55.000] detektiert (Kim et al. 1997; Podlisny et al. 1997; Thinakaran et al. 1996; Walter et al. 1996). Dagegen wurden in nativen Zellinien und in vivo bisher stets nur geringe oder keine Präsenilinmoleküle vollständiger Länge gefunden, und zwar aufgrund einer sättigbaren konstitutiven endoproteolytischen Prozessierung (Kim et al. 1997; Thinakaran et al. 1996). Hierbei kommt es zur proteolytischen Spaltung im Bereich der hydrophilen Schlaufe, hauptsächlich an Position 292 (Podlisny et al. 1997), durch die jeweils ein größeres N-terminales (MG etwa 27.000–28.000) und ein kürzeres C-terminales (MG 17.000–18.000) Fragment entstehen, wobei letzteres im Falle des PS1 ein In-vivo-Substrat für die Proteinkinase C darzustellen scheint (Seeger et al. 1997; Walter et al. 1997). Bei Überexpression der Präseniline wird der Überschuß an Präsenilinmolekülen vollständiger Länge über einen anderen Stoffwechselweg abgebaut (Thinakaran et al. 1997), möglicherweise unter Beteiligung des Proteasoms, zumindest wurde dieses für PS2 vorgeschlagen (Kim et al. 1997). Es wird vermutet, daß die proteolytischen Fragmente des PS1 Heterodimere bilden (Capell et al. 1998), in Übereinstimmung mit der Beobachtung, daß eine Überexpression des N-terminalen PS1-Fragments auch zur Akkumulation des C-terminalen Fragments führt (Lee et al. 1997).

Proteolytische Spaltung

Neben dieser zunächst beschriebenen proteolytischen Spaltung wurde kürzlich für beide Präseniline eine „alternative" proteolytische Spaltung an einer distal gelegenen Stelle beschrieben (Grunberg et al. 1998; Kim et al. 1997; Loetscher et al. 1997). Diese erfolgt durch eine der Caspasen, einer Genfamilie von Zysteinproteasen, die eine wichtige Rolle beim apoptotischen Zelltod innehaben. Damit scheinen die Präseniline proteolytische Substrate beim programmierten Zelltod darzustellen, was auf proapoptotische Eigenschaften der apoptoseassoziierten Präsenilinfragmente hinweist (Übersichten zur Zellbiologie der Präseniline bei Haass 1997; Hardy 1997; Kim u. Tanzi 1997).

Alternative proteolytische Spaltung

In diesem Zusammenhang sind möglicherweise Ergebnisse von In-vitro-Untersuchungen bedeutsam, nach denen FAD-Präsenilin eine im Vergleich zu Wildtyppräsenilin stärkere apoptoseinduzierende Wirkung aufweist (Guo et al. 1996; Wolozin et al. 1996). Sowohl für FAD-PS1 als auch für FAD-PS2 wurde dabei eine größere Empfindlichkeit gegenüber der Aβ-induzierten Apoptose beschrieben, die im Falle des PS1 mit einer gestörten Kalziumhomöostase zusammenhängen könnte (Guo et al. 1996); im Falle des PS2 wurde sie als über das G-Protein vermittelt beschrieben (Wolozin et al. 1996). Aufgrund dieser Experimente lassen sich somit zur Amyloid-Kaskaden-Hypothese alternative Modelle der FAD-Pathogenese ableiten (Übersicht bei Mattson et al. 1998).

Subzellulär sind die Präseniline v.a. im endoplasmatischen Retikulum, schwächer im Golgi-Apparat lokalisiert. Dementsprechend werden in in vitro kultivierten Neuronen die Präseniline v.a. im somatodendritischen Kompartment gefunden (Capell et al. 1997; Cook et al. 1996; Kovacs et

Subzelluläre Lokalisation

al. 1996; Walter et al. 1996). Diese Lokalisation der Präseniline entspricht denjenigen Kompartimenten in Neuronen, in denen, wie oben diskutiert, das $A\beta 42/43$ gebildet zu werden scheint (Cook et al. 1997; Hartmann et al. 1997; Wild-Bode et al. 1997). Da alle bisher untersuchten FAD-Mutationen in den Präsenilingenen die Freisetzung von $A\beta 42/43$ sowohl in vivo als auch in vitro erhöhen (Borchelt et al. 1996; Citron et al. 1997; Duff et al. 1996; Scheuner et al. 1996), weist diese Lokalisation darauf hin, daß die Präseniline offensichtlich an der APP-Spaltung beteiligt sind und inbesondere die Aktivität der γ-Sekretase beeinflussen (Übersichten bei Haass 1997; Hardy 1997; Sandbrink u. Beyreuther 1996; Selkoe 1997).

Bisher ist noch nicht im einzelnen klar, auf welche Weise die FAD-Mutationen in den Präsenilingenen die gesteigerte $A\beta 42/43$-Bildung bewirken. Es konnte aber sowohl für Wildtyp PS2 als auch für PS2-FAD-Mutanten gezeigt werden, daß sich dieses Präsenilin in der Tat in vitro zusammen mit APP kopräzipitieren läßt, so daß auf eine direkte Interaktion zwischen dem APP und den Präsenilinen, zumindest dem PS2, zu schließen ist (Weidemann et al. 1997). Diese Resultate wurden kürzlich von anderen Autoren bestätigt und auch für das PS1 beschrieben (Xia et al. 1997), werden aber z.Z. noch heftig diskutiert. Eine andere Möglichkeit ist, daß die Präseniline den APP-Transport und auf diese Weise die amyloidogene APP-Prozessierung beeinflussen könnten.

Interaktion zwischen APP und den Präsenilinen

Bei Untersuchungen von primär kultivierten Neuronen aus PS1-Knockout-Mäusen (PS1$^{-/-}$) konnte kürzlich nachgewiesen werden, daß es in Abwesenheit von PS1 zu einer dramatischen Zunahme transmembraner C-terminaler Fragmente des APP kommt, hervorgerufen durch eine verminderte γ-Sekretase-Aktivität bei unveränderter Aktivität der α- und β-Sekretase (De Strooper et al. 1998). Während die sekretorischen Derivate des APP (APPs) nicht verändert waren, wurde hierdurch zugleich die Bildung des $A\beta$, und zwar sowohl des $A\beta 40$ als auch des $A\beta 42/43$, deutlich reduziert. Dieses belegt, daß die verschiedenen γ-Sekretasen sequentiell nach der α- bzw. β-Sekretase schneiden und die Aktivitäten der γ-Sekretasen durch PS1 wesentlich reguliert werden. Dieses könnte z.B. dadurch erfolgen, daß die Präseniline in Form von Chaperons die C-terminalen Fragmenten des APP binden und erst dieser Komplex der proteolytischen Spaltung durch die γ-Sekretasen zugänglich ist.

7.3 Biologische Funktion der Präseniline

Wichtige Hinweise auf eine mögliche biologische Funktion der Präseniline haben sich v.a. auch aufgrund der Verwandtschaft mit sel-12 ergeben (50% Homologie). Sel-12 bezeichnet ein Protein aus Caenorhabditis elegans, das als Korezeptor für lin-12 fungiert, einem Notch-Rezeptor des Nematoden (Levitan u. Greenwald 1995). „Loss-of-function"-Mutationen im sel-12-Gen führen in rezessiver Weise zur konstitutiven Aktivierung von lin-12, die einen Defekt bei der Eiablage zur Folge hat (Levitan u. Greenwald 1995). Anhand von transgenen Caenorhabditis-elegans-Linien konnte gezeigt werden, daß dieser Phänotyp nicht nur durch Wildtyp-sel-12 revertiert wird, sondern weitgehend auch durch humane PS1- und PS2-cDNS (Baumeister et al. 1997; Levitan et al. 1996).

Verwandschaft mit sel-12

*Beteiligung
am Notch-Signalweg*

Dieses weist auf eine funktionelle Äquivalenz von sel-12 und den Präsenilinen hin. Daher wird vermutet, daß die Präseniline über eine Beteiligung am Notch-Signalweg auch bei Säugern eine Rolle in der Embryonalentwicklung und/oder bei der zellulären Differenzierung spielen. Diese Hypothese wird durch eine Analyse der oben erwähnten PS1-Knockout-Mäuse (PS1$^{-/-}$) gestützt, die noch in utero oder sehr bald post partum versterben und Defekte im Axialskelett und bei der Somitensegmentierung zeigen. Im Zentralnervensystem weisen diese Mäuse einen Neuronenverlust und eine ausgeprägte Neigung zu Hämorrhagien auf (Shen et al. 1997; Wong et al. 1997). Ähnliche Defekte bei der Somitenbildung wurden auch für Notch1-Knockout-Mäuse (notch1$^{-/-}$) (Conlon et al. 1995) und dll1-Knockout-Mäuse (dll1$^{-/-}$) (Hrabe de Angelis et al. 1997) beschrieben (dll1 bezeichnet das zu δ homologe Gen der Maus und kodiert somit für einen Liganden der Notch-Rezeptoren). Ob und auf welche Weise eine solche Funktion der Präseniline im Notch-Signalweg an der Pathogenese der Alzheimer-Krankheit beteiligt ist, ist bisher aber nicht bekannt.

8 tau-Protein

*Induktion der Bildung
von Mikrotubuli*

Weingarten et al. beschrieben 1975 ein von ihnen als tau bezeichnetes hitzestabiles Protein, das offensichtlich in der Lage ist, die Bildung von Mikrotubuli zu induzieren (Weingarten et al. 1975). Mikrotubuli sind lineare Polymere in Form einer hohlen Röhre, die sich aus Tubulin zusammensetzen, einem Heterodimer aus 2 globulären Proteinen. Als Bestandteil des neuronalen Zytoskeletts sind Mikrotubuli an wichtigen neuronalen Funktionen beteiligt, wie dem Neuritenwachstum und dem Transport zytoplasmatischer Komponenten. An Mikrotubuli angelagert sind eine Reihe von Proteinen, die als mikrotubuliassoziierte Proteine (MAP) bezeichnet werden und zu denen auch tau gehört.

Hauptbestandteil der PHF

Tau wird v.a. in Neuronen gefunden, in denen es überwiegend im Axon lokalisiert ist (Binder et al. 1985). 1986 wurde von mehreren Gruppen gezeigt, daß tau der Hauptbestandteil der paarigen helikalen Filamente („paired helical filaments"; PHF) und damit der Neurofibrillenbündel („neurofibrillary tangles"; NFT) ist, auf die ja bereits bei der Beschreibung der histopathologischen Merkmale der Alzheimer-Krankheit eingangen wurde (Grundke Iqbal et al. 1986; Kosik et al. 1986; Wood et al. 1986). Aufgrund dieser Daten und weiterer Studien (Lee et al. 1991; Hasegawa et al. 1992) wurde gefolgert, daß das tau der Neurofibrillenbündel überwiegend in abnorm hyperphosphorylierter Form voliegt (sog. PHF-tau) (Übersichten bei Billingsley u. Kincaid 1997; Goedert 1995; Trojanowski u. Lee 1995).

*Existenz verschiedener
Isoformen*

In vielen Studien konnte gezeigt werden, daß tau eine Familie von Proteinen darstellt, die durch alternatives Spleißen eines einzelnen Gens entstehen. Neben den 6 im Hirn exprimierten Isoformen des tau (Goedert et al. 1989) existieren dabei noch weitere Isoformen einschließlich des sog. „big tau", die im peripheren Nervensystem exprimiert werden und auf die hier nicht eingegangen wird. Basierend auf einem alternativen

Spleißen des Exon 10 enthalten die im Hirn exprimierten tau-Isoformen C-terminal entweder 3 oder 4 ähnliche Wiederholungen eines Abschnitts aus 31 oder 32 Aminosäuren, der für die Bindung von tau an die Mikrotubuli verantwortlich ist. N-terminal weisen die Hirnisoformen des tau entweder ein von Exon 2 und 3 kodiertes Insert (58 Aminosäuren) oder ein nur von Exon 2 kodiertes Insert (29 Aminosäuren) oder kein Insert auf (Goedert et al. 1989).

Tau weist insgesamt 17 Serin/Threonin-Prolin-Motive sowie mehrere weitere Serin/Threonin-Reste auf und ist daher potentielles Substrat für Proteinkinasen entsprechender Spezifität. In vitro wird tau von einer Vielzahl von Proteinkinasen phosphoryliert, zu denen u. a. die Kalzium- bzw. Kalmodulin-abhängige Proteinkinase II (CaMKII; Steiner et al. 1990), die Kaseinkinase II (Greenwood et al. 1994), die cAMP-abhängige Proteinkinase (cAMP-PK; Litersky u. Johnson 1992), die mitogenaktivierte Proteinkinase (MAP-Kinase), auch als ERK2 bezeichnet (Drewes et al. 1992), eine neuronale cdc2-ähnliche Proteinkinase (cdk5/p35; Paudel et al. 1993), die Glykogensynthasekinase 3 (GSK3; Mandelkow et al. 1992), die mitogenaktivierte Proteinkinase (MAP; Drexes et al. 1992) und die mikrotubuliaffinitätregulierende Kinase (MARK; Drewes et al. 1995) gehören.

tau als potentielles Substrat für Proteinkinasen

Die Dephosphorylierung des tau wird in vitro von mehreren Proteinphosphatasen bewirkt, u. a. Phosphatase 1 (PP1; Gong et al. 1994), Phosphatase 2A (PP2A; Goedert et al. 1992; Gong et al. 1994) und die Kalzium- bzw. Kalmodulin-abhängige Phosphatase, auch als Phosphatase 2B (PP2B) oder Kalzineurin bezeichnet (Goto et al. 1985). Welche der Proteinkinasen und Phosphatasen tatsächlich in vivo aktiv sind, ist bisher nicht bekannt. Es wurde vorgeschlagen, daß unter normalen Bedingungen in vivo ein Gleichgewicht zwischen Proteinkinasen und Phosphatasen besteht, die zu einer stabilen Phosphorylierung des „adulten" tau an vermutlich 5 Epitopen führen könnte (Watanabe et al. 1993). Schon 1980 hatten sich Hinweise ergeben, daß der Phosphorylierungsgrad von tau und anderen mikrotubuliassoziierten Proteinen ihre mikrotubulistabilisierende Aktivität beeinflußt (Jameson et al. 1980). Hierfür sind im tau nach neueren Untersuchungen ganz bestimmte Phosphorylierungsstellen verantwortlich, von denen Ser262 als besonders wichtig erachtet wird, da dieser Rest als einziger innerhalb der mikrotubulibindenden Domänen lokalisiert ist.

Dephosphorylierung des tau

Bei der Alzheimer-Krankheit konnte post mortem eine (zumindest partielle) Hyperphosphorylierung des tau an 19 verschiedenen Epitopen gefunden werden (Grundke Iqbal et al. 1986; Lee et al. 1991; Matsuo et al. 1994; Morishima Kawashima et al. 1995). Auch wenn viele dieser Epitope im sog. „fötalen" tau ebenfalls teilweise phosphoryliert zu sein scheinen, so ist die Phosphorylierung im PHF-tau in der Regel deutlich ausgeprägter (Morishima Kawashima et al. 1995). Dieses scheint auch für lösliches tau im Alzheimer-Hirn zuzutreffen (Kopke et al. 1993). Unter den Proteinkinasen wird eine besondere Bedeutung der GSK3 und cdk5/p35 für die Entstehung dieses Befundes zugeschrieben (Morishima Kawashima et al. 1995; Watanabe et al. 1993), darüber hinaus speziell auch der MARK, die in vitro eine ausgeprägte Phosphorylierung des Ser262 be-

Hyperphosphorylierung des tau

wirkt (Drewes et al. 1995). Unabhängig von einer Phosphorylierung scheinen sulfatierte Glykosaminoglykane wie Heparin und Heparinsulfat die Bildung von Aggregaten ähnlich dem PHF-tau zu bewirken (Goedert et al. 1996).

Mögliche Induktion durch fibrilläres Aβ

Auch fibrilläres Aβ, nicht aber lösliches Aβ, soll in vitro in primär kultivierten humanen und Rattenneuronen die Phosphorylierung von tau an mehreren Serinresten induzieren können (Busciglio et al. 1995). In dieser Form hyperphosphoryliertes tau war in den untersuchten Nervenzellen nicht mehr mit Mikrotubuli assoziiert und auch in vitro nicht in der Lage, Mikrotubuli zu binden, wohl aber nach erneuter Dephosphorylierung (Busciglio et al. 1995). Damit könnte bei der Alzheimer-Krankheit die β-Amyloid-Bildung in vivo eine Hyperphosphorylierung des tau und so die in vivo beobachtete tau-Pathologie bewirken.

Eine kürzlich publizierte Arbeit ergab den überraschenden Befund, daß im Homogenat von Biopsiematerial Reaktivität für solche Antikörper detektierbar ist, für die bis dahin eine Spezifität ausschließlich für PHF-tau und „fötales" tau angenommen wurde (Matsuo et al. 1994). Dieses weist auf eine schnelle Dephosphorylierung dieser Epitope im humanen adulten tau im Post-mortem-Hirn durch Phosphatasen hin, zu denen vermutlich PP2A und/oder PP2B gehören. Dann ist aber zu folgern, daß die post mortem im Alzheimer-Hirn nachweisbare Hyperphosphorylierung des tau v. a. die Folge einer verminderten Aktivität dieser Phosphatasen darstellen sollte (Trojanowski u. Lee 1995).

Fehlregulation im Proteinkinase-Phosphatase-System bei Alzheimer-Krankheit

In jedem Fall ist bei der Alzheimer-Krankheit eine Fehlregulation im Proteinkinase-Phosphatase-System anzunehmen, die evtl. Aβ-vermittelt sein könnte (Busciglio et al. 1995). Diese könnte, zusammen mit einem – möglicherweise ebenfalls Aβ-vermittelten – Anstieg des oxidativen Streß und der intrazellulären Kalziumkonzentrationen, Bedingungen hervorrufen, die über eine Störung der mikrotubulistabilisierenden (und anderer) Funktion(en) des tau zur Schädigung des neuronalen Zytoskeletts führen und somit zur neuronalen Dysfunktion bei der Alzheimer-Krankheit beitragen können (Übersichten bei Behl 1997; Smith et al. 1996). Als Folge der neuronalen Schädigung könnte es – neben einer verstärkten APP-Expression und Aβ-Bildung, die in Form eines positiven Rückkopplungsmechanismus pathogenetisch bedeutsam wäre – zugleich zur gesteigerten Freisetzung des tau in die interstitielle Flüssigkeit kommen: Auf diese Weise, so wird vermutet, erklärt sich die mittlerweile mehrfach reproduzierte Beobachtung, daß die tau-Konzentration im Liquor cerebrospinalis bei Alzheimer-Patienten, aber auch bei Patienten mit anderen neurodegenerativen Erkrankungen, im Vergleich zu Kontrollpersonen signifikant erhöht ist (Vandermeeren et al. 1993).

Frontotemporale Demenz durch Mutationen im tau-Gen

Kürzlich konnte gezeigt werden, daß Mutationen im tau-Gen eine andere neurodegenerative Erkrankung hervorrufen, die frontotemporale Demenz mit Parkinsonismus, Chromosom-17-Typ (FTDP-17). Bei dieser autosomal dominant erblichen Erkrankung zeigen die Betroffenen eine Atrophie des frontalen und temporalen Kortex, der Basalganglien und der Substantia nigra, einhergehend mit Neuronenverlust und Gliosis. Darüber hinaus finden sich tau-Ablagerungen, die sich im Gegensatz zur

7 Molekulargenetik und Molekularbiologie der Alzheimer-Krankheit

Alzheimer-Krankheit sowohl in Neuronen als auch Gliazellen nachweisen lassen und zudem eine andersartige Struktur und andere biochemische Eigenschaften aufweisen. Verschiedene Arbeitsgruppen konnten jetzt zeigen, daß Punktmutationen (Missense-Mutationen und Spleißmutationen) im tau-Gen die FTDP-17 hervorrufen (Hutton et al. 1998; Poorkaj et al. 1998; Spillantini et al. 1998). Diese Befunde belegen, daß eine Störung der Struktur und Funktion des tau-Proteins ausreichend für die Auslösung einer zur Demenz führenden Neurodegeneration sein kann, die allerdings andere Eigenschaften aufweist als eine Alzheimer-Krankheit.

9 Apolipoprotein E

Maturiertes Apolipoprotein E (apoE) ist ein Protein mit 299 Aminosäurenresten, dessen 3 wichtigsten Varianten E2, E3 und E4 sich in an 2 Positionen (112 und 158) unterscheiden (s. oben). Der N-terminale Abschnitt des apoE enthält enhält eine den Lipoproteinrezeptor bindende Domäne, der C-Terminus die wichtigste Lipoprotein (Lipid) bindende Domäne (Übersicht bei Weisgraber u. Mahley 1996). Die 3 apoE-Varianten unterscheiden sich offensichtlich im Hinblick auf den preferentiell gebundenen Lipoproteintyp: Während apoE2 und apoE3 bevorzugt an HDL („high density lipoproteins") binden, bindet apoE4 vor allem VLDL. Dieses wird als Ursache für die erhöhten Cholesterin- und LDL-Konzentrationen im Plasma von APOE-ε4-Gen-Trägern und für deren erhöhtes Atheroskleroserisiko angesehen. Es wird vermutet, daß der Einfluß des APOE-Genotyps auf das Risiko einer Alzheimer-Erkrankung ebenfalls mit dieser unterschiedlichen Beeinflussung des Fettstoffwechsels zusammenhängen könnte. Diese Hypothese wird von der bereits genannten Rotterdam-Studie bekräftigt, nach der APOE-ε4-Gen-Träger ein noch deutlich höheres Risiko, an Alzheimer-Demenz zu erkranken, dann besitzen, wenn zusätzlich arteriosklerotische Veränderungen bestehen (Hofman et al. 1997). Daher wird z.Z. die Rolle des apoE auf den Fettstoffwechsel im Hirn intensiv untersucht.

Erhöhte Cholesterin- und LDL-Konzentrationen bei APOE-ε4-Gen-Trägern

Im Hirn wird apoE von Astrozyten gebildet. Gebunden an VLDL werden die Lipoprotein-apoE-Partikel von Neuronen entweder über den LDL-Rezeptor oder über den sog. HSPG-LRP-Weg aufgenommen, der zunächst eine Bindung an Heparinsulfat-Proteoglykane (HSPG) an der Zelloberfläche und die anschließende Internalisierung über den LRP-Rezeptor („LDL receptor related protein") umfaßt. Über diesen Weg könnte apoE möglicherweise ins Zytoplasma gelangen (Han et al. 1994), wobei der Mechanismus hierfür bisher nicht befriedigend verstanden ist. Für apoE4 wurde jedenfalls eine im Vergleich zum apoE3 deutlich geringere Anreicherung in den Neuronen beobachtet (Nathan et al. 1994), die durch unterschiedliche Affinitäten zum HSPG-LRP-Rezeptor hervorgerufen werden könnte. In dieser Weise ließe sich die in vitro für apoE3, nicht aber für apoE4 beobachtete fördernde Wirkung auf das Neuritenwachstum erklären, die vermutlich über eine Bindung an diesen Rezeptor vermittelt wird (Holtzman et al. 1995; Nathan et al. 1994; Nathan et al. 1995).

Bindung an den LRP-Rezeptor

Inhibitorische Wirkung des apoE4 auf das Neuritenwachstum

Die inhibitorische Wirkung des apoE4 auf das Neuritenwachstum könnte auch durch eine in vitro beobachtete, im Vergleich zu apoE3 sehr viel geringere Bindungsaffinität des apoE4 an tau erklärt werden (Strittmatter et al. 1994). Da die Phosphorylierung von tau diese Bindung an apoE3 zu reduzieren scheint, leitet sich hieraus die Hypothese ab, daß apoE3 über seine Bindung an tau einer Hyperphosphorylierung des tau und damit einer Destabilisierung der Mikrotubuli entgegenwirkt und apoE4 nicht (Strittmatter et al. 1994).

Unterschiedliche Aβ-Affinität verschiedener apoE-Varianten

Eine andere Hypothese zur Rolle des apoE bei der Alzheimer-Pathogenese geht von der in vitro beobachteten unterschiedlichen Affinität der verschiedenen apoE-Varianten an Aβ aus. Lipidfreies apoE4 bildet mit Aβ einen deutlich stabileren Komplex als apoE3 (Strittmatter et al. 1993), wobei sich in Gegenwart von Lipiden dieser Effekt jedoch umzukehren scheint (Ladu et al. 1995). Eine solche unterschiedliche Affinität der verschiedenen apoE-Varianten könnte die mittlerweile mehrfach reproduzierte Beobachtung einer Assoziation des APOE-ε4-Allels mit der Zahl und Dichte der Aβ-Ablagerungen im Hirn erklären (Rebeck et al. 1993; Schmechel et al. 1993). Aufgrund dieser und anderer Studien (Castano et al. 1995; Evans et al. 1995) wird heute, wie erwähnt, von vielen Autoren angenommen, daß der eine Alzheimer-Erkrankung fördernde Effekt des apoE4 nicht wie im Fall der FAD-Mutationen auf einer veränderten Freisetzung des Aβ-Proteins beruht, sondern durch eine Steigerung der Aggregation bzw. eine Hemmung des Aβ-Abbaus bewirkt werden könnte.

Bedeutung der APOE-Genexpression für das Alzheimer-Risiko

Eingegangen wurde auch schon auf jüngste Ergebnisse, nach denen nicht nur der APOE-Genotyp, sondern auch die Stärke der Genexpression das Risiko, an einer Alzheimer-Demenz zu erkranken, beeinflußt (Bullido et al. 1998; Lambert et al. 1998; Lambert et al. 1997). Es wird postuliert, daß eine stärkere apoE-Bildung unabhängig vom APOE-Genotyp mit einem erhöhten Risiko für eine Alzheimer-Erkrankung einhergeht (Bullido et al. 1998; Lambert et al. 1997). Diese Hypothese wird weiter gestützt durch die Beobachtung, daß in APOE-Knockout-Mäusen (APOE$^{-/-}$), die zugleich transgen für das humane V717I-APP-FAD-Gen (s. oben) sind, die Ausbildung der Amyloidpathologie im Vergleich zu transgenen Kontrolltieren wesentlich verzögert ist, obwohl die Menge an Aβ im Hirn nicht verändert ist (Bales et al. 1997). Diese Befunde weisen auf eine Förderung der Aβ-Aggregation durch apoE in vivo hin, die, wie aber oben erläutert, unterschiedlich für die verschiedenen apoE-Varianten ausfallen könnte.

10 NACP/α-Synuclein

Ueda et al. identifizierten 1993 bei einer Analyse einer Amyloidpräparation aus dem Hirn von Alzheimer-Patienten zwei bis dahin unbekannte Peptide, deren Ablagerung in neuritischen und diffusen Plaques und auch in vaskulärem Amyloid mit immunhistochemischen Methoden nachgewiesen werden konnte (Ueda et al. 1993). Es konnte dann die cDNS eines 140 Aminosäuren langen Proteins isoliert werden, das in 2 Abschnitten einer hydrophoben Domäne diese Amyloidsequenzen enthält. Das Peptid dieser Amyloidsequenzen (MG etwa 35.000) wurde von den Autoren als „Nicht-Aβ-Komponente des Alzheimer-Krankheit-Amyloids" („non-Aβ component of Alzheimer's disease amyloid"; NAC) bezeichnet, der Vorläufer des NAC dementsprechend als NAC-precursor (NACP) (Ueda et al. 1993). Sekundärstrukturanalysen ergaben für NAC eine ausgeprägte Tendenz zur Einnahme einer β-Faltblatt-Struktur, die vermutlich die Basis der Assoziation an β-Amyloid darstellt.

„Nicht-Aβ-Komponente des Alzheimer-Krankheit-Amyloids"

Anhand von Sequenzvergleichen ergab sich, daß NACP das humane Homologe des bereits früher in Torpedo und der Ratte beschriebenen synaptischen Proteins Synuclein ist (Campion et al. 1995). Zwei von unterschiedlichen Genen kodierte Synucleine existieren, α-Synuclein (= NACP) und das engverwandte β-Synuclein, die beide hirnspezifisch exprimiert werden, dort in präsynaptischen Terminalen lokalisiert sind und beide eine starke Bindung zu Aβ zeigen (Jensen et al. 1997; Yoshimoto et al. 1995).

Kürzlich wurde für mehrere Familien gezeigt, daß eine Missense-Mutation (A53T) im α-Synuclein-Gen auf Chromosom 4 eine autosomal dominant erbliche Form der Parkinson-Krankheit hervorrufen kann (Polymeropoulos et al. 1997) (PARK1). Eine weitere Mutation (A30P) konnte jüngst identifiziert werden (Kruger et al. 1998). Abgesehen vom frühen Erkrankungsbeginn (durchschnittlich 46 Jahre) liegt in der zunächst identifizierten Familie ein typischer und gut dokumentierter Phänotyp für Parkinson-Krankheit vor, einschließlich der Bildung von histopathologisch erkennbaren Lewy-Körpern im Hirn der Betroffenen.

Bedeutung für die Parkinson-Krankheit

Lewy-Körper sind intrazytoplasmatische Einschlußkörperchen, die bei etwa 20% der autopsierten Fälle mit Demenz nachweisbar sind (McKeith et al. 1996) und von denen gezeigt werden konnte, daß sie NACP/α-Synuclein in aggregierter Form enthalten (Spillantini et al. 1997). Lewy-Körper werden nicht nur bei der Parkinson-Krankheit, sondern auch bei verwandten neurodegenerativen Erkrankungen gefunden, die heute als Demenz mit Lewy-Körpern bezeichnet werden (McKeith et al. 1996). Hierzu gehören die sog. diffuse Lewy-Körper Krankheit und die im Übergangsbereich zur Alzheimer-Krankheit anzusiedelnde Lewy-Körper-Variante der Alzheimer-Krankheit, bei der neben einer Ablagerung von Lewy-Körpern im Kortex auch die Alzheimer-typischen histopathologischen Veränderungen (neuritische Plaques und NFT) bestehen und die heute zunehmend im Sinne einer Koexistenz von Alzheimer-Krankheit und Demenz mit Lewy-Körpern gedeutet wird (McKeith et al. 1996).

Lewy-Körper

Der Nachweis des α-Synuclein sowohl in Lewy-Körpern als auch in senilen Plaques läßt eine Beteiligung des NACP/α-Synuclein nicht nur bei der Entstehung der Parkinson-Krankheit, sondern auch der Alzheimer-Krankheit möglich erscheinen (diskutiert in Heintz u. Zoghbi 1997). Eine frühere Untersuchung von 26 EOFAD-Patienten hatte keine Mutation im α-Synuclein-Gen erkennen lassen (Campion et al. 1995), in einer anderen Studie hatten sich aber gewisse Hinweise auf eine Wechselwirkung eines bestimmten Allels des α-Synuclein-Gens mit dem Apolipoprotein E im Hinblick auf das Risiko einer Alzheimer-Erkrankung ergeben (Xia et al. 1996). Dieses wird sicherlich in größeren Studien noch sorgfältig zu untersuchen sein.

Nachweis des α-Synuclein in Lewy-Körpern und senilen Plaques

11 Implikationen für die Diagnostik

Bedeutung der klinischen Diagnose der Alzheimer-Krankheit

Die Diagnose einer Alzheimer-Krankheit ist in erster Linie klinisch zu stellen und sollte in jedem Fall eine differentialdiagnostische Abklärung anderer Ursachen für eine Demenz beinhalten. Die diagnostische Sicherheit der klinischen Diagnose kann durch eine Hinzunahme moderner bildgebender Analysetechniken verbessert werden. Um diese weiter zu erhöhen, kommen evtl. zusätzliche biochemische bzw. molekularbiologische Untersuchungen verschiedener „biologischer Marker" in Betracht (s. Kap. 5 in diesem Band).

FAD-Verdacht: mögliche Ergänzung durch molekulargenetische Untersuchungen

Zur Bestätigung einer klinisch gestellten Verdachtsdiagnose einer familiären Alzheimer-Krankheit, nicht aber zum Ausschluß, kann eine molekulargenetische Untersuchung im Hinblick auf eine der FAD-Mutationen dann angestrebt werden, wenn die Stammbaumdaten einen autosomal dominanten Erbgang nahelegen und das Erkrankungsalter unter ca. 50–55 Jahren liegt, bei eindeutigem Stammbaum evtl. auch höher. Auch bei einem Erkrankungsbeginn um 50–55 Jahre ist zunächst aber zu prüfen, ob ein APOE-ε4/ε4-Genotyp vorliegt, da in diesem Fall eine FAD-Erkrankung sehr viel weniger wahrscheinlich ist.

Die molekulargenetische Untersuchung im Hinblick auf eine FAD-Mutation beginnt zweckmäßigerweise mit der Untersuchung des PS1-Gens. Da es sich in der Regel bei FAD-Mutationen um Missense-Mutationen handelt und diese im Falle des PS1 über die ganze kodierende Region (Exons 3–12 des PS1-Gens) verteilt sind, wird die Diagnostik ggf. zunächst ein Screening nach dem Vorhandensein einer solchen Mutation oder gleich die direkte Sequenzierung beinhalten. Findet sich keine PS1-Mutation, kann eine gezielte Diagnostik im Hinblick auf die bekannten APP- und PS2-Mutationen angeschlossen werden. Läßt sich auf diese Weise keine FAD-Mutation identifizieren, schließt dies das Vorliegen eines FAD-Phänotyps keineswegs aus, allein schon deswegen, weil von der Existenz weiterer, bisher nicht identifizierter FAD-Gene ausgegangen werden muß.

Bedeutung der humangenetischen Beratung

Eine FAD-Erkrankung bedeutet für die Nachkommen eines Betroffenen in der Regel ein Risiko von 50%, in einem ähnlichen Alter an einer Alzheimer-Demenz zu erkranken. Daher sollte ein Betroffener bzw. sein Betreuer bereits bei klinisch bestehender Verdachtsdiagnose über die Möglichkeit einer ausführlichen humangenetischen Beratung informiert werden, die natürlich, sofern gewünscht, auch allen anderen Angehörigen zur Verfügung stehen sollte. Selbstverständlich sollten hierbei und bei einer ggf. gewünschten prädiktiven Diagnostik von Familienangehörigen die Richtlinien des Berufsverbands für medizinische Genetik Anwendung finden, wie sie für die Huntington-Krankheit als dem Paradigma einer (bisher) nicht behandelbaren neurodegenerativen Erkrankung erarbeitet wurden. Diese sehen für die prädiktive Diagnostik eine neurologische Untersuchung und eine begleitende psychotherapeutische Betreuung sowie eine ausreichende Bedenkzeit vor der Blutentnahme für die molekulargenetische Diagnostik (HD-Arbeitsgruppe 1996) vor.

Auch bei einer APOE-Genotypisierung sollten bestehende Empfehlungen („consensus statements") berücksichtigt werden, wie sie z.B. von der National Institute of Aging (NIA)/Alzheimer's Association (AA) Working Group erstellt wurden (NIA/AA 1996). Diese betonen, daß die Sensitivität und Spezifität einer APOE-Genotypisierung in asymptomatischen Individuen nicht ausreichen, um eine solche Genotypisierung zur prädiktiven Diagnostik zu empfehlen. Auch für eine Abschätzung des individuellen Risikos für eine Alzheimer-Krankheit anhand einer APOE-Genotypisierung seien z.Z. keine ausreichenden Daten vorhanden, die vor dem Hintergrund der fehlenden therapeutischen Konsequenzen und der vielfältigen sozialrechtlichen und ethischen Implikationen eine Empfehlung für die Genotypisierung rechtfertigten.

Keine Empfehlung der APOE-Genotypisierung zur prädiktiven Diagnostik

Bei bestehender dementieller Symptomatik könne aber die APOE-Diagnostik vom Arzt als ergänzende diagnostische Maßnahme veranlaßt werden, zusätzlich zu anderen diagnostischen Untersuchungen. In diesem Fall erhöht sich bei positivem APOE-ε4-Nachweis die Sicherheit einer Verdachtsdiagnose für eine Alzheimer-Krankheit. Dieses konnte in einer kürzlich veröffentlichten Studie gezeigt werden, bei der die klinische Diagnose von 2188 Patienten mit einer Demenz mit der (späteren) pathologischen Diagnose verglichen wurde und sich bei Hinzunahme der APOE-Genotyp-Information eine Erhöhung der Spezifität der (klinischen) Diagnose ergab (Mayeux et al. 1998).

12 Therapeutische Ansätze

Sollte tatsächlich das intraneuronale Aβ an der Auslösung der Neurodegeneration bei der Alzheimer-Krankheit entscheidend beteiligt sein, so schließt dieses dennoch einen pathogenetisch relevanten Einfluß auch der β-Amyloid-Plaques, z.B. über eine mikrogliale Aktivierung oder die Inhibierung des axonalen Transports mit nachfolgender APP-Akkumulation, nicht aus. In jedem Fall, so ist zu vermuten, wenn man von einer relevanten pathogenetischen Beteiligung des Aβ bei der Alzheimer-Krankheit ausgeht, besteht eine sehr enge Beziehung der β-Amyloid-Plaques zum eigentlichen pathogenetisch relevanten Parameter.

Daher sind Untersuchungen zum Auftreten von β-Amyloid-haltigen Ablagerungen in der Bevölkerung von großer Bedeutung. Immunhistochemische Untersuchungen an Post-mortem-Gehirnen für verschiedene Altersgruppen ergaben, daß z.B. etwa 20% der 50- bis 60jährigen und 80% in der Altersstufe von 80–90 Jahren β-Amyloid-positive Veränderungen aufweisen (Rumble et al. 1989). Da etwa jeder Fünfte der 80- bis 90jährigen an Alzheimer-Demenz erkrankt ist, ergibt sich ein Zeitraum von etwa 30 Jahren zwischen dem Auftreten der ersten Aβ-Ablagerungen und dem Auftreten von Symptomen der Alzheimer-Krankheit.

Zeitlicher Zusammenhang zwischen dem Auftreten der β-Amyloid-Plaques und der Alzheimer-Krankheit

Bei späteren Untersuchungen konnte zudem die Bildung der β-Amyloid-Plaques als noch früheres Zeichen einer Alzheimer-Krankheit identifiziert werden, die, in Übereinstimmung mit der besonderen pathogenetischen Bedeutung des Aβ42/43, v.a. diese längere Aβ-Form zu enthalten

Amorphe β-Amyloid-Plaques als frühes Zeichen einer Alzheimer-Krankheit

scheinen (Iwatsubo et al. 1994; Tamaoka et al. 1995). Sollten darüber hinaus tatsächlich intraneuronale Prozesse der extrazellulären Ablagerung von β-Amyloid noch vorausgehen, so müßte von einer noch längeren präklinischen Phase der Alzheimer-Krankheit ausgegangen werden. Diese Hypothese steht in Übereinstimmung damit, daß auch die pathologische Phosphorylierung des tau-Proteins und die Bildung von Neurofibrillenbündeln dem Ausbruch der Erkrankung deutlich vorausgehen, nach neueren Untersuchungen sogar um etwa 4 Jahrzehnte (Braak u. Braak 1995).

Lange präklinische Phase der Alzheimer-Demenz

Diese Untersuchungen zeigen, daß sich die präklinische Phase der Alzheimer-Krankheit über mindestens 3 Jahrzehnte hinzieht, bevor erste Anzeichen der Krankheit erkennbar werden. Dann hat aber der Neuronenuntergang bzw. Synapsenverlust in bestimmten Bereichen des Gehirns bereits ein irreparables Ausmaß von mehr als 90% erreicht. Ziel einer wirklich effizienten Therapie muß daher das Hinauszögern des Eintritts in die Krankheitsphase durch frühzeitig begonnene Präventivmaßnahmen sein. Die genannten Erkenntnisse aus der Grundlagenforschung geben Hinweise, wie dies erreicht werden könnte.

Strategien zum Hinauszögern des Eintritts in die Krankheitsphase

Sechs Strategien sollen hierfür genannt werden, die entweder den Prozeß der β-Amyloid-Entstehung direkt ansprechen oder bei den Folgen der β-Amyloid-Bildung ansetzen:
• Reduktion der Syntheserate des APP selbst,
• Modulation der Umwandlungsrate des APP in das Aβ-Protein, d. h. die Reduktion der Aβ-Freisetzung, z. B. durch Inhibition der β- bzw. γ-Sekretasen; eine Beeinflussung speziell der γ-Sekretasen-Aktivitäten könnte z. B. auch durch eine Modulation der Präseniline erfolgen,
• Förderung des Aβ-Abbaus bzw. – allgemeiner – der Aβ-Ausscheidung im Gehirn,
• Hemmung der Ausbildung der β-Faltblatt-Struktur des Aβ (durch Konformationsbeeinflussung) und Inhibition der Aβ-Aggregation,
• Hemmung einer pathologischen Aktivierung der Mikroglia, die in kritischer Weise die toxische Wirkung des Aβ verstärken bzw. als Mediator dieser Toxizität wirksam sein könnte,
• Schutz der Neuronen, der auf vielen Ebenen der β-Amyloid-Kaskade erfolgen könnte: vor den Folgen der Aβ-Freisetzung bzw. der Ausbildung der β-Faltblatt-Struktur und/oder vor den Folgen der Aβ-Aggregation und -Ablagerung sowie ggf. vor den Folgen einer pathologischen Mikrogliaaktivierung.

Therapieforschung zur Modulation der Amyloidbildung

Die Modulation der Amyloidbildung ist derzeit der wichtigste Angriffspunkt für die rationale Therapieforschung. Die besten Chancen, den präklinischen Verlauf der Krankheit hinauszuzögern, werden der Inhibition der Freisetzung oder Aggregation des Aβ eingeräumt. Hinzu kommt der Einsatz z. B. von antiinflammatorischen Substanzen, die möglicherweise über eine Hemmung der Aktivierung von Mikroglia als Folge der Amyloidablagerung oder der durch APP-Akkumulation bedingten Radikalbildung zur Reduktion der Nervenzellschädigung beitragen könnten. Hier erscheint v. a. eine Kombination verschiedener Maßnahmen erfolgversprechend, um letztlich über eine geringere Schädigung und eine bessere Funktion der Nervenzellen bei einem wesentlichen Teil der gefährdeten Patienten den Ausbruch der klinischen Symptome der Alzheimer-Krankheit noch zu Lebzeiten verhindern zu können.

Dafür, daß es in Zukunft gelingen könnte, die für eine erfolgreiche Therapie notwendige Frühdiagnostik durchzuführen, mehren sich die Anzeichen. Sowohl genetische also auch biologische (phänotypische) Marker sind denkbar, die dies in Kombination mit einer sensitiven bildgebenden Diagnostik eines Tages leisten können. Alle diese Methoden sollten in einer präklinischen Phase der Erkrankung aber erst dann zu diagnostischen Zwecken angewendet werden, wenn eine effektive Prävention bzw. Therapie zur Verfügung steht. Dieses gilt im besonderen für die Untersuchung der Risikogene, aus deren kumulativem Vorkommen sich ein sehr hohes Risiko für eine Alzheimer-Krankheit ergeben könnte (diskutiert in Roses 1998).

Frühdiagnostik

13 Literatur

**Alzheimer A (1907) Über eine eigenartige Erkrankung der Hirnrinde. Allg Z Psychiatr Psych Gerichtl Med 64:146-148

Auld DS, Kar S, Quirion R (1998) Beta-amyloid peptides as direct cholinergic neuromodulators: a missing link? Trends Neurosci 21:43-49

Bales KR, Verina T, Dodel RC et al. (1997) Lack of apolipoprotein E dramatically reduces amyloid beta-peptide deposition. Nat Genet 17:263-264

Banati RB, Gehrmann J, Czech C et al. (1993) Early and rapid de novo synthesis of Alzheimer beta A4-amyloid precursor protein (APP) in activated microglia. Glia 9:199-210

Banati RB, Gehrmann J, Wiessner C, Hossmann KA, Kreutzberg GW (1995) Glial expression of the beta-amyloid precursor protein (APP) in global ischemia. J Cereb Blood Flow Metab 15:647-654

Barger SW, Mattson MP (1996) Induction of neuroprotective kappa B-dependent transcription by secreted forms of the Alzheimer's beta-amyloid precursor. Mol Brain Res 40:116-126

Baumeister R, Leimer U, Zweckbronner J, Jakubek C, Grünberg J, Haass C (1997) The sel-12 mutant phenotype of C. elegans is rescued independent of proteolytic processing by wt but not mutant presenilin. Genes Function 1:149-159

Behl C (1997) Amyloid beta-protein toxicity and oxidative stress in Alzheimer's disease. Cell Tissue Res 290:471-480

Behl C, Davis JB, Lesley R, Schubert D (1994) Hydrogen peroxide mediates amyloid beta protein toxicity. Cell 77:817-827

Billingsley ML, Kincaid RL (1997) Regulated phosphorylation and dephosphorylation of tau protein: effects on microtubule interaction, intracellular trafficking and neurodegeneration. Biochem J 323:577-591

Binder LI, Frankfurter A, Rebhun LI (1985) The distribution of tau in the mammalian central nervous system. J Cell Biol 101:1371-1378

Blacker D, Haines JL, Rodes L et al. (1997) ApoE-4 and age at onset of Alzheimer's disease: the NIMH genetics initiative. Neurology 48:139-147

Blanchard BJ, Konopka G, Russell M, Ingram VM (1997) Mechanism and prevention of neurotoxicity caused by beta-amyloid peptides: relation to Alzheimer's disease. Brain Res 776:40-50

Borchelt DR, Thinakaran G, Eckman CB et al. (1996) Familial Alzheimer's disease-linked presenilin 1 variants elevate A beta 1-42/1-40 ratio in vitro and in vivo. Neuron 17:1005-1013

Borchelt DR, Ratovitski T, Vanlare J et al. (1997) Accelerated amyloid deposition in the brains of transgenic mice coexpressing mutant presenilin 1 and amyloid precursor proteins. Neuron 19:939-945

*Braak H, Braak E (1995) Staging of Alzheimer's disease-related neurofibrillary changes. Neurobiol Aging 16:271-278

Breitner JCS (1996) The role of anti-inflammatory drugs in the prevention and treatment of Alzheimer's disease. Annu Rev Med 47:401-411

Bullido MJ, Artiga MJ, Recuero M et al. (1998) A polymorphism in the regulatory region of APOE associated with risk for Alzheimer's dementia. Nat Genet 18:69-71

Busciglio J, Lorenzo A, Yeh J, Yankner BA (1995) Beta-amyloid fibrils induce tau phosphorylation and loss of microtubule binding. Neuron 14:879-888

Bush AI, Multhaup G, Moir RD et al. (1993) A novel zinc(II) binding site modulates the function of the beta A4 amyloid protein precursor of Alzheimer's disease. J Biol Chem 268:16109-16112

Buxbaum JD, Gandy SE, Cicchetti P et al. (1990) Processing of Alzheimer beta/A4 amyloid precursor protein: modulation by agents that regulate protein phosphorylation. Proc Natl Acad Sci USA 87:6003-6006

Buxbaum JD, Ruefli AA, Parker CA, Cypess AM, Greengard P (1994) Calcium regulates processing of the Alzheimer amyloid protein precursor in a protein kinase C-independent manner. Proc Natl Acad Sci USA 91:4489-4493

*Cai XD, Golde TE, Younkin SG (1993) Release of excess amyloid β protein from a mutant amyloid β protein precursor. Science 259:514-516

Campion D, Martin C, Heilig R et al. (1995) The NACP/synuclein gene: Chromosomal assignment and screening for alterations in Alzheimer disease. Genomics 26:254-257

Capell A, Saffrich R, Olivo JC et al. (1997) Cellular expression and proteolytic processing of presenilin proteins is developmentally regulated during neuronal differentiation. J Neurochem 69:2432-2440

Capell A, Grunberg J, Pesold B et al. (1998) The proteolytic fragments of the Alzheimer's disease-associated presenilin-1 form heterodimers and occur as a 100-150-kDa molecular mass complex. J Biol Chem 273:3205-3211

Caporaso GL, Gandy SE, Buxbaum JD, Ramabhadran TV, Greengard P (1992) Protein phosphorylation regulates secretion of Alzheimer beta/A4 amyloid precursor protein. Proc Natl Acad Sci USA 89:3055-3059

Castano EM, Prelli F, Wisniewski T, Golabek A, Kumar RA, Soto C, Frangione B (1995) Fibrillogenesis in Alzheimer's disease of amyloid beta peptides and apolipoprotein E. Biochem J 306:599-604

Chartier Harlin MC, Crawford F, Houlden H et al (1991) Early-onset Alzheimer's disease caused by mutations at codon 717 of the beta-amyloid precursor protein gene. Nature 353:844-846

*Citron M, Oltersdorf T, Haass C et al. (1992) Mutation of the β-amyloid precursor protein in familial Alzheimer's disease increases β-protein production. Nature 360:672-674

Citron M, Westaway D, Xia W et al. (1997) Mutant presenilins of Alzheimer's disease increase production of 42-residue amyloid beta-protein in both transfected cells and transgenic mice. Nat Med 3:67-72

Clark RF, Hutton M, Fuldner RA et al. (1995) The structure of the presenilin 1 (S182) gene and identification of six novel mutations in early onset AD families. Nat Genet 11:219-222

Conlon RA, Reaume AG, Rossant J (1995) Notch1 is required for the coordinate segmentation of somites. Development 121:1533-1545

Cook DG, Sung JC, Golde TE et al. (1996) Expression and analysis of presenilin 1 in a human neuronal system: localization in cell bodies and dendrites. Proc Natl Acad Sci USA 93:9223-9228

*Cook DG, Forman MS, Sung JC et al. (1997) Alzheimer's A beta(1-42) is generated in the endoplasmic reticulum/intermediate compartment of NT2 N cells. Nature Med 3:1021–1023

Corder EH, Saunders AM, Strittmatter WJ et al. (1993) Gene dose of apolipoprotein E type 4 allele and the risk of Alzheimer's disease in late onset families. Science 261:921–923

*Cruts M, Duijn CM van, Backhovens H et al. (1998) Estimation of the genetic contribution of presenilin-1 and -2 mutations in a population based study of presenile Alzheimer disease. Hum Mol Genet 7:43–51

Davis RE, Miller S, Herrnstadt C et al. (1997) Mutations in mitochondrial cytochrome c oxidase genes segregate with late-onset Alzheimer disease. Proc Natl Acad Sci USA 94:4526–4531

*De Strooper B, Saftig P, Craessaerts K et al. (1998) Deficiency of presenilin-1 inhibits the normal cleavage of amyloid precursor protein. Nature 391:387–390

Doan A, Thinakaran G, Borchelt DR et al. (1996) Protein topology of presenilin 1. Neuron 17:1023–1030

Drewes G, Lichtenberg Kraag B et al. (1992) Mitogen activated protein (MAP) kinase transforms tau protein into an Alzheimer-like state. EMBO J 11:2131–2138

Drewes G, Trinczek B, Illenberger S et al. (1995) Microtubule-associated protein microtubule affinity-regulating kinase (p110(mark)) – A novel protein kinase that regulates tau-microtubule interactions and dynamic instability by phosphorylation at the Alzheimer-specific site serine 262. J Biol Chem 270:7679–7688

Duff K, Eckman C, Zehr C et al. (1996) Increased amyloid-beta 42(43) in brains of mice expressing mutant presenilin 1. Nature 383:710–713

Duijn CM van, Clayton D, Chandra V et al. (1991) Familial aggregation of Alzheimer's disease and related disorders: a collaborative re-analysis of case-control studies. Int J Epidemiol 20(Suppl 1):S13–S20

Dyrks T, Weidemann A, Multhaup G et al. (1988) Identification, transmembrane orientation and biogenesis of the amyloid A4 precursor of Alzheimer's disease. EMBO J 7:949–957

Dyrks T, Dyrks E, Hartmann T, Masters C, Beyreuther K (1992) Amyloidogenicity of βA4 and βA4-bearing amyloid protein precursor fragments by metal-catalyzed oxidation. J Biol Chem 267:18210–18217

Eckman CB, Mehta ND, Crook R et al. (1997) A new pathogenic mutation in the APP gene (1716 V) increases the relative proportion of A beta 42(43). Hum Mol Genet 6:2087–2089

Efthimiopoulos S, Felsenstein KM, Sambamurti K, Robakis NK, Refolo LM (1994) Study of the phorbol ester effect on Alzheimer amyloid precursor processing: sequence requirements and involvement of a cholera toxin sensitive protein. J Neurosci Res 38:81–90

Efthimiopoulos S, Punj S, Manolopoulos V, Pangalos M, Wang GP, Refolo LM, Robakis NK (1996) Intracellular cyclic AMP inhibits constitutive and phorbol ester-stimulated secretory cleavage of amyloid precursor protein. J Neurochem 67:872–875

Elkhoury J, Hickman SE, Thomas CA, Cao L, Silverstein SC, Loike JD (1996) Scavenger receptor-mediated adhesion of microglia to beta-amyloid fibrils. Nature 382:716–719

*Esch FS, Keim PS, Beattie EC et al. (1990) Cleavage of amyloid β peptide during constitutive processing of its precursor. Science 248:1122–1124

Etcheberrigaray R, Ito E, Kim CS, Alkon DL (1994) Soluble beta-amyloid induction of Alzheimer's phenotype for human fibroblast K^+ channels. Science 264:276–279

Evans KC, Berger EP, Cho CG, Weisgraber KH, Lansbury PT Jr (1995) Apolipoprotein E is a kinetic but not a thermodynamic inhibitor of amyloid formation: implications for the pathogenesis and treatment of Alzheimer disease. Proc Natl Acad Sci USA 92:763–767

Evin G, Beyreuther K, Masters CL (1994) Alzheimer's disease amyloid precursor protein (AßPP): proteolytic processing, secretases and βA4 amyloid production. Int J Exp Clin Invest 1:263–280

Farrer LA, Cupples LA, Haines JL et al. (1997) Effects of age, sex, ethnicity on the association between apolipoprotein E genotype and Alzheimer disease: A meta-analysis. JAMA 278:1349–1356

Feany MB, Dickson DW (1996) Neurodegenerative disorders with extensive tau pathology: A comparative study and review. Ann Neurol 40:139–148

Frautschy SA, Yang FS, Irrizarry M, Hyman B, Saido TC, Hsiao K, Cole GM (1998) Microglial response to amyloid plaques in APPsw transgenic mice. Am J Pathol 152:307–317

Gabuzda D, Busciglio J, Chen LB, Matsudaira P, Yankner BA (1994) Inhibition of energy metabolism alters the processing of amyloid precursor protein and induces a potentially amyloidogenic derivative. J Biol Chem 269:13623–13628

*Games D, Adams D, Alessandrini R et al. (1995) Alzheimer-type neuropathology in transgenic mice overexpressing V717F β-amyloid precursor protein. Nature 373:523–527

*Goate A, Chartier Harlin MC, Mullan M et al. (1991) Segregation of a missense mutation in the amyloid precursor protein gene with familial Alzheimer's disease. Nature 349:704–706

Goedert M (1995) Molecular dissection of the neurofibrillary lesions of Alzheimer's disease. Arzneimittelforschung 45/1:403–409

*Goedert M, Spillantini MG, Potier MC, Ulrich J, Crowther RA (1989) Cloning and sequencing of the cDNA encoding an isoform of microtubule-associated protein tau containing four tandem repeats: differential expression of tau protein mRNAs in human brain. EMBO J 8:393–399

Goedert M, Cohen ES, Jakes R, Cohen P (1992) p42 MAP kinase phosphorylation sites in microtubule-associated protein tau are dephosphorylated by protein phosphatase 2A1. Implications for Alzheimer's disease. FEBS Lett 312:95–99

Goedert M, Jakes R, Spillantini MG, Hasegawa M, Smith MJ, Crowther RA (1996) Assembly of microtubule-associated protein tau into Alzheimer-like filaments induced by sulphated glycosaminoglycans. Nature 383:550–553

Gong CX, Grundke Iqbal I, Damuni Z, Iqbal K (1994a) Dephosphorylation of microtubule-associated protein tau by protein phosphatase-1 and -2C and its implication in Alzheimer disease. FEBS Lett 341:94–98

Gong CX, Grundke Iqbal I, Iqbal K (1994b) Dephosphorylation of Alzheimer's disease abnormally phosphorylated tau by protein phosphatase-2 A. Neuroscience 61:765–772

Goodman Y, Mattson MP (1994) Secreted forms of beta-amyloid precursor protein protect hippocampal neurons against amyloid beta-peptide-induced oxidative injury. Exp Neurol 128:1–12

Goto S, Yamamoto H, Fukunaga K, Iwasa T, Matsukado Y, Miyamoto E (1985) Dephosphorylation of microtubule-associated protein 2,

tau factor, and tubulin by calcineurin. J Neurochem 45:276–283
Greenwood JA, Scott CW, Spreen RC, Caputo CB, Johnson GV (1994) Casein kinase II preferentially phosphorylates human tau isoforms containing an amino-terminal insert. Identification of threonine 39 as the primary phosphate acceptor. J Biol Chem 269:4373–4380
Grilli M, Ribola M, Alberici A, Valerio A, Memo M, Spano PF (1995) Identification and characterization of a kappa B/Rel binding site in the regulatory region of the amyloid precursor protein gene. J Biol Chem 270:26774–26777
Grunberg J, Walter J, Loetscher H, Deuschle U, Jacobsen H, Haass C (1998) Alzheimer's disease associated presenilin-1 holoprotein and its 18–20 kDa C-terminal fragment are death substrates for proteases of the caspase family. Biochemistry 37:2263–2270
Grundke Iqbal I, Iqbal K, Quinlan M, Tung YC, Zaidi MS, Wisniewski HM (1986a) Microtubule-associated protein tau. A component of Alzheimer paired helical filaments. J Biol Chem 261:6084–6089
Grundke Iqbal I, Iqbal K, Tung YC, Quinlan M, Wisniewski HM, Binder LI (1986b) Abnormal phosphorylation of the microtubule-associated protein tau (tau) in Alzheimer cytoskeletal pathology. Proc Natl Acad Sci USA 83:4913–4917
Guo Q, Furukawa K, Sopher BL et al. (1996) Alzheimer's PS-1 mutation perturbs calcium homeostasis and sensitizes PC12 cells to death induced by amyloid beta-peptide. Neuroreport 8:379–383
*Haass C (1997) Presenilins: genes for life and death. Neuron 18:687–690
Haass C, Selkoe DJ (1993) Cellular processing of beta-amyloid precursor protein and the genesis of amyloid beta-peptide. Cell 75:1039–1042
Haass C, Koo EH, Mellon A, Hung AY, Selkoe DJ (1992a) Targeting of cell-surface beta-amyloid precursor protein to lysosomes: alternative processing into amyloid-bearing fragments. Nature 357:500–503
*Haass C, Schlossmacher MG, Hung AY et al. (1992b) Amyloid beta-peptide is produced by cultured cells during normal metabolism. Nature 359:322–325
Haass C, Hung AY, Selkoe DJ, Teplow DB (1994) Mutations associated with a locus for familial Alzhei-

mer's disease result in alternative processing of amyloid beta-protein precursor. J Biol Chem 269:17741–17748
Han SH, Einstein G, Weisgraber KH et al. (1994) Apolipoprotein E is localized to the cytoplasm of human cortical neurons: a light and electron microscopic study. J Neuropathol Exp Neurol 53:535–544
*Hardy J (1997) Amyloid, the presenilins and Alzheimer's disease. Trends Neurosci 20:154–159
*Hardy J, Allsop D (1991) Amyloid deposition as the central event in the aetiology of Alzheimer's disease. Trends Pharmacol Sci 12:383–388
Haring R, Gurwitz D, Barg J et al. (1995) NGF promotes amyloid precursor protein secretion via muscarinic receptor activation. Biochem Biophys Res Commun 213:15–23
Harris ME, Hensley K, Butterfield DA, Leedle RA, Carney JM (1995) Direct evidence of oxidative injury produced by the Alzheimer's beta-amyloid peptide (1–40) in cultured hippocampal neurons. Exp Neurol 131:193–202
*Hartmann T, Bergsdorf C, Tienari P et al. (1995) Alternative splicing of APP influences polarised sorting and βA4 production. Soc Neurosci Abstracts 21:504
Hartmann T, Bieger SC, Bruhl B et al. (1997) Distinct sites of intracellular production for Alzheimer's disease A beta 40/42 amyloid peptides. Nat Med 3:1016–1020
Hasegawa M, Morishima Kawashima M, Takio K, Suzuki M, Titani K, Ihara Y (1992) Protein sequence and mass spectrometric analyses of tau in the Alzheimer's disease brain. J Biol Chem 267:17047–17054
Heintz N, Zoghbi H (1997) Alpha-synuclein – a link between Parkinson and Alzheimer diseases? Nat Genet 16:325–327
Hendriks L, Duijn CM van, Cras P et al. (1992) Presenile dementia and cerebral haemorrhage linked to a mutation at codon 692 of the β-amyloid precursor protein gene. Nat Genet 1:218–221
Hirano M, Shtilbans A, Mayeux R, Davidson MM, Dimauro S, Knowles JA, Schon EA (1997) Apparent mtDNA heteroplasmy in Alzheimer's disease patients and in normals due to PCR amplification of nucleus-embedded mtDNA pseudogenes. Proc Natl Acad Sci USA 94:14894–14899

*Hofman A, Ott A, Breteler MM et al. (1997) Atherosclerosis, apolipoprotein E, prevalence of dementia and Alzheimer's disease in the Rotterdam Study. Lancet 349:151–154
Holcomb L, Gordon MN, McGowan E et al. (1998) Accelerated Alzheimer-type phenotype in transgenic mice carrying both mutant amyloid precursor protein and presenilin 1 transgenes. Nat Med 4:97–100
Holtzman DM, Pitas RE, Kilbridge J, Nathan B, Mahley RW, Bu GJ, Schwartz AL (1995) Low density lipoprotein receptor-related protein mediates apolipoprotein E-dependent neurite outgrowth in a central nervous system-derived neuronal cell line. Proc Natl Acad Sci USA 92:9480–9484
Houlden H, Crook R, Backhovens H et al. (1998) ApoE genotype is a risk factor in nonpresenilin early-onset Alzheimer's disease families. Am J Med Genet 81:117–121
Hoyer S (1998) Is sporadic Alzheimer disease the brain type of non-insulin dependent diabetes mellitus? A challenging hypothesis. J Neural Transm 105:415–422
Hrabe de Angelis M, McIntyre JN, Gossler A (1997) Maintenance of somite borders in mice requires the Delta homologue DII1. Nature 386:717–721
Hsiao KK, Borchelt DR, Olson K et al. (1995) Age related CNS disorder and early death in transgenic FVB/N mice overexpressing Alzheimer amyloid precursor proteins. Neuron 15:1203–1218
Hsiao K, Chapman P, Nilsen S et al. (1996) Correlative memory deficits, A beta elevation, amyloid plaques in transgenic mice. Science 274:99–102
Hung AY, Haass C, Nitsch RM et al. (1993) Activation of protein kinase C inhibits cellular production of the amyloid beta-protein. J Biol Chem 268:22959–22962
Hung AY, Selkoe DJ (1994) Selective ectodomain phosphorylation and regulated cleavage of beta-amyloid precursor protein. EMBO J 13:534–542
*Hutton M, Hardy J (1997) The presenilins and Alzheimer's disease. Hum Mol Genet 6:1639–1646
Hutton M, Busfield F, Wragg M et al. (1996) Complete analysis of the presenilin 1 gene in early onset Alzheimer's disease. Neuroreport 7:801–805
*Hutton M, Lendon CL, Rizzu P et al. (1998) Association of missense and 5'-splice-site mutations in tau

with the inherited dementia FTDP-17. Nature 393:702–705

Ida N, Hartmann T, Pantel J et al. (1996) Analysis of heterogeneous beta A4 peptides in human cerebrospinal fluid and blood by a newly developed sensitive Western blot assay. J Biol Chem 271:22908–22914

Ikezu T, Okamoto T, Komatsuzaki K, Matsui T, Martyn JAJ, Nishimoto I (1996) Negative transactivation of cAMP response element by familial Alzheimer's mutants of APP. EMBO J 15:2468–2475

Irizarry MC, McNamara M, Fedorchak K, Hsiao K, Hyman BT (1997) APP(Sw) transgenic mice develop age-related A beta deposits and neuropil abnormalities, but no neuronal loss in CA1. J Neuropathol Exp Neurol 56:965–973

Iversen LL, Mortishiresmith RJ, Pollack SJ, Shearman MS (1995) The toxicity in vitro of beta-amyloid protein. Biochem J 311:1–16

Iwatsubo T, Odaka A, Suzuki N, Mizusawa H, Nukina N, Ihara Y (1994) Visualization of $A\beta42(43)$ and $A\beta40$ in senile plaques with end-specific $A\beta$ monoclonals: evidence that an initially deposited species is $A\beta42(43)$. Neuron 13:45–53

Iwatsubo T, Mann DMA, Odaka A, Suzuki N, Ihara Y (1995) Amyloid β protein ($A\beta$) deposition: $A\beta42(43)$ precedes $A\beta40$ in Down syndrome. Ann Neurol 37:294–299

Jacobsen JS, Spruyt MA, Brown et al. (1994) The release of Alzheimer's disease beta amyloid peptide is reduced by phorbol treatment. J Biol Chem 269:8376–8382

Jameson L, Frey T, Zeeberg B, Dalldorf F, Caplow M (1980) Inhibition of microtubule assembly by phosphorylation of microtubule-associated proteins. Biochemistry 19:2472–2479

Jensen PH, Hojrup P, Hager H et al. (1997) Binding of Abeta to alpha- and beta-synucleins: identification of segments in alpha-synuclein/NAC precursor that bind Abeta and NAC. Biochem J 323:539–546

Jin LW, Ninomiya H, Roch JM, Schubert D, Masliah E, Otero DA, Saitoh T (1994) Peptides containing the RERMS sequence of amyloid beta/A4 protein precursor bind cell surface and promote neurite extension. J Neurosci 14:5461–5470

Kaltschmidt B, Baeuerle PA, Kaltschmidt C (1993) Potential involvement of the transcription factor NF-kappa B in neurological disorders. Mol Aspects Med 14:171–190

Kaltschmidt B, Uherek M, Volk B, Baeuerle PA, Kaltschmidt C (1997) Transcription factor NF-kappa B is activated in primary neurons by amyloid beta peptides and in neurons surrounding early plaques from patients with Alzheimer disease. Proc Natl Acad Sci U S A 94:2642–2647

*Kang J, Lemaire HG, Unterbeck et al. (1987) The precursor of Alzheimer's disease amyloid A4 protein resembles a cell-surface receptor. Nature 325:733–736

Kar S, Seto D, Gaudreau P, Quirion R (1996) Beta-amyloid-related peptides inhibit potassium-evoked acetylcholine release from rat hippocampal slices. J Neurosci 16:1034–1040

Kibbey MC, Jucker M, Weeks BS, Neve RL, Van Nostrand WE, Kleinman HK (1993) Beta-amyloid precursor protein binds to the neurite-promoting IKVAV site of laminin. Proc Natl Acad Sci USA 90:10150–10153

Kidd M (1963) Paired helical filaments in electron microscopy of Alzheimer's disease. Nature 197:192–193

Kim TW, Tanzi RE (1997) Presenilins and Alzheimer's disease. Curr Opin Neurobiol 7:683–688

Kim TW, Pettingell WH, Hallmark OG, Moir RD, Wasco W, Tanzi RE (1997a) Endoproteolytic cleavage and proteasomal degradation of presenilin 2 in transfected cells. J Biol Chem 272:11006–11010

Kim TW, Pettingell WH, Jung YK, Kovacs DM, Tanzi RE (1997b) Alternative cleavage of Alzheimer-associated presenilins during apoptosis by a caspase-3 family protease. Science 277:373–376

Kitaguchi N, Takahashi Y, Tokushima Y, Shiojiri S, Ito H (1988) Novel precursor of Alzheimer's disease amyloid protein shows protease inhibitory activity. Nature 331:530–532

Koch CS von, Zheng H, Chen H et al. (1997) Generation of APLP2 KO mice and early postnatal lethality in APLP2/APP double KO mice. Neurobiol Aging 18:661–669

Konig G, Monning U, Czech et al. (1992) Identification and differential expression of a novel alternative splice isoform of the $\beta A4$ amyloid precursor protein (APP) mRNA in leukocytes and brain microglial cells. J Biol Chem 267:10804–10809

Konsortium zur molekulargenetischen Diagnostik der Huntington-Krankheit (1996) Informationsblatt zur molekulargenetischen Diagnostik der Huntington-Krankheit. Med Genet 8:208–209

Kopke E, Tung YC, Shaikh S, Alonso AC, Iqbal K, Grundke Iqbal I (1993) Microtubule-associated protein tau. Abnormal phosphorylation of a non-paired helical filament pool in Alzheimer disease. J Biol Chem 268:24374–24384

Kosik KS, Joachim CL, Selkoe DJ (1986) Microtubule-associated protein tau (tau) is a major antigenic component of paired helical filaments in Alzheimer disease. Proc Natl Acad Sci USA 83:4044–4048

Kovacs DM, Fausett HJ, Page KJ et al. (1996) Alzheimer-associated presenilins 1 and 2: Neuronal expression in brain and localization to intracellular membranes in mammalian cells. Nat Med 2:224–229

Kruger R, Kuhn W, Muller T et al. (1998) Ala30Pro mutation in the gene encoding alpha-synuclein in Parkinson's disease. Nat Genet 18:106–108

Ladu MJ, Pederson TM, Frail DE, Reardon CA, Getz GS, Falduto MT (1995) Purification of apolipoprotein E attenuates isoform-specific binding to beta-amyloid. J Biol Chem 270:9039–9042

Lambert JC, Pereztur J, Dupire MJ et al. (1997) Distortion of allelic expression of apolipoprotein E in Alzheimer's disease. Hum Mol Genet 6:2151–2154

Lambert JC, Pasquier F, Cottel D, Frigard B, Amouyel P, Chartier-Harlin MC (1998) A new polymorphism in the APOE promoter associated with risk of developing Alzheimer's disease. Hum Mol Genet 7:533–540

Lautenschlager NT, Cupples LA, Rao VS et al. (1996) Risk of dementia among relatives of Alzheimer's disease patients in the MIRAGE study: What is in store for the oldest old? Neurology 46:641–650

Lee VM, Balin BJ, Otvos L Jr, Trojanowski JQ (1991) A68: a major subunit of paired helical filaments and derivatized forms of normal Tau. Science 251:675–678

Lee RKK, Wurtman RJ, Cox AJ, Nitsch RM (1995) Amyloid precursor protein processing is stimulated by metabotropic glutamate receptors. Proc Natl Acad Sci USA 92:8083–8087

Lee MK, Borchelt DR, Kim G et al. (1997) Hyperaccumulation of FAD-linked presenilin 1 variants in vivo. Nat Med 3:756–760

Lehmann DJ, Johnston C, Smith AD (1997) Synergy between the genes for butyrylcholinesterase K variant and apolipoprotein E4 in late-onset confirmed Alzheimer's disease. Hum Mol Genet 6:1933–1936

Levitan D, Greenwald I (1995) Facilitation of lin-12-mediated signalling by sel-12, a Caenorhabditis elegans S182 Alzheimer's disease gene. Nature 377:351–354

Levitan D, Doyle TG, Brousseau D et al. (1996) Assessment of normal and mutant human presenilin function in Caenorhabditis elegans. Proc Natl Acad Sci USA 93:14940–14944

*Levy E, Carman MD, Fernandez MI et al. (1990) Mutation of the Alzheimer's disease amyloid gene in hereditary cerebral hemorrhage, Dutch type. Science 248:1124–1126

*Levy-Lahad E, Wasco W, Poorkaj P et al. (1995) Candidate gene for the chromosome 1 familial Alzheimer's disease locus. Science 269:973–977

Lezoualc'h F, Behl C (1998) Transcription factor NF-kappaB: friend or foe of neurons? Mol Psychiatry 3:15–20

Lezoualc'h F, Sagara Y, Holsboer F, Behl C (1998) High constitutive NF-kappaB activity mediates resistance to oxidative stress in neuronal cells. J Neurosci 18:3224–3232

Li XJ, Greenwald I (1996) Membrane topology of the C-elegans SEL-12 presenilin. Neuron 17:1015–1021

Litersky JM, Johnson GV (1992) Phosphorylation by cAMP-dependent protein kinase inhibits the degradation of tau by calpain. J Biol Chem 267:1563–1568

Loetscher H, Deuschle U, Brockhaus et al. (1997) Presenilins are processed by caspase-type proteases. J Biol Chem 272:20655–20659

Lowenberg K, Waggoner R (1934) Familial organic psychosis (Alzheimer's type). Arch Neurol Psychiatr 31:737–754

Luo YQ, Hirashima N, Li YH, Alkon DL, Sunderland T, Etcheberrigaray R, Wolozin B (1995) Physiological levels of beta-amyloid increase tyrosine phosphorylation and cytosolic calcium. Brain Res 681:65–74

Luo Y, Sunderland T, Wolozin B (1996) Physiologic levels of beta-amyloid activate phosphatidylinositol 3-kinase with the involvement of tyrosine phosphorylation. J Neurochem 67:978–987

Mahdi F, Vannostrand WE, Schmaier AH (1995) Protease nexin-2/amyloid beta-protein precursor inhibits factor Xa in the prothrombinase complex. J Biol Chem 270:23468–23474

Mandelkow EM, Drewes G, Biernat J, Gustke N, Van Lint J, Vandenheede JR, Mandelkow E (1992) Glycogen synthase kinase-3 and the Alzheimer-like state of microtubule-associated protein tau. FEBS Lett 314:315–321

Maruyama K, Kametani F, Usami M, Yamao Harigaya W, Tanaka K (1991) „Secretase", Alzheimer amyloid protein precursor secreting enzyme is not sequence-specific. Biochem Biophys Res Commun 179:1670–1676

Matsuo ES, Shin RW, Billingsley ML, Van deVoorde A, O'Connor M, Trojanowski JQ, Lee VM (1994) Biopsy-derived adult human brain tau is phosphorylated at many of the same sites as Alzheimer's disease paired helical filament tau. Neuron 13:989–1002

Mattila KM, Forsell C, Pirttilä T et al. (1998) The Glu318Gly mutation of the presenilin-1 gene does not necessarily cause Alzheimer's disease. Neurobiol Aging 19(Suppl 4S), abstract no 362

*Mattson MP (1997) Cellular actions of beta-amyloid precursor protein and its soluble and fibrillogenic derivatives. Physiol Rev 77:1081–1132

Mattson MP, Barger SW, Cheng B, Lieberburg I, Smith Swintosky VL, Rydel RE (1993a) Beta-amyloid precursor protein metabolites and loss of neuronal Ca^{2+} homeostasis in Alzheimer's disease. Trends Neurosci 16:409–414

Mattson MP, Cheng B, Culwell AR, Esch FS, Lieberburg I, Rydel RE (1993b) Evidence for excitoprotective and intraneuronal calcium-regulating roles for secreted forms of the beta-amyloid precursor protein. Neuron 10:243–254

Mattson MP, Guo Q, Furukawa K, Pedersen WA (1998) Presenilins, the endoplasmic reticulum, and neuronal apoptosis in Alzheimer's disease. J Neurochem 70:1–14

*Mayeux R, Saunders AM, Shea S et al. (1998) Utility of the apolipoprotein E genotype in the diagnosis of Alzheimer's disease. N Engl J Med 338:506–511

McKeith IG, Galasko D, Kosaka et al. (1996) Consensus guidelines for the clinical and pathologic diagnosis of dementia with Lewy bodies (DLB): Report of the consortium on DLB international workshop. Neurology 47:1113–1124

McKhann G, Drachman D, Folstein M, Kargman R, Price D, Stadlan EM (1984) Clinical diagnosis of Alzheimer's disease: report of the NINCDS-ADRDA Work Group under the auspices of the Department of Health and Human Services Task Force on Alzheimer's Disease. Neurology 34:939–944

Milward EA, Papadopoulos R, Fuller SJ, Moir RD, Small D, Beyreuther K, Masters CL (1992) The amyloid protein precursor of Alzheimer's disease is a mediator of the effects of nerve growth factor on neurite outgrowth. Neuron 9:129–137

Monning U, Sandbrink R, Weidemann A, Banati RB, Masters CL, Beyreuther K (1995) Extracellular matrix influences the biogenesis of amyloid precursor protein in microglial cells. J Biol Chem 270:7104–7110

Montoya SE, Aston CE, Dekosky ST, Kamboh MI, Lazo JS, Ferrell RE (1998) Bleomycin hydrolase is associated with risk of sporadic Alzheimer's disease. Nat Genet 18:211–212

Morishima Kawashima M, Hasegawa M, Takio K, Suzuki M, Yoshida H, Titani K, Iharae Y (1995) Proline-directed and non-proline-directed phosphorylation of PHF-tau. J Biol Chem 270:823–829

Motter R, Vigopelfrey C, Kholodenko D et al. (1995) Reduction of beta-amyloid peptide(42), in the cerebrospinal fluid of patients with Alzheimer's disease. Ann Neurol 38:643–648

*Mullan M, Crawford F, Axelman K, Houlden H, Lilius L, Winblad B, Lannfelt L (1992) A pathogenic mutation for probable Alzheimer's disease in the APP gene at the N-terminus of beta-amyloid. Nat Genet 1:345–347

Müller-Hill B, Beyreuther K (1989) Molecular biology of Alzheimer's disease. Annu Rev Biochem 58:287–307

Multhaup G (1994) Identification and regulation of the high affinity binding site of the Alzheimer's disease amyloid protein precursor (APP) to glycosaminoglycans. Biochimie 76:304–311

Multhaup G, Schlicksupp A, Hesse L, Beher D, Ruppert T, Masters CL, Beyreuther K (1996) The amyloid precursor protein of Alzheimer's disease in the reduction of copper(II) to copper(I) Science 271:1406–1409

Murrell J, Farlow M, Ghetti B, Benson MD (1991) A mutation in the amyloid precursor protein associated with hereditary Alzheimer's disease. Science 254:97–99

Narindrasorasak S, Lowery D, Gonzalez DeWhitt P, Poorman RA, Greenberg B, Kisilevsky R (1991) High affinity interactions between the Alzheimer's beta-amyloid precursor proteins and the basement membrane form of heparan sulfate proteoglycan. J Biol Chem 266:12878–12883

Nathan BP, Bellosta S, Sanan DA, Weisgraber KH, Mahley RW, Pitas RE (1994) Differential effects of apolipoproteins E3 and E4 on neuronal growth in vitro. Science 264:850–852

Nathan BP, Chang KC, Bellosta S, Brisch E, Ge NF, Mahley RW, Pitas RE (1995) The inhibitory effect of apolipoprotein E4 on neurite outgrowth is associated with microtubule depolymerization. J Biol Chem 270:19791–19799

**NIA/AA (1996) Apolipoprotein E genotyping in Alzheimer's disease. National Institute on Aging/Alzheimer's Association Working Group. Lancet 347:1091–1095

Nishimoto I, Okamoto T, Matsuura Y, Takahashi S, Okamoto T, Murayama Y, Ogata E (1993) Alzheimer amyloid protein precursor complexes with brain GTP-binding protein G(o). Nature 362:75–79

Nitsch RM, Slack BE, Wurtman RJ, Growdon JH (1992) Release of Alzheimer amyloid precursor derivatives stimulated by activation of muscarinic acetylcholine receptors. Science 258:304–307

Nitsch RM, Farber SA, Growdon JH, Wurtman RJ (1993) Release of amyloid beta-protein precursor derivatives by electrical depolarization of rat hippocampal slices. Proc Natl Acad Sci USA 90:5191–5193

O'Neill LA, Kaltschmidt C (1997) NF-kappa B: a crucial transcription factor for glial and neuronal cell function. Trends Neurosci 20:252–258

Okamoto T, Takeda S, Giambarella U et al. (1996) Intrinsic signaling function of APP as a novel target of three V642 mutations linked to familial Alzheimer's disease. EMBO J 15:3769–3777

Paliga K, Peraus G, Kreger S et al. (1997) Human amyloid precursor-like protein 1 – cDNA cloning, ectopic expression in COS-7 cells and identification of soluble forms in the cerebrospinal fluid. Eur J Biochem 250:354–363

Pangalos MN, Efthimiopoulos S, Shioi J, Robakis NK (1995a) The chondroitin sulfate attachment site of appican is formed by splicing out exon 15 of the amyloid precursor gene. J Biol Chem 270:10388–10391

Pangalos MN, Shioi J, Robakis NK (1995b) Expression of the chondroitin sulfate proteoglycans of amyloid precursor (Appican) and amyloid precursor-like protein 2. J Neurochem 65:762–769

Paresce DM, Ghosh RN, Maxfield FR (1996) Microglial cells internalize aggregates of the Alzheimer's disease amyloid beta-protein via a scavenger receptor. Neuron 17:553–565

Paudel HK, Lew J, Ali Z, Wang JH (1993) Brain proline-directed protein kinase phosphorylates tau on sites that are abnormally phosphorylated in tau associated with Alzheimer's paired helical filaments. J Biol Chem 268:23512–23518

Pedersen WA, Kloczewiak MA, Blusztajn JK (1996) Amyloid beta-protein reduces acetylcholine synthesis in a cell line derived from cholinergic neurons of the basal forebrain. Proc Natl Acad Sci USA 93:8068–8071

Perez RG, Zheng H, Vanderploeg LHT, Koo EH (1997) The beta-amyloid precursor protein of Alzheimer's disease enhances neuron viability and modulates neuronal polarity. J Neurosci 17:9407–9414

Podlisny MB, Citron M, Amarante P et al. (1997) Presenilin proteins undergo heterogeneous endoproteolysis between Thr291 and Ala299 and occur as stable N- and C-terminal fragments in normal and Alzheimer brain tissue. Neurobiol Dis 3:325–337

Polymeropoulos MH, Lavedan C, Leroy E et al. (1997) Mutation in the alpha-synuclein gene identified in families with Parkinson's disease. Science 276:2045–2047

Ponte P, Gonzalez DP, Schilling J et al. (1988) A new A4 amyloid mRNA contains a domain homologous to serine proteinase inhibitors. Nature 331:525–527

Poorkaj P, Bird TD, Wijsman E et al. (1998) Tau is a candidate gene for chromosome 17 frontotemporal dementia. Ann Neurol 43:815–825

Querfurth HW, Selkoe DJ (1994) Calcium ionophore increases amyloid beta peptide production by cultured cells. Biochemistry 33:4550–4561

Rebeck GW, Reiter JS, Strickland DK, Hyman BT (1993) Apolipoprotein E in sporadic Alzheimer's disease: allelic variation and receptor interactions. Neuron 11:575–580

Refolo LM, Salton SR, Anderson JP, Mehta P, Robakis NK (1989) Nerve and epidermal growth factors induce the release of the Alzheimer amyloid precursor from PC 12 cell cultures. Biochem Biophys Res Commun 164:664–670

*Rogaev EI, Sherrington R, Rogaeva EA et al. (1995) Familial Alzheimer's disease in kindreds with missense mutations in a gene on chromosome 1 related to the Alzheimer's disease type 3 gene. Nature 376:775–778

Roses AD (1996) Apolipoprotein E alleles as risk factors in Alzheimer's disease. Annu Rev Med 47:387–400

*Roses AD (1998) Alzheimer diseases: A model of gene mutations and susceptibility polymorphisms for complex psychiatric diseases. Am J Med Genet 81:49–57

Rossor MN, Fox NC, Beck J, Campbell TC, Collinge J (1996) Incomplete penetrance of familial Alzheimer's disease in a pedigree with a novel presenilin-1 gene mutation. Lancet 347:1560

*Rumble B, Retallack R, Hilbich C et al. (1989) Amyloid A4 protein and its precursor in Down's syndrome and Alzheimer's disease. N Engl J Med 320:1446–1452

Salbaum JM, Weidemann A, Lemaire HG, Masters CL, Beyreuther K (1988) The promoter of Alzheimer's disease amyloid A4 precursor gene. EMBO J 7:2807–2813

Sandbrink R, Beyreuther K (1996) Unraveling the molecular pathway of Alzheimer's disease: research about presenilins gathers momentum. Mol Psychiatry 1:438–444

Sandbrink R, Masters CL, Beyreuther K (1995) APP gene family: alternative splicing generates functionally related isoforms. Ann NY Acad Sci 777:281–287

Sandbrink R, Masters CL, Beyreuther K (1994a) βA4-amyloid protein precursor mRNA isoforms without exon 15 are ubiquitously expressed in rat tissues including brain, but not in neurons. J Biol Chem 269:1510–1517

Sandbrink R, Masters CL, Beyreuther K (1994b) Similar alternative splicing of a non-homologous domain in βA4-amyloid protein precursor-like proteins. J Biol Chem 269:14227–14234

*Sandbrink R, Hartmann T, Masters CL, Beyreuther K (1996a) Genes contributing to Alzheimer's disease. Mol Psychiatr 1:27–40

Sandbrink R, Zhang D, Schaeffer S, Masters CL, Bauer J, Förstl H, Beyreuther K (1996b) Missense mutations of the PS-1/S182 gene in German early-onset Alzheimer's disease patients. Ann Neurol 40:265-266

**Scheuner D, Eckman C, Jensen M et al. (1996) Secreted amyloid β-protein similar to that in the senile plaques of Alzheimer's disease is increased in vivo by the presenilin 1 and 2 and APP mutations linked to familial Alzheimer's disease. Nat Med 2:864-870

Schmechel DE, Saunders AM, Strittmatter WJ et al. (1993) Increased amyloid β-peptide deposition in cerebral cortex as a consequence of apolipoprotein E genotype in late-onset Alzheimer disease. Proc Natl Acad Sci USA 90:9649-9653

Schubert D, Jin LW, Saitoh T, Cole G (1989) The regulation of amyloid beta protein precursor secretion and its modulatory role in cell adhesion. Neuron 3:689-694

Schubert W, Prior R, Weidemann A, Dircksen H, Multhaup G, Masters CL, Beyreuther K (1991) Localization of Alzheimer beta A4 amyloid precursor protein at central and peripheral synaptic sites. Brain Res 563:184-194

Seeger M, Nordstedt C, Petanceska S et al. (1997) Evidence for phosphorylation and oligomeric assembly of presenilin 1. Proc Natl Acad Sci USA 94:5090-5094

*Selkoe DJ (1997) Alzheimer's disease: genotypes, phenotypes, and treatments. Science 275:630-631

Selkoe DJ (1994) Cell biology of the amyloid β-protein precursor and the mechanism of Alzheimer's disease. Annu Rev Cell Biol 10:373-403

*Seubert P, Vigo Pelfrey C, Esch F et al. (1992) Isolation and quantification of soluble Alzheimer's beta-peptide from biological fluids. Nature 359:325-327

Shen J, Bronson RT, Chen DF, Xia W, Selkoe DJ, Tonegawa S (1997) Skeletal and CNS defects in Presenilin-1-deficient mice. Cell 89:629-639

*Sherrington R, Rogaev EI, Liang Y et al. (1995) Cloning of a gene bearing missense mutations in early-onset familial Alzheimer's disease. Nature 375:754-760

*Shoji M, Golde TE, Ghiso J et al. (1992) Production of the Alzheimer amyloid beta protein by normal proteolytic processing. Science 258:126-129

Siman R, Card JP, Nelson RB, Davis LG (1989) Expression of beta-amyloid precursor protein in reactive astrocytes following neuronal damage. Neuron 3:275-285

Simons M, Ikonen E, Tienari PJ, Cidarregui A, Monning U, Beyreuther K, Dotti CG (1995) Intracellular routing of human amyloid protein precursor: Axonal delivery followed by transport to the dendrites. J Neurosci Res 41:121-128

Small DH, Nurcombe V, Reed G, Clarris H, Moir R, Beyreuther K, Masters CL (1994) A heparin-binding domain in the amyloid protein precursor of Alzheimer's disease is involved in the regulation of neurite outgrowth. J Neurosci 14:2117-2127

Smith MA, Perry G, Richey PL, Sayre LM, Anderson VE, Beal MF, Kowall N (1996) Oxidative damage in Alzheimer's. Nature 382:120-121

Spillantini MG, Murrell JR, Goedert M, Farlow MR, Klug A, Ghetti B (1998) Mutation in the tau gene in familial multiple system tauopathy with presenile dementia. Proc Natl Acad Sci USA 95:7737-7741

Spillantini MG, Schmidt ML, Lee VM, Trojanowski JQ, Jakes R, Goedert M (1997) Alpha-synuclein in Lewy bodies. Nature 388:839-840

Sprecher CA, Grant FJ, Grimm G, O'Hara PJ, Norris F, Norris K, Foster DC (1993) Molecular cloning of the cDNA for a human amyloid precursor protein homolog: evidence for a multigene family. Biochemistry 32:4481-4486

Steiner B, Mandelkow EM, Biernat J et al. (1990) Phosphorylation of microtubule-associated protein tau: identification of the site for Ca2(+)-calmodulin dependent kinase and relationship with tau phosphorylation in Alzheimer tangles. EMBO J 9:3539-3544

*Strittmatter WJ, Saunders AM, Schmechel D, Pericak Vance M, Enghild J, Salvesen GS, Roses AD (1993a) Apolipoprotein E: high-avidity binding to β-amyloid and increased frequency of type 4 allele in late-onset familial Alzheimer disease. Proc Natl Acad Sci USA 90:1977-1981

Strittmatter WJ, Weisgraber KH, Huang DY et al. (1993b) Binding of human apolipoprotein E to synthetic amyloid β peptide: isoform-specific effects and implications for late-onset Alzheimer disease. Proc Natl Acad Sci USA 90:8098-8102

Strittmatter WJ, Saunders AM, Goedert M et al. (1994a) Isoform-specific interactions of apolipoprotein E with microtubule-associated protein tau: implications for Alzheimer disease. Proc Natl Acad Sci USA 91:11183-11186

Strittmatter WJ, Weisgraber KH, Goedert M et al. (1994b) Hypothesis: microtubule instability and paired helical filament formation in the Alzheimer disease brain are related to apolipoprotein E genotype. Exp Neurol 125:163-171

Sturchlerpierrat C, Abramowski D, Duke M et al. (1997) Two amyloid precursor protein transgenic mouse models with Alzheimer disease-like pathology. Proc Natl Acad Sci USA 94:13287-13292

*Suzuki N, Cheung TT, Cai XD et al. (1994) An increased percentage of long amyloid β protein secreted by familial amyloid β protein precursor (βAPP717) mutants. Science 264:1336-1340

Tamaoka A, Sawamura N, Odaka A, Suzuki N, Mizusawa H, Shoji S, Mori H (1995) Amyloid beta protein 1-42/43 (A beta 1-42/43) in cerebellar diffuse plaques: Enzyme-linked immunosorbent assay and immunocytochemical study. Brain Res 679:151-156

Tanzi RE, McClatchey AI, Lamperti ED, Villa KL, Gusella JF, Neve RL (1988) Protease inhibitor domain encoded by an amyloid protein precursor mRNA associated with Alzheimer's disease. Nature 331:528-530

Thinakaran G, Slunt HH, Sisodia SS (1995) Novel regulation of chondroitin sulfate glycosaminoglycan modification of amyloid precursor protein and its homologue, APLP2. J Biol Chem 270:16522-16525

*Thinakaran G, Borchelt DR, Lee MK et al. (1996) Endoproteolysis of presenilin 1 and accumulation of processed derivatives in vivo. Neuron 17:181-190

Thinakaran G, Harris CL, Ratovitski T et al. (1997) Evidence that levels of presenilins (PS1 and PS2) are coordinately regulated by competition for limiting cellular factors. J Biol Chem 272:28415-28422

Thomas T, Thomas G, McLendon C, Sutton T, Mullan M (1996) Beta-amyloid-mediated vasoactivity and vascular endothelial damage. Nature 380:168-171

Thomas T, Sutton ET, Hellermann A, Price JM (1997) Beta-amyloid-induced coronary artery vasoactivity and endothelial damage. J Cardiovasc Pharmacol 30:517-522

Tienari PJ, Destrooper B, Ikonen E et al. (1996) The beta-amyloid domain is essential for axonal sorting of amyloid precursor protein. EMBO J 15:5218-5229

*Tienari PJ, Ida N, Ikonen E et al. (1997) Intracellular and secreted Alzheimer beta-amyloid species are generated by distinct mechanisms in cultured hippocampal neurons. Proc Natl Acad Sci USA 94:4125–4130

Trojanowski JQ, Lee VM (1995) Phosphorylation of paired helical filament tau in Alzheimer's disease neurofibrillary lesions: focusing on phosphatases. FASEB J 9:1570–1576

Tysoe C, Whittaker J, Xuereb J et al. (1998) A presenilin-1 truncating mutation is present in two cases with autopsy-confirmed early-onset Alzheimer disease. Am J Hum Genet 62:70–76

Ueda K, Fukushima H, Masliah E et al. (1993) Molecular cloning of cDNA encoding an unrecognized component of amyloid in Alzheimer disease. Proc Natl Acad Sci USA 90:11282–11286

*Van Broeckhoven C, Haan J, Bakker E et al. (1990) Amyloid β protein precursor gene and hereditary cerebral hemorrhage with amyloidosis (Dutch). Science 248:1120–1122

Van Gool WA, Evenhuis HM, Duijn CM van (1995) A case-control study of apolipoprotein E genotypes in Alzheimer's disease associated with Down's syndrome. Ann Neurol 38:225–230

Van Nostrand WE, Farrow JS, Wagner SL, Bhasin R, Goldgaber D, Cotman CW, Cunningham DD (1991) The predominant form of the amyloid beta-protein precursor in human brain is protease nexin 2. Proc Natl Acad Sci USA 88:10302–10306

Vandermeeren M, Mercken M, Vanmechelen E, Six J, Van de Voorde A, Martin JJ, Cras P (1993) Detection of tau proteins in normal and Alzheimer's disease cerebrospinal fluid with a sensitive sandwich enzyme-linked immunosorbent assay. J Neurochem 61:1828–1834

Wallace DC, Stugard C, Murdock D, Schurr T, Brown MD (1997) Ancient mtDNA sequences in the human nuclear genome: A potential source of errors in identifying pathogenic mutations. Proc Natl Acad Sci USA 94:14900–14905

Walter J, Capell A, Grunberg J et al. (1996) The Alzheimer's disease-associated presenilins are differentially phosphorylated proteins located predominantly within the endoplasmic reticulum. Mol Med 2:673–691

Walter J, Grunberg J, Capell A et al. (1997) Proteolytic processing of the Alzheimer disease-associated presenilin-1 generates an in vivo substrate for protein kinase C. Proc Natl Acad Sci USA 94:5349–5354

Wasco W, Bupp K, Magendantz M, Gusella JF, Tanzi RE, Solomon F (1992) Identification of a mouse brain cDNA that encodes a protein related to the Alzheimer disease-associated amyloid beta protein precursor. Proc Natl Acad Sci USA 89:10758–10762

Wasco W, Gurubhagavatula S, Paradis MD et al. (1993) Isolation and characterization of APLP2 encoding a homologue of the Alzheimer's associated amyloid β protein precursor. Nat Genet 5:95–100

Watanabe A, Hasegawa M, Suzuki M et al. (1993) In vivo phosphorylation sites in fetal and adult rat tau. J Biol Chem 268:25712–25717

*Weidemann A, Konig G, Bunke D, Fischer P, Salbaum JM, Masters CL, Beyreuther K (1989) Identification, biogenesis, localization of precursors of Alzheimer's disease A4 amyloid protein. Cell 57:115–126

*Weidemann A, Paliga K, Durrwang U, Czech C, Evin G, Masters CL, Beyreuther K (1997) Formation of stable complexes between two Alzheimer's disease gene products: Presenilin-2 and beta-amyloid precursor protein. Nature Med 3:328–332

Weingarten MD, Lockwood AH, Hwo SY, Kirschner MW (1975) A protein factor essential for microtubule assembly. Proc Natl Acad Sci USA 72:1858–1862

Weisgraber KH, Mahley RW (1996) Human apolipoprotein E: The Alzheimer's disease connection. FASEB J 10:1485–1494

Whitson JS, Selkoe DJ, Cotman CW (1989) Amyloid beta protein enhances the survival of hippocampal neurons in vitro. Science 243:1488–1490

Wild-Bode C, Yamazaki T, Capell A, Leimer U, Steiner H, Ihara Y, Haass C (1997) Intracellular generation and accumulation of amyloid beta-peptide terminating at amino acid 42. J Biol Chem 272:16085–16088

Wisniewski T, Dowjat WK, Buxbaum JD et al. (1998) A novel Polish presenilin-1 mutation (P117L) is associated with familial Alzheimer's disease and leads to death as early as the age of 28 years. Neuroreport 9:217–221

Wolozin B, Iwasaki K, Vito P et al. (1996) Participation of Presenilin 2 in apoptosis: Enhanced basal activity conferred by an Alzheimer mutation. Science 274:1710–1713

Wong PC, Zheng H, Chen H et al. (1997) Presenilin 1 is required for Notch1 and DII1 expression in the paraxial mesoderm. Nature 387:288–292

Wood JG, Mirra SS, Pollock NJ, Binder LI (1986) Neurofibrillary tangles of Alzheimer disease share antigenic determinants with the axonal microtubule-associated protein tau (tau). Proc Natl Acad Sci USA 83:4040–4043

Wragg M, Hutton M, Talbot C et al. (1996) Genetic association between intronic polymorphism in presenilin-1 gene and late-onset Alzheimer's disease. Lancet 347:509–512

Xia Y, Desilva HAR, Rosi BL et al. (1996) Genetic studies in Alzheimer's disease with an NACP/alpha-synuclein polymorphism. Ann Neurol 40:207–215

Xia WM, Zhang JM, Perez R, Koo EH, Selkoe DJ (1997) Interaction between amyloid precursor protein and presenilins in mammalian cells: Implications for the pathogenesis of Alzheimer disease. Proc Natl Acad Sci USA 94:8208–8213

Yamatsuji T, Matsui T, Okamoto T et al. (1996) G protein-mediated neuronal DNA fragmentation induced by familial Alzheimer's disease-associated mutants of APP. Science 272:1349–1352

Yan SD, Chen X, Fu J et al. (1996) RAGE and amyloid-beta peptide neurotoxicity in Alzheimer's disease. Nature 382:685–691

*Yankner BA (1996) Mechanisms of neuronal degeneration in Alzheimer's disease. Neuron 16:921–932

Yankner BA, Duffy LK, Kirschner DA (1990) Neurotrophic and neurotoxic effects of amyloid beta protein: reversal by tachykinin neuropeptides. Science 250:279–282

Yoshimoto M, Iwai A, Kang D, Otero DAC, Xia Y, Saitoh T (1995) NACP, the precursor protein of the non-amyloid beta/A4 protein (A beta) component of Alzheimer disease amyloid, binds A beta and stimulates A beta aggregation. Proc Natl Acad Sci USA 92:9141–9145

*Younkin SG (1995) Evidence that A beta 42 is the real culprit in Alzheimer's disease. Ann Neurol 37:287–288

Zheng H, Jiang MH, Trumbauer ME et al. (1995) beta-Amyloid precursor protein-deficient mice show reactive gliosis and decreased locomotor activity. Cell 81:525–531

Kapitel 8
Vaskulär bedingte kognitive Beeinträchtigung und Demenz

P. Martinez-Lage und V. C. Hachinski

1	Einleitung	168
2	Epidemiologie der vaskulär bedingten kognitiven Beeinträchtigung	169
2.1	Prävalenz der vaskulären Demenz	169
2.2	Demenz in der Folge eines Schlaganfalls	170
2.3	Prävalenz der vaskulär bedingten kognitiven Beeinträchtigung	170
2.4	Kognitive Beeinträchtigungen in der Folge eines Schlaganfalls	171
2.5	Risikofaktoren vaskulär bedingter kognitiver Beeinträchtigungen	172
3	Neuropathologie vaskulär bedingter kognitiver Beeinträchtigungen	176
4	Vaskuläre Mechanismen kognitiver Beeinträchtigungen	180
5	Einteilung vaskulär bedingter kognitiver Beeinträchtigungen	184
5.1	Syndrome, die sich auf nur einen kognitiven Bereich beschränken	185
5.2	Fokale Läsionen als Ursache von Syndromen, die mehr als einen kognitiven Bereich betreffen	187
5.3	Syndrome, die multiple kognitive Bereiche betreffen	188
6	Neuroradiologische Bildgebung bei vaskulär bedingten kognitiven Beeinträchtigungen: die Sache mit der weißen Substanz	191
6.1	Hirninfarkt	192
6.2	Atrophie	193
6.3	Vaskuläre Schädigung der weißen Substanz	193
7	Die klinische Diagnose vaskulär bedingter kognitiver Beeinträchtigungen: Wie nützlich sind die derzeitigen Kriterien der vaskulären Demenz?	196
8	Zerebrovaskuläre pathologische Veränderungen bei der Alzheimer-Krankheit: neuere Konzepte der gemischten Demenz	199
9	Zusammenfassung und Ausblick	200
10	Literatur	203

Übersetzung: M. Haug

1 Einleitung

Unklarheiten und Uneinigkeiten

Obwohl vaskuläre Demenzen schon seit mehr als 100 Jahren bekannt sind, diagnostiziert und wissenschaftlich beforscht werden, sind viele Fragen weiterhin offen. Sehr bezeichnend für die Unklarheiten und Uneinigkeit, die auf dem Gebiet zerebrovaskulär bedingter kognitiver Leistungseinbußen herrschen, sind die Titel zweier kürzlich erschienener Übersichtsarbeiten zu diesem Krankheitsbild: *Vascular dementia: persisting controversies and questions* (Moncayo u. Bogusslavsky 1996) und *Vascular dementia: still a debatable entity?* (Loeb u. Meyer 1996). Bis heute existieren für die vaskuläre Demenz keine verläßlichen und validierten Diagnosekriterien und ihre Epidemiologie ist noch immer unklar. Zahlen zur Prävalenz und Inzidenz weisen extreme Streuungen auf und verschiedene Studien miteinander zu vergleichen ist schlicht unmöglich.

Weder die klinischen noch die neuroradiologischen Befunde werden bisher voll verstanden und sind weiterhin althergebrachten Konzeptionen verhaftet. So ist beispielsweise die Definition der Demenz ganz unkritisch vom klinischen Syndrom der Alzheimer-Krankheit abgeleitet worden und stellt nach wie vor die Gedächtnisstörung ganz in den Mittelpunkt des Demenzsyndroms. Zudem sind die verschiedenen klinischen und ätiopathogenetischen Untergruppen der vaskulären Demenz bisher ungenügend differenziert worden und Patienten mit unterschiedlichen Zustandsbildern werden immer noch ein und derselben Krankheitsgruppe zugeordnet, obwohl allgemein anerkannt ist, daß es sich bei der vaskulären Demenz um eine heterogene Erkrankung handelt.

Probleme der Definition vaskulärer Demenz

Der Begriff der vaskulären Demenz ist untrennbar mit Begriffen wie „behandelbar" oder „verhinderbar" verbunden. Dies ist aber angesichts der Tatsache paradox, daß die derzeit gültige Definition von Demenz einen Schweregrad voraussetzt, der bereits zu einer sozialen oder beruflichen Beeinträchtigung der betroffenen Person geführt hat und damit kaum noch Spielraum für präventive oder therapeutische Maßnahmen läßt. Solange die Diagnosekriterien sich nicht von diesem Konzept lösen, wird eine Früherkennung aussichtslos sein. Dementsprechend wird auch eine Prävention der vaskulären Demenz solange ungenügend bleiben, wie deren Risikofaktoren nicht bekannt sind und die Frage, ob es sich bei diesen um die gleichen wie beim Schlaganfall handelt, unbeantwortet ist.

Vaskulär bedingte kognitive Beeinträchtigung

Hachinski u. Bowler (1993) haben das Konzept der „vaskulär bedingten kognitiven Beeinträchtigung" vorgeschlagen („vascular cognitive impairment"; VCI), um hierin alle unterschiedlichen Schweregrade der mit ischämischen zerebrovaskulären Erkrankungen einhergehenden intellektuellen Leistungseinbußen einzuschließen; sie haben zudem auf die Wichtigkeit einer frühen Diagnosestellung und auf die unbedingte Notwendigkeit neuer, auf prospektiv erhobenen Daten und nicht auf unkritisch zusammengestellter Literatur basierenden Diagnosekriterien hingewiesen. Soweit dies möglich ist, wird der Begriff der vaskulär bedingten kognitiven Beeinträchtigung in diesem Kapitel durchgängig anstatt des Begriffs der vaskulären Demenz verwendet (zur Definition zentraler Begriffe s. Übersicht 1, S. 202).

2 Epidemiologie der vaskulär bedingten kognitiven Beeinträchtigung

2.1 Prävalenz der vaskulären Demenz

Die Prävalenz der vaskulären Demenz ist schwierig zu ermitteln, da sie sich in so vielen Symptomen mit anderen Krankheiten wie dem Schlaganfall oder der Alzheimer-Krankheit überschneidet und weil für sie bislang keine verläßlichen Diagnosekriterien aufgestellt worden sind (s. unten). Die Häufigkeit der vaskulären Demenz hängt vom untersuchten Kollektiv und den angewandten Diagnoseverfahren ab, insbesondere auch von der Frage, ob Befunde eines bildgebenden Verfahrens mit einbezogen werden oder nicht. Autopsiebefunden kommt die höchste diagnostische Aussagekraft zu, wobei diese aber unvermeidbar voreingenommen sind und sich nur auf Kollektive dementer Patienten, jedoch nicht auf Serien routinemäßiger Autopsien bei einem unausgewählten Krankengut beziehen. Die Häufigkeit der vaskulären Demenz variiert in solchen Untersuchungen zwischen 0 und 19% (Jellinger et al. 1990). Interessanterweise ist bei 3% der Patienten mit der klinischen Diagnose einer Alzheimer-Krankheit aufgrund des Autopsiebefundes die Diagnose einer reinen vaskulären Demenz zu stellen. Häufigkeitsangaben, die sich auf Daten hospitalisierter Patienten oder auf Fallzahlen spezieller Gedächtnissprechstunden stützen, sind unzuverlässig, weil im ersteren Fall Schlaganfallpatienten, im letzteren Fall Alzheimer-Patienten überrepräsentiert sein werden.

Probleme aufgrund von Selektionseffekten und unterschiedlichen Diagnoseverfahren

Die beste Möglichkeit, um Verzerrungen durch solche Selektionseffekte zu kontrollieren, stellen Populationsstudien dar, allerdings mit dem Nachteil der geringeren Genauigkeit, da bildgebende Untersuchungen nicht in jedem Fall durchführbar sind. Hébert u. Brayne (1995) verglichen nachträglich 10 Populationsstudien verschiedener Länder miteinander, die dieselben Diagnosekriterien und vergleichbare Einschlußkriterien verwendet hatten. In diesen Untersuchungen fanden sich für die vaskuläre Demenz Prävalenzraten zwischen 1,2 und 5,6%. Diese Spannweite war eher auf methodische als auf geographische Unterschiede zurückzuführen. Die höchsten Raten fanden sich in Studien, die computertomographische Untersuchungen als Teil der Beurteilungskriterien verwendet hatten. Der Ausschluß hospitalisierter Patienten führte in manchen dieser Untersuchungen zu signifikanten Verzerrungen mit falsch niedrigen Prävalenzschätzungen. Entgegen der herkömmlichen Meinung fanden sich in diesen Untersuchungen in der Prävalenz der vaskulären Demenz keine signifikanten Geschlechtsunterschiede.

Prävalenzraten auf der Basis von Populationsstudien

Neben dem Problem der diagnostischen Genauigkeit liegt eine weitere Unsicherheit für die epidemiologische Abschätzung des Anteils vaskulärer Ursachen an der Gesamtprävalenz von Demenzerkrankungen in der Art, wie Patienten mit einer gemischten Form der Demenz klassifiziert werden; in manchen Studien werden diese nämlich der Gruppe der Patienten mit einer vaskulären, in anderen der Gruppe der Alzheimer-Patienten zugerechnet. In Abhängigkeit hiervon können die Prävalenzzahlen zwischen 14 und 1% variieren (Skoog et al. 1993; Ott et al. 1995). Unglücklicherweise unterscheidet die klinische Diagnose einer gemischten

Ungenauigkeit aufgrund fraglicher Klassifikation bei gemischten Demenzformen

Demenzform nicht zwischen Patienten, bei denen nur zufällig ein Schlaganfall zur Alzheimer-Krankheit hinzugekommen ist und solchen, die ohne Schlaganfall gar keine Demenz entwickelt hätten.

2.2 Demenz in der Folge eines Schlaganfalls

Es ist inzwischen ausreichend nachgewiesen, daß der Schlaganfall als signifikanter Risikofaktor für das Auftreten einer Demenz anzusehen ist. Nahezu 30% aller Schlaganfallpatienten entwickeln innerhalb der ersten 3 Monate nach ihrem Insult ein dementielles Syndrom. Sie haben damit gegenüber der Allgemeinbevölkerung ein um das 9fache erhöhtes Risiko. Es mag überraschen, daß Schlaganfallpatienten sowohl die Form der vaskulären wie die der Alzheimer-Demenz (gemischte Demenz?) entwickeln und daß in vielen Fällen dem Beginn des Demenzsyndromes kein erneutes zerebrovaskuläres Ereignis vorangeht (Tatemichi u. Desmond 1996). Langzeit-Populationsstudien finden für Patienten, die schon bei Aufnahme in die Studie eine Schlaganfallvorgeschichte haben, eine im Vergleich zur Allgemeinbevölkerung 9fach höhere Inzidenz für sämtliche Demenzformen und eine 2fach erhöhte Inzidenz für die Alzheimer-Krankheit (Kokmen et al. 1996). Von einigen Autoren ist der Begriff der „Post-Insult-Demenz" vorgeschlagen worden, um darin alle möglichen Ursachen einer Demenz nach vorangegangenem Schlaganfall einzuschließen.

Erhöhte Inzidenz für sämtliche Demenzformen

2.3 Prävalenz der vaskulär bedingten kognitiven Beeinträchtigung

Wie in den vorangehenden Abschnitten skizziert, hat sich die epidemiologische Forschung bisher allein auf demente Patienten konzentriert, also auf Personen, die einen so hohen Schweregrad kognitiver Beeinträchtigungen aufweisen, daß sie die Diagnosekriterien einer Demenz erfüllen. Berücksichtigte man aber sämtliche Schweregrade kognitiver Leistungseinbußen, dann würden vaskuläre Krankheitsursachen für die Entstehung kognitiver Defizite möglicherweise ein ganz erhebliches Gewicht bekommen. Die Prävalenz- und Inzidenzraten der vaskulär bedingten kognitiven Beeinträchtigung werden erst dann sicherer anzugeben sein, wenn verläßliche Diagnosekriterien entwickelt und validiert worden sind.

Notwendigkeit verläßlicher Diagnosekriterien

Allerdings liegen hierzu Daten aus der Canadian Study of Health and Aging vor. In dieser Studie wurden nahezu 10.000 über 65jährige Probanden in einem Screening auf kognitive Leistungseinbußen untersucht. Unter den hierbei auffälligen Personen wurde dann unterschieden zwischen solchen mit einer Demenz und anderen, die leichtere, noch nicht als Demenz zu klassifizierende kognitive Defizite aufwiesen. Nach den sog. altersassoziierten Gedächtnisstörungen fanden sich bei diesen nichtdementen, kognitiv aber beeinträchtigten Personen vaskuläre Faktoren als zweithäufigste Ursache. Faßt man Personen mit vaskulär bedingten kognitiven Beeinträchtigungen und diejenigen Personen zusammen, bei denen eine vaskuläre oder gemischte Demenz vorliegt, dann weisen 4,8% der kanadischen Population über 65 Lebensjahre eine mehr oder weniger stark ausgeprägte vaskulär bedingte kognitive Beeinträchtigung auf (Rockwood et al. 1997). Da in dieser Studie bei kognitiv beeinträchtigten Personen keine bildgebenden Zusatzuntersuchungen durchgeführt wurden, könnte die Prävalenz der vaskulär bedingten kognitiven Beeinträchtigung aber noch höher liegen.

In bezug auf geringergradige kognitive Beeinträchtigungen liegen Daten aus einer Vielzahl von Untersuchungen vor, die ausreichend belegen, daß vaskulären Faktoren eine ganz erhebliche Bedeutung zukommt. Bluthochdruck und Diabetes mellitus sind in Populationsstudien signifikante negative Prädiktoren für die kognitive Leistungsfähigkeit nichtdementer Personen, und dies scheint unabhängig von einer Schlaganfallvorgeschichte gültig zu sein (Martinez-Lage et al. 1996). Daß sich eine hypertensive Blutdruckerkrankung negativ auf die kognitive Leistungsfähigkeit auswirkt, ist seit Jahren bekannt und wird mit Marklagerveränderungen des Gehirns in Verbindung gebracht.

Bluthochdruck und Diabetes mellitus als signifikante Prädiktoren

Andere epidemiologische Untersuchungen haben ergeben, daß sich bei Vorliegen elektrokardiographischer Zeichen eines früheren Myokardinfarktes, einer peripheren arteriellen Verschlußkrankheit oder atheromatöser Veränderungen der Karotiden der Anteil von Personen, die 23 oder weniger Punkte im *Mini-Mental State Examination (MMSE)* erreichen, verdoppelt. Eine Schlaganfallanamnese verdreifacht diesen Anteil (Breteler et al. 1994). Bei Personen ohne Schlaganfall in der Vorgeschichte waren Diabetes mellitus und Hypercholesterinämie unabhängig voneinander mit Beeinträchtigungen des abstrakten Denkvermögens und räumlich-visueller Leistungen sowie mit Gedächtnisstörungen korreliert (Tatechimi u. Desmond 1996).

2.4 Kognitive Beeinträchtigungen in der Folge eines Schlaganfalls

Dem Auftreten kognitiver Beeinträchtigungen nach einem vorangegangenen Schlaganfall wird inzwischen erheblich mehr Beachtung geschenkt. Bis zu 60% aller Schlaganfallpatienten weisen mehr oder weniger ausgeprägte kognitive Leistungseinbußen auf. Die Zahlen hängen allerdings davon ab, welches diagnostische Instrumentarium zur Anwendung kommt und wo die Trennlinie zur kognitiven Beeinträchtigung gezogen wird. Pohjasvaara et al. (1997) stellten mit einer modifizierten Form des *MMSE*, dem *3MS*, und anderen Kurztests bei 61,7% von insgesamt 486 Schlaganfallpatienten kognitive Defizite in mindestens einem Bereich fest, bei 34,8% in 1 oder 2 Bereichen und bei 26,8% Defizite in 3 oder mehr kognitiven Leistungsbereichen. Unter Verwendung einer umfassenden neuropsychologischen Testbatterie fanden Grace et al. (1995), daß 45% ihrer Schlaganfallpatienten kognitive Beeinträchtigungen aufwiesen (d.h. in mindestens 2 kognitiven Bereichen 2 Standardabweichungen unterhalb der Norm lagen). Interessanterweise erreichten über die Hälfte dieser Patienten mehr als 24 Punkte im *MMSE* und 31% der Patienten mehr als 79 Punkte im *3MS*, was die Sensitivität dieser kognitiven Testverfahren offensichtlich in Frage stellt.

Einfluß der verwendeten Testverfahren

Tatemichi u. Desmond (1996) legten ähnliche Kriterien zugrunde und setzten ein Versagen (d.h. einen Punktwert unterhalb der 5. Perzentile der Kontrollgruppe) in mindestens 4 von 17 Items ihrer neuropsychologischen Testbatterie, die die Bereiche Merkfähigkeit, Orientierung, Sprache, räumlich-visuelle Fähigkeiten, abstraktes Denkvermögen und Aufmerksamkeit erfaßte, voraus. Bei 35% von insgesamt 227 Schlaganfallpatienten fanden sich kognitive Beeinträchtigungen. Besonders bedeutsam war, daß diese kognitiven Leistungseinbußen einen deutlichen Einfluß auf den funktionellen Behinderungsgrad hatten und einen signifikanten Prädiktor für eine spätere Hilfsbedürftigkeit darstellten, selbst wenn eine Anpassung an die körperliche Behinderung erreicht worden war.

Kognitive Leistungseinbußen als Prädiktor für spätere Hilfsbedürftigkeit

Zusammenfassend ist also festzuhalten, daß vaskuläre Faktoren sich bezüglich des Auftretens kognitiver Beeinträchtigungen als wichtiger herausstellen könnten, als dies bisher angenommen wurde. Das Ereignis eines Schlaganfalles mag diesen Effekt sehr deutlich hervortreten lassen, zu kognitiven Beeinträchtigungen kommt es möglicherweise aber durch andere Mechanismen. Um zu beurteilen, ob diese Formen der mit vaskulären Risikofaktoren (insbesondere Bluthochdruck und Diabetes mellitus) korrelierten kognitiven Leistungseinbußen – mit oder ohne klinisches Schlaganfallereignis – in eine Demenz münden, werden dringend Langzeitstudien benötigt. Die Beantwortung dieser Frage wird Anhaltspunkte für die Früherkennung vaskulärer Demenzen liefern und wird es ermöglichen, rationale Strategien für deren Prävention und Behandlung zu entwickeln. Leider werden aber alle diese Fälle vaskulär bedingter kognitiver Beeinträchtigungen in der Bevölkerung unerkannt bleiben, solange keine entsprechenden Diagnosekriterien erstellt und validiert werden.

2.5 Risikofaktoren vaskulär bedingter kognitiver Beeinträchtigungen

Die Risikofaktoren der vaskulären Demenz sind trotz breit angelegter und intensiver Forschung auf diesem Gebiet weiterhin unklar. Für die Untersuchung von Risikofaktoren einer bestimmten Erkrankung ist es erforderlich, daß

Voraussetzungen für die Bestimmung von Risikofaktoren

1. zwischen erkrankten und nichterkrankten Personen eindeutig unterschieden wird und
2. die Einwirkung oder das Fehlen eines bestimmten Einflußfaktors verläßlich bestimmt werden kann.

Die erste dieser Bedingungen wird in Untersuchungen zur vaskulären Demenz nicht ausreichend erfüllt. Wie noch ausgeführt werden wird, haben die derzeitigen Diagnosekriterien Mängel und sind nicht auf neuropathologischer Grundlage validiert worden. Daneben führt der in diesen Kriterien geforderte hohe Schweregrad kognitiver Defizite dazu, daß eine erhebliche Anzahl von Personen mit frühen Stadien kognitiver Beeinträchtigungen in Studien ausgeschlossen und fälschlich zu Kontrollpersonen gemacht wird. Zudem bleibt dem Untersucher aufgrund der fehlenden Möglichkeiten einer ätiopathogenetischen Unterteilung gar nichts anderes übrig, als Patienten mit unterschiedlichen Erkrankungen in ein und derselben Gruppe zusammenzufassen.

Vorhandene Risikofaktoren sind häufig als diagnostischer Hinweis auf das Vorliegen einer vaskulär bedingten Demenz genommen worden, wodurch jedoch die Schlußfolgerung, daß Gefäßrisikofaktoren tatsächlich auch Risikofaktoren für die Entwicklung einer vaskulären Demenz darstellen, erheblich beeinträchtigt sein könnte. Ob vaskuläre Demenzen mit denselben Umständen korreliert sind, die auch ein erhöhtes Schlaganfallrisiko bedingen, oder ob es zusätzliche Einflußfaktoren gibt, bleibt weiterhin ungeklärt. Es ist bemerkenswert, daß sich die Forschung auf diesem Gebiet ganz auf hinreichend bekannte Risikofaktoren wie Bluthochdruck, Diabetes mellitus, Hypercholesterinämie oder kardiale Erkrankungen beschränkt hat. Erst in letzter Zeit finden auch andere Faktoren wie ein erhöhtes Fibrinogen, hypotensive Blutdrucksituation, hämodynamische oder immunologische Veränderungen oder genetische Faktoren zunehmende Berücksichtigung (Martinez-Lage u. Hachinski 1998).

Konzentration der Forschung auf bekannte Risikofaktoren

Im Vergleich mit neurologisch unauffälligen Kontrollpersonen findet sich bei Patienten, bei denen eine vaskuläre Demenz besteht, ein signifikanter Zusammenhang mit dem Vorliegen eines Diabetes mellitus, einer Herzerkrankung, einer arteriellen Hypertonie oder von Strömungsgeräuschen über den Karotiden (Meyer et al. 1988). Gestattet man allerdings, daß nichtselektierte Kontrollgruppen auch Schlaganfallpatienten einschließen können, dann erreichen lediglich die Faktoren früherer Schlaganfall und Diabetes mellitus Signifikanz (Katzman et al. 1989). Es existieren auf diesem Gebiet nur sehr wenige Bevölkerungsstudien (Tabelle 1).

In einer Untersuchung von Fällen in frühen Krankheitsstadien, die zum großen Teil autoptisch bestätigt wurden, identifizierten Yoshitake et al. (1995) in einer multivariaten Analyse Lebensalter, systolischen Blutdruck, Schlaganfallanamnese und Alkoholmißbrauch als entscheidende Prädiktoren. Diabetes mellitus, diastolischer Blutdruck und erhöhter Hämatokrit waren nur in der univariaten Analyse signifikant. In einer Analyse von Daten der Canadian Study on Health and Aging (Lindsay et al. 1997) erreichten die Faktoren Bluthochdruckanamnese, Alkoholmißbrauch, Herzerkrankung, Kontakt mit Pestiziden oder Düngemitteln bzw. flüssigem PVC oder Gummiprodukten sowie niedriges Bildungsniveau Signifikanz. In dieser Untersuchung basierte die Diagnose der vaskulären Demenz auf den ICD-10-Kriterien, und es war nicht erforderlich, daß auch bildgebende Befunde vorlagen. Patienten mit kognitiven Leistungseinbußen, die aber nicht die Demenzkriterien erfüllten, wurden sowohl von der Kontroll- wie auch von der Verumgruppe ausgeschlossen.

Ergebnisse neuerer Untersuchungen

Mehrere Untersuchungen hospitalisierter Patienten haben zu analysieren versucht, welche Faktoren es sind, die die Entwicklung einer Demenz bei manchen Schlaganfallpatienten bewirken, nicht aber bei anderen (Tabelle 2). In den Untersuchungen von Ladurner et al. (1982) fand sich bei dementen Schlaganfallpatienten lediglich eine Häufung von Bluthochdruckkrankheiten. Loeb et al. (1988) berichteten über eine höhere Prävalenz von Bluthochdruck, kardialen Erkrankungen und Diabetes mellitus bei Multiinfarktpatienten mit einer Demenz. In der Stroke Data

Einflußfaktoren auf die Entwicklung einer Demenz nach Schlaganfall

Tabelle 1.
Risikofaktoren, für die in verschiedenen Untersuchungen ein signifikanter Zusammenhang mit der vaskulären Demenz gefunden wurde

Literaturstelle	Risikofaktoren	Studienpopulation	Statistik
Vergleich mit der Allgemeinbevölkerung			
Meyer et al. (1988)	Hypertension, Kardiopathie, Diabetes, Rauchen, Karotisströmungsgeräusch	175 MID-Patienten vs. 125 neurologisch unauffällige Kontrollpersonen	Chi-Quadrat
Katzman et al. (1989)	Früherer Schlaganfall, Diabetes	15 MID/MIX-Patienten vs. 350 unselektierte, freiwillige Kontrollpersonen (Schlaganfallpatienten mit eingeschlossen)	Chi-Quadrat
Lindsay et al. (1997)	Hypertension, Alkoholmißbrauch, Kardiopathie, Pestizidexposition, Niedriger Bildungsstand, Aspirin-Medikation	129 VD-Patienten vs. 531 Kontrollpersonen aus einer Bevölkerungsstudie	Logistische Regression
Yoshitake et al. (1995)	Lebensalter, Alkoholgebrauch, Diabetes, Schlaganfall, Systolischer RR	828 Probanden im Verlauf über 7 Jahre in einer Bevölkerungsstudie über Demenz; 50 von ihnen entwickelten eine VD	Logistische Regression
Vergleich mit nichtdementen Schlaganfallpatienten			
Ladurner et al. (1982)	Hypertension	40 MID vs. 31 nichtdemente Schlaganfallpatienten	Chi-Quadrat
Loeb (1988)	Hypertension, Kardiopathie, Begleitende Hypertension, Kardiopathie und Diabetes	40 MID vs. 30 normale und 30 Schlaganfallpatienten	Chi-Quadrat
Tatemichi et al. (1990)	Früherer Schlaganfall, Früherer MI	726 Patienten einer Schlaganfalldatenbank, 116 davon mit einer Demenz	Chi-Quadrat

Tabelle 1
(Fortsetzung)

Literaturstelle	Risikofaktoren	Studienpopulation	Statistik
Gorelick et al. (1993)	Hypertension MI Lebensalter Niedriger Bildungsstand Rauchen Adipositas (OR<1) Systolischer RR (OR<1)	61 MID- vs. 86 nichtdemente Patienten mit 2 oder mehr Schlaganfällen	Logistische Regression
Tatemichi et al. (1993)	Lebensalter Rasse (nicht weiß) Niedriger Bildungsstand Diabetes Früherer Schlaganfall	66 VD vs. 185 nichtdemente Schlaganfallpatienten	Logistische Regression
Kokmen et al. (1996)	Lebensalter Geschlecht (männlich) Zweiter Schlaganfall Mitralklappenprolaps	971 Schlaganfallpatienten, Beobachtungszeit 6782 Personenjahre (196 entwickelten eine Demenz)	Cox proportional hazards

MID Multiinfarktdemenz; *MIX* gemischte Demenz; *VD* vaskuläre Demenz; *MI* Myokardinfarkt; *RR* Blutdruck; *OR* Odds Ratio

Bank Cohort waren nur Myokardinfarkt und früherer Schlaganfall signifikant mit einer Demenz korreliert (Tatemichi et al. 1990). Berichte der Rochester-Bevölkerungsstudie haben auf den signifikanten Zusammenhang von Lebensalter, männlichem Geschlecht, wiederholten Schlaganfällen und Mitralklappenprolaps mit einer beginnenden Demenz hingewiesen (Kokmen et al. 1996).

In einer prospektiven Studie von Tatemichi et al. (1993) fanden sich signifikante Korrelationen zwischen einer Demenz und dem Lebensalter, der Erziehung, der Rasse, einer Anamnese zurückliegender Schlaganfälle und einem Diabetes mellitus. Gorelick et al. (1993) identifizierten bei Patienten mit 2 oder mehr Infarkten das Lebensalter, arterielle Hypertonie, Proteinurie, Myokardinfarkt, Rauchen und systolischen Blutdruck als signifikante Prädiktoren für eine Demenz. Sowohl der Bluthochdruck wie auch die Proteinurie verloren an Signifikanz, wenn die Daten hinsichtlich des Bildungsniveaus korrigiert wurden. Überraschenderweise kam einem erhöhten systolischen Blutdruck eine „protektive" Wirkung zu.

Alle diese Befunde sind zu unterschiedlich, als daß aus ihnen irgendwelche Schlußfolgerungen gezogen werden könnten. Wahrscheinlich tragen

Methodische Probleme verschiedener Studien

methodische Unterschiede zwischen den Studien zu einem Großteil zu dieser Variabilität bei. Daneben sind in ihnen unterschiedliche Formen der vaskulären Demenz nicht getrennt analysiert und nur traditionelle Risikofaktoren berücksichtigt worden. In einzelnen Berichten werden aber auch andere Faktoren wie eine gesteigerte Thrombozytenaktivierung, erhöhtes Fibrinogen, immunologische Veränderungen oder hypoxisch-ischämische Erkrankungen für wichtig erachtet.

Bedeutung genetischer Faktoren

Einige Untersuchungen messen dem Allel 4 des Apolipoprotein E Bedeutung als genetischem Risikofaktor für eine vaskuläre Demenz bei, was jedoch in anatomisch-pathologischen Untersuchungen nicht bestätigt werden konnte. Die Rolle familiärer oder genetischer Faktoren für die Entstehung einer vaskulären Demenz ist bisher kaum untersucht worden. Betrachtet man all diese Daten und bedenkt, daß die Inzidenz der vaskulären Demenz trotz einer jahrzehntelangen intensiven Bekämpfung vaskulärer Risikofaktoren nicht reduziert worden ist, dann kommt man zu dem Schluß, daß dieses Gebiet weiterer wissenschaftlicher Untersuchungen bedarf.

3 Neuropathologie vaskulär bedingter kognitiver Beeinträchtigungen

Das Demenzsyndrom vaskulären Ursprungs – die sog. arteriosklerotische Demenz – wurde lange als Folgezustand einer chronischen zerebralen Ischämie angesehen. Die vorherrschende Meinung war, daß es mit zunehmendem Alter zu einer progredienten Verengung arterieller Hirngefäße komme, die zu einer Verminderung des zerebralen Blutflusses und damit zu einer Insuffizienz des neuronalen Stoffwechsels mit der Folge eines Untergangs von Neuronen, Hirnatrophie und Demenz führen würde. 1970 wiesen Tomlinson et al. jedoch nach, daß neurodegenerative und vaskuläre Ereignisse eindeutig die häufigsten Ursachen für eine Demenz darstellen, und griffen damit die Idee wieder auf, daß tatsächlich Hirninfarkte – und nicht eine chronische Ischämie – als Ursache eines intellektuellen Abbaus anzusehen sind.

Neurodegenerative und vaskuläre Ereignisse als häufigste Demenzursachen

Multiinfarktdemenz

Nach einer gewissenhaften Revision der bis dahin vorliegenden pathologischen Befunde und unter Berücksichtigung einer ganzen Anzahl hämodynamischer Untersuchungen (einschließlich der von ihnen selbst durchgeführten) kamen Hachinski et al. (1974) zu dem Schluß, daß Gefäßerkrankungen über große oder multiple kleinere zerebrale Infarkte zu einer Demenz führen, wofür sie den Begriff der Multiinfarktdemenz vorschlugen. Diese Einschätzung hat zwischenzeitlich durch die Erkenntnis Unterstützung erfahren, daß operative, auf eine Verbesserung des zerebralen Blutflusses ausgerichtete Maßnahmen (Endarteriektomie oder extraintrakranielle Bypassoperationen) nicht zu einer wesentlichen Besserung des neuropsychologischen Befundes führen. Inzwischen haben positronenemissionstomographische Untersuchungen durch den Nachweis, daß ein verminderter zerebraler Blutfluß bei Patienten mit einer Alzheimer-Krankheit oder einer Multiinfarktdemenz nicht mit einer erhöhten

Sauerstoffextraktionsrate einhergeht, zusätzliche Argumente gegen die Hypothese der chronischen Ischämie geliefert (Tatemichi et al. 1994).

Chronische Ischämie sollte allerdings nicht mit hämodynamisch bedingten Hirninfarkten verwechselt werden. Zwar können Infarkte in der Grenzzone des Versorgungsgebietes zweier Hirnarterien oder ischämische Nekrosen in vulnerablen Hirnregionen als Folge eines protrahiert erniedrigten systemischen Blutdrucks oder auch im Zusammenhang mit hochgradigen Karotisstenosen auftreten, aber selbst in diesen Fällen ist es die fokale Schädigung und nicht die chronische Minderperfusion, die für die kognitive Leistungsminderung verantwortlich ist. Es sind deshalb diese ischämischen Herdläsionen des Gehirns, die als pathologisches Substrat vaskulär bedingter kognitiver Beeinträchtigungen angesehen werden.

Ischämische Herdläsionen

Die neuropathologischen Manifestationsformen fokaler ischämischer Schädigungen des Gehirns vaskulär dementer Patienten sind vielfältig und heterogen (Munoz 1991; Olsson et al. 1996). Unterschiedliche pathologische Veränderungen des Gehirns und der Blutgefäße finden sich entweder isoliert oder u. U. auch kombiniert bei ein und demselben Patienten (Tabelle 2). Die häufigsten Veränderungen stellen makroskopisch sichtbare arterielle Infarkte, Lakunen und vaskulär bedingte Schädigungen der weißen Substanz dar. Arterielle Infarkte finden sich im Versorgungsgebiet großer oder mittlerer Arterien. Sie imponieren als zystische Nekrosen mit reichlichen Entzündungszellen, unter denen sich auch aktivierte Astrozyten finden. Vornehmlich ist der Kortex betroffen, die darunter liegende weiße Substanz und die Basalganglien können aber mitbefallen sein. Die Lokalisation und Anzahl sowie das Gesamtvolumen dieser Art von Läsionen sind als die wesentlichen Determinanten für das Vorliegen einer Demenz genannt worden, jedoch sind die Befunde der verschiedenen Studien hierzu nicht einheitlich.

Arterielle Infarkte

Lakunäre Infarkte sind kleine Läsionshöhlen im Gefäßversorgungsgebiet tiefer penetrierender Arterien mit einem Durchmesser bis zu 1,5 cm. Sie finden sich am häufigsten in den Basalganglien, im Thalamus, im ventralen Pons oder in der weißen Substanz. Lakunen müssen sicher von erweiterten perivaskulären Virchow-Robin-Räumen unterschieden werden, die durch ihre glatten, von einer Membran begrenzten Ränder und durch das Vorhandensein eines zentralen Gefäßes charakterisiert sind. In dieser Hinsicht sollten lakunäre und kribriforme Zustände nicht als synonym verstanden werden.

Lakunäre Infarkte

Die Abnahme der weißen Substanz (Leukenzephalopathie), auf die zuerst von Binswanger und Alzheimer (Mast et al. 1995) hingewiesen wurde, ist bei Patienten mit einer vaskulären Demenz ein häufiger neuropathologischer und radiologischer Befund. Histopathologisch umfassen diese sog. „white matter lesions" Infarkthöhlen (Lakunen), fokale Areale mit einer Astrozytenwucherung (Glianarben, Infarktgebiete ohne wesentlichen Substanzdefekt), Demyelinisierungen und diffuse Regionen mit Vakuolenbildung (Ödem) von Oligodendrozyten und Neuroglia mit einer verminderten Dichte der Oligodendrozyten. Gelegentlich sind diese Regionen mit Vakuolenbildung auf engem Raum um ein Blutgefäß herum

Leukenzephalopathie

Tabelle 2.
Neuropathologische Befunde an Gehirn und Blutgefäßen von Patienten mit vaskulärer Demenz: mögliche ätiopathogenetische Mechanismen

Läsion	Neuropathologischer Befund
Vaskuläre Hirnläsionen	
Kortikale Infarkte	
Große/mittlere arterielle Infarkte	Autochthone Thrombose
	Kardiale Embolie
	Gerinnungsstörung
Kortikale Mikroinfarkte (granuläre kortikale Atrophie)	Mikroangiopathie
	Amyloidangiopathie
	Multiple Mikroembolien/Mikrothrombosen
	Angiitis obliterans
Grenzzoneninfarkte	Zustände mit Minderperfusion
	Hochgradige Karotisstenose/-okklusion (?)
Andere ischämische Läsionen	Selektive ischämische Nekrose:
	Laminare Nekrose
	Hippocampale Nekrose
	Inkomplette Infarzierung (?)
	Globale Anoxie
	Geringe fokale Ischämie (?)
	Zustände mit Minderperfusion
Subkortikale Infarkte	
Lakunen	Arteriolosklerose
	Mikrothrombose
Tiefe Infarkte	Autochthone Thrombose
	Embolie
	Amyloidangiopathie (familiär?)
	Hereditäre Angiopathien (CADASIL)
Grenzzoneninfarkte	Zustände mit Minderperfusion/Hypoxie
	Hochgradige Karotisstenose/-okklusion (?)
Vaskuläre Marklagerschädigung	
Lakunen/Infarkte	Astrozytenreaktion
Spongiosis	Mikroangiopathie
„Inkomplette Infarkte"	Ischämie/Hypoxie
Perivaskuläre Demyelinisierung	Erhöhte Permeabilität
	Erhöhtes Fibrinogen
Gefäßwanderkrankungen	
Erkrankungen großer Gefäße	Atherosklerose (Aorta, Karotis, Zerebralgefäße)
	Riesenzell- oder andere entzündliche Arteriitis

Tabelle 2 (Fortsetzung)

Läsion	Neuropathologischer Befund

Erkrankungen kleiner Gefäße	Arteriolosklerose:
	• hypertensiv
	• normotensiv
	  – hereditär (CADASIL)
	  – Diabetes (?)
	  – andere
	Amyloidangiopathie:
	• sporadisch, familiär gehäuft
	• in Verbindung mit Alzheimer-Krankheit
	Entzündliche/nichtentzündliche Arteriitis

zu finden. In den meisten Fällen geht eine Arteriolosklerose mit den Veränderungen der weißen Substanz einher.

Neben diesen 3 wesentlichen Läsionstypen finden sich noch andere, weniger auffällige neuropathologische Veränderungen. Der Begriff „inkomplette Infarzierung" wird im Sinne von Brun u. Englund (1986) für gewöhnlich für Läsionen der weißen Substanz verwendet, die Regionen mit Myelin- bzw. Axonverlust sowie Gliazellreaktionen aufweisen, aber keinen nekrotischen bzw. zystischen Umbau zeigen. Das Konzept der inkompletten Infarzierung ist allerdings ursprünglich von Lassen (1982) für ischämische Läsionen vorgeschlagen worden, die die graue und weiße Substanz betreffen und keine Nekrosehöhlen oder Kolliquationen zeigen. Für solche Läsionen ist ein Neuronenuntergang ohne – oder mit nur geringer – Gliazellreaktion typisch (Garcia et al. 1996).

Inkomplette Infarzierung

Laminare Nekrosen können als Beispiel einer selektiven ischämischen Nekrose angesehen werden und wurden bei Demenzpatienten beschrieben. Sie imponieren als destruierende Läsionen, die selektiv nur Neuronen aus vulnerablen Schichten des Kortex betreffen, und sie kommen offensichtlich häufig in der Grenzzone zwischen 2 verschiedenen Gefäßterritorien vor.

Laminare Nekrosen

Bei der hippocampalen Sklerose wird ein selektiver Neuronenuntergang in den CA1-Segmenten und dem Subikulum der Formatio hippocampalis von einer schweren Gliose begleitet. Bei alten Menschen mit einer Demenz soll dieser Befund häufig zu finden sein. Da solche neuropathologischen Veränderungen bei Patienten mit einer globalen zerebralen Anoxie bzw. Ischämie auftreten, ist als deren Ursache ein vaskulärer Prozeß postuliert worden; ob dies jedoch für alle Fälle einer hippocampalen Sklerose gilt, ist umstritten, da in manchen Fällen hiermit auch andere neurodegenerative Veränderungen verbunden sind (Corey-Bloom et al. 1997).

Hippocampale Nekrose

Andere ischämische Läsionen, die bei Demenzpatienten als einziger pathologischer Befund vorliegen können, stellen kortikale Mikroinfarkte

Kortikale Mikroinfarkte

dar, die wie kleine bräunliche, die Kontinuität des kortikalen Bandes unterbrechende Gliosenarben imponieren. Der Begriff granuläre kortikale Atrophie wird in diesen Fällen benutzt, um das makroskopische Erscheinungsbild multipler und ausgedehnter kortikaler Mikroinfarkte zu beschreiben.

Atherosklerotische Veränderungen

Bei Patienten mit einer vaskulären Demenz lassen sich Gefäßwandveränderungen in Form einer Atherosklerose großer und mittelgroßer zerebraler Arterien und eine Mikroangiopathie finden (Olsson et al. 1996). Atherosklerotische Veränderungen mit Lipidansammlungen, Komponenten der extrazellulären Matrix und Fibroblastenproliferationen finden sich im wesentlichen an den extrakraniellen Gefäßstämmen, dem Circulus Willisi und den leptomeningealen Arterien. Als eine potentielle Quelle arterioarterieller Embolien gewinnen auch atheromatöse Veränderungen des Aortenbogens an Bedeutung.

Ateriolosklerose

Unter dem Begriff Mikroangiopathie sind 2 unterschiedliche pathologische Entitäten zusammengefaßt: die Arteriolosklerose und die Amyloidangiopathie. Die Arteriolosklerose ist durch einen Verlust von glatten Muskelfasern und elastischen Komponenten in kleineren Arterien und Arteriolen und deren Ersatz durch hyalines Material und Kollagenfasern gekennzeichnet (Hyalinose, Fibrohyalinose). Lipidbeladene Makrophagen (Lipohyalinose) und eine fibrinoide Nekrose können in einigen Gefäßen hinzukommen. Diese Form der Angiopathie gehört klassischerweise zu den Veränderungen bei der chronischen Hypertonie, sie ist aber auch bei normotensiven Personen zu finden. Bei Patienten mit einer hereditär bedingten vaskulären Demenz sind nahezu identische Veränderungen beschrieben worden.

Amyloidangiopathie

Bei der Amyloidangiopathie lagert sich kongophiles, proteinartiges Material in der Wand meningokortikaler Arteriolen ab und verursacht dort eine Degeneration der Media. Diese sowohl sporadisch wie familiär gehäuft auftretenden Befunde sind bei Alzheimer-Patienten sehr häufig zu finden. In seltenen und ausgewählten Fällen können einer vaskulären Demenz auch andere Formen entzündlicher oder nichtentzündlicher Angiopathien mit Affektion kleinerer Gefäße zugrunde liegen (s. Tabelle 2).

4 Vaskuläre Mechanismen kognitiver Beeinträchtigungen

Traditionell werden 2 Hypothesen vertreten, die erklären sollen, auf welche Weise ein solch fokaler Prozeß wie der einer zerebrovaskulären Erkrankung zu einer Beeinträchtigung so globaler Hirntätigkeiten, wie es kognitive Fähigkeiten oder Intelligenzleistungen darstellen, führen kann.

Volumetrische Hypothese

Die volumetrische Hypothese wurde zuerst von Tomlinson et al. (1970) formuliert. Diese Autoren vertraten die Ansicht, daß es einen Schwellenwert für das Volumen infarzierten Hirngewebes gäbe, dessen Überschreiten eine Demenz zur Folge habe. Dagegen hat ein alternativer Ansatz der Topographie bzw. Lokalisation der vaskulären Läsion die Hauptbedeutung beigemessen. Die erste Hypothese entspringt dem Modell, daß das Gehirn eine funktionelle Reservekapazität für kognitive Leistun-

Hypothese der Läsionslokalisation

gen habe, während die letztere das extrem komplexe Thema der anatomischen Lokalisation der Intelligenz in den Vordergrund stellt.

Untersuchungen zum Zusammenhang von Demenzsyndromen und der Topographie bzw. Anatomie vaskulärer Läsionen sind von jeher dadurch beeinträchtigt, daß die Definition der Demenz das Vorliegen von Gedächtnisstörungen erfordert und damit mnestisch unbeeinträchtigte Personen mit einem kognitiven Abbau systematisch von diesen Untersuchungen ausschließt. Kognitive Leistungen können als lokalisiert oder als dispers klassifiziert werden, je nachdem, ob sie eine feste neuronale Repräsentation in einer Hemisphäre oder einem Teil der Hemisphäre besitzen oder nicht. Sprache, Praxie, Rechnen oder räumlich-visuelle und visuokonstruktive Fähigkeiten sind in diesem Sinne Beispiele für lokalisierte Leistungen, welche durch fokale vaskuläre Läsionen geschädigt werden können. Auf der anderen Seite sind Leistungen wie Aufmerksamkeit und Konzentration, Gedächtnis und Steuerungs- und Kontrollfunktionen (Exekutivfunktionen) als dispers anzusehen, also genau solche Funktionen, die den Kern der Definition für vaskulär bedingte kognitive Beeinträchtigungen bzw. für den Demenzbegriff ausmachen.

Probleme der Bestimmung der Demenz über Infarktgröße und -lokalisation

Wenn Intelligenz bzw. kognitive Leistungsfähigkeit definiert werden als „die zusammengesetzte oder globale Kapazität eines Individuums, zweckgerichtet zu handeln, rational zu denken und sich effektiv mit seiner Umwelt auseinanderzusetzen", dann kann dies nur dadurch erreicht werden, daß das Gehirn als Ganzes funktioniert. Hieraus folgt, daß jede fokale Läsion, abgesehen von denjenigen, die primäre motorische oder sensorische Rindenfelder oder Zentren der autonomen Kontrolle betreffen, potentiell eine Beeinträchtigung kognitiver Leistungen mit sich bringen könnte.

In dieser Hinsicht mag es wichtig sein, sich das Modell der anatomisch untereinander verbundenen komplexen Funktionen auf der Basis sehr großer neurokognitiver Netzwerke zu vergegenwärtigen, wie es von Mesulam (1990) zusammenfassend dargestellt worden ist. Dieses Modell besagt, daß

Modell der anatomisch untereinander verbundenen komplexen Funktionen

1. die verschiedenen Anteile einer einzelnen Funktion an unterschiedlichen, über das Gehirn verteilten und miteinander verbundenen Stellen repräsentiert sind,
2. individuelle kortikale oder subkortikale Regionen gleichzeitig verschiedenen, einander überlappenden Netzwerken angehören können und damit an mehreren komplexen Funktionen teilhaben können,
3. eine Läsion auch zu multiplen Defiziten führen kann, obwohl sie sich nur auf eine bestimmte Hirnregion beschränkt,
4. die Störung einer bestimmten komplexen Funktion in der Regel nur bei einer gleichzeitigen Beeinträchtigung mehrerer anderer Regionen mit schweren und anhaltenden Folgen einhergeht,
5. Läsionen in unterschiedlichen Hirnregionen zu einer Beeinträchtigung derselben kognitiven Leistung führen können.

Nach diesem vereinfachenden, aber nützlichen Modell können zerebrovaskuläre Erkrankungen sowohl durch eine Zerstörung neuronaler Komponenten des kognitiven Netzwerks im Kortex und in subkortikalen Relais-Kerngebieten wie auch durch eine Läsion ihrer Verbindungsbahnen (Leukenzephalopathie) zu einer Beeinträchtigung kognitiver Leistungen führen. Sowohl die Infarktgröße als auch die Infarktlokalisation sind von Bedeutung und es ist müßig, darüber zu spekulieren, welche kognitiven Funktionen hiervon wohl beeinträchtigt sein werden.

Wären vaskulär bedingte kognitive Leistungseinbußen und Demenz im wesentlichen nur durch die Infarktgröße und Infarktlokalisation bestimmt, dann wäre es angebracht, alle Bemühungen allein auf die Aufklärung der Vorgänge beim Schlaganfall zu verwenden. Neue Entitäten wie die der vaskulär bedingten kognitiven Beeinträchtigung oder sogar die der vaskulären Demenz zu definieren, wäre dann unnütz, verwirrend und reine Zeitverschwendung. Nach jahrzehntelanger Forschung haben jedoch die unzähligen Demenzstudien und Untersuchungen zu schlaganfallrelevanten Faktoren insgesamt widersprüchliche Ergebnisse erbracht, die auf jeden Fall ungenügend sind, um alle Fragen zur Ätiopathogenese und Pathophysiologie des vaskulär bedingten kognitiven Abbaus zu beantworten.

Einflußfaktoren auf den Abbau kognitiver Leistungen nach Schlaganfall

Die Prävalenz kognitiver Beeinträchtigungen ist bei Schlaganfallpatienten erheblich höher als in der Allgemeinbevölkerung, und das Risiko, eine Demenz zu entwickeln, ist nach erlittenem Schlaganfall – wenn dieser überlebt wird – gegenüber Normalpersonen um das 5fache erhöht (Tatemichi u. Desmond 1996). Trotzdem ist weiterhin unklar, welche Faktoren darüber entscheiden, ob ein Schlaganfallpatient einen kognitiven Abbau erleidet oder nicht. Einige neuropathologische und radiologische Untersuchungen haben die Bedeutung der Infarktgröße betont. So haben etwa Tomlinson et al. (1970) die kritische Schwelle bei 100 ml infarzierten Hirngewebes angesetzt, wohingegen andere Untersuchungen nachweisen konnten, daß es zu einer Demenz bereits bei einer Infarktgröße kommen kann, die lediglich 1% des gesamten Hirngewebes ausmacht (Del Ser et al. 1990). In bezug auf die Infarktlokalisation ist von einigen Autoren das Betroffensein beider Hemisphären in den Vordergrund gestellt worden (Erkinjuntti et al. 1987), während andere die Beteiligung der dominanten Hemisphäre für besonders wichtig erachten (Liu et al. 1992). In anderen Untersuchungen ließ sich keine signifikante Auswirkung der Infarktlokalisation, und noch nicht einmal des klinischen Schweregrades, auf die Häufigkeit einer sich nachfolgend entwickelnden Demenz finden (Kokmen et al. 1996).

– Infarktgröße

– Infarktlokalisation

– mögliche weitere Einflußfaktoren

Auch die Bedeutung des Typs der ischämischen Läsion ist untersucht worden und in manchen, jedoch nicht allen Studien ist auf die Relevanz subkortikaler lakunärer Infarkte im Gegensatz zu kortikalen Läsionen hingewiesen worden. Die Datenlage zum Vorliegen oder Fehlen von Marklagerveränderungen ist ebenfalls uneinheitlich. Darüber hinaus differenzieren die Profile der Risikofaktoren nicht zwischen Schlaganfallpatienten mit und solchen ohne kognitive Beeinträchtigung bzw. Demenz. Die Situation wird noch komplizierter, wenn wir die immer häufiger zu beobachtende Tatsache berücksichtigen, daß sich eine vaskuläre Demenz auch bei Personen entwickeln kann, die eine völlig leere Schlaganfallanamnese haben.

Aus allen diesen Befunden ist der Schluß zu ziehen, daß es neben der Infarktgröße und Infarktlokalisation noch andere Faktoren geben muß, die über eine hirnlokale vaskuläre Schädigung zu einer intellektuellen Beeinträchtigung führen (Martinez-Lage u. Hachinski 1998). Vielleicht wird uns ein besseres Verständnis der wesentlichen bei einer ischämischen Hirnschädigung auftretenden zellulären und molekularen Vorgänge bei der Lösung dieser Frage weiterhelfen. Neuere Erkenntnisse der molekularbiologischen Vorgänge bei der Ischämie bringen uns dazu, den zerebralen Infarkt als ein Konzept aufzufassen, das über die klassische Vorstellung einer Läsion mit nekrotischem Defekt hinausgeht.

Wie oben beschrieben ist von Lassen und Mitarbeitern der Begriff der „inkompletten Infarzierung" in die Diskussion gebracht worden, um hiermit ischämische Läsionen zu beschreiben, die weder eine Kolliquation noch einen zystischen Umbau aufweisen. Später haben Brun u. Englund (1986) diesen Begriff auf vergleichbare Läsionen der weißen Substanz angewendet. Diese Form der „selektiven Nekrose" kann sowohl bei einer globalen zerebralen Ischämie wie auch in der Umgebung typischer zystisch umgebauter Infarkte auftreten. Es ist in die Diskussion gebracht worden, ob diese Veränderungen durch kurzzeitige und gering ausgeprägte ischämische Episoden verursacht sein könnten ohne eine radiologisch nachweisbare Läsion zu erzeugen, womit sie auch dem Nachweis in volumetrischen oder topographischen Untersuchungen entgingen. Die Klärung der Frage, ob diese Veränderungen mit Hilfe der funktionellen neuroradiologischen Bildgebung erfaßbar sind und ob sie zu kognitiven Beeinträchtigungen beitragen, bleibt zukünftigen Untersuchungen überlassen (Garcia et al. 1996).

Inkomplette Infarzierung

Eine weitere Form des neuronalen Zelltodes, die ebenfalls Folge einer Ischämie sein kann, stellt die Apoptose dar. Es gibt ausreichende experimentelle Belege dafür, daß ischämische Schädigungen zu einem verzögerten „programmierten" neuronalen Zelltod führen, was die Frage eröffnet, ob die Kontrolle über einen solchen Prozeß verlorengehen und dieser sich selbst unterhaltend soweit fortlaufen kann, daß er zu einem progredienten Zelluntergang führt (Bredesen 1995). In diesem Zusammenhang könnten die ausgeprägten Veränderungen, die eine Ischämie auf der Ebene der Genexpression hervorruft, besondere Bedeutung erlangen (Matsushima et al. 1996).

Apoptose

Unter den Bedingungen einer Ischämie werden frühe Sofortgene, das Gen des Amyloidvorläuferproteins sowie Gene für die Kodierung von Proteinen, die bei Streßzuständen bzw. Entzündungsreaktionen eine Rolle spielen, vermehrt transkriptiv aktiv (Higashi et al. 1995). Auch hier könnte eine Störung dieser Abläufe wiederum zu einer radiologisch nicht erfaßbaren vaskulären Schädigung von Gehirngewebe führen und zu einem kognitiven Abbau beitragen. Auch die Funktion nichtneuronaler Zellpopulationen sollte berücksichtigt werden. Astrozyten und Mikroglia sind durch eine Ischämie rasch aktivierbar und können zu einer überschießenden Akute-Phase- oder Entzündungsreaktion beitragen, indem Stickoxide, Zytokine oder freie Radikale als mögliche Bindeglieder zu einer postischämischen Hirnschädigung vermehrt produziert werden (Gehrmann et al. 1995).

Veränderungen der Genexpression durch Ischämie

Es ist bemerkenswert, daß alle diese Veränderungen schon durch so gering ausgeprägte und kurzdauernde ischämische Ereignisse ausgelöst werden können, daß sie keine klinischen Symptome oder radiologisch nachweisbaren Infarkte hervorrufen. Oligodendrozyten sind beispielsweise gegenüber einer Ischämie außerordentlich empfindlich und können geringgradige fokale oder globale hypoxisch-ischämische Veränderungen aufweisen mit einer konsekutiven Schädigung und Dysfunktion der weißen Substanz (Yamanouchi 1991).

Fragliche Präzision derzeitiger Diagnoseinstrumente

Faßt man zusammen, dann ist die Pathophysiologie und Ätiopathogenese der ischämischen Hirnschädigung also mannigfaltig und bunt. Kognitive Beeinträchtigungen müssen Folge einer Zerstörung sowohl von Hirnregionen sein, die Träger intellektueller Leistungen sind, als auch von Gebieten, die Kompensationsmechanismen ermöglichen würden. Es ist durchaus möglich, daß die derzeit verwendeten Instrumente und Methoden, mit denen vaskulär bedingte Hirnläsionen quantifiziert, aufsummiert und lokalisiert werden, nicht präzise genug sind. Im Falle der Alzheimer-Krankheit war die Situation ähnlich. Maßzahlen für die Quantifizierung offensichtlicher Veränderungen (Plaques und neurofibrilläre Bündel) korrelierten nur schlecht mit dem Schweregrad des kognitiven Abbaus bzw. der Demenz. Erst die Abnahme der synaptischen Dichte konnte den intellektuellen Abbau am besten erklären.

Forschungsbedarf zu neuen Diagnoseinstrumenten

Neben dem kompletten Schlaganfall könnten kurzzeitige oder mildere ischämische Episoden, die zu gering ausgeprägt sind, als daß sie symptomatisch würden oder zu nekrotischen Infarkten führten, von größerer klinischer und pathogenetischer Relevanz sein, als dies bisher angenommen wurde – gleichgültig, ob sie nun embolisch, thrombotisch oder hämodynamisch verursacht sind. Der Wert und die Praktikabilität neuer Diagnoseinstrumente wie der funktionellen Magnetresonanztomographie (fMRT) oder Rezeptorstudien in Untersuchungen mittels Positronenemissionstomographie (PET) oder Single-Photon-Emissions-Computertomographie (SPECT) sowie die Relevanz der Bestimmung von Akute-Phase-Proteinen oder von Entzündungsmediatoren im Blut oder Liquor sollten weiter beforscht werden, da diese Verfahren durchaus in der Lage sein könnten, ischämieinduzierte zelluläre und subzelluläre Veränderungen nachzuweisen.

5 Einteilung vaskulär bedingter kognitiver Beeinträchtigungen

Mangelhafte Differenzierung in Untergruppen

Die Art, wie sich die unbestreitbare Tatsache einer heterogenen Ätiologie der Demenz in der neurologischen Literatur vaskulärer Erkrankungen widerspiegelt, ist ausgesprochen paradox. Zwar findet sich in nahezu jedem Artikel zu vaskulären Demenzen ein Abschnitt über die Einteilung in ihre verschiedenen Untergruppen, andererseits wird solch eine Unterscheidung aber in sämtlichen Diagnosekriterien ignoriert (Bowler u. Hachinski 1996). Die folgende Analogie mag die hierdurch hervorgerufene Konfusion verdeutlichen. Es würde wohl kaum jemandem einfallen, in einer Studie Patienten mit so unterschiedlichen Ursachen einer

Demenz wie einer Hypothyreose oder einem Vitamin-B12-Mangel unter der gemeinsamen Diagnose einer „metabolischen Demenz" in derselben Patientengruppe zusammenzufassen und zu untersuchen. Für das Gebiet der vaskulären Demenz ist die Situation hiermit zwar nicht identisch, aber doch vergleichbar.

Es steht außer Frage, daß das klinische Erscheinungsbild, die radiologischen Befunde, die Risikofaktoren und die Therapie von Patienten mit einer Demenz auf dem Boden multipler kardioembolischer Infarkte sich von den entsprechenden Befunden bei Patienten mit einer Demenz aufgrund multipler lakunärer Infarkte unterscheiden muß. Überraschenderweise werden aber in epidemiologischen, klinischen oder radiologischen Untersuchungen und sogar in klinischen Therapiestudien alle diese Patienten unter der Diagnose einer vaskulären Demenz subsumiert. Es kann kaum ein Zweifel daran bestehen, daß solch ein Vorgehen letztlich nur verunsichert und ein verbessertes Verständnis vaskulär bedingter kognitiver Beeinträchtigungen und Demenzen verhindert.

Der Literatur sind verschiedene Vorschläge zur Einteilung und Klassifikation vaskulärer Demenzen zu entnehmen. Leider sind hier aber anatomische und pathophysiologische Kriterien verwirrend miteinander vermischt, und nur wenige Autoren haben klinisch identifizierbare Kategorien vorgeschlagen. Um klinisch brauchbar zu sein, sollte eine Klassifikation vaskulär bedingter kognitiver Beeinträchtigungen von ätiologischen Kriterien ausgehen. Die verschiedenen Kategorien sollten durch pathologische Befunde gestützt und – was noch wichtiger ist – mit klinischen Mitteln identifizierbar sein. In einem ersten Schritt sind die einzelnen neuropsychologischen Defizite und deren differentielles Muster als klinische Syndrome zu charakterisieren. Eine systematische Definition des klinischen Erscheinungsbildes zusammen mit den neuroradiologischen Befunden wird es dann erlauben, die topographische Lage vaskulärer Läsionen zu bestimmen und sich einer Diagnose des Infarkttyps und hieraus auch dessen Ätiologie anzunähern (Martinez-Lage u. Hachinski 1998).

Anforderungen an klinisch brauchbare Kategorien

Klinisch lassen sich 2 wesentliche Situationen unterscheiden: solche, in denen sich die kognitiven Defizite auf nur einen kognitiven Bereich beschränken, und andere, in denen 2 oder mehr intellektuelle Leistungsbereiche betroffen sind (Tabelle 3).

5.1 Syndrome, die sich auf nur einen kognitiven Bereich beschränken

Hierunter fallen für gewöhnlich all jene Patienten mit Beeinträchtigungen anatomisch definierter kognitiver Funktionen, also solcher Leistungen, die eine feste neuronale Repräsentation haben (Freeman et al. 1989). Störungen der Sprache (Aphasien), des Lesens oder Schreibens (Alexie bzw. Agraphie), der Praxie (Apraxien) oder des Erkennens (Agnosie, Neglectsyndrome) weisen in der Regel korrespondierende kortikale Läsionen auf. Ausnahmen stellen hierbei Fälle von transkortikaler Aphasie oder Hemineglectsyndrome aufgrund von subkortikalen Läsionen, die den Thalamus oder die Basalganglien mitbetreffen, dar. Patho-

Beeinträchtigungen anatomisch definierter kognitiver Funktionen

Tabelle 3.
Einteilung vaskulär bedingter kognitiver Beeinträchtigungen (VCI)

Klinisches Bild	Neuropathologische/ Neuroradiologische Befunde
Umschriebene kognitive Defizite	
Lokalisierte Funktionen	Kortikale Infarkte
	Kortikale Mikroinfarkte
	Grenzzoneninfarkte
	Laminare Nekrose (?)
Disperse Funktionen	
Gedächtnis	Selektive Vulnerabilität (hippokampale Sklerose)
	Infarkte im Versorgungsgebiet der A. cerebri posterior
	Subkortikale Infarkte (Thalamus, Frontoorbitalhirn)
	Lakunen (Thalamus, Frontoorbitalhirn?)
Steuerungs- und Kontrollfunktionen	Kortikale Infarkte/Mikroinfarkte (frontal)
	Lakunen, subkortikale Infarkte (frontales Marklager, Basalganglien, Thalamus, Kapselknie)
	Leukenzephalopathie
Multiple kognitive Defizite	
Mit fokalen Läsionen	
Gyrus angularis	Kortikaler Infarkt
Infarkte der A. cerebri posterior	Kortikaler Infarkt
Kapselknie	Lakunen, subkortikale Infarkte
Frontoorbitalhirn	Lakunen, subkortikale Infarkte
Thalamus	Lakunen, subkortikale Infarkte
Mit multiplen Läsionen	
Kortikale VCI	Multiple kortikale Infarkte/Mikroinfarkte
	Grenzzoneninfarkte
	Selektive Vulnerabilität (laminare Nekrose?)
Subkortikale VCI	Lakunen (Status lacunaris)
	Lakunen (Status lacunaris) + Leukenzephalopathie
	Grenzzoneninfarkte
	Subkortikale Infarkte
Weiße Substanz VCI	Vaskuläre Leukenzephalopathie

genetisch liegen – gleichgültig, ob kortikale oder subkortikale Läsionen vorliegen – in der Mehrzahl aller Fälle thromboembolische oder kardioembolische Infarkte zugrunde. Einige Fälle mit einer isolierten transkortikalen Aphasie oder räumlich-visuellen Störungen können bei Patienten mit Grenzzoneninfarkten auf möglicherweise hämodynamischer Grundlage auftreten.

Isolierte Störungen von Gedächtnisfunktionen sind bei zerebrovaskulären Erkrankungen nur selten anzutreffen (Bowler u. Hachinski 1996). Zwar verursachen Läsionen des Thalamus und frontoorbitale Infarkte schwere Gedächtnisstörungen, sie gehen aber in der Regel mit anderen Störungen einher. Eine globale anoxisch bedingte Ischämie kann jedoch eine Schädigung beider Hippocampi und hierüber ein amnestisches Syndrom verursachen. Es wurde postuliert, daß ein ähnlicher Mechanismus auch einer neuen neuropathologischen Entität zugrunde liege, die als hippocampale bzw. subikuläre (das Subikulum des Ammonshorns betreffende) Sklerose bezeichnet wird. Dieses Krankheitbild, das durch einen massiven Untergang von Neuronen und eine Astrozytose in beiden Hippocampi gekennzeichnet ist, ist bei betagten Demenzpatienten beschrieben und ursächlich hypothetisch auf eine Ischämie bezogen worden. Nicht jeder Fall bietet jedoch eine Vorgeschichte episodischer Hypoxien, und in manchen Fällen lassen sich andere neuropathologische Veränderungen nachweisen, die eine zugrundeliegende neurodegenerative Erkrankung nahelegen (senile Plaques, neurofibrilläre Bündel, ballonierte Neurone, argyrophile Körner).

Störungen der Gedächtnisfunktionen

Unter Steuerungs- und Kontrollfunktionen (Exekutivfunktionen) lassen sich so verschiedene Leistungen wie Aufmerksamkeit, die Fähigkeit zu planen und zu organisieren, vorausschauendes Denken, Umstellungsfähigkeit auf geänderte Situationen oder Strategien des Erinnerns fassen, so daß es wahrscheinlich zu ungenau ist, von einer „isolierten" Störung von Exekutivfunktionen zu sprechen. Syndrome gestörter Steuerungs- und Kontrollfunktionen können von unterschiedlichen Läsionen mit unterschiedlichen ätiopathogenetischen Grundlagen herrühren: kortikale Infarkte im Versorgungsgebiet der A. cerebri anterior oder der vorderen Äste der A. cerebri media, lakunäre Infarkte im subkortikalen frontalen Marklager, Thalamus oder Kapselknie, tiefliegende Infarkte im Nucleus caudatus oder Infarkte der Frontoorbitalregion (Mahler u. Cummings 1991). Zusammen mit den Symptomen gestörter Steuerungs- und Kontrollfunktionen kann das klinische Bild durch zusätzliche Störungen von Motivation oder Antrieb sowie durch ausgeprägte Persönlichkeitsveränderungen geprägt sein.

Störungen der Steuerungs- und Kontrollfunktionen

5.2 Fokale Läsionen als Ursache von Syndromen, die mehr als nur einen kognitiven Bereich betreffen

Ungewöhnlich lokalisierte Infarkte können zu erheblichen Störungen mehrerer kognitiver Bereiche führen, unabhängig davon, ob diese in eine Demenz münden (im Sinne einer „strategischen" Infarzierung) oder nicht. Typische Beispiele hierfür sind:

Ungewöhnlich lokalisierte Infarkte mit Störungen mehrerer kognitiver Bereiche

- das Gyrus-angularis-Syndrom (Aphasie, Alexie, visuokonstruktive Störungen und Gerstmann-Syndrom) aufgrund eines thromboembolischen Verschlusses der posterioren Äste der A. cerebri media,
- paramediane uni- oder bilaterale, lakunäre bzw. embolische Infarkte des Thalamus, die zu hochgradiger Amnesie, Antriebsminderung und Störungen von Steuerungs- und Kontrollfunktionen, evtl. auch zusammen mit einer Aphasie, führen können,
- Läsionen des Frontalhirns aufgrund der Ruptur eines Aneurysmas der A. communicans anterior oder als Folge eines neurochirurgischen Eingriffs mit konsekutiver schwerer Amnesie und Persönlichkeitsveränderungen,
- lakunäre Infarkte im kaudalen Kapselknie, die eine schwere Antriebsminderung, Persönlichkeitsveränderungen und Amnesie verursachen können (Tatemichi et al. 1994).

Ähnlich verhält es sich mit Infarkten im Versorgungsgebiet der A. cerebri posterior aufgrund einer Embolie oder autochthonen Thrombose, welche visuelle Agnosien, Aphasien, Lese- oder Schreibstörungen und Gedächtnisstörungen in unterschiedlicher Kombination hervorrufen können.

Einteilung aufgrund ätiopathogenetischer Kriterien

Die meisten vorgeschlagenen Unterteilungen der vaskulären Demenz fassen die aus strategischen Infarkten herrührenden Demenzformen als eigenständige Entität auf; wie noch zu zeigen sein wird, sind aber die Mechanismen, die zu diesem Läsionstyp führen, uneinheitlich, weshalb diese Kategorie aufgegeben werden sollte, wenn sich eine Einteilung vaskulär bedingter kognitiver Defizite auf der Grundlage ätiopathogenetischer Kriterien durchsetzen soll.

Die meisten der in den beiden vorangehenden Kategorien vaskulär bedingter kognitiver Beeinträchtigungen eingeschlossenen Störungsbilder sind klinisch erkennbar und die Beurteilung ihrer ätiopathogenetischen Grundlagen ist einfach. Einer der wichtigsten Aspekte dieses vorgeschlagenen Klassifikationsschemas besteht darin, daß diese Fälle fokaler oder lokalisierter kognitiver Syndrome als Fälle vaskulär bedingter kognitiver Beeinträchtigungen erkannt werden, in denen die kognitiven Veränderungen zunehmen und sich in die Richtung einer Demenz verschlechtern können. Es bedarf weiterer Forschung, um die Mechanismen und Risikofaktoren verstehen zu können, die eine solche potentielle progressive Verschlechterung bedingen.

5.3 Syndrome, die multiple kognitive Bereiche betreffen

Die im klinischen Alltag wahrscheinlich häufigste Form vaskulär bedingter kognitiver Beeinträchtigungen findet sich bei Patienten, die multiple, nicht auf nur eine einzige Läsion zu beziehende kognitive Störungsbilder aufweisen. Es sind nach wie vor ausführliche Studien notwendig, um diese Syndrome anhand klinischer und ätiologischer Kriterien verläßlich distinkten Kategorien zuzuordnen. Bis dahin kann spekuliert werden, daß die meisten dieser Patienten aufgrund des Musters ihrer neuropsychologischen Ausfälle einer der 3 folgenden Kategorien angehören werden:

Klassifikation aufgrund neuropathologischer Ausfallmuster

Kortikale Form

Diese Patienten werden Defizite ihres kognitiven Leistungsvermögens aufweisen, die wie die Sprache, Praxie, das Gedächtnis, räumlich-visuelle und visuokonstruktive Fähigkeiten sowie die Rechenfertigkeit eindeutig kortikal repräsentiert sind. Solche Defizite sind bei Fällen mit multiplen kortikalen Infarkten zu erwarten, die auf autochthone Thrombosen oder embolische Ursachen hin symptomatisch werden. Eine kortikale Schädigung (granuläre kortikale Atrophie) kann auch im Rahmen einer Mikroangiopathie auftreten. Potentiell kann eine Amyloidangiopathie zu kortikalen Mikroinfakten führen und bei einem Fehlen anderer kardiovaskulärer Prozesse und insbesondere bei positiver Familienanamnese oder der Vorgeschichte einer Lobärblutung als Ursache in Frage kommen. In solchen Fällen kann das klinische Bild allerdings ganz überwiegend von Symptomen geprägt sein, die auf eine gleichzeitig bestehende Alzheimer-Krankheit zu beziehen sind. Daneben kann eine Amyloidangiopathie ebenfalls subkortikale Störungen aufgrund von ischämischen Marklagerveränderungen verursachen.

Merkmale

Ursachen

Multiple mikroembolische oder thrombotische Verschlüsse kortikaler Blutgefäße sind im Zusammenhang mit herzchirurgischen Eingriffen, der koronaren Herzerkrankung und der Thrombangiitis obliterans beschrieben worden (Erkinjuntti u. Hachinski 1993). Hämodynamische Störungen und Ischämien in Endstromgebieten können ebenfalls zu einer selektiven ischämischen Nekrose vulnerabler kortikaler Schichten führen und kortikale kognitive Syndrome verursachen, ohne daß radiologisch Infarkte festzustellen sind. In diesen Fällen könnten Befunde von Blutdrucklangzeitmessungen oder funktionell bildgebenden neuroradiologischen Verfahren eine klinische Beurteilung möglicherweise erleichtern.

Subkortikale Formen

Zu den charakteristischen Merkmalen subkortikaler kognitiver Syndrome zählen Störungen der Steuerungs- und Kontrollfunktionen, der Motivation und des Antriebs, der Aufmerksamkeit sowie Persönlichkeitsstörungen und affektive Störungen (Cummings u. Benson 1992). Auch Gedächtnisstörungen können im Vordergrund stehen, im Gegensatz zu den kortikalen Formen der Amnesie kann es jedoch sein, daß Patienten bei der Reproduktion von Gedächtnisinhalten mit Abrufhilfen („cued recall") oder bei unterstützten Lernaufgaben ein gutes Leistungsniveau behalten. In der Regel finden sich Störungen der Motorik in Form von Gangstörungen, einer Verlangsamung von Bewegungsabläufen, Rigidität, Tremor oder pseudobulbären Symptomen.

Merkmale

Subkortikale kognitive Störungsmuster sind traditionell einem Status lacunaris oder einer Binswanger-Erkrankung zugeordnet worden (Loeb u. Meyer 1996). Dies bedarf aber einer genaueren Betrachtung. Zum einen stellen beide wahrscheinlich klinisch und radiologisch identische Entitäten dar. Die Binswanger-Erkrankung ist gekennzeichnet durch das Vorliegen einer Leukenzephalopathie und kleiner subkortikaler lakunärer In-

Binswanger-Erkrankung

farkte, während ein mit kognitivem Leistungsabbau einhergehender Status lacunaris häufig ebenfalls mit einer Leukenzephalopathie einhergeht. Andererseits kann die Diagnose Binswanger-Erkrankung zu Mißverständnissen in bezug auf Ätiologie und Pathogenese führen.

Ursachen subkortikaler Defizite

Es gibt diverse Prozesse, die zu subkortikalen kognitiven Defiziten im Zusammenhang mit Marklagerveränderungen und kleinen subkortikalen Infarkten oder Lakunen führen können. Wahrscheinlich ist die Hypertonie hiervon der häufigste, aber an andere Krankheiten wie die Amyloidangiopathie, hereditäre Formen der Mikroangiopathie oder Gerinnungsstörungen mit einer Hyperfibrinogenämie sollte ebenfalls gedacht werden, insbesondere bei normotensiven Patienten (Caplan 1995). Auch schwere hypotensive Zustände und andere zu einer globalen zerebralen Ischämie oder Anoxie führende Prozesse sind mit subkortikalen kognitiven Defiziten in Verbindung gebracht worden (Brun 1994).

CADASIL als hereditäre Form

Unter den hereditären Formen könnte die „zerebrale autosomal dominante Arteriolopathie mit subkortikalen Infarkten und ischämischer Leukenzephalopathie" (CADASIL) häufiger sein als dies bisher angenommen wird (Chabriat et al. 1995). Diese Erkrankung ist durch das familiär gehäufte Auftreten von subkortikalen Infarkten und einer Demenz in ungewöhnlich frühem Lebensalter sowie von Migräneanfällen mit Aura, psychiatrischen (z.B. depressiven) Störungen oder symptomatischen oder asymptomatischen Marklagerveränderungen (Leukoaraiose), die über Computertomographie (CT) oder Magnetresonanztomographie (MRT) festgestellt werden, gekennzeichnet. Die hierfür verantwortliche Mutation ist im Notch-3-Gen auf Chromosom 19 identifiziert worden.

Subkortikale kognitive Syndrome sollten syndromatisch identifiziert und ätiologisch klassifiziert werden. Begriffe wie Binswanger-Erkrankung oder subkortikale vaskulär bedingte kognitive Beeinträchtigungen sind akzeptabel, solange ihnen Angaben zu möglichen oder wahrscheinlichen ätiopathogenetischen Mechanismen folgen. Die Unterscheidung zwischen hypertensiven und nichthypertensiven Formen könnte einen ersten nützlichen Schritt hin zu einer verbesserten Einteilung und zu einem besseren Verständnis dieser häufigen Form vaskulär bedingter kognitiver Beeinträchtigungen und ihrer potentiellen Behandlung und Prävention darstellen.

Unterscheidung von hypertensiven und nichthypertensiven Formen

Marklagerformen

Störungen durch isolierte Veränderungen der weißen Substanz

Es gibt hinreichende Belege für die Annahme, daß sich eine Leukenzephalopathie auch ohne Lakunen oder kleine Infarktareale entwickeln kann. Einige Studien, die Patienten mit einzelnen abgrenzbaren Läsionen ausschlossen, haben eine Assoziation einer Leukenzephalopathie mit Defiziten der Aufmerksamkeit, des Denktempos und von Frontalhirnfunktionen gezeigt, während das Gedächtnis sowie sprachliche und räumlich-visuelle Fähigkeiten unbeeinträchtigt bleiben können. Hieraus kann man möglicherweise schließen, daß isolierte Veränderungen der weißen Substanz ähnliche Defizite wie Läsionen subkortikaler Nuklei verursachen, daß diese aber begrenzter bzw. geringer ausgeprägt sind.

Die klinische Unterscheidung beider Läsionsformen wäre dann von Bedeutung, wenn die Mechanismen, die zu einer reinen Leukenzephalopathie führen, sich von denen unterschieden, die eine Leukenzephalopathie mit Marklagerinfarkten verursachen (Martinez-Lage u. Hachinski 1997).

Die Klassifikation und Einteilung vaskulär bedingter kognitiver Beeinträchtigungen ist also eine komplexe und mühsame Angelegenheit. Diese entscheidende Aufgabe aber beiseite zu schieben, hieße, Verwirrung und Mißverständnisse zu riskieren. Solange sich Untersuchungsgruppen nicht aus Patienten zusammensetzen, die aufgrund möglicher oder wahrscheinlicher ätiologischer Kriterien zusammengefaßt werden, solange werden keine Erkenntnisse hinsichtlich der pathophysiologischen Mechanismen oder der Aufdeckung von Risikofaktoren zu erwarten sein. Mischt man Patienten mit unterschiedlichen Erkrankungen, dann wird es nicht gelingen, wirksame präventive oder therapeutische Maßnahmen verläßlich zu untersuchen.

Notwendigkeit ätiologischer Klassifikationen

6 Neuroradiologische Bildgebung bei vaskulär bedingten kognitiven Beeinträchtigungen: die Sache mit der weißen Substanz

Es bedarf keiner weiteren Ausführungen, daß die Diagnose vaskulär bedingter kognitiver Beeinträchtigungen ohne den Nachweis einer zerebrovaskulären Erkrankung nicht zu stellen ist. Dieser Nachweis muß sich entweder aus dem klinischen oder dem radiologischen Befund ergeben. Bei einem Patienten, der akut eine Hemiplegie entwickelt hat und bei der Untersuchung Pyramidenbahnzeichen aufweist, wird kaum ein Kliniker an einer vaskulären Ursache zweifeln, und es würde eine Computertomographie (CT) zur Frage Ischämie oder Blutung veranlaßt werden. Auch wenn die zerebrale CT keine pathologischen Veränderungen zeigte, würde man an der Diagnose eines ischämischen Schlaganfalls festhalten, wenn die Symptome länger als 24 h persistierten.

Notwendigkeit des Nachweises einer zerebrovaskulären Erkrankung

Bei Patienten mit kognitiven Störungen, für gewöhnlich solche mit einer Beeinträchtigung der Merkfähigkeit oder einer Desorientiertheit, stellt sich die Situation nicht so einfach dar. Zunächst einmal sind anamnestische Angaben schwerer zu erhalten. Der Beginn von Symptomen kann für gewöhnlich weder von den Patienten noch von ihren Angehörigen ausreichend exakt angegeben werden, und selbst wenn dies möglich ist, dann schließt der fehlende abrupte Beginn eine vaskuläre Ursache nicht aus. Während die Bedeutung fokalmotorischer Symptome und Störungen des sensiblen oder visuellen Systems im klinischen Untersuchungsbefund besondere Beachtung findet, wird die Tatsache übersehen, daß kognitive Defizite – wenn sie denn klar charakterisiert sind – ebenfalls hirnlokale Symptome darstellen.

Diagnostische Probleme bei kognitiven Störungen

Die Untersuchung des kognitiven Leistungsvermögens erfordert ausreichend Zeit und Erfahrung, und es ist nicht immer leicht, das differentielle Muster der kognitiven Defizite zu bestimmen. In solchen Situationen fällt es schwer, bestimmte Symptome oder klinische Befunde einem

Schwierigkeit der Zuordnung von klinischem und radiologischem Befund

bestimmten neuroradiologischen Befund zuzuordnen. Es ist offensichtlich, welche Bedeutung den bildgebenden neuroradiologischen Verfahren zum Nachweis vaskulärer Läsionen bei Patienten mit einem Abbau des kognitiven Leistungsvermögens zukommt, trotzdem müssen die radiologischen Befunde aber den klinischen Befunden kritisch gegenübergestellt werden.

Kontroversen und Diskrepanzen bei der neuroradiologischen Bildgebung

Vor dem Hintergrund dieser immanenten Schwierigkeiten, klinisch-topographische Bezüge herzustellen, lassen sich Kontroversen und Diskrepanzen in den Bereichen der neuroradiologischen Bildgebung und vaskulär bedingten kognitiven Beeinträchtigungen leicht erklären. Bis heute sind lediglich Patienten untersucht worden, die die derzeit gültigen Kriterien für das Vorliegen einer vaskulären Demenz erfüllen, d.h. Gedächtnisstörungen und einen fortgeschrittenen und schweren Abbau des kognitiven Leistungsvermögens (mit einer Beeinträchtigung des sozialen oder beruflichen Lebens) aufweisen. Wenn ein Teil der kognitiven Defizite (Gedächtnis) sowie der Schweregrad der Beeinträchtigung schon von vornherein vorgegeben sind, dann müssen Schlußfolgerungen notwendigerweise voreingenommen sein. Wenn man zudem den erforderlichen Schweregrad berücksichtigt, so können in der bis dahin verstrichenen Zeit bei demselben Patienten unterschiedliche vaskuläre Prozesse zusammenkommen mit der Folge, daß die spezifische Bedeutung für jeden dieser Einzelprozesse nicht mehr zu differenzieren ist. Hierin besteht die weitere unentbehrliche Bedeutung bildgebender Verfahren in der Diagnostik vaskulär bedingter kognitiver Beeinträchtigungen: nämlich zu einer ätiopathogenetischen Klassifikation von Patienten zu verhelfen.

6.1 Hirninfarkt

Ätiologische Differentialdiagnose mittels CT und MRT – autochthone Thrombosen oder kardioembolische Ursachen

Neuroradiologische Untersuchungen bei Patienten mit vaskulärer Demenz bzw. vaskulär bedingten kognitiven Beeinträchtigungen können alle Arten von Hirninfarkten nachweisen, die sich jeweils als hypodense Areale im CT oder signalintensive bzw. signalarme Areale in T_1- oder T_2-gewichteten MRT-Bildern darstellen (Cummings u. Benson 1992). Aus der Größe und Verteilung von Läsionen können unter Berücksichtigung des klinischen Erscheinungsbildes oft Rückschlüsse für eine ätiologische Differentialdiagnose gezogen werden. Mittlere oder große Infarkte, die kortikale Areale in Form von Endstrominfarkten betreffen, lassen für gewöhnlich auf autochthone Thrombosen oder kardioembolische Ursachen schließen. Für letzteres sprechen zudem das Vorliegen multipler keilförmiger kortikaler Infarktareale oder der Nachweis einer hämorrhagischen Transformation (die sich in der chronischen Phase durch eine verminderte Signalintensität von Ferritin und Hämosiderin in T_2-gewichteten MRT-Bildern darstellt). Der Nachweis einer hämorrhagischen Transformation kann ebenfalls auf eine zugrundeliegende Amyloidangiopathie hinweisen.

Kortikale Infarkte, die posteriore Frontallappenanteile und posteriore Anteile der Parietookzipitalregion betreffen, sind mit der Annahme von Grenzzonen- bzw. Endstrominfarkten vereinbar und weisen auf hämodynamische Ursachen hin. Subkortikale Läsionen umfassen sowohl lakunäre Infarkte als auch thromboembolische und Grenzzoneninfarkte, die unter Berücksichtigung von Infarktgröße, Verteilung und anderen klinischen und laborchemischen Parametern ggf. unterscheidbar sind. Lakunäre Infarkte imponieren als kleine Läsionen mit einem Durchmesser von weniger als 1,5 cm, die im Versorgungsgebiet tiefer penetrierender Arterien verteilt sind (Marklager, Thalami, Basalganglien, Hirnstamm). Erweiterte Virchow-Robin-Räume, die in den verschiedenen MRT-Sequenzen ein ähnliches Signalverhalten wie Liquor aufweisen, sollten nicht mit Lakunen verwechselt werden, die im Gegensatz zu Liquor in protonengewichteten Aufnahmen signalintens erscheinen.

– hämodynamische Ursachen

Stellt man all diese Daten adäquat den gewissenhaft erhobenen klinischen und neuropsychologischen Daten gegenüber, wie dies im vorhergehenden Abschnitt skizziert worden ist, dann wird dies sicherlich eine Einordnung von Patienten mit vaskulär bedingten kognitiven Beeinträchtigungen anhand möglicher und wahrscheinlicher Ursachen erleichtern und eine verbesserte Identifikation und Charakterisierung derjenigen Patienten ermöglichen, die gefährdet sind, eine weiter zunehmende kognitive Leistungseinbuße zu erleiden. In diesem Zusammenhang sind 2 weitere neuroradiologische Befunde von Bedeutung: Atrophie und Veränderungen der weißen Substanz.

6.2 Atrophie

Eine kortikale und/oder subkortikale Atrophie findet sich bei Patienten mit zerebralen Infarkten und einer Demenz im Vergleich zu nichtdementen Infarktpatienten häufig (Gorelick et al. 1992; Chiu et al. 1992). Als Maß für die Atrophie sind unterschiedliche Parameter wie generalisierte Atrophie, Größenzunahme des 3. Ventrikels, Verhältnis von Ventrikelgröße zu Gehirnvolumen, mittleres ventrikuläres Volumen, Erweiterung der Seitenventrikel sowie Gesamtfläche der Ventrikel- und Subarachnoidalräume oder Ventrikelindex angewendet worden.

Bestimmungsparameter

Diesem Befund kommt deshalb große Bedeutung zu, weil die Atrophie bei Schlaganfallpatienten ein wesentlicher Prädiktor für eine zukünftige Demenz sein könnte, so wie es in der Langzeit-Follow-up-Studie der Stroke Data Bank Cohort der Fall war (Tatemichi et al. 1990). In dieser waren die wichtigsten Prädiktoren für eine beginnende Demenz sowohl eine Vorgeschichte vorangegangener Schlaganfälle als auch eine bei Auftreten des Schlaganfalls bereits bestehende, durch unmittelbare visuelle Auswertung der CT-Bilder diagnostizierte kortikale Atrophie. Es gibt Berichte, wonach auch andere Parameter, wie etwa die Atrophie des Corpus callosum, radiologische Korrelate vaskulär bedingter kognitiver Beeinträchtigungen darstellen sollen.

Atrophie als Prädiktor für Demenz

6.3 Vaskuläre Schädigung der weißen Substanz

Mit der Einführung der Computertomographie in die neurologische Diagnostik hat sich gezeigt, daß bei einem erheblichen Teil der erwachse-

Rarefizierung der weißen Substanz

nen Bevölkerung Marklagerveränderungen nachweisbar sind. Diese Rarefizierung der weißen Substanz in Form periventrikulärer hypodenser Areale, die sich in schweren Fällen bis in die subkortikale weiße Substanz ausdehnen (Centrum semiovale), ist schon bald darauf mit dem Abbau kognitiver Leistungen, einer Demenz und mit einer erhöhten Inzidenz vaskulärer Risikofaktoren in Verbindung gebracht worden (Meyer et al. 1992). Viele Autoren kamen bei Patienten mit entsprechenden computertomographischen Veränderungen zu dem voreiligen Schluß, daß es sich bei diesen jeweils um eine Binswanger-Erkrankung handle, worauf sich diese bis dahin seltene Erkrankung in der Literatur „epidemisch" auszubreiten begann (Román 1987).

Tatsächlich fanden sich in vielen dieser Fälle post mortem lakunäre Infarkte, Regionen mit Demyelinisierung und eine Arteriolosklerose, daneben aber auch erweiterte perivaskuläre Räume und ein Hydrozephalus auf dem histologischen Boden einer Ependymitis granularis. Um die Heterogenität dieser Befunde zu betonen und voreilige Schlüsse zur Ätiologie dieser Veränderungen zu vermeiden, wurde der Begriff der Leukoaraiose eingeführt und fand breite Verwendung (Hachinski et al. 1987).

Leukoaraiose

Noch größere Verwirrung und Mißverständnisse folgten auf die Einführung der Kernspintomographie. Aufgrund ihrer hohen Sensitivität fanden sich mit der MRT nun bei bis zu 90% gesunder über 60jähriger Personen Veränderungen der weißen Substanz. Es war keine Überraschung, daß der kernspintomographische Nachweis einer Leukoaraiose nicht mit kognitiven Defiziten oder Gefäßrisikofaktoren korrelierte (Chimowitz et al. 1989). Erst mit der Differenzierung zwischen periventrikulär und tief im Marklager gelegenen Veränderungen und der Anwendung semiquantitativer bzw. quantitativer Auswertungen wurden die klinische Wertigkeit und die Bedeutung vaskulärer Faktoren für die Leukoaraiose deutlich (Schmidt et al. 1993).

Pathoanatomische Untersuchungen

Pathoanatomische Untersuchungen bestätigten, daß es sich bei den kleinen, an die Vorderhörner angrenzenden Leukoaraiosearealen um normale anatomische Strukturen, nämlich den subkallosalen Faszikel, handelte. Entsprechend waren die schmalen Areale, die den 3. Ventrikel als „Ränder" oder „Halos" und die Vorder- oder Hinterhörner kappenförmig umgaben, Ausdruck einer Ependymitis granularis aufgrund von Einrissen des Ependyms und periventrikulärer Gliose. Breiteten sich diese periventrikulären Veränderungen jedoch bis in die subkortikale weiße Substanz aus, dann ließen sich auch Gefäßveränderungen wie eine Arteriolosklerose oder ischämische Demyelinisierung nachweisen. Marklagerveränderungen wurden in punktförmige, fleckige, fleckig-konfluierende und diffuse Formen unterteilt und mit perivaskulärer Demyelinisierung, Spongiose, Gliose, verminderter Oligodendrozytendichte und lakunären oder andersartigen Infarkten in Beziehung gesetzt. Zumeist waren mikroangiopathische Veränderungen nachweisbar. In einigen Fällen entsprachen punktförmige Läsionen erweiterten perivaskulären Virchow-Robin-Räumen (Hachinski u. Munoz 1991).

Verschiedene Untersuchungen haben nachgewiesen, daß sich mittelschwere bis schwere Stadien der Leukoaraiose bei 50–80% vaskulär dementer Patienten finden lassen, im Vergleich hierzu jedoch nur bei 20% von gesunden Kontrollpersonen bzw. bei 25–30% von Alzheimer-Patienten. Schließlich ist bemerkenswert, daß das Risiko für einen zukünftigen Schlaganfall dann besonders hoch ist, wenn sich eine Leukoaraiose im CT von Patienten mit einer transitorischen ischämischen Attacke (TIA) oder einem Schlaganfall mit nur geringem neurologischem Defizit oder bei Patienten mit einer progredienten zerebrovaskulären Erkrankung und symptomatischen Lakunen findet (Van Zagten et al. 1996).

Die Ätiopathogenese der Leukoaraiose ist weiterhin offen. Manche Autoren haben vorgeschlagen, daß es neben Ischämie und Infarzierung bei einer Mikroangiopathie zu einer vermehrten Permeabilität der Gefäßwände und zu einem Austritt von Serumproteinen in die umgebende weiße Substanz kommen könnte (Munoz 1991; Erkinjuntti et al. 1996). Dies könnte zu einer astrozytären Reaktion, Gliose, Spongiose und Zunahme der Ischämie führen. Andere haben die Bedeutung hypotensiver Blutdruckwerte und kurzer ischämischer Episoden mit einer „inkompletten Infarzierung" im Bereich der weißen Substanz betont (Brun 1994). Diesbezüglich ist gesichert, daß Oligodendrozyten schon gegenüber einer geringgradigen Ischämie ausgesprochen vulnerabel sind. Leukenzephalopathische Veränderungen sind daneben häufig bei einer Amyloidangiopathie, die typischerweise die meningokortikalen und nicht die Marklagergefäße betrifft, zu finden. In diesen Fällen ist eine Ischämie in den Endstromgebieten als Erklärung vorgeschlagen worden.

Ätiopathogenese der Leukoariose

Faßt man all dies zusammen, dann scheinen leukenzephalopathische Veränderungen auf unterschiedlichen Wegen entstehen zu können, wobei jedoch allen ein vaskulärer Ursprung gemeinsam ist. Personen mit einer mittel- bis schwergradig ausgeprägten Leukoaraiose weisen – besonders wenn eine Affektion tiefer Marklagerstrukturen vorliegt – neben einer kognitiven Leistungsminderung von Steuerungs- und Kontrollfunktionen und des Denktempos auch eine erhöhte Inzidenz vaskulärer Risikofaktoren wie Bluthochdruck, seltener auch Diabetes mellitus und Herzerkrankung auf. Daneben sind eine erhöhte Aktivität von Fibrinogen oder Faktor VIIc (Breteler et al. 1994), erniedrigter Blutdruck (Tarvonen-Schröder et al. 1996) und genetische Faktoren (CADASIL und andere Formen hereditärer Angiopathien) mit leukenzephalopathischen Veränderungen in Verbindung gebracht worden, was aber weiterer Untersuchungen bedarf.

Unterschiedliche Entstehungswege leukenzephalopathischer Veränderungen

Es existieren Vorschläge, welche computertomographischen Kriterien im Rahmen der Abklärung einer vaskulären Demenz erfüllt sein müssen (Pullicino et al. 1996). Hiernach wird die Ausprägung einer zerebrovaskulären Erkrankung in Abhängigkeit von der Zahl und dem Volumen von Infarktarealen, dem Schweregrad der Leukoaraiose und dem Ausmaß der Gehirnatrophie (Ventrikelindex) auf einer Skala von 0–3 bewertet. Diese Kriterien sind mit dem Ziel entwickelt worden, die Reliabilität der Kriterien des National Institute of Neurological Disorders and Stroke–Association Internationale pour la Recherche et l'Enseignement en Neurosciences (NINDS-AIREN) zu verbessern. Dabei dienten letztere als ausschlaggebendes Entscheidungskriterium für das Vorliegen einer Demenz, und die computertomographischen Befunde wurden mit ihnen

CT-Kriterien für die Abklärung einer vaskulären Demenz

verglichen und dann denselben Einschränkungen unterworfen, die die Anwendung dieser Diagnoserichtlinien mit sich bringt.

7 Die klinische Diagnose vaskulär bedingter kognitiver Beeinträchtigungen: Wie nützlich sind die derzeitigen Kriterien der vaskulären Demenz?

Allgemeine Diagnoserichtlinien: DSM-IV und ICD-10

Für die klinische Anwendung und für Forschungszwecke stehen derzeit 2 Kataloge diagnostischer Richtlinien zur Verfügung. Zum einen werden die Kriterien der 4. Revision des Diagnostic and Statistical Manual (DSM-IV; American Psychiatric Association 1994) bzw. die der 10. Revision der International Classification of Diseases (ICD-10; WHO 1993) als allgemeine Diagnosehilfsmittel angewendet und geben den Rahmen für die Feststellung einer Demenz und ihrer unterschiedlichen Untergruppen wie der Alzheimer-Demenz oder der vaskulären Demenz vor. Beide setzen das Bestehen von Gedächtnisstörungen zusammen mit Störungen in anderen kognitiven Bereichen voraus, wobei diese Störungen so ausgeprägt sein müssen, daß sie zu Beeinträchtigungen des sozialen oder beruflichen Lebens führen. Eine Vorgeschichte transienter ischämischer Ereignisse oder eines Schlaganfalls, das Vorliegen fokalneurologischer Symptome und bestimmte Labordaten werden als Zeichen für eine zugrundeliegende zerebrovaskuläre Erkrankung genommen. Wie diese ursächlich mit den kognitiven Defiziten in Verbindung zu bringen ist, bleibt der Verantwortung und subjektiven Beurteilung des Klinikers selbst überlassen.

Spezifische Diagnoserichtlinien für die vaskuläre Demenz

Auf der anderen Seite sind die Diagnoserichtlinien des National Institute of Neurological Disorders and Stroke – Association Internationale pour la Recherche et L'enseignement en Neurosciences (NINDS-AIREN; Román et al. 1993) und die Kriterien der State of California AD Diagnostic and Treatment Centers (ADDTC; Chui et al. 1992) speziell für die Diagnose der vaskulären Demenz entworfen und operationalisiert worden.

– NINDS-AIREN-Kriterien

Die NINDS-AIREN-Kriterien bringen mit ihrer Definition von Demenz als einem „Nachlassen des ... individuellen Leistungsniveaus in Form von Störungen des Gedächtnisses und zweier oder mehrerer kognitiver Leistungsbereiche" kaum Neues. Auch hier wird gefordert, daß der Grad der Störungen so groß ist, daß es zur Beeinträchtigung von Alltagsaktivitäten kommt. Ist hiernach anzunehmen, daß eine Demenz vorliegt, dann setzt die Diagnose einer wahrscheinlich vaskulären Form das Vorliegen von Herdsymptomen, die mit einem Schlaganfall (mit oder ohne eine entsprechende Anamnese) vereinbar sind und den gleichzeitigen (und nicht alternativen) radiologischen Nachweis einer zerebrovaskulären Erkrankung voraus (z.B. den Nachweis großer arterieller Infarkte, multipler Lakunen oder ausgedehnter leukenzephalopathischer Veränderungen).

Wenn sowohl das Demenzsyndrom wie die zerebrovaskuläre Erkrankung diagnostiziert werden, wird ein ätiologischer Zusammenhang zwischen beiden nur bei dem Erfüllen bestimmter zeitlicher pathologischer Kriterien angenommen: wenn nämlich das Demenzsyndrom 3 Monate nach einem klinischen Schlaganfall auftritt oder wenn der kognitive Abbau abrupt beginnt bzw. einen fluktuierenden oder sprunghaften Verlauf nimmt. Für Fälle einer Demenz mit Herdsymptomen, in denen aber keine bildgebenden Befunde des Gehirns zur Bestätigung einer vaskulären Erkrankung vorliegen bzw. die genannten zeitlichen Kriterien nicht erfüllt werden, halten die NINDS-AIREN-Kriterien die Kategorie einer „möglichen vaskulären Demenz" bereit.

Demgegenüber bieten die ADDTC-Kriterien 2 neuartige und interessante Unterschiede. Erstens wird kein spezifisches Muster kognitiver Störungen vorausgesetzt, solange diese sich nicht nur „auf einen eng umschriebenen Leistungsbereich beschränken"; mit anderen Worten ist das Vorliegen von Gedächtnisstörungen für die Diagnose einer Demenz hier also keine unabdingbare Voraussetzung. Zweitens ist die Diagnose einer vaskulären Demenzform gerechtfertigt, wenn in der Vorgeschichte 2 Schlaganfälle aufgetreten sind und radiologisch mindestens ein Infarkt, der nicht das Kleinhirn betrifft, nachweisbar ist. Eine Schlaganfallanamnese oder neurologische Herdzeichen werden dann nicht unbedingt in allen Fällen vorausgesetzt, wenn neuroradiologisch mindestens 2 ischämische Infarkte nachweisbar sind. Bei Patienten mit nur einem Schlaganfall wird die zeitliche Korrelation von Schlaganfall und Beginn des dementiellen Syndroms als relevant angesehen, aber nicht als unabdingbar vorausgesetzt, und es wird kein bestimmter Zeitverlauf des kognitiven Abbaus gefordert. Demenzkranke mit einem Schlaganfall, der zeitlich keinen eindeutigen Bezug zum Beginn des Demenzsyndroms aufweist, und Patienten mit einer Binswanger-Erkrankung, die Gefäßrisikofaktoren und ausgedehnte Marklagerveränderungen aufweisen, können als Fälle mit einer „möglichen vaskulären Demenz" klassifiziert werden.

– ADDTC-Kriterien

Alle diese Kriterien sind im klinischen Alltag nur sehr eingeschränkt anwendbar. Zur Feststellung einer Demenz erfordern die meisten von ihnen das Vorliegen von Gedächtnisstörungen und einen fortgeschrittenen Schweregrad. Als Konsequenz bleiben all jene Patienten undiagnostiziert, die vaskulär bedingte kognitive Beeinträchtigungen ohne amnestische Symptome aufweisen, und insbesondere all die frühen Fälle, bei denen sich präventive Maßnahmen als deutlich effizienter erweisen könnten. Zudem basieren die Kriterien des Vorliegens klinischer Symptome eines Schlaganfalls, neurologischer Herdzeichen und eines bestimmten zeitlichen Zusammenhangs zwischen einem Schlaganfall und dem Beginn einer Demenz bzw. eines sprunghaften Voranschreitens lediglich auf allgemein akzeptierten Annahmen, die bisher aber noch nie speziell getestet worden sind (Bowler u. Hachinski 1996). Daß ein erheblicher Anteil von Patienten mit einer vaskulären Demenz noch nie einen Schlaganfall oder TIA erlitten hat, ist durch epidemiologische Untersuchungen nachgewiesen (Yoshitake et al. 1995).

Eingeschränkte Anwendbarkeit der Diagnosekriterien im klinischen Alltag

Die Zusammenfassung der NINDS-AIREN-Kriterien wird dem wichtigen Aspekt von Marklagerveränderungen im CT oder MRT nicht ausreichend gerecht. Zwar ist die Diskussion dieses Punktes im ausführlichen Textteil durchaus akzeptabel, die Zusammenfassung in den operationali-

Kritik an den Kriterienkatalogen

sierten Beurteilungskriterien führt jedoch zur Verwirrung. Die ADDTC-Kriterien (1992 veröffentlicht) betrachten Marklagerveränderungen als ein Objekt zukünftiger Forschungsbemühungen. Schließlich wird in keinem dieser Kriterienkataloge der Versuch unternommen, eine Einteilung der verschiedenen ätiopathogenetischen Formen der vaskulären Demenz vorzunehmen. Durch ein Vermeiden dieser Aufgabe werden so verschiedene Entitäten wie Demenzsyndrome aufgrund von kardioembolischen Infarkten, multiplen Lakunen oder Grenzzoneninfarkten als ein und dieselbe Erkrankung angesehen. Keiner der Kriterienkataloge ist auf der Grundlage neuropathologisch bestätigter Fälle validiert worden und die Interraterreliabilität einiger dieser Kriteriensammlungen ist in Frage gestellt worden. Erstaunlicherweise sind die verschiedenen Kriterienkataloge nicht untereinander austauschbar und die Häufigkeit vaskulärer Demenzen innerhalb derselben Population kann je nachdem, welche Kriterien angewendet werden, zwischen 6% und 25% variieren (Pohjasvaara et al. 1997).

Notwendigkeit der Erstellung neuer Diagnosekriterien

Das alternative Konzept vaskulär bedingter kognitiver Beeinträchtigungen wird wahrscheinlich etwas Licht in dieses Dunkel bringen. Prospektive Studien unter Einbeziehung von Patienten in Frühstadien zerebrovaskulärer Erkrankungen (von Patienten, die lediglich Risikofaktoren aufweisen bis zu Patienten, die einen Schlaganfall erlitten haben), in denen Daten funktioneller, neuropsychologischer und bildgebender Untersuchungen systematisch zusammengetragen und ohne vorgefaßtes Konzept analysiert werden, sollten es ermöglichen, neue Diagnosekriterien für vaskulär bedingte kognitive Beeinträchtigungen zu erstellen.

Entwicklung neuropsychologischer Testverfahren

Die Anwendung einer ausgewählten und umfassenden neuropsychologischen Testbatterie bei diesen Patienten würde es erlauben, eine kognitive Beeinträchtigung anhand akzeptierter Schwellenwerte für jeden Einzeltest festzulegen, ohne Gedächtnisleistungen oder irgend eine andere kognitive Leistung besonders hervorzuheben. Aus diesen neuropsychologischen Testverfahren könnten kurze Screeningtests entwickelt und validiert werden. Der *MMSE* ist zwar weit verbreitet, seine Sensitivität zur Aufdeckung kognitiver Leistungsminderungen bei Patienten mit zerebrovaskulären Erkrankungen ist wahrscheinlich aber zu gering (Grace et al. 1995).

Einteilung der Patienten nach ätiopathogenetischen Kriterien

Eine Einteilung der Patienten könnte auch nach möglichen oder wahrscheinlichen ätiopathogenetischen Kriterien erfolgen. Es ließen sich dann auch für jede Gruppe zerebrovaskulärer Erkrankungen differentielle Muster kognitiver Defizite festlegen. Fälle mit einem Abbau des kognitiven Leistungsvermögens – sowohl frühe wie fortgeschritten demente – könnten bezüglich der klinischen und neuroradiologischen Befunde mit Fällen ohne entsprechenden kognitiven Abbau verglichen werden. Die Ergebnisse einer solchen Analyse könnten zur Formulierung rationaler und reliabler Kriterien für die Diagnose, Früherkennung und die Unterscheidung vaskulär bedingter von anderen Formen kognitiven Abbaus wie etwa der Alzheimer-Krankheit beitragen.

Unterscheidung von Alzheimer- und vaskulärer Demenz

Die Anwendung der derzeit vorhandenen Kriterien macht eine differentialdiagnostische Unterscheidung von Alzheimer-Demenz und vaskulärer

Demenz allein auf klinischer Grundlage theoretisch unmöglich, da das Demenzsyndrom in beiden Fällen identisch definiert wird. Wenn entsprechende Fälle aber frühzeitig entdeckt und die kognitiven Defizite exakt charakterisiert würden, dann sollten beide Erkrankungen klar voneinander abgegrenzt werden können. Alzheimer-Patienten werden hierbei eher Störungen der Orientierung, der Merkfähigkeit und der Sprache aufweisen, wohingegen Patienten mit einer vaskulären Demenz eher in Steuerungs- und Kontrollfunktionen wie der Aufmerksamkeit, dem Antrieb, vorausschauendem Denken oder in feinmotorischen Koordinationsleistungen beeinträchtigt sein sollten (Villardita 1992).

8 Zerebrovaskuläre pathologische Veränderungen bei der Alzheimer-Krankheit: neuere Konzepte der gemischten Demenz

Vielfach wird nach der Alzheimer-Krankheit und der vaskulären Demenz die gemischte Demenz als dritthäufigste Demenzursache genannt. Deren Untersuchung und Charakterisierung sind aber weitgehend und systematisch vernachlässigt worden. Dies wäre dann verständlich, wenn der Begriff der gemischten Demenz nur auf solche Fälle angewendet würde, in denen eine Alzheimer-Krankheit und vaskuläre Läsionen zusammentreffen, beide aber ausreichend schwer wären, daß sie auch für sich allein eine Demenz verursachten. In diesem Sinne ist dieser Begriff ursprünglich von Tomlinson et al. (1979) formuliert worden. Erkenntnisse der letzten Jahre zum Zusammenhang pathologischer vaskulärer Veränderungen mit der Alzheimer-Krankheit weisen allerdings darauf hin, daß in einem Teil der Fälle pathophysiologische Interaktionen bei der Entstehung einer Demenz wirksam sein und beide sogar eine gemeinsame ätiopathogenetische Ursache haben könnten.

Problem der Charakterisierung der gemischten Demenz

Epidemiologische Untersuchungen haben gezeigt, daß Bluthochdruck (Skoog et al. 1996) und Diabetes mellitus (Ott et al. 1996) wie auch Vorhofflimmern signifikante Risikofaktoren für die Entwicklung einer Alzheimer-Krankheit sind. Zudem erleiden Schlaganfallpatienten, wie schon genannt, im Vergleich mit der Allgemeinbevölkerung häufiger eine Alzheimer-Krankheit. In zahlreichen Autopsieserien sind bei bis zu 30% von Patienten mit einer pathoanatomisch (nicht klinisch) diagnostizierten Alzheimer-Krankheit (nicht einer gemischten Demenz) ischämische Infarkte festgestellt worden (Olichney et al. 1995). Interessanterweise wies eine Untergruppe von Patienten mit entsprechenden autoptischen Veränderungen im Sinne einer Alzheimer-Krankheit, bei denen zudem kleine Infarkte im Thalamus, den Basalganglien oder dem frontalen Marklager nachweisbar waren, sehr viel häufiger zu Lebzeiten ein Demenzsyndrom auf als Patienten ohne solche Infarkte. Mit dem Nachweis von ischämischen Infarkten stieg das Risiko, daß früher ein Demenzsyndrom bestanden hatte, um den Faktor 20 (Snowdon et al. 1997). Andere Untersuchungen haben gezeigt, daß die Dichte neurofibrillärer Bündel bei dem Vorliegen von Infarkten signifikant vermindert ist und daß die kognitive Leistung im Unterschied zur „reinen" Alzheimer-Krankheit mit diesem pathologischen Marker nicht korreliert (Nagy et al. 1997).

Ergebnisse epidemiologischer Untersuchungen

Abgrenzung von „reiner"
Alzheimer-Demenz
und gemischten Formen

Aus klinischer Sicht besteht ein weiterer Unterschied darin, daß das Alter bei Beginn des Demenzprozesses bei Patienten mit vaskulären Läsionen um mindestens 6 Jahre nach hinten verschoben ist. Es gibt also ausreichend neuropathologische und klinische Gründe für die Annahme, daß sich einige Fälle einer Alzheimer-Krankheit mit zusätzlichen vaskulären Läsionen anders als „reine Alzheimer-Fälle" verhalten. Hypothetisch könnte vemutet werden, daß diese Fälle keine Demenz entwickelt hätten, wäre nicht eine zerebrovaskuläre Erkrankung eingetreten. Es bedarf weiterer Forschung um zu klären, ob es sich bei diesem Zusammenhang der beiden pathologischen Prozesse um einen rein zufälligen handelt oder ob beide ätiopathogenetisch verwandt sind. Die Alzheimer-Krankheit geht in der Regel mit einer Amyloidangiopathie einher, was das Risiko erhöht, autoptisch einen Infarkt nachzuweisen, besonders wenn ein Bluthochdruck bestand. Die Amyloidangiopathie könnte ebenfalls zu einer erhöhten Inzidenz ischämischer Marklagerveränderungen führen. Auf der anderen Seite ist auch denkbar, daß eine zerebrale Ischämie die Expression des Amyloidvorläuferproteingens heraufreguliert und die Ablagerung von β-Amyloid auf ähnliche Weise fördert, wie dies bei traumatischen Hirnverletzungen der Fall ist.

9 Zusammenfassung und Ausblick

Zerebrovaskuläre Erkrankungen mit oder ohne Schlaganfall stellen eine häufige Ursache von kognitiven Störungen und Demenz dar. Die vaskuläre Demenz wird zwar traditionell für behandelbar und verhinderbar angesehen, bezüglich ihrer Risikofaktoren gibt es aber weiterhin viele ungelöste Fragen. Noch entscheidender ist, daß aufgrund fehlender Diagnosekriterien eine frühzeitige Diagnose nicht möglich ist. Die derzeitigen Diagnosekriterien für vaskuläre Demenzen werden nur von Patienten erfüllt, die ein bestimmtes Muster fortgeschrittener kognitiver Leistungsbeeinträchtigungen aufweisen. Aus diesen Gründen ist das Konzept der vaskulär bedingten kognitiven Beeinträchtigungen („vascular cognitive impairment") als notwendiger neuer Ansatz zur Aufklärung dieser wichtigen medizinischen Fragen formuliert worden. Der Begriff der vaskulär bedingten kognitiven Beeinträchtigungen sollte nicht als Ausdruck einer neuen Krankheitsentität, sondern eher als ein Perspektivenwechsel verstanden werden. Ein Abbau des kognitiven Leistungsvermögens aus vaskulärer Ursache sollte im Frühstadium anhand verläßlicher klinischer und radiologischer Kriterien festgestellt und entsprechend seiner unterschiedlichen Ursachen klassifiziert werden.

Probleme bei der
frühzeitigen Diagnose
aufgrund fehlender
Diagnosekriterien

Einrichtung einer
internationalen
Patientendatenbank

Eine vorgeschlagene internationale Datenbank prospektiv gesammelter und longitudinal beobachteter Patienten stellte hierzu sicherlich das beste Mittel dar. Diese sollte eine systematische Sammlung klinischer Daten zu Alter, Krankheitssymptomen und Art des Krankheitsbeginns, Vorgeschichte zerebrovaskulärer Ereignisse, Art des Voranschreitens des Krankheitsprozesses wie auch demographischer Daten wie Bildungsniveau, Beschäftigung, körperliche und geistige Aktivitäten darstellen. Befunde aus klinisch-neurologischen und Herz-Kreislauf-Untersuchungen wie auch Maße der funktionellen und physischen Behinderung sollten in standardisierter Form erhoben werden. Die Angaben zu Risikofaktoren sollten einfach und vollständig sein, dabei traditionelle wie auch zu vermutende Risikofaktoren einschließen und erfassen, ob diese (ausreichend) behandelt sind. Ausführliche Fragebögen zur Familienanamnese wären unabdingbar, quantitative und vergleichbare Daten zum kognitiven Leistungsvermögen obligatorisch.

Während valide kurze Screeningtests angewendet oder entwickelt werden, wäre eine umfassende Batterie neuropsychologischer Testverfahren wünschenswert. Die neuroradiologischen Untersuchungen sollten Auskunft über Zahl, Art und Lokalisation von Infarkten geben und Veränderungen der weißen Substanz sollten nach Art, Lokalisation und Schweregrad klassifiziert werden. Es wäre wünschenswert einfache, allgemein akzeptierte Maße zur Bestimmung der Hirnatrophie zu erhalten. Die Untersuchung des Apolipoprotein E-Genotyps ist für sämtliche Forschungsprojekte zu kognitiver Leistungsminderung und Demenz empfohlen worden. DNS-Proben sollten konserviert werden, da es in naher Zukunft möglich sein wird, Suszeptivitätsgene zu identifizieren. In ausgewählten Fällen können sich Zusatzuntersuchungen wie SPECT, Echokardiogramm, Ultraschalluntersuchungen der Karotiden, Langzeit-EKG, Blutdruckmonitoring, Tests autonomer Funktionen, Schlafapnoeuntersuchungen, Vaskulitisscreening und andere als hilfreich erweisen.

Verbesserung der Diagnoseverfahren

Die Kombination klinischer Daten mit denen von Zusatzuntersuchungen wird dazu führen, daß Patienten nach möglichen oder wahrscheinlichen ätiopathogenetischen Ursachen klassifiziert werden können. Hierdurch wird es möglich werden zu unterscheiden, welche kognitiven Defizite durch welchen zerebrovaskulären Prozeß verursacht sind, und es wird ebenfalls möglich werden, reliable Diagnosekriterien zu entwickeln. Über längere Zeiträume durchgeführte Follow-up-Studien werden eine Hilfe in der Aufdeckung und dem Verstehen derjenigen Faktoren sein, die über eine weitere Progredienz der kognitiven Beeinträchtigungen bis hin zur Demenz bestimmen. Dies wird den Grundstein für die zukünftige Therapie und Prävention vaskulär bedingter kognitiver Beeinträchtigungen bilden.

Patientenklassifikation nach ätiopathogenetischen Ursachen

Durchführung von Follow-up-Studien

Übersicht 1.
Definitionen zentraler Begriffe

Demenz:
Nach den derzeit geltenden Kriterien erfordert die Diagnose einer Demenz das Vorliegen fortschreitender Defizite der Gedächtnisleistung und zusätzlich in einem oder mehreren anderen kognitiven Bereichen, die insgesamt so schwergradig sind, daß sie zu einer Beeinträchtigung des sozialen oder beruflichen Lebens führen und eine signifikante Verschlechterung gegenüber einem früheren Leistungsniveau darstellen.

Vaskuläre Demenz:
Demenz als Folge ischämisch bedingter vaskulärer Läsionen.

Kognitive Beeinträchtigung:
Der Abbau in irgendeinem kognitiven Leistungsbereich, unabhängig von dessen Schweregrad. Gedächtnisstörungen sind nicht zwingend erforderlich. Die Demenz stellt die schwerste Form der kognitiven Beeinträchtigung dar.

Vaskulär bedingte kognitive Beeinträchtigung („vascular cognitive impairment"):
Ein Begriff, der alle als Folge einer ischämischen zerebrovaskulären Erkrankung auftretenden Formen und Schweregrade kognitiver Beeinträchtigungen, von frühen intellektuellen Veränderungen bis zu einer Demenz, umfaßt.

Multiinfarktdemenz:
Ursprünglich ein Begriff, der verdeutlichen soll, daß sämtliche Formen vaskulär bedingter Demenz die Folge kumulativer Infarkte und nicht Konsequenz einer chronischen Ischämie sind. Derzeit ist dieser Begriff auf die Fälle einer vaskulären Demenz beschränkt, die multiple makroskopisch sichtbare kortikale Infarkte aufweisen.

Demenz bei strategischem Infarkt:
Ein Begriff zur Beschreibung von Fällen, bei denen ein einziger, eigentümlich lokalisierter Infarkt das klinische Bild einer Demenz verursachen kann. Hierin sind Infarkte unterschiedlicher Hirnregionen wie dem Gyrus angularis, Thalamus, Frontobasalhirn oder Genu capsulae internae eingeschlossen, die Folge unterschiedlicher ätiopathogenetischer Ursachen sind (lakunär, thromboembolisch oder kardial-embolisch).

Hämodynamisch bedingte vaskuläre Demenz:
Dieser Begriff bezieht sich auf Fälle von vaskulärer Demenz, in denen es aufgrund hämodynamischer Ursachen (Zustände verminderter Perfusion, hypotensive Blutdruckkrisen, globale Anoxie) zu zerebraler Infarzierung kommt; diese sollten nicht mit der chronischen Ischämie verwechselt werden.

Gemischte Demenz:
Dieser Begriff wird auf Demenzfälle angewendet, bei denen aufgrund des klinischen oder radiologischen Befundes sowohl degenerative als auch vaskuläre Veränderungen angenommen bzw. bei der Autopsie nachgewiesen werden. Leider existieren keine klinischen und noch nicht einmal pathoanatomische Kriterien, um die Fälle, in denen sich erst aus beiden Ursachen gemeinsam eine Demenz entwickelt, von solchen Fällen zu differenzieren, in denen entweder die degenerativen oder die vaskulären Veränderungen für sich alleine schon zur Ausbildung einer Demenz ausgereicht hätten.

10 Literatur

APA (1994) Diagnostic and statistical manual of mental disorders, 4th edn. APA, Washington, DC

Bowler J, Hachinski VC (1996) History of the concept of vascular dementia: two oppsing views on current definitions and criteria for vascular dementia. In: Prohovnik I, Wade J, Knezevic S, Tatemichi T, Erkinjuntti T (eds) Vascular dementia: current concepts. Wiley, Chichester, p 1

Bredesen DE (1995) Neural apoptosis. Ann Neurol 38:839–851

Breteler MMB, Claus JJ, Grobbee DE et al. (1994) Cardiovacular disease and distribution of cognitive function in elderly people: the Rotterdam study. Br Med J 308:1604–1608

Brun A (1994) Pathology and pathophysiology of cerebrovascular dementia: pure subgroups of obstructive and hypoperfusive etiology. Dementia 5:145–147

Brun A, Englund E (1986) A white matter disorder in dementia of the Alzheimer type: a pathoanatomical study. Ann Neurol 19:253–262

Caplan LR (1995) Binswanger's disease-revisited. Neurology 45:626–633

Chabriat H, Vahedi K, Iba-Zizen MT et al. (1995) Clinical spectrum of CADASIL: a study of 7 families. Lancet 346:934–939

Chimowitz MI, Awad IA, Furlan AJ (1989) Periventricular lesions on MRI. Facts and theories. Stroke 24:7–12

Chui HC, Victoroff JI, Margolin D et al. (1992) Criteria for the diagnosis of ischemic vascular dementia proposed by the State of California Alzheimer's disease diagnostic and treatment centers. Neurology 42:473–480

Corey-Bloom J, Sabbagh MN, Bondi MW et al. (1997) Hippocampal sclerosis contributes to dementia in the elderly. Neurology 48:154–160

Cummings JL, Benson DF (1992) Vascular dementias. In: Cummings JL, Benson DF (eds) Dementia: a clinical approach. Butterworth Heinemann, Boston, pp 153–176

Del Ser T, Bermejo F, Portera A et al. (1990) Vascular dementia. A clinicopathological study. J Neurol Sci 96:1–17

Erkinjuntti T, Hachinski VC (1993) Rethinking vascular dementia. Cerebrovasc Dis 3:3–23

Erkinjuntti T, Ketonen L, Sulkava R et al. (1987) CT in the differential diagnosis between Alzheimer's disease and vascular dementia. Acta Neurol Scand 75:262–268

Erkinjuntti T, Benavemte O, Eliasziw M et al. (1996) Diffuse vacuolization (spongiosis) and arteriolosclerosis in the frontal white matter occurs in vascular dementia. Arch Neurol 53:325–332

Freeman R, Bear D, Greenberg MS (1989) Behavioral disturbances in cerebrovascular disease. In: Toole JF (ed) Handbook of clinical neurology, vol 11 (55). Vascular diseases, part III. Elsevier, Amsterdam, pp 137–150

Garcia JH, Lassen NA, Weiller C et al. (1996) Ischemic stroke and incomplete infarction. Stroke 27:761–765

Gehrmann J, Banati RB, Wiessnert C et al. (1995) Reactive microglia in cerebral ischaemia: an early mediator of tissue damage? Neuropathol Appl Neurobiol 21:277–289

Gorelick PB, Chatterjee A, Patel D et al. (1992) Cranial computed tomographic observations in multi-infarct dementia. Stroke 23:804–811

Gorelick PB, Brody J, Cohen D et al. (1993) Risk factors for dementia associated with multiple cerebral infarcts. A case-control analysis in predominantly African-American hospital-based patients. Arch Neurol 50:714–720

Grace J, Nadler JD, White DA et al. (1995) Folstein vs modified mini-mental state examination in geriatric stroke. Stability, validity, and screening utility. Arch Neurol 52:477–484

Hachinski VC, Bowler JV (1993) Vascular dementia. Neurology 43:2159–2160

Hachinski VC, Munoz DG (1991) Leuko-araiosis: an update. Bull Clin Neurosci 56:24–33

Hachinski VC, Lassen NA, Marshall J (1974) Multi-infarct dementia: a cause of mental deterioration in the elderly. Lancet 2:207–210

Hachinski VC, Potter P, Merskey P (1987) Leuko-araiosis: an ancient term for a new problem. Arch Neurol 44:21–23

Hébert R, Brayne C (1995) Epidemiology of vascular dementia. Neuroepidemiology 14:240–257

Higashi T, Nishi S, Nakai ZA et al. (1995) Regulatory mechanisms of stress response in mammalian nervous system during cerebral ischaemia or after heat shock. Neuropathol Appl Neurobiol 21:471–483

Jellinger K, Danielczyk W, Fischer P et al. (1990) Clinicopathological analysis of dementia disorders in the elderly. J Neurol Sci 95:239–258

Katzman R, Aronson M, Fuld P et al. (1989) Development of dementing illnesses in an 80-year-old volunteer cohort. Ann Neurol 25:317–321

Kokmen E, Whisnant JP, O'Fallon WM et al. (1996) Dementia after ischemic stroke: a population-based study in Rochester, Minnesota. Neurology 46:154–159

Ladurner G, Iliff LD, Lechner H (1982) Clinical factors associated with dementia in ischaemic stroke. J Neurol Neurosurg Psychiatry 45:97–102

Lassen NA (1982) Incomplete cerebral infarction. Focal incomplete ischemic tissue necrosis not leading to emollision. Stroke 13:522–523

Lindsay J, Hebert R, Rockwood K (1997) The Canadian Study of Health and Aging. Risk factors for vascular dementia. Stroke 28:526–530

Liu CK, Miller BL, Cummings JL et al. (1992) A quantitative MRI study of vascular dementia. Neurology 42:138–143

Loeb C, Meyer JS (1996) Vascular dementia: still a debatable entity? J Neurol Sci 143:31–40

Loeb C, Gandolfo C, Bino G (1988) Intellectual impairment and cerebral lesions in multiple cerebral infarcts. A clinical-computed tomography study. Stroke 19:560–565

Mahler ME, Cummings JL (1991) Behavioral neurology of multi-infarct dementia. Alzheimer Dis Assoc Disord 5:122–130

Martinez-Lage P, Hachinski VC (1998) Multi-infarct dementia. The vascular causes of cognitive impairment and dementia. In: Barnett HJM, Mohr JP, Stein BM, Yatsu FM (eds) Stroke: pathophysiology, diagnosis, and management, 3rd edn. Churchill Livingstone, New York

Martinez-Lage P, Manubens JM, Martinez-Lage JM et al. (1996) Vascular risk factors and cognitive performance in a non-demented elderly population. Neurology 46(Suppl 1):A289

Mast H, Tatemichi TK, Mohr JP (1995) Chronic brain ischemia: the contribution of Otto Binswanger and Alois Alzheimer to the mechanisms of vascular dementia. J Neurol Sci 132:4–10

Matsushima K, Schmidt-Kastner R, Hakim AM (1996) Genes and cerebral ischemia: therapeutic perspectives. Cerebrovasc Dis 6:119–127

Mesulam MM (1990) Large-scale neurocognitive networks and distributed processing for attention, language, and memory. Ann Neurol 28:597–613

Meyer JS, McClintic K, Rogers LG et al. (1988) Aetiological considerations and risk factors for multi-infarct dementia. J Neurol Neurosurg Psychiatry 51:1489–1494

Meyer JS, Kawamura J, Terayama Y (1992) White matter lesions in the elderly. J Neurol Sci 110:1–7

Moncayo J, Bogousslavsky J (1996) Vascular dementia: persisting controversies and questions. Eur J Neurol 3:299–308

Munoz DG (1991) The pathological basis of multi-infarct dementia. Alzheimer Dis Assoc Disord 5:77–90

Nagy Z, Esiri MM, Jobst KA et al. (1997) The effects of additional pathology on the cognitive deficit in Alzheimer disease. J Neuropathol Exp Neurol 56:165–170

Olichney JM, Hansen LA, Hofstetter R et al. (1995) Cerebral infarction in Alzheimer's disease is associated with severe amyloid angiopathy and hypertension. Arch Neurol 52:702–708

Olsson Y, Brun A, Englund E (1996) Fundamental pathological lesions in vascular dementia. Acta Neurol Scand Suppl 168:31–38

Ott A, Breteler MMB, Van Harskamp F et al. (1995) Prevalence of Alzheimer's disease and vascular dementia: association with education. The Rotterdam Study. Br Med J 310:970–973

Ott A, Stolk RP, Hofman A et al. (1996) Association of diabetes mellitus and dementia: the Rotterdam Study. Diabetologia 39:1392–1397

Pohjasvaara T, Erkinjuntti T, Vataja R, Kaste M (1997) Dementia three months after stroke. Baseline frequency and effect of different definitions of dementia in the Helsinki Stroke Aging Memory Study (SAM) Cohort. Stroke 28:785–792

Pullicino P, Benedict RHB, Capruso DK et al. (1996) Neuroimaging criteria for vascular dementia. Arch Neurol 53:723–728

Rockwood K, Ebly E, Hachinski H et al. (1997) Presence and treatment of vascular risk factors in patients with vascular cognitive impairment. Arch Neurol 54:33–39

Román GC (1987) Senile dementia of the Binswanger type. A vascular form of dementia in the elderly. JAMA 258:1782–1788

Román GC, Tatemichi TK, Erkinjuntti T et al. (1993) Vascular dementia: diagnostic criteria for research studies. Report of the NINDS-AIREN International Workshop. Neurology 43:250–260

Schmidt R, Fazekas F, Offenbacher H et al. (1993) Neuropsychologic correlates of MRI white matter hyperintesities: a study of 150 normal volunteers. Neurology 43:2490–2494

Skoog I, Nilsson R, Palmertz B et al. (1993) A population-based study of dementia in 85-year-olds. N Engl J Med 328:153–158

Skoog I, Lernfelt B, Landahl S et al. (1996) 15-year follow-up study of blood pressure and dementia. Lancet 347:1141–1145

Snowdon DA, Greiner LH, Mortimer JA et al. (1997) Brain infarction and the clinical expression of Alzheimer's disease. JAMA 277:813–817

Tarvonen-Schröder S, Röytä M, Räihä I et al. (1996) Clinical features of leuko-araiosis. J Neurol Neurosurg Psychiatry 60:431–436

Tatemichi TK, Desmond DW (1996) Epidemiology of vascular dementia. In: Prohovnik I, Wade J, Knezevic S, Tatemichi T, Erkinjuntti T (eds) Vascular dementia: current concepts. Wiley, Chichester, p 40

Tatemichi TK, Foulkes MA, Mohr JP et al. (1990) Dementia in stroke survivors in the Stroke Data Bank Cohort. Prevalence, incidence, risk factors, and computed tomographic findings. Stroke 21:858–866

Tatemichi TK, Desmond DW, Paik M et al. (1993) Clinical determinants of dementia related to stroke. Ann Neurol 33:568–575

Tatemichi TK, Sacktor N, Mayeux R (1994) Dementia associated with cerebrovascular disease, other degenerative diseases, and metabolic disorders. In: Terry RD, Katzman R, Bick KL (eds) Alzheimer's disease. Raven, New York, p 123

Tomlinson BE, Blessed G, Roth M (1970) Observations on the brains of old demented people. J Neurol Sci 11:205–242

Van Zagten M, Boiten J, Kessels F, Lodder J (1996) Significant progression of white matter lesions and small deep (lacunar) infarcts in patients with stroke. Arch Neurol 53:650–655

Villardita C (1992) Alzheimer's disease compared with cerebrovascular dementia. Neuropsychological similarities and differences. Acta Neurol Scand 87:299–308

WHO (1993) The ICD-10 Classification of mental and behavioural disorders. Diagnostic criteria for research. WHO, Geneva

Yamanouchi H (1991) Loss of white matter oligodendrocytes and astrocytes in progressive subcortical vascular encephalopathy of Binswanger type. Acta Neurol Scand 83:301–305

Yoshitake T, Kiyohara W, Kato I et al. (1995) Incidence and risk factors of vascular dementia and Alzheimer's disease in a defined elderly Japanese population: the Hisayama Study. Neurology 45:1161–1168

Kapitel 9
Demenzen bei anderen Hirnkrankheiten

H.-J. Gertz

1	Einleitung	206
2	**Degenerative Demenzen**	207
2.1	Frontotemporale Demenzen	207
2.2	Progressive supranukleäre Lähmung	209
2.3	Parkinson-Krankheit mit Demenz und Lewy-Körper-Demenz	211
2.3.1	Parkinson-Krankheit mit Demenz	211
2.3.2	Lewy-Körper-Demenz	212
2.4	Huntington-Chorea	214
3	**Infektiöse Erkrankungen**	216
3.1	Aids	216
3.2	Creutzfeld-Jakob-Krankheit	217
4	**Reversible Demenzen**	220
4.1	Normotensiver Hydrozephalus	220
5	Andere	221
6	Literatur	222

1 Einleitung

Grundsätzlich können alle Erkrankungen und Noxen, die eine ein kritisches quantitatives Maß überschreitende Hirnschädigung bewirken, eine Demenz verursachen. Die Hirnschädigungen können dabei morphologisch sichtbare Substanzverluste sein, sie können im Untergang spezifischer Neuronenpopulationen bestehen, sie können auch spezifische Transmittersysteme betreffen oder auf Stoffwechselstörungen beruhen. Die Liste der Erkrankungen ist entsprechend lang.

Probleme der Anwendbarkeit von ICD-10 und DSM-IV

Das moderne Konzept der Demenz, wie es in der ICD-10 und im DSM-IV seinen Niederschlag gefunden hat, ist wesentlich von der psychopathologischen Konstellation der Alzheimer-Demenz geprägt. Die ICD-10- und DSM-IV-Kriterien sind bei einer Reihe von Demenzen, insbesondere solchen mit schwerpunktmäßiger Pathologie in Stammganglien, Mittelhirn und Hirnstamm, den sog. subkortikalen Demenzen, bei denen bevorzugt Funktionen des Abrufens von gespeicherten Gedächtnisinhalten gestört sind, nicht ohne weiteres anwendbar. In diesem Beitrag kann daher nicht streng mit den Demenzkriterien von ICD-10 und DSM-IV operiert werden. Für eine Reihe von Erkrankungen, deren psychopathologisches Erscheinungsbild traditionell mit dem Begriff Demenz verknüpft ist, liegen entsprechende Untersuchungen mit standardisierten psychiatrischen Instrumenten nicht vor.

Es kommt hinzu, daß sowohl in der ICD-10 als auch im DSM-IV die kritische quantitative Schwelle für die Demenzdiagnose im Bereich der Aktivitäten des täglichen Lebens angesiedelt wurde. Die meisten der in diesem Kapitel aufgeführten Demenzsyndrome gehen mit schwerwiegenden internistischen und neurologischen Symptomkomplexen einher, die in der Regel auch zur Diagnose der Grunderkrankung führen. Diese internistischen und neurologischen Erkrankungen bedingen ihrerseits häufig erhebliche Einschränkungen im Bereich der Alltagsaktivitäten. Damit wird die Zuordnung der sozialen und beruflichen Beeinträchtigungen zu den intellektuellen Störungen, wie sie von der ICD-10 gefordert wird, in der Regel nicht zweifelsfrei herzustellen sein.

Probleme bei der psychopathologischen Differentialdiagnose

Die Ausgestaltung der voll ausgebildeten Demenzsyndrome bei den verschiedenen Erkrankungen selbst ist eher unspezifisch und läßt selten psychopathologisch begründbare differentialdiagnostische Entscheidungen zu. Bonhoeffers Wort von der Mannigfaltigkeit der Grunderkrankungen, denen eine große Gleichförmigkeit psychopathologischer Bilder gegenübersteht, trifft auch für die Demenzen zu.

Wenn auf psychopathologischer Ebene ätiologische oder pathogenetische Zuordnungen möglich sind, dann häufiger in den frühen Phasen der Erkrankungen. Die psychopathologische Differenzierung ist aber gerade bei den hier dargestellten Demenzformen von Bedeutung, da die unterschiedliche Lokalisation der pathologischen Prozesse wichtige Einblicke in die pathogenetischen Mechanismen der dementiellen Syndrome geben kann.

2 Degenerative Demenzen

Degeneration ist ein Sammelbegriff für eine Vielzahl von ätiologisch und pathogenetisch unklaren Prozessen, deren morphologisches Bild weder Hinweise auf eine entzündliche noch auf eine vaskuläre Genese erkennen läßt. Degeneration wird weitgehend synonym mit dem Begriff des atrophisierenden Prozesses verwendet. Historisch war der Degenerationsbegriff eng mit dem der Erblichkeit verknüpft. Daß unter dem Konzept der Degeneration ursprünglich sehr heterogene Prozesse zusammengefaßt wurden, läßt sich daran erkennen, daß klassische Vertreter wie die Creutzfeldt-Jakob-Krankheit und die Leukodystrophien, die als typische Beispiele einer Prozeßlokalisation in der grauen bzw. in der weißen Substanz galten, den infektiösen bzw. den Stoffwechselerkrankungen zugeordnet werden mußten.

Begriffsbestimmung: Degeneration

Neben den im folgenden ausführlich beschriebenen Beispielen gibt es eine Reihe von zum Teil sehr seltenen degenerativen Demenzen. Dazu zählen z. B. die primäre progressive Aphasie, die von manchen Autoren in die Nähe der Alzheimer-Demenz oder der Pick-Krankheit gerückt wird, sowie die progressive subkortikale Gliose, die im klinischen Bild der frontotemporalen Demenz ähnelt und deren wesentlicher histologischer Befund durch den Namen bereits gekennzeichnet ist, wobei eine geringgradige Gliose sich auch im Kortex und in den Stammganglien sowie im Hirnstamm nachweisen läßt (Civil et al. 1993).

Seltene degenerative Demenzen

Weitere Demenzformen sind bislang ausschließlich neuropathologisch definiert, wie die Demenz ohne bestimmte Histologie (Knopman 1990) oder die Demenz mit kortikalen und subkortikalen argyrophilen Körnern (Braak u. Braak 1989), die möglicherweise eine Variante der Alzheimer-Demenz darstellt. Eine Reihe von sog. Systemdegenerationen wie die striatonigrale Degeneration, die olivopontozerebelläre Atrophie und die Friedreich-Ataxie können mit dementiellen Syndromen einhergehen, die psychopathologisch jedoch z. T. nur ungenau charakterisiert sind.

2.1 Frontotemporale Demenzen

Unter frontotemporaler Demenz werden im folgenden die Pick-Krankheit im engeren Sinne und die Frontallappendegeneration vom Non-Alzheimer-Typ verstanden (Brun et al. 1994). Auch die Motoneuronerkrankungen mit Demenz verlaufen unter einem ähnlichen psychopathologischen Erscheinungsbild. Während die Abgrenzung der Motoneuronerkrankungen mit Demenz aufgrund der neurologischen Symptomatik erfolgt, ist die Unterscheidung der Pick-Krankheit und der Frontallappendegeneration vom Non-Alzheimer-Typ eine histopathologische. In der ICD-10 wird die Pick-Krankheit im engeren Sinne und die Frontallappendegeneration vom Non-Alzheimer-Typ unter dem Begriff Demenz bei Pick-Krankheit subsumiert, der damit sehr weit gefaßt wird. Historisch kommt die Auffassung der ICD-10 der Intention Picks nahe, der zunächst lediglich fokal betonte Atrophien beschrieben hatte, die er für nosologisch unspezifisch hielt. Neary et al. (1998) haben vorgeschlagen,

Pick-Krankheit Frontallappendegeneration vom Non-Alzheimer-Typ Motoneuronerkrankung

die frontotemporale Demenz neben der progressiven Aphasie und der semantischen Demenz als einen Subtyp unter dem Oberbegriff „frontotemporal lobar degeneration" anzusprechen.

Prävalenz

Prävalenzangaben sind wegen der weltweit sehr uneinheitlichen nosologischen und syndromatischen Konzepte kaum generalisierbar. Neary et al. (1988) gehen davon aus, daß der Anteil der frontotemporalen Demenzen an den präsenilen Demenzen bei 20% liegt. Gustafson u. Brun (1997) geben bei der Pick-Krankheit und der Frontallappendegeneration vom Non-Alzheimer-Typ ein mittleres Erkrankungsalter von 51 bzw. 54 Jahren an. Die Krankheitsdauer beträgt in der Regel etwa 8 Jahre, Verläufe von bis zu 17 Jahren sind bekannt.

Psychopathologie

Das Frühstadium der Erkrankung ist durch verschiedenartige Persönlichkeitsveränderungen gekennzeichnet. Dazu gehören Störungen der Impulskontrolle, wie heftige Reaktionen von Gereiztheit oder Aggressivität, psychomotorische Unruhe und Rastlosigkeit. Die Patienten verlieren ihre Spontaneität, neigen zur Verwahrlosung, werden stumpf, gemütsarm und apathisch. Es kommt zu einer Vergröberung des Sozialverhaltens, indem soziale Spielregeln und Normen immer weniger beachtet werden. Abortive Formen des Klüver-Bucy-Syndroms kommen vor (Cummings u. Duchen 1981). Die intellektuellen Funktionen sind oft lange erhalten, insbesondere die Merkfähigkeit und die räumliche Orientierung. Die sprachlichen Äußerungen gehen mehr und mehr zurück, werden einförmig und es kommt zur Ausbildung von „stehenden Redensarten". Es kommt schließlich zu einer allgemeinen Sprachverarmung, die mit einer Amimie einhergehen kann und schließlich zu einem mutistischen Zustandsbild führt. Neary et al. (1998) haben den Versuch unternommen, die beschriebenen psychopathologischen Symptome in operationale Diagnosekriterien zusammenzufassen.

Es erscheint derzeit wenig sinnvoll, eine differentielle Psychopathologie der Pick-Erkrankung und der Frontallappendegeneration vom Non-Alzheimer-Typ herauszuarbeiten, da diese Zuordnung histopathologisch erfolgen muß (Gustafson u. Brun 1997).

Bildgebende Verfahren

Computertomographie (CT) und Magnetresonanztomographie (MRT) zeigen eine variable frontale bzw. frontotemporale Atrophie, die in Einzelfällen extreme Ausmaße annehmen kann. Im Single-Photon-Emissions-Computertomogramm (SPECT) kommt ein verminderter frontaler Blutfluß zur Darstellung. Ein unauffälliges EEG gehört zu den charakteristischen Befunden der frontotemporalen Demenz und kann damit zur Differentialdiagnose gegenüber der Alzheimer-Demenz beitragen. Auch bei Auftreten von langsamen Wellen ist der α-Rhythmus in aller Regel besser erhalten als bei Alzheimer-Demenz (Neary et al. 1988)

Neuropathologie

Die charakteristischen histopathologischen Befunde der Frontallappendegeneration vom Non-Alzheimer-Typ und der Pick-Krankheit sind kortikaler Zellverlust, Gliose und spongiöse Veränderungen im frontalen und temporalen Kortex. Die Gliose kann sich auch auf die subkortikale weiße Substanz erstrecken. Typischerweise sind Strukturen wie Amygdala, Hippocampus und Nucleus basalis Meynert, die bei der Alzheimer-

Demenz früh und sehr ausgeprägt gestört sind, nur relativ gering verändert.

Die als Pick-Körper bezeichneten runden argentophilen intraneuronalen Einschlüsse kennzeichnen zusammen mit den ballonierten Pick-Zellen histopathologisch die Pick-Krankheit im engeren Sinne. Beide Veränderungen kommen per definitionem bei Frontallappendegeneration vom Non-Alzheimer-Typ nicht vor. Ultrastrukturell bestehen Pick-Körper aus Neurofilamenten, aus geraden Filamenten, aus paarigen helikalen Filamenten sowie aus endoplasmatischem Retikulum. Immunhistochemisch lassen sie sich mit Antikörpern gegen Ubiquitin und gegen das tau-Protein darstellen. Sie zeigen somit antigene Eigenschaften, die denen der Alzheimer-Fibrillen gleichen. Neuerdings wurden in zahlreichen Familien mit frontotemporaler Demenz verschiedene Mutationen auf dem tau-Gen gefunden, das auf dem Chromsom 17 kodiert ist (Gertz et al. 1999).

Transmitter

Im Gegensatz zur Alzheimer-Demenz ist die Cholinazetyltransferase bei Pick-Krankheit und bei Frontallappendegeneration vom Non-Alzheimer-Typ im Kortex nicht reduziert, die Angaben über muskarinische Rezeptoren im Kortex sind widersprüchlich (Hansen et al. 1988).

Ätiologie und Genetik

Die Ätiologie der Erkrankung ist nicht bekannt. Einige Fälle mit autosomal-dominantem Erbgang sind beschrieben. Die Ähnlichkeit der antigenen Eigenschaften von Pick-Körpern und Alzheimer-Fibrillen sowie die vereinzelt beschriebene Koexistenz beider Veränderungen in ein und derselben Zelle läßt den Schluß auf einen gemeinsamen metabolischen Defekt oder eine verwandte Reaktion auf verschiedenartige ätiologische Stimuli zu.

2.2 Progressive supranukleäre Lähmung

Die progressive supranukleäre Lähmung ist charakterisiert durch eine initial vertikale Blickparese, Pseudobulbärparalyse, Dysarthrie und Rigor (Steele et al. 1964). Die Erkrankung ist selten; es werden nur 1–4 Fälle pro 100.000 Personen beobachtet (Globe et al. 1988). Eine Demenz tritt bei 20–60% der Fälle auf.

Psychopathologie

Bei der progressiven supranukleären Lähmung als klassischem Modell der subkortikalen Demenz ist die Anwendung operationalisierter psychiatrischer Demenzkriterien unüblich. Die meisten Autoren beziehen sich auf die von Albert et al. (1974) vorgeschlagene Definition. Typisch sind nur geringgradige Vergeßlichkeit, Verlangsamung des Denkens sowie Veränderungen der Persönlichkeit und der Stimmung. Gedächtnisstörungen können durch die in manchen Fällen extreme Verlangsamung des Denkens vorgetäuscht werden. Milberg u. Albert (1989) fanden keine Unterschiede in den Gedächtnisleistungen von Patienten mit progressiver supranukleärer Lähmung gegenüber Kontrollpersonen. Affektstörungen äußern sich in der Mehrzahl der Fälle in Indifferenz, Apathie oder Depressivität. Selten treten erhöhte Irritierbarkeit und/oder euphorische Stimmung auf. Bei einem Drittel der Fälle kommt es zu intermittierendem, unmotiviertem, forciertem Lachen oder Weinen. Podoll et al.

(1991) führten Defizite im Sprachverhalten, wie visuelle Dyslexie, konstruktive Dysgraphie und eine gehäufte Fehlerrate beim Benennen von Objekten, auf eine primär gestörte visuelle Perzeption zurück. Primär aphasische Symptome werden übereinstimmend nicht beschrieben.

Bildgebende Verfahren

Computertomographie und MRT zeigen schon früh im Verlauf eine Mittelhirnatrophie. Bei Fortschreiten der Krankheit wird zudem eine Atrophie des Hirnstamms deutlich. In Untersuchungen mit Positronenemissionstomographie und SPECT konnten Hinweise auf einen Glukosehypometabolismus subfrontal sowie im Hirnstamm und in den Stammganglien gefunden werden. Im Striatum ist eine Abnahme der D2-Rezeptoren nachweisbar (Karbe et al. 1992). Diese funktionellen Veränderungen gehen nicht mit einer neuropathologisch nachweisbaren Degeneration der Frontallappen einher. Vielmehr werden sie als Ausdruck einer gestörten Transmission zwischen Mittelhirn und frontalem Kortex angesehen.

Neuropathologie

Neuropathologisch ist die Erkrankung charakterisiert durch Nervenzellverlust, Gliose und globuläre Alzheimer-Fibrillen insbesondere in Nucleus subthalamicus, Globus pallidus, Substantia nigra und Colliculus superior. Vereinzelt kommen auch neokortikale Neurofibrillen vor. Im Gegensatz zu den Neurofibrillen der Alzheimer-Krankheit sind die globulären Neurofibrillen bei progressiver supranukleärer Lähmung aus 15 nm dicken, geraden Filamenten aufgebaut, ohne die für die Alzheimer-Krankheit charakteristischen gewundenen Filamente (Rewcastle 1991).

Die typischen neuropathologischen Veränderungen sind auch bei Fällen ohne Blickparese beschrieben worden. Interessant sind Beobachtungen über Nervenzellverluste im Nucleus basalis Meynert bei progressiver supranukleärer Lähmung, da diese bei Alzheimer-Demenz für die Gedächtnisstörungen verantwortlich sein sollen, die bei der progressiven supranukleären Lähmung jedoch fehlen oder sehr diskret sind. Möglicherweise ist dieses Kerngebiet bei progressiver supranukleärer Lähmung erst in sehr fortgeschrittenen Krankheitsfällen involviert.

Über die Ätiologie dieser seltenen Krankheit ist nichts bekannt. Sie tritt sporadisch auf.

Transmitter

Neurochemisch steht bei progressiver supranukleärer Lähmung ein Dopaminmangel und eine Reduktion der D2-Rezeptoren im Striatum sowie eine Verminderung der Cholinazetyltransferase im frontalen Kortex im Vordergrund.

Behandlung

Dopaminagonisten sollen zur Behandlung der motorischen Störungen in niedrigeren Dosen wirksamer sein als bei idiopathischem Parkinson-Syndrom. Physostigmin soll die visuelle Aufmerksamkeit und die Gedächtnisstörungen bessern. Gheka et al. (1991) berichten über Therapieerfolge mit Idazoxan, einem selektiven präsynaptischen α2-Blocker, welcher die noradrenerge Transmission intensiviert.

2.3 Parkinson-Krankheit mit Demenz und Lewy-Körper-Demenz

Das klinisch-neurologische Erscheinungsbild der Parkinson-Krankheit ist durch Rigor, Tremor und Hypokinese charakterisiert. Für die neuropathologische Diagnose sind Lewy-Körper in der Substantia nigra und einigen anderen Hirnstammkernen wegweisend. Im Verlauf der Erkrankung kann sich eine Demenz entwickeln. In diesem Fall wird von einer Parkinson-Krankheit mit Demenz gesprochen. Entwickelt sich die Demenz jedoch gleichzeitig mit der spezifischen Bewegungsstörung bzw. nur gering verzögert, so spricht man von Lewy-Körper-Demenz. In diesen Fällen werden Lewy-Körper auch in der Hirnrinde gefunden. Die Lewy-Körper-Demenz hat in jüngerer Zeit zunehmend Beachtung gefunden. Die Frage, ob es sich hierbei um klar abgrenzbare, eigenständige Krankheitseinheiten handelt, ist ebenso offen wie die Beziehung der Lewy-Körper-Demenz zur Alzheimer-Demenz.

2.3.1 Parkinson-Krankheit mit Demenz

Die idiopathische Form der Parkinson-Krankheit ist eine der häufigsten neurologischen Erkrankungen. Pro 100.000 Personen in der Allgemeinbevölkerung kommt es zu etwa 80–100 Erkrankungsfällen (Mayeux et al. 1992). Das Erkrankungsrisiko nimmt mit dem Alter zu.

Das Risiko, an einer Demenz zu erkranken, ist bei Parkinson-Patienten wesentlich erhöht. Rajput et al. (1987) fanden bei Parkinson-Patienten eine kumulative Wahrscheinlichkeit von 21%, an einer Demenz zu erkranken, gegenüber 5,7% bei gleichaltrigen Kontrollpersonen. Mayeux et al. (1988) fanden bei Parkinson-Patienten eine geschätzte kumulative Inzidenzrate der Demenz von 65% bei Erreichen des 85. Lebensjahres.

Zu den Risikofaktoren einer dementiellen Entwicklung bei bestehendem Parkinson-Syndrom gehört neben dem fortgeschrittenen Alter auch die Erstmanifestation der motorischen Störungen nach Überschreiten des 70. Lebensjahres. Patienten mit einem tremorbetonten Parkinson-Syndrom neigen weniger zu dementiellen Entwicklungen als solche, bei denen die Akinese und ausgeprägte Gangstörungen das Bild prägen. Eine dementielle Entwicklung ist bei Vorhandensein eines depressiven Syndroms häufiger (Stern et al. 1993). Eine Beziehung zwischen dem Demenzrisiko und einer Seitenbetonung der neurologischen Störungen scheint nicht zu bestehen.

Risikofaktoren

Die Bradyphrenie ist eine charakteristische frühe intellektuelle Störung bei Parkinson-Kranken. Unter Bradyphrenie wird eine Verlangsamung des Denkprozesses verstanden, die als intellektuelles Äquivalent der Hypokinese gelten kann. Ein regelhafter Zusammenhang zwischen dem Auftreten von Bradyphrenie und Hypokinese ließ sich jedoch nicht nachweisen. Ebenso ist offen, in welchem Maße das Vorhandensein einer Bradyphrenie ein Prädiktor für die spätere Entwicklung einer Demenz ist. Das voll ausgebildete Demenzsyndrom bei Parkinson-Krankheit muß als relativ uncharakteristisch gelten (Pillon et al. 1991). Parkinson-Patienten entwickeln selten Störungen der isokortikalen Assoziationsfelder

Psychopathologie

wie Aphasien oder Agnosien und entsprechen in den Frühphasen eher einem frontalen oder subkortikalen Demenztyp. Kortikale Demenzsyndrome kommen gleichwohl vor.

Bildgebende Verfahren

Magnetresonanztomographische Befunde bei dementen Parkinson-Patienten unterscheiden sich nicht von solchen, bei denen das idiopathische Parkinson-Syndrom auf eine motorische Symptomatik beschränkt ist.

Neuropathologie

Wichtigste neuropathologische Befunde bei Parkinson-Krankeit sind Zellverlust und Gliose in der Pars compacta der Substantia nigra und in einigen anderen Hirnstammkernen wie Locus coeruleus, Nucleus dorsalis vagi sowie im Nucleus basalis Meynert des basalen Vorderhirns. In diesen Kernen werden auch Lewy-Körper gefunden, die die Diagnose eines idiopathischen Parkinson-Syndroms bestätigen.

Lewy-Körper sind intraneuronale eosinophile Einschlußkörper. Sie kommen überwiegend im Zellkörper, aber auch in Zellfortsätzen vor. Die in den subkortikalen Kerngebieten vorkommenden Lewy-Körper zeigen eine zentrale Verdichtung und eine hellere Peripherie. Immunzytochemisch sind Lewy-Körper mit Antikörpern gegen Neurofilament und gegen Ubiquitin darstellbar. Die Ubiquitin-Positivität ist jedoch nicht spezifisch, sondern auch bei Pick-Körpern sowie an Alzheimer-Fibrillen nachweisbar.

Ob das dementielle Syndrom bei der idiopathischen Parkinson-Krankheit durch den gleichen ätiopathogenetischen Prozeß wie die motorische Störung verursacht wird, eine Variante der Lewy-Körper-Demenz darstellt oder auf eine koinzidierende Alzheimer-Krankheit zurückzuführen ist, wird kontrovers diskutiert (Paulus u. Jellinger 1991). Die Heterogenität der klinischen Ausgestaltung des Demenzsyndroms bei der Parkinson-Krankheit läßt verschiedenartige ätiopathogenetische Mechanismen zu.

Therapie

Die medikamentöse Therapie der Demenz bei idiopathischem Parkinson-Syndrom ist wenig befriedigend. Das Nebeneinander von cholinergem Defizit und relativer cholinerger Überaktivität läßt sowohl die Gabe von anticholinergen als auch von cholinomimetischen Substanzen problematisch erscheinen. Unter der Annahme, daß kognitive und motorische Störungen durch den gleichen pathologischen Prozeß verursacht sind, wäre der Einsatz von Deprenyl vielversprechend (Korczyn 1995).

2.3.2 Lewy-Körper-Demenz

Erste Berichte über dementielle Syndrome mit kortikalen Lewy-Körpern kamen aus Japan. In mehreren neueren klinisch-autoptischen Untersuchungen wird die Häufigkeit von Lewy-Körper-Demenzen mit 15–25% aller Fälle von dementiellen Syndromen im Alter angegeben. Die Lewy-Körper-Demenz wäre demnach die zweithäufigste Demenzursache nach der Alzheimer-Demenz.

Psychopathologie

Patienten mit Lewy-Körper-Demenz haben Schwierigkeiten, Gedächtnisinhalte abzurufen. Charakteristisch sollen neben herabgesetzter Wortflüssigkeit auch Störungen von exekutiven Funktionen und Problemlösen sein, wie sie im *Wisconsin-Card-Sorting-Test* oder im *Trail-Making-Test* geprüft werden. Sie entsprechen somit dem Typ der subkortikalen Demenz. Mit fortschreitender Demenz verlieren diese Charakteristika jedoch in der Regel an Prägnanz.

Neben den kognitiven Störungen, die denen bei progressiver supranukleärer Lähmung ähneln, sind flukturierender Verlauf, Halluzinationen und die motorischen Symptome des Parkinson-Syndroms für die Erkrankung charakteristisch. Die Fluktuation bezieht sich sowohl auf die kognitive Leistungsfähigkeit des Patienten als auch auf Aufmerksamkeit und Wachheit. Obgleich Halluzinationen in verschiedenen Modalitäten vorkommen, sind optische Halluzinationen besonders häufig. Sie sind in der Regel nicht dauerhaft vorhanden, sondern treten häufig im Zusammenhang mit verminderter Wachheit oder auch bei Vorliegen von Sehstörungen auf. Eine wahnhafte Verarbeitung dieser Halluzinationen ist selten. Motorische Begleitsymptome sind Rigor und Hypokinesen, während Tremor seltener beobachtet wird. Andere Parkinson-Symptome wie Maskengesicht, hypophone Sprache, Gang- und Gehstörungen kommen gleichfalls vor. In typischen Fällen beginnen motorische und psychopathologische Störungen etwa gleichzeitig.

Eine extrapyramidalmotorische Symptomatik kann jedoch der psychopathologischen Störung vorausgehen, dieser aber auch erst in einigem Abstand folgen. In neuerer Zeit sind operationalisierte Diagnosekriterien für die Lewy-Körper-Demenz vorgeschlagen worden (McKeith et al. 1996).

Im Gegensatz zu den subkortikalen Lewy-Körpern sind die kortikalen Lewy-Körper in der Hämatoxylin-Eosin-Färbung homogen und blaß rosa, so daß sie nur bei sehr sorgfältiger Suche erkennbar sind. Die Verwendung von Ubiquitin-Antikörpern kann ihr Auffinden erheblich erleichtern. Kortikale Lewy-Körper kommen bevorzugt im Gyrus cinguli und im entorhinalen Kortex vor. Innerhalb des Neokortex sind sie im Temporallappen häufiger anzutreffen als frontal oder parietal (Kosaka 1990). Daneben kommen Ubiquitin-positive degenerierte Neuriten in der Area CA 2/3 des Hippocampus, im Nucleus basalis Meynert und in einigen Hirnstammkernen vor.

Neuropathologie

Bei einer kleinen Gruppe von „reinen" Fällen von Lewy-Körper-Demenz finden sich an den neokortikalen Prädilektionsstellen Lewy-Körper in relativ hoher Dichte, ohne daß eine zusätzliche Alzheimer-Pathologie nachweisbar ist (Kosaka 1990). In der Mehrzahl der Fälle ist jedoch das Vorhandensein von kortikalen Lewy-Körpern mit dem Auftreten von senilen Plaques und Alzheimer-Fibrillen vergesellschaftet. Diese „gewöhnliche" Form der Lewy-Körper-Demenz hat ebenso wie die Alzheimer-Demenz eine erhöhte APOE-ε4-Frequenz, was weder für die „reine" Lewy-Körper-Demenz noch für das idiopathische Parkinson-Syndrom zutrifft.

Die Abgrenzung der „gewöhnlichen" Lewy-Körper-Demenz von der Alzheimer-Demenz ist mit erheblichen Schwierigkeiten verbunden. Senile Plaques und Alzheimer-Fibrillen sind jedoch im Gruppenvergleich zahlreich genug, um Patienten mit Lewy-Körper-Demenz von nichtdementen

Kontrollpersonen zu unterscheiden. Aus diesem Grund darf die Alzheimer-Pathologie bei der Lewy-Körper-Krankheit nicht als koinzidierendes „normales" Senium verstanden werden.

Andererseits ist die Alzheimer-Pathologie bei der Lewy-Körper-Demenz geringer ausgeprägt als bei Alzheimer-Demenz. Patienten mit Lewy-Körper-Demenz haben im entorhinalen Kortex, im Hippocampus und im Neokortex eine geringere Dichte an Alzheimer-Fibrillen als Alzheimer-Patienten (Hansen 1994). Die Anzahl der senilen Plaques ist bei der Lewy-Körper-Demenz und bei der Alzheimer-Krankheit ähnlich, wobei die amyloiden Plaques bei der Lewy-Körper-Demenz einen höheren Prozentsatz von diffusen Plaques aufweisen sollen (Dickson et al. 1987).

Transmitter

Interessanterweise ist die Aktivität neokortikaler Enzyme der cholinergen Transmission wie der Cholinazetyltransferase und der Azetylcholinesterase bei Lewy-Körper-Demenz deutlicher reduziert als bei Alzheimer-Demenz (Perry et al. 1994).

Bildgebende Verfahren

Computertomographie und MRT zeigen bei einem Teil der Fälle eine frontal betonte Atrophie (Förstl et al. 1993). SPECT-Befunde zeigen ein ähnliches Muster wie bei Alzheimer-Demenz.

Therapie

Eine spezifische Therapie der kognitiven Störungen bei Lewy-Körper-Demenz ist nicht bekannt; Behandlungsversuche mit Azetylcholinesterasehemmern erscheinen lohnend. Wichtig ist jedoch, daß der Einsatz von typischen Neuroleptika, zu dem insbesondere die bei der Lewy-Körper-Demenz auftretenden Halluzinationen verleiten können, naturgemäß zu einer Verstärkung der Bewegungsstörungen führt. Typische Neuroleptika gelten daher bei der Lewy-Körper-Demenz als kontraindiziert.

2.4 Huntington-Chorea

Die Huntington-Chorea ist klinisch-neurologisch charakterisiert durch ein hypotones, hyperkinetisches Syndrom. Harper (1992) gab eine Prävalenz von 4–8 Fällen pro 100.000 Personen an. Die autosomal-dominante Erkrankung soll in allen Volksgruppen vorkommen, jedoch in Finnland, Japan und Zentralafrika relativ seltener anzutreffen sein. Von Venezuela und Simbabwe wird eine Häufung berichtet. Das Erkrankungsalter liegt in den meisten Fällen zwischen dem 35. und 50. Lebensjahr. Auch Manifestationen vor dem 20. Lebensjahr kommen vor und sind im Verlauf besonders ungünstig.

Psychopathologie

Kognitive Störungen sind bei der Huntington-Chorea regelmäßig anzutreffen. Die Syndromdiagnose Demenz ist bei zwei Drittel der Patienten gerechtfertigt (Pillon et al. 1991). Verschiedene Autoren haben die Demenz bei Huntington-Chorea der subkortikalen Variante zugeordnet. Dies erscheint gerechtfertigt aufgrund des Fehlens von Aphasie und Agnosie auch in fortgeschrittenen Stadien. Daneben gibt es jedoch eine Reihe von Unterschieden gegenüber der Demenz bei progressiver supranukleärer Lähmung, wobei in erster Linie das Fehlen der Verlangsamung zu nennen ist. Verbales Erinnern und Wiedererkennen sind bei Patienten mit

Huntington-Chorea und solchen mit Alzheimer-Demenz in gleichem Maße gestört (Brandt et al. 1992). Hodges et al. (1990) fanden, daß Patienten mit Huntington-Chorea gegenüber Alzheimer-Patienten größere Schwierigkeiten bei Wortflüssigkeitsaufgaben, Wortwiedererkennen und beim Kopieren geometrischer Figuren hatten. Störungen im Benennen werden von diesen Autoren als Folge perzeptiver Störungen angesehen und nicht als eine Beeinträchtigung in der semantischen Sprachorganisation.

In CT und MRT ist eine Abflachung und Verstreichung von Nucleus caudatus und Putamen, dort wo diese die ventrolaterale Wand des Seitenventrikels bilden, darstellbar. Daneben findet sich in der Regel eine externe Hirnatrophie, die in fortgeschrittenen Fällen erheblich sein kann. In PET-Untersuchungen wurde ein herabgesetzter Glukosemetabolismus in erster Linie im Striatum nachgewiesen, in geringerem Maße jedoch auch frontoparietal und temporookzipital. Der Schweregrad der Demenz ist assoziiert mit der Verminderung der kortikalen Metabolismusrate (Kuwert et al. 1990). Der verminderte Glukosemetabolismus im Striatum läßt sich bereits bei asymptomatischen Fällen nachweisen. Unter Verwendung des selektiven D2-Liganten N-Methyl-Spiperon fanden Leenders et al. (1986) eine Verminderung der D2-Rezeptoren im Striatum. Die Aufnahme von ^{18}F-markiertem Levodopa unterschied sich demgegenüber bei Patienten mit Huntington-Chorea nicht von der gesunder Kontrollpersonen. Dies weist auf intakte präsynaptische und gestörte postsynaptische Funktionen hin.

Bildgebende Verfahren

In 30–80% der Fälle führt der Krankheitsprozeß im EEG zu einer Niedervoltage mit Amplituden unter 10 µV. Diese Amplitudenreduktion soll mit den Veränderungen des Nucleus caudatus korreliert sein, wird aber erst bei klinisch voll ausgebildetem Krankheitsbild deutlich (Fenton 1994).

Wesentlicher histopathologischer Befund ist der Verlust von kleinen Neuronen im Striatum, die GABA, Enkephaline und Substanz P enthalten. Neurone, welche Somatostatin und Neuropeptid Y enthalten, sind ebenso wie die großen cholinergen Neurone relativ unbeeinträchtigt. Wenngleich die Veränderungen des Corpus striatum das pathologische Bild dominieren, sind auch in der Hirnrinde Veränderungen anzutreffen. Der Kortex zeigt eine Volumenreduktion von 21–29%, die weiße Substanz von 29–34% und der Thalamus von 28% (De la Monte et al. 1988). Nervenzellverluste konnten insbesondere in der oberen Frontalwindung und im Gyrus cinguli beobachtet werden. Die Zellpopulationen des Nucleus basalis Meynert, des Locus coeruleus und der dorsalen Raphekerne scheinen in den Krankheitsprozeß nicht involviert.

Neuropathologie

Die Huntington-Chorea ist eine autosomal dominante Erkrankung mit einer vollständigen Penetranz. Sie ist durch eine Mutation auf dem kurzen Arm des Chromosom 4 verursacht. Das Gen kodiert für ein Protein, das Huntingtin genannt wird und dessen Funktion nicht bekannt ist. Die Mutation besteht darin, daß das Basentriplet Zytosin, Adenin und Guanin häufiger als 38mal wiederholt wird (The Huntington's Disease Collaborative Research Group 1993). Dieses Triplet ist ein Kodon für die Aminosäure Glutamin. In der deutschen Bevölkerung liegt dieses Triplet in 11–32 Wiederholungen vor. Bei juvenilen Fällen von Huntington-Chorea werden

Genetik

bis zu 180 Wiederholungen angetroffen. Die abnorme Redundanz dieses Basentriplets und damit des Glutamins führt offenbar zu einer Konfirmationsänderung des Huntingtins, wodurch dieses einen amyloiden und damit zytotoxischen Charakter erhält (Scherzinger et. al 1997).

Der inzwischen mögliche direkte Nachweis der Mutation bei Huntington-Chorea läßt eine DNS-Diagnostik bei klinisch asymptomatischen Risikopersonen zu. Diese kann mit Hilfe einer Chorionzottenbiopsie pränatal bereits im 1. Trimenon durchgeführt werden. Es muß jedoch auf die großen ethischen und psychologischen Probleme hingewiesen werden, die mit der präsymptomatischen Diagnosestellung bei einer sich spät manifestierenden unheilbaren Krankheit verbunden sind.

3 Infektiöse Erkrankungen

Virale, bakterielle und durch Protozoen bedingte Meningitiden und Enzephalitiden

Sowohl virale, bakterielle und durch Protozoen bedingte Meningitiden und Enzephalitiden kommen als Grunderkrankungen bei dementiellen Syndromen in Frage. Wichtige Beispiele für virale Enzephalitiden sind die Herpes-Simplex-Enzephalitis, die durch das Masernvirus verursachte subakute sklerosierende Panenzephalitis sowie die durch das Papovavirus verursachte progressive multifokale Leukoenzephalopathie (McArthur et al. 1993). Neurosyphilis und tuberkulöse Meningitis gehören zu den wichtigsten durch Bakterien hervorgerufene Erkrankungen, die dementielle Syndrome verursachen können. Unter den Protozonen hat die Toxoplasmose insbesondere durch das HIV-Virus eine im Erwachsenenalter zuvor nicht gekannte Bedeutung erlangt (Ashe et al. 1993).

3.1 Aids

Die Infektion durch das HIV-1-Virus führt in der Regel nach einer Latenz von 10 Jahren zur Manifestation von Aids. Es wird davon ausgegangen, daß 40–70% aller Aids-Patienten neurologisch-psychiatrische Auffälligkeiten entwickeln. In bis zu 20% der Fälle sollen neuropsychiatrische Störungen initiales Syndrom der Krankheitsmanifestation sein. Navia et al. (1986) haben den Begriff des Aids-Demenzkomplexes eingeführt, worunter die Autoren die Trias von „kognitiven, motorischen und Verhaltensstörungen" verstehen.

Prävalenz

Auf der Grundlage des Begriffs „Aids-Demenzkomplex" wurden sehr hohe Prävalenzraten für die Demenz angegeben. Eine Demenz im Sinne der ICD-10 wurde bei nur 4% von 217 HIV-positiven Patienten beobachtet (Naber 1993).

Psychopathologie

Als häufigste frühe neuropsychologische Störungen werden Konzentrations- und Gedächtnisstörungen, Verlangsamung, Apathie, verminderte Spontaneität, in der Regel begleitet auch von einer motorischen Verlangsamung, genannt. Diskrete neuropsychologische Störungen bei HIV-Infizierten sollten nicht unkritisch als Hinweis auf eine ZNS-Manifestation der Krankheit gewertet werden. Neuropsychologische Auffälligkeiten kommen zumindest bei einem Teil der Risikopopulation auch aufgrund vorbestehender oder begleitender neuropsychiatrischer Erkrankungen vor (Pakesch et al. 1992). Begleitende paranoid-halluzinatorische Syndrome sind selten, ebenso wie schwere depressive Episoden. Auch hier sind differentialdiagnostisch vorbestehende bzw. von der HIV-Infektion völlig unabhängige Krankheitsmanifestationen abzugrenzen.

CT und MRT können eine diskrete Atrophie zeigen. Im MRT finden sich deutlicher als im CT, insbesondere in den T2-gewichteten Bildern, fokale bzw. konfluierende signalhyperintensive Areale vornehmlich in der weißen Substanz (Keiburtz et al. 1990). Bei asymptomatischen Fällen stellen sich in der Regel allenfalls kleinere fokale Läsionen der weißen Substanz dar (Post et al. 1991).

Bildgebende Verfahren

In Autopsieserien haben 75% der an Aids Verstorbenen neuropathologische Veränderungen, 30% zeigen multiple ZNS-Veränderungen (Janssen et al. 1992). Bei einer makroskopisch diskreten diffusen Atrophie fallen mikroskopisch insbesondere im Marklager umschriebene Demyelinisierungszonen auf. In diesen Bereichen kommt es auch zu axonalen Degenerationen sowie zur Entwicklung von Gliaknötchen und multinukleären Riesenzellen. Die Hirnrinde ist vergleichsweise wenig betroffen (Budka 1991). Eine Vielzahl von opportunistischen Infektionen und Tumoren können das Bild komplizieren.

Neuropathologie

Der Mechanismus der durch HIV-1 verursachten ZNS-Veränderungen bei Fehlen von Superinfektionen ist nicht klar. Sicher ist, daß das HIV-1-Virus früh im Verlauf der Erkrankung die Blut-Hirn-Schranke penetriert und sich im Hirngewebe repliziert, wobei es mono- und multinukleäre Makrophagen als Wirtzellen benutzt. Ob das Virus durch direkte oder indirekte Mechanismen die ZNS-Pathologie verursacht, ist derzeit nicht entschieden. Als mögliche Kandidaten werden das Virushüllenprotein gt 120 sowie die Quinolinsäure diskutiert (Heyes 1995).

Pathogenetische Mechanismen

Gegenwärtig entwickelte Kombinationstherapien sollen in der Lage sein, die Inzidenz neuropsychiatrischer Symptome zu verringern (Vitkovic u. Tardieu 1998). Andererseits gilt das ZNS als Virusreservoir, das medikamentösen Interventionen aus pharmakokinetischen Gründen nur sehr bedingt zugänglich ist (Schrager u. D'Souza 1998). Zidovudine soll die neuropsychiatrische Symptomatik bei Aids zumindest passager verbessern (Tozzi et al. 1993). Möglicherweise ist dieser Effekt auf bereits fortgeschrittene Fälle beschränkt. Einzelfallberichte liegen über eine positive Wirkung von Psychostimulantien bei Bradyphrenie vor (Fernandez u. Levy 1991).

Therapie

3.2 Creutzfeldt-Jakob-Krankheit

Die Creutzfeldt-Jakob-Krankheit gehört zu den übertragbaren spongiformen Enzephalopathien, denen auch Kuru, das Gerstmann-Sträussler-Scheinker-Syndrom sowie die bei Tieren auftretenden Krankheiten Scrapie und „bovine spongiforme encephalopathy" (BSE) zugerechnet werden. Die Erkrankung kommt weltweit mit einer Prävalenz von 1-2 Fällen pro 1 Mio. Personen vor. Die höchsten Prävalenzraten werden bei Juden libyscher Abstammung mit 42 pro 1 Mio. gefunden (Zilber et al. 1991).

Klinik

Bei 39% der Patienten beginnt die Symptomatik mit unspezifischen Prodromalsymptomen wie Müdigkeit, Apathie, Konzentrations-, Merkfähigkeits- und Gedächtnisstörungen, erhöhter Irritierbarkeit, depressiver Verstimmung, unsystematischem Schwindel oder Kopfschmerzen. Bei 37% der Fälle manifestierten sich zunächst neurologische Symptome. Das sich bald einstellende dementielle Syndrom ist weniger durch seine spezifische psychopathologische Ausgestaltung als vielmehr durch seinen dramatischen Verlauf charakterisiert. Es wird begleitet von Primitivreflexen, von Spastik und Pyramidenbahnzeichen sowie extrapyramidalmotorischen Störungen, die sich sowohl in Form von Hypokinese und Rigor als auch als dystone oder choreiforme Bewegungen manifestieren können. Bei etwa der Hälfte der Patienten besteht eine zerebelläre Ataxie, die dem Auftreten von pyramidalen und extrapyramidalen Störungen vorangeht. Sehstörungen in Form einer partiellen oder totalen kortikalen Blindheit treten bei einem Viertel bis einem Drittel der Erkrankten auf. Die Häufigkeit der als besonders charakteristisch geltenden Myoklonien wird mit 56–86% angegeben. Final kommt es oft zu einem akinetischen Mutismus. Die Erkrankung führt in der Regel nach 6–20 Monaten zum Tode. Auch jahrelange Verläufe sind beschrieben (Brown et al. 1984). Während bei der sporadischen Form das mittlere Erkrankungsalter bei 64 Jahren liegt, erkranken Patienten an der neuen Variante der Creutzfeldt-Jakob-Krankheit, die in Großbritannien beschrieben wurde, durchschnittlich bereits um das 27. Lebensjahr. Die Symptomatik der neuen Variante soll im Beginn durch psychiatrische Symptome, wie Angst und Depressivität sowie durch Verhaltensauffälligkeiten geprägt sein.

Bildgebende Verfahren

Die Bedeutung der CT für die Diagnostik der Creutzfeldt-Jakob-Krankheit beschränkt sich auf den Nachweis interner und externer Atrophiezeichen. Demgegenüber scheint die Kernspintomografie insbesondere in den T2-gewichteten Bildern die Veränderungen in Kortex und Basalganglien mit höherer Sensitivität darzustellen. In einer Reihe von Beobachtungen entsprach die Lokalisation der erhöhten Signalintensität in den T2-gewichteten Bildern dem neuropathologischen Schädigungsmuster (Gertz et al. 1988a; Röther et al. 1992).

EEG

Das EEG zeigt im Verlauf der Erkrankung häufig zunächst unspezifische Veränderungen wie die Einlagerungen langsamer Wellen in die Grundaktivität. Als charakteristisch für die Creutzfeldt-Jakob-Krankheit gelten periodische Entladungen von bi- und triphasisch steilen Wellen (Brown et al. 1979). Die häufig beschriebene nahezu invariante Intervalldauer zwischen den Entladungen beträgt etwa 1 s. Die Angaben über die Häufigkeit des Auftretens periodischer Komplexe bei nachgewiesener Creutzfeldt-Jakob-Krankheit liegen zwischen 50% und 90%. Es ist wiederholt und mit Recht auf die Notwendigkeit von Serienableitungen hingewiesen worden, um diese typischen, für die klinische Diagnosestellung oft entscheidenden Veränderungen zu erfassen.

Neuropathologie

Histopathologisch ist die Erkrankung durch die diagnostisch wegweisende Trias von Nervenzelluntergängen, spongiformer Vakuolisierung sowie

Proliferation und Hypertrophie der Astroglia charakterisiert. Anhand der Verteilung der morphologischen Veränderungen sind verschiedene Subtypen beschrieben worden wie die einfache poliodystrophe, die thalamische, die zerebelläre und die panenzephalopathische Form (Mitzutani u. Shiraki 1985). Letztere gilt in Westeuropa als sehr selten, scheint aber in Japan relativ häufig vorzukommen (Gertz et al. 1988b).

In diagnostisch unklaren Fällen kann der immunhistochemische Nachweis von proteinaseresistentem Prionprotein in der grauen Substanz des Gehirns zur Klärung helfen. Die Sensitivität entsprechender Antikörper gilt als hoch. Hirnbiopsien werden nur dann empfohlen, wenn behandelbare differentialdiagnostische Alternativen ernsthaft zur Diskussion stehen (Budka et al. 1995). Die neue Variante der Creutzfeldt-Jakob-Krankheit ist durch das Auftreten amyloider Plaques in Großhirn und Kleinhirn charakterisiert und von der sporadischen Form abgrenzbar.

Die Creutzfeldt-Jakob-Krankheit tritt in den meisten Fällen sporadisch auf. Spongiöse Enzephalopathien sind jedoch nach Gabe von kontaminiertem Wachstumshormon, nach Gebrauch kontaminierter EEG-Tiefenelektroden, nach Korneatransplantationen und auch nach allgemeinchirurgischen Operationen vorgekommen. Die Erkrankung ist auf Primaten übertragbar. Bei 5–10% wird ein autosomal-dominanter Erbgang mit variabler Penetranz angenommen. Die neue Variante der Creutzfeldt-Jakob-Krankheit, die bisher überwiegend in Großbritannien beobachtet wurde, wird mit der BSE in Zusammenhang gebracht. Nachweis dieses Zusammenhangs wurden auf neuropathologischer, molekularbiologischer und epidemiologischer Ebene erbracht. Ob ein direkter Infektionsweg vom Rind zum Menschen existiert, ist nicht gesichert, aber wahrscheinlich (Almond 1998).

Ätiologie

Die Krankheit soll durch sog. Prionen übertragen bzw. ausgelöst werden. Es soll sich dabei um die pathogene Variante eines zellulären Proteins handeln, das möglicherweise seine eigene Formierung auf bisher noch nicht bekannte Weise induziert (Prusiner et al. 1989). Ob sich innerhalb der Prionen virusähnliche Polynukleotide befinden, ist noch nicht abschließend geklärt. Sicher scheint zu sein, daß die Formation von pathologischem, d.h. amyloiden proteinaseresistentem Prionprotein das Vorhandensein von physiologischem proteinaseresistentem Prionprotein voraussetzt. Mäuse, bei denen gentechnisch das proteinaseresistente Prionproteingen entfernt wurde, entwickeln nach Inokulation verschiedener infektiöser Scrapie-Isolate die Erkrankung nicht. Diese Befunde belegen auch, daß die spongiformen Enzephalopathien nicht auf den Verlust einer normalen Isoform des proteinaseresistenten Prionproteins zurückzuführen sind.

Pathogenese

Das Gen für das proteinaseresistente Prionprotein befindet sich auf dem kurzen Arm des Chromosom 20. Es kommen sowohl Punktmutationen in diesem Bereich vor, als auch die 4- bis 9malige Wiederholung eines Oktapeptids auf dem Kodon 53 (DeArmond u. Prusiner 1995). Die Mutationen sind einer diagnostisch verwertbaren molekulargenetischen Analyse zugängig. Das infektiöse Agens der Creutzfeldt-Jakob-Krankheit ist gegen alle herkömmlichen Sterilisationsverfahren resistent. Zur Desinfektion geeignet sind 1,2%ige Chlorhexidinlösung oder 10%ige Stericollösung. Eine Therapie ist nicht bekannt.

4 Reversible Demenzen

Intoxikationen durch Medikamente

Hormonelle Störungen und Vitaminmangelzustände

Demenzen, die durch metabolische Erkrankungen bzw. durch Intoxikationen verursacht werden, können nach erfolgreicher Therapie der Grunderkrankung reversibel sein. Unter den Intoxikationen sind die durch ärztlich verordnete Medikamente besonders häufig. Zu nennen sind in erster Linie die Diuretika, Kardiaka sowie Insulin (Larson et al. 1986). Bei zur Demenz führenden Intoxikationen dieser Art kann bei alten Patienten in der Regel eine zerebrale Vorschädigung unterstellt werden. Hormonelle Störungen wie Hypothyreose oder Hyperparathyreoidismus führen selten zum voll ausgebildeten Demenzsyndrom. Mangelzustände von Vitamin B1 oder B12 können mit dementiellen Syndromen einhergehen. Die psychopathologischen Phänomene sind jedoch nach Substitution oft nicht reversibel.

4.1 Normotensiver Hydrozephalus

Klinisches Bild

Hakim u. Adams (1965) beschrieben das Krankheitsbild des normotensiven Hydrozephalus, das durch die Trias Demenz, Gangstörung und Urininkontinenz charakterisiert ist. Die Symptomatik besserte sich nach Anlegen eines Liquorshunts. Die Häufigkeit des normotensiven Hydrozephalus unter den dementiellen Erkrankungen des Erwachsenenalters wird mit 1,6–7,0% angegeben. Der normotensive Hydrozephalus soll ein Viertel aller reversiblen Demenzen ausmachen. Das Erkrankungsalter liegt in der Regel zwischen dem 50. und 70. Lebensjahr.

Die Gangstörung geht der Inkontinenz und der Demenz häufig voraus. Die Gangstörung wird üblicherweise als eine Gangapraxie oder als frontale Ataxie bezeichnet. Die Patienten gehen langsam, mit kleinen Schritten und etwas tastend breitbeinig. Elektromyografische Untersuchungen zeigen gleichzeitige Kontraktionen von Agonisten und Antagonisten und eine permanente Aktivierung der der Schwerkraft entgegenwirkenden Muskeln während des Gehens (Knutsson u. Lying-Tunnell 1985).

Psychopathologie

Psychopathologisch entspricht das kognitive Defizit eher dem subkortikalen Typ, bei dem Aufmerksamkeit, Antrieb und frontale Ausführungsfunktionen gestört sind. Die Patienten wirken in der Regel verlangsamt und wenig spontan auch hinsichtlich des Sprechverhaltens. In neuropsychologischen Untersuchungen sind Aufmerksamkeit und Kurzzeitgedächtnis ebenso gestört wie Schreiben und Zeichnen. Funktionsstörungen, die den kortikalen Assoziationsfeldern zugeschrieben werden, wie Aphasie und Agnosie, kommen nicht vor (Filley et al. 1989).

Bildgebende Verfahren

Typische Zeichen in CT und MRT sind stark erweiterte innere Liquorräume, insbesondere der Vorderhörner der Seitenventrikel bei geringer oder fehlender externer Hirnatrophie. In neuerer Zeit wurde auf den allerdings unspezifischen kernspintomografischen Befund einer periventrikulären Signalhyperintensität hingewiesen (Bradley et al. 1991). In SPECT- und PET-Untersuchungen wurde ein frontal verminderter Glukosemetabolismus gefunden.

Diagnostik

Wesentliche diagnostische Aufgabe ist die Vorhersage einer erfolgreichen Shuntoperation. Die Methode der Wahl ist hierbei die intraventrikuläre Hirndruckmessung, die in typischen Fällen sog. Lundberg-B-Wellen zeigt, d.h. intermittierende Plateaus oder Spitzen von erhöhtem Hirndruck. Gute Shuntergebnisse sollen in den Fällen zu erwarten sein, in denen bei einer 48stündigen Aufzeichnung der Hirndruck 2 h im Sinne der Lundberg-B-Wellen erhöht ist.

Ein einfacheres und weniger invasives Untersuchungsverfahren ist die Entnahme von 20–50 ml Liquor durch eine Lumbalpunktion. Etwa 30–60 min nach einer solchen Intervention sollen sich Gangbild und psychometrische Testergebnisse verbessern, wobei die Besserung über Monate anhalten kann.

Etwa 70% der Patienten mit normotensivem Hydrozephalus haben in der Anamnese Subarachnoidalblutungen, Schädel-Hirn-Traumen oder Meningitiden, die wahrscheinlich über den Mechanismus einer Liquorabsorbtionsstörung das Krankheitsbild verursachen.

Therapie

Vanneste et al. (1992) geben an, daß auch bei sorgfältiger Diagnostik eine überzeugende Besserung nach Shuntoperation nur in 21% aller Fälle nachweisbar ist.

5 Andere

Schädel-Hirn-Trauma

Schädel-Hirn-Traumen sind die häufigsten Ursachen neurologischer Störungen im jungen Erwachsenenalter. Komadauer und Dauer der posttraumatischen Amnesie gelten als relativ robuste Prädiktoren der Schwere der späteren Residualsymptomatik (Mendez 1993). Eine weitere wichtige Differentialdiagnose dementieller Syndrome im jungen und mittleren Erwachsenenalter ist die multiple Sklerose. 2–7% der Patienten mit multipler Sklerose haben neuropsychologische Defizite vom Schweregrad einer Demenz. Im Einzelfall kann das dementielle Syndrom initial im Vordergrund stehen und erst später von neurologischen Ausfällen begleitet sein (Rao et al. 1989).

Multiple Sklerose

6 Literatur

Albert M, Feldmann RG, Willis AL (1974) The „subcortical dementia" of progressive supranuclear palsy. J Neurol Neurosurg Psychiatry 37:121-130

Almond JW (1998) Bovine spongiform encephalopathy and new variant Creutzfeldt-Jakob disease. Br Med Bull 54:749-759

Ashe J, Rosen StA, McArthur JC, Davis LE (1993) Bacterial, fungal and parasitic causes of dementia. In: Whitehouse PJ (ed) Dementia. Davis, Philadelphia, pp 276-305

Braak H, Braak E (1989) Cortical and subcortical argyrophilic grains characterize a disease associated with adult onset dementia. Neuropathol Appl Neurobiol 15:13-26

Bradley WG, Whittemore AR, Kortman KE et al. (1991) Marked cerebrospinal fluid void: indicator of successful shunt in patients with suspected normal-pressure hydrocephalus. Radiology 178:459-466

Brandt J, Corwin J, Krafft L (1992) Is verbal recognition memory really different in Huntington's disease and Alzheimer's disease. J Clin Exp Neuropsychol 14:773-784

Brown P, Cathala F, Sadowsky D, Gajdusek DC (1979) Creutzfeldt-Jakob disease in France: II. Clinical characteristica of 124 consecutive verified cases during the decade. Ann Neurol 6:430-446

Brown P, Rodgers-Johnson P, Cathala F, Gibbs CJ, Gajdusek DC (1984) Creutzfeldt-Jakob disease of long duration: clinicopathological characteristics, transmissibility and differential diagnosis. Ann Neurol 16:295-304

Brun A (1987) Frontal lobe degeneration of non-Alzheimer Type. Neuropathology Arch Gerontol Geriatr 6:193-208

*Brun A, Englund B, Gustafson L et al. (1994) Clinical and neuropathological criteria for frontotemporal dementia. J Neurol Neurosurg Psychiatry 57:416-418

Budka H (1991) Neuropathology of human immunodeficiency virus. Brain Pathol 1:163-175

*Budka H, Aguzzi A, Brown P et al. (1995) Neuropathological diagnostic criteria for Creutzfeldt-Jakob-Disease (CJD) and other human spongiform encephalopathies (prion disease). Brain Pathol 5:459-466

Civil RH, Whitehouse PJ, Lanska DJ, Mayeux R (1993) Degenrative dementias In: Whitehouse PJ (ed) Dementia. Davis, Philadelphia, pp 167-214

Cummings JL, Duchen LW (1981) The Klüver-Bucy syndrome in Pick's disease. Neurology 31:1415-1422

DeArmond SJ, Prusiner SB (1995) Prion disease. In: Bloom Fe, Kupfer DJ (eds) Psychopharmacology: the fourth generation of progress. Raven, New York, pp 1521-1530

De la Monte SM, Vonsattel JP, Richardson EP Jr (1988) Morphometric demonstration of atrophic changes in the cerebral cortex, white matter and neostriatum in Huntington's disease. J Neuropathol Exp Neurol 47:516-525

Dickson DW, Davies P, Mayeux R, Crystal H, Horoupian DS, Thompson A, Goldman JE (1987) Diffuse Lewy body disease: neuropathological and biochemical studies of six patients. Acta Neuropathol 75:8-15

Fenton GW (1994) Electroencephalography (EEG). In: Copeland JRM, Abou-Saleh MT, Blazer DG (eds) Principles and practice of geriatric psychiatry. Wiley, Chichester, pp 459-466

Fernandez F, Levy JK (1991) Psychopharmacotherapy of psychiatric syndromes in asymptomatic and symptomatic HIV infection. Psychiatr Med 9:377-396

Filley CM, Franklin GM, Heaton RK, Rosenberg NL (1989) White matter dementia. Clinical disorders and implications. Neuropsychiatry Neuropsychol Behav Neurol 1:239-254

Förstl J, Burns A, Luthert P, Cairns N, Levy R (1993) The Lewy body variant of Alzheimer's disease. Clinical and pathological findings. Br J Psychiatry 162:385-392

Gertz HJ, Henkes H, Cervos-Navarro J (1988a) Correlation of MRI and neuropathologic findings. Neurology 38:1481-1482

Gertz HJ, Stoltenberg G, Cruz-Sanchez F, Lafuente J, Schopol R (1988b) Der panencephalopathische Typ der Creutzfeldt-Jakob-Krankheit. Nervenarzt 59:110-111

Gertz HJ, Wolf H, Arendt T (1999) Psychiatric disorders of the frontal lobe. Curr Opin Psychiatry 12:321-324

Gheka J, Tennis M, Hoffmann E, Schoenfeld D, Growdon J (1991) Idazoxan treatment in progressive supranuclear palsy. Neurology 41:986-991

Globe LI, Davis PH, Schoenberg BS, Duvoisin RC (1988) Prevalence and natural history of progressive supranuclear palsy. Neurology 38:1031-1034

**Gustafson L, Brun A (1997) Fokal beginnende Hirnatrophie, „Morbus Pick". In: Förstl H (Hrsg) Lehrbuch der Gerontopsychiatrie. Enke, Stuttgart, S 278-290

Hakim S, Adams RD (1965) The special clinical problem of symptomatic hydrocephalus with normal cerebrospinal fluid pressure. Observations on cerebrospinal fluid hydrodynamics. J Neurol Sci 2:307

Hansen LA, Deteresa R, Tobias H et al. (1988) Neocortical morphometry and cholinergic neurochemistry in Pick's disease. J Pathol 131:507-518

Hansen LA (1994) Pathology of the other dementias. In: Terry RD, Katzman R, Bick K (eds) Alzheimer disease. Raven, New York, pp 167-177

Harper PS (1992) The epidemiology of Huntington's disease. Hum Genet 89:365-376

Heyes MP (1995) Potential mechanisms of neurologic disease in HIV infection. In: Bloom FE, Kupfer DJ (eds) Psychopharmacology: the fourth generation of progress. Raven, New York, pp 1559-1566

Hodges J, Salmon D, Butters N (1990) Differential impairment of semantic and episodic memory in Alzheimer's and Huntington's diseases: a controlled prospective study. J Neurol Neurosurg Psychiatry 53:1089-1095

Janssen RS, Nwanyanwu OC, Selik RM, Stehr-Green JK (1992) Epidemiology of human immunodeficiency virus encephalopathy in the United States. Neurology 42:1472-1476

Karbe H, Ground M, Huber M et al. (1992) Subcortical damage and cortical dysfunction in progressive supranuclear palsy demonstrated by positron emission tomography. J Neurol 239:98-102

Keiburtz KD, Ketonen L, Zettelmaier AE, Kido D, Caine ED, Simon JH (1990) Magnetic resonance imaging findings in HIV-1-cognitive impairment. Arch Neurol 47:643-645

Knopman DS, Mastri AR Frey WH et al. (1990) Dementia lacking distinctive histologic features: A common non-Alzheimer degenerative dementia. Neurology 40:251

Knutsson E, Lying-Tunnell U (1985) Gait apraxia in normal pressure hydrocephalus. Neurology 35:155

Korczyn AD (1995) Parkinson's disease. In: Bloom FE, Kupfer DJ (eds) Psychopharmacology: the fourth generation of progress. Raven, New York, pp 1479–1484

Kosaka K (1990) Diffuse Lewy body disease in Japan. J Neurol 237:197–204

Kuwert L, Lange HW, Langen KJ et al. (1990) Cortical and subcortical glucose consumption measured by PET in patients with Huntingston's disease. Brain 113:1405–1423

Larson EB, Reifler BV, Suni SM, Canfield CG, Chinn NM (1986) Features of potentially reversible dementia in elderly outpatients. West J Med 145:488–492

Leenders KL, Frackowiak RSJ, Quinn N, Marsden CD (1986) Brain energy metabolism and dopaminergic function in Huntington's disease measured in vivo using positron emission tomography. Mov Disord 1:69–77

Mayeux R, Stern Y, Rosenstein R, Marder K, Hauser A, Cote L, Fahn S (1988) An estimate of the prevalence of dementia idiopathic Parkinson's disease. Arch Neurol 45:260–262

Mayeux R, Denaro J, Hemenegildo N, Marder K, Tang MX, Cote LJ, Stern Y (1992) A population-based investigation of Parkinson's disease with and without dementia: relationship to age and gender. Arch Neurol 49:492–497

McArthur JC, Roos RP, Johnson RT (1993) Viral dementias. In: Whitehouse PJ (ed) Dementia. Davis, Philadelphia

**McKeith IG, Galasko D, Kosaka K et al. (1996) Consensus guidelines for the clinical and pathological diagnosis of dementia with Lewy bodies (DLB): report of the CDLB international workshop. Neurology 47:1113–1124

Mendez MF (1993) Miscellaneous causes of dementia. In: Whitehouse PJ (ed) Dementia. Davis, Philadelphia, pp 337–358

Milberg W, Albert M (1989) Cognitive differences between patients with progressive supranuclear palsy and Alzheimer's disease. J Clin Exp Neuropsychol 11:605–614

*Mizutani T, Shiraki H (1985) Clinicopathological aspects of Creutzfeldt-Jakob disease. Elsevier, Amsterdam

Naber D (1993) AIDS und ZNS. In: Schüttler R (Hrsg) Tropon-Symposium, Bd VIII: Organische Psychosyndrome. Springer, Berlin Heidelberg New York Tokio

Navia BA, Jordan BD, Price RW (1986) The AIDS dementia complex: I. Clinical features. Ann Neurol 19:517–524

Neary D, Snowden JS, Northern BM, Goulding P (1988) Dementia of frontal lobe type. J Neurol Neurosurg Psychiatry 51:353–361

Neary D, Snowden JS, Gustafson L et al. (1998) Frontotemporal lobar degeneration. A consensus on clinical diagnostic criteria. Neurology 51:1546–1554

Pakesch G, Loimer N, Grunberger J, Pfersmann D, Linzmayer L, Mayerhofer S (1992) Neuropsychological findings and psychiatric symptoms in HIV-1-infected and noninfected drug users. Psychiatry Res 41:163–177

Paulus W, Jellinger K (1991) The neuropathologic basis of different clinical subgroups of Parkinson's disease. J Neuropathol Exp Neurol 50/6:743–755

Perry EK, Haroutunian V, Davis KL et al. (1994) Neocortical cholinergic activities differentiate Lewy body dementia from classical Alzheimer's disease. Neuroreport 5:747–749

*Pillon B, Dubois B, Ploska A, Agid Y (1991) Severity and specificity of cognitive impairment in Alzheimer's, Huntington's and Parkinson's disease and progressive supranuclear palsy. Neurology 41:634–643

Podoll K, Schwartz M, Noth J (1991) Language functions in progressive supranuclear palsy. Brain 114:1457–1472

Post MJD, Berger JR, Quencer RM (1991) Asymptomatic and neurologically symptomatic HIV-1-seropositive inidividuals prospective evaluation with cranial MR imaging. Radiology 178:131–139

Prusiner SB, Hsiao KK, Bredesen DE, DeArmond SJ (1989) Prion disease. In: Vinken PJ, Bruyn GW (eds) Handbook of clinical neurology, vol 12. North Holland, Amsterdam, pp 543–580

Rajput AH, Offord KP, Beard CM, Kurland LT (1987) A case-control study of smoking habits, dementia, and other illnesses in idiopathic Parkinson's disease. Neurology 37:226–232

Rao SM, Leo GJ, Haughton VM, St. Aubin-Faubert P, Bernardin BS (1989) Correlation of magnetic resonance imaging with neuropsychological testing in multiple sclerosis. Neurology 39:161–166

Rewcastle NB (1991) Degenerative diseases of the central nervous system In: David LR, Robertson DM (eds) Textbook of neuropathology. Williams & Wilkins, Baltimore, pp 904–961

Röther J, Schwartz A, Härle M, Wentz KU, Berlit P, Hennerci M (1992) Magnetic resonance imaging follow-up in Creutzfeldt-Jakob disease. J Neurol 239:404–406

Scherzinger E, Lurz R, Turmaine M et al. (1997) Huntingtin-encoded polyglutamine expansions form amyloid-like protein aggregates in vitro and in vivo. Cell 90:549–558

Schragar K, D'Souza MP (1998) Cellular and anatomical reservoirs HIV-1 in patients receiving potent antiretroviral combination therapy. JAMA 1:67–71

Steele JC, Richardson JC, Olszewski J (1964) Progressive supranuclear palsy. Arch Neurol 10:333–359

Stern Y, Marder K, Tang MX, Mayeux R (1993) Antecedent clinical features associated with dementia in Parkinson's disease. Neurology 43:1690–1692

**The Huntington's Disease Collaborative Research Group (1993) A novel gene containing a trinucleotide repeat that is expanded and unstable on Huntington's disease chromosomes. Cell 72:971–983

Tozzi V, Narciso P, Galgani S et al. (1993) Effects of zidovudine in 30 patients with mild to end-stage AIDS dementia complex. AIDS 7:683–692

*Vanneste J, Augustijn P, Dirven C, Tan WF, Goednart ZD (1992) Shunting normal-pressure hydrocephalus: do the benefits outweigh the risks? A multicenter study and literature review. Neurology 42:54–59

Vitkovic L, Tardieu M (1998) Neuropathogenesis of HIV-1 infection. Outstanding questions. CR Acad Sci 321:1015–1021

Zilber N, Kahana E, Abraham M (1991) Creutzfeldt-Jakob disease in Israel: an epidemiological evaluation. Neurology 41:17–25

KAPITEL 10
Leichte kognitive Störungen

F. M. REISCHIES

1	Einleitung	226
2	**Definitionen**	227
2.1	Leichte kognitive Störung nach ICD-10	228
2.2	Leichte neurokognitive Störung nach DSM-IV	229
2.3	Objektivierung der organischen Genese	230
2.4	Definition der leichten kognitiven Störung ohne Nachweis einer organischen Genese	232
2.5	Leichte kognitive Störungen im Alter	232
3	**Diagnose**	235
3.1	Abgrenzung von normalen Altersveränderungen kognitiver Leistungen	235
3.2	Testdiagnose	236
4	**Differentialdiagnose**	240
5	**Verlauf und Prognose**	242
6	**Zusammenfassung**	243
7	**Literatur**	245

1 Einleitung

Bedeutung kognitiver Beeinträchtigungen

Erleidet ein Mensch eine Beeinträchtigung seiner kognitiven Leistungsfähigkeit, so kann das schwerwiegende Einbußen in seinem täglichen Leben mit sich bringen; dies gilt auch schon für leichte kognitive Beeinträchtigungen, beispielsweise im Arbeitsleben bei intellektuell anfordernden Berufen. Wegen des heute vermehrt notwendigen Neu- und Umlernens im Berufsleben ist speziell eine hohe Merk- und Gedächtnisleistung unerläßlich, und Berentungen werden häufig wegen verringerter kognitiv-mnestischer Leistungsfähigkeit vorgenommen. Demnach gewinnt die leichte kognitive Störung an Bedeutung.

Die früher häufig gebrauchte Bezeichnung organisches Psychosyndrom beschreibt nicht ausschließlich kognitive Merkmale hirnorganischer Störungen. In der Entwicklung der diagnostischen Klassifikationssysteme wird eine Auftrennung der kognitiven und weiteren psychopathologischen Merkmale versucht; demzufolge werden beispielsweise eine organische affektive Störung und eine organische Persönlichkeitsstörung gesondert klassifiziert (s. Kap. 12 in diesem Band). Im vorliegenden Beitrag werden jene erworbenen Störungen kognitiver Leistungen dargestellt, die nicht das quantitative Ausmaß und die qualitativen Kriterien der Demenz, des Delirs und des amnestischen Syndroms erfüllen (s. Kap. 11 in diesem Band). Bei der diagnostischen Kategorie „leichte kognitive Störung" handelt es sich nicht um eine psychiatrische Krankheit, noch nicht einmal um ein einheitliches psychiatrisches Syndrom, sondern unter dieser Klassifikationseinheit werden vielfältig ätiologisch bedingte und in der Symptomatik und Syndromentwicklung verschiedene psychische Störungen zusammengefaßt.

Besonderheiten in den 3 Lebensaltern

In den 3 Lebensaltern haben kognitive Beeinträchtigungen jeweils spezielle Gründe und Auswirkungen:
1. Als perinatal erworbene Störung mit Folgen für die psychosoziale Entwicklung: Bereits frühkindlich oder im Jugendalter manifestierte – anlagebedingte oder erworbene – leichte kognitive Beeinträchtigungen sind hier ausgeschlossen und werden nur am Rande erwähnt (s. Kap. 2–7, Bd. 3). Die Diagnosesysteme sehen i. allg. eine Kategorie für den Grenzbereich intellektueller Leistungsfähigkeit bzw. für niedrige Intelligenz vor. Der Intelligenzquotient liegt dabei zwischen 70–84, d.h. in dem Bereich zwischen 1 und 2 Standardabweichungen unterhalb der Norm. In diesem ist auch die Testleistung der Personen mit leichter kognitiver Störung zu erwarten.
2. Im mittleren und höheren Lebensalter treten leichte kognitive Störungen beispielsweise als Folge von Hirnschädigungen mit einem reversiblen oder persistierenden Defizit auf.
3. Im Involutionsalter und Senium müssen zusätzlich ausgeprägtere altersbedingte Veränderungen kognitiver Leistungen differentialdiagnostisch von Frühstadien degenerativer Demenzerkrankungen, wie beispielsweise der Alzheimer-Demenz, abgegrenzt werden.

Konzepte der leichten kognitiven Störung

Zunächst soll auf die unterschiedlichen nosologischen Konzepte der leichten kognitiven Störung eingegangen werden. Zwei Konzepte stehen sich gegenüber: Zum einen handelt es sich um diejenigen psychiatrischen Syndrome, die nach eindeutig erfaßbaren Hirnschädigungen auftreten. Sie stellen leichtere oder für die übrigen organisch psychiatrischen Erkrankungen atypische Syndrome dar. Dies ist die Auffassung der Diagnosesysteme ICD-10 (WHO 1992) und DSM-IV (Saß et al. 1996; s. auch unten). Zum anderen handelt es sich um Störungen kognitiver Leistungen, bei denen eine Hirnschädigung vermutet werden kann, aber der Nachweis der Hirnschädigung, beispielsweise mittels bildgebender Hirnuntersuchung, fehlt. Dies ist insbesondere im Frühstadium von Demenzerkrankungen der Fall, bei denen der progrediente Abbau kognitiver Leistungen augenfällig ist, das Kriterium für die Demenzdiagnose jedoch noch nicht erfüllt wird und keine eindeutigen Beweise für eine Hirnschädigung aus den bildgebenden Hirnuntersuchungen resultieren. Besonders lange verbleiben höherbegabte Personen – aufgrund des initial höheren Leistungsniveaus in Intelligenz- und Gedächtnisfunktionen – in dieser differentialdiagnostisch unbefriedigenden Situation.

Verlaufsformen

Es gibt erstens progrediente, nach der Anamnese schleichend beginnende und später in ein Demenzsyndrom übergehende Verläufe. Das im Alter besonders schwierige Problem, eine Demenzerkrankung von normalen Altersveränderungen kognitiver Leistungen zu differenzieren, wird weiter unten eingehender dargestellt. Zweitens werden über die Zeit stabile Verläufe beobachtet – beispielsweise als Defektzustände nach verschiedenen Hirnerkrankungen. Hirnschädigungen mit Beeinträchtigung bereits erworbener kognitiver Funktionen zeigen vielfach nach anfänglicher Besserung ein Plateau auf erniedrigtem Niveau. Mit der Zeit sich zurückbildende Formen sind drittens zu nennen – sei es nach umschriebenen Hirnläsionen oder verursacht durch temporäre Funktionsstörungen des Gehirns.

Ätiologien

Für die leichte kognitive Störung kommen die gleichen vielfältigen Ursachen in Frage wie für das Demenzsyndrom und zusätzlich Ursachen für Delirien (Gutierrez et al. 1994). Ob sich beispielsweise eine der progredienten Demenzerkrankungen im Alter entwickelt, eine Wernicke-Enzephalopathie oder ein Hirntrauma ihre Spuren hinterlassen haben, ist im Einzelfall zu diagnostizieren, wobei die klinische Identifizierung der zugrundeliegenden Hirnerkrankung jedoch häufig schwierig ist.

2 Definitionen

Die leichte kognitive Störung bezeichnet eine Kategorie von Krankheitsbildern mit Defiziten in kognitiven Leistungen, die durch ihre milde Ausprägung charakterisiert sind. In quantitativer Hinsicht muß sie einerseits von der Normvarianz kognitiver Leistungen abgegrenzt werden, andererseits von den schweren kognitiven Störungen, der Demenz, dem Delir und dem amnestischen Syndrom. Nach der internationalen WHO-Klassifikation (ICD-10; WHO 1992) ersetzt das Konzept die ICD-9-Diagnose 310.1, Intelligenzstörungen nichtpsychotischer Art nach Hirnschädigungen (Degkwitz et al. 1980). Es war auch der Begriff „organisches Psychosyndrom nichtpsychotischer Ausprägung" gebräuchlich (ICD-9), welches jedoch nicht streng auf kognitive Beeinträchtigung begrenzt war.

2.1 Leichte kognitive Störung nach ICD-10

Kriterien

Als Kriterien der leichten kognitiven Störung werden in der ICD-10 einige kognitive Merkmale eines Demenzsyndroms aufgeführt. Die neuropsychologischen Dimensionen Gedächtnis, Aufmerksamkeit, Schnelligkeit mentaler Prozesse, Denken, Sprache sowie visuell-räumliche Funktionen stimmen in den ICD-10- und DSM-IV-Kriterien im wesentlichen überein. In beiden Klassifikationen werden somit die kognitiven Symptomgruppen der Demenz zwar genannt, zugleich aber wird festgelegt, daß die Störung nicht den Schweregrad eines Demenzsyndroms erreichen darf. Zeichen gravierender kognitiver Störungen wie Orientierungsstörung und Störung der Urteilsfähigkeit werden nicht als Kriterium aufgenommen. Die leichte kognitive Störung ist damit zunächst eine diagnostische Kategorie für eine Gruppe von Personen im Grenzgebiet zwischen kognitiver Gesundheit und Demenzsyndrom. In der ICD-10 ist nicht spezifiziert, wieviele Symptome für die Diagnosestellung notwendig sind, und auch ein Grenzwert für die Skalierung der Testleistungen wird nicht vorgeschlagen.

Vorübergehende kognitive Störung bzw. Nachweis einer hirnorganischen Störung

Die ICD-10-Definition der leichten kognitiven Störung fordert den objektiven Nachweis von zerebralen Krankheiten oder systemischen Krankheiten, die zu Hirnfunktionsstörungen oder Hirnschädigungen führen (s. unten). Beispielsweise können diese aufgrund einer zerebrovaskulären Erkrankung oder einer Intoxikation aufgetreten sein. Als sicher ist nach ICD-10 die Diagnose sogar erst anzusehen, wenn die leichte kognitive Störung nach Abklingen der organischen Primärerkrankung wieder rückläufig ist (WHO 1992; Christensen et al. 1995). Diese Zusatzbestimmung sorgt für beträchtliche Unsicherheit im Konzept der leichten kognitiven Störung.

Ein Grund für diese Festlegung ist darin zu sehen, daß erst dann die kausale Zuordung der kognitiven Beeinträchtigung zu dem hirnorganischen Ereignis als bewiesen gelten kann, wenn Beginn und Ende der hirnorganischen Störung zeitlich mit Beginn und Ende der psychopathologischen Symptomatik übereinstimmen. Wird diese Bestimmung jedoch streng verfolgt, fällt speziell z.B. ein amentielles Syndrom geringer Ausprägung bzw. ein protrahiertes abortives Delir ebenso unter die Definition. In der älteren Literatur ist auch der Begriff Durchgangssyndrom oder akuter exogener Reaktionstyp verwandt worden. Im Beitrag von Schmidt u. Freyberger (Kap. 11 in diesem Band) werden die diagnostischen Kriterien des Delirs eingehend beschrieben. Die meisten hirnorganischen Schädigungen führen zu Langzeitfolgen gerade im kognitiven Bereich, jedoch ist die Diagnose der leichten kognitiven Störung bei persistenten Hirnschädigungen gerade nicht mit der gleichen Sicherheit zu stellen wie bei einer leichten Hirnschädigung mit Reversibilität der kognitiven Symptomatik oder bei vorübergehenden toxisch-metabolischen Störungen.

Eine progrediente, zum Demenzsyndrom führende Erkrankung im Frühstadium ist in dem Fall ausgeschlossen, daß kein objektiver Nachweis der organischen Genese der kognitiven Störung gelingt. Wenn allerdings dieser Nachweis vorliegt, kann die Erkrankung unter der ICD-10-Kategorie „leichte kognitive Störung" klassifiziert werden.

Im Gegensatz zur altersassoziierten kognitiven Beeinträchtigung (s. unten) und verwandten Konstrukten begrenzt die ICD-10 die leichte kognitive Störung nicht auf das höhere Alter; entsprechend verfährt das amerikanische Diagnosesystem DSM-IV.

Keine Altersbegrenzung

2.2 Leichte neurokognitive Störung nach DSM-IV

Im Kontrast zur ICD-10 umfaßt die entsprechende DSM-IV-Kategorie „leichte neurokognitive Störung" (Saß et al. 1996) erklärtermaßen auch die kognitive Beeinträchtigung im Frühstadium einer progredienten Demenzerkrankung; allerdings muß eine Schädigung bzw. Funktionsstörung des Gehirns objektiviert werden. Diese Zusatzbedingung wird bei vielen beginnenden Demenzerkrankungen z. Z. schwerfallen.

Das DSM-IV legt – im Unterschied zur ICD-10 – eine Mindestanzahl gestörter kognitiver Bereiche fest: 2 oder mehr Bereiche gestörter kognitiver Leistungen werden gefordert. Zudem muß die Störung mittels Testuntersuchung objektiviert sein, was in der ICD-10 nur die zusätzlichen Forschungskriterien vorsehen. Das DSM-IV nennt im wesentlichen dieselben Dimensionen der Störung kognitiver Leistung wie die ICD-10; es subsumiert allerdings planendes Denken, Organisation etc. unter exekutive Funktionen. Ferner schließt das DSM-IV die subjektive Beeinträchtigung kognitiver Leistungen nicht ein (s. Caine 1994). Zwar wird betont, daß die leichte neurokognitive Störung ein deutliches Leiden beinhalten muß, aber das Leiden kann sich auch auf die Reaktion hinsichtlich psychosozialer Auswirkungen der Störung beziehen (Saß et al. 1996). Dieses DSM-IV-Kriterium ist nicht schon bei einer Selbstwahrnehmung der kognitiven Einbußen erfüllt.

Mindestzahl gestörter kognitiver Bereiche

Die Leistungsstörungen müssen nach DSM-IV einen Schweregrad erreichen, der eine Beeinträchtigung des alltäglichen Lebens mit sich bringt. Heaton et al. (1981) berichten über alltagsrelevante Beeinträchtigung bei milden Störungen kognitiver Leistung. Direkt sozial bedeutsam sind neben Defiziten im Gedächtnis und Sprachstörungen auch Aufmerksamkeitsstörungen und Störungen der Abstraktion und Entscheidungsfindung. Letztere treten z. B. nach Frontalhirnschäden auf.

Alltagsrelevanz der Beeinträchtigung

An dieser Stelle muß auf die Abhängigkeit der Alltagsrelevanz leichter kognitiver Störungen von den Anforderungen der sozialen Umgebung und des Berufs eingegangen werden. In intellektuell anspruchsvollen Berufen wirken sich geringfügige Beeinträchtigungen bereits deutlich aus. Das gleiche gilt auch für das Alltagsleben in kulturell hochstehenden gesellschaftlichen Kreisen. Die Anforderungen des Alltagslebens können jedoch meist an die individuellen kognitiven Einbußen angepaßt werden. Wenn der Patient in der adaptierten Umwelt ohne Probleme zurecht-

Abb. 1.
Differentialdiagnose der leichten kognitiven Störung

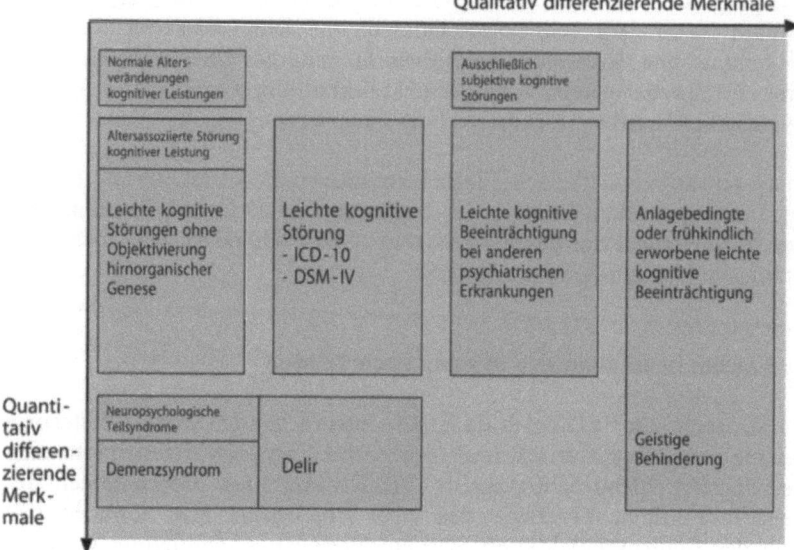

kommt, ist auch die Adaptation des Alltagslebens mit in die Beurteilung der Beeinträchtigung einzubeziehen. Die Forderung nach einer Alltagsrelevanz der leichten kognitiven Störung ist zwar hinsichtlich einer psychiatrischen Falldefinition und Klassifikation als „Störung" sinnvoll, erschwert aber die Differentialdiagnose der Demenz noch weiter.

Wie in Abb. 1 dargestellt, muß bei der Differentialdiagnose der leichten kognitiven Störung 1. die quantitative Dimension, also die Schwere der kognitiven Beeinträchtigung und die Anzahl der kognitiven Symptome, von 2. der qualitativen Dimension unterschieden werden, den Zusatzkriterien wie Objektivierung der organischen Genese, Anlagebedingtheit bzw. Zeitpunkt des Erwerbs der kognitiven Beeinträchtigung, Vorliegen nichtorganischer psychiatrischer Erkrankungen wie Depression, Schizophrenie oder histrionische Störung. Das amnestische Syndrom ist in der vorliegenden Abbildung bei den schweren Störungen kognitiver Leistungen, den neuropsychologischen Teilsyndromen, zu denen auch Aphasie und Apraxie gehören, subsumiert.

2.3 Objektivierung der organischen Genese

Diagnose hirnorganischer Erkrankungen

Beide diagnostischen Klassifikationssysteme fordern den Nachweis einer organischen Ursache, sei es einer Hirnerkrankung oder einer systemischen Erkrankung mit Auswirkungen auf die Hirnfunktion. Die Kriterien der diagnostischen Klassifikationssysteme gehen von den gängigen Diagnosen hirnorganischer Erkrankungen wie Schlaganfall, Schädel-Hirn-Trauma, Enzephalitis etc. aus. In der Folge dieser Erkrankungen können passagere oder persistente leichte Störungen kognitiver Leistungen zu beobachten sein, die nach ICD-10 oder DSM-IV als leichte kognitive Störung zu klassifizieren sind.

Störungen kognitiver Leistungen sind als neuropsychologische Symptome zwar jeweils Hinweise auf eine hirnorganische Schädigung, können aber beispielsweise auch bei psychiatrischen Erkrankungen beobachtet werden, deren hirnorganische Ursache oder neurophysiologische Korrelate noch nicht weiter aufgeklärt sind. Die Forderung nach einer Objektivierung der organischen Genese der Störungen kognitiver Leistung kann so verstanden werden, daß die kognitive Beeinträchtigung nicht das zu klassifizierende Symptom und zugleich Beweis der hirnorganischen Ursache sein soll. Eine unabhängige Objektivierung wird verlangt.

Neuropsychologische Syndrome

Noch nicht festgelegt ist, was als Objektivierung zu gelten hat. Häufig werden Befunde in bildgebenden Untersuchungsverfahren herangezogen, deren Validität hinsichtlich des Nachweises hirnorganischer Schädigung in Zweifel zu ziehen ist. Zur Veranschaulichung sei ein Befund der kraniellen Computertomographie angeführt, der „leichte kortikale Atrophie" oder „leichte Ventrikelerweiterung" lautet, wobei der Radiologe noch dazu neuroradiologisch unerfahren sein mag. Eine ähnliche Situation entsteht bei fleckförmigen Signalanreicherungen der Magnetresonanztomographie im zerebralen Marklager, die ätiopathogenetisch und diagnostisch unspezifische altersabhängige Befunde darstellen.

Zweifelhafte Belege für hirnorganische Genese

Wie sind diese Untersuchungsergebnisse einzuschätzen? Da häufig Normwerte dieser Befunde für das höhere Alter noch fehlen und Grenzwerte nicht validiert sind, ist erheblicher Forschungsaufwand auf dem Gebiet der neuroradiologischen Objektivierung hirnorganischer Schädigungen bei leichter kognitiver Störung zu leisten. Die Problematik, daß je nach Stand der Diagnostik hirnorganischer Erkrankungen mehr oder weniger Patienten in die Gruppe der leichten kognitiven Störung nach ICD-10 oder DSM-IV fallen, soll nur am Rand erwähnt werden.

Laborbefunde, die eine Demenzerkrankung beweisen, sind z. Z. zu allermeist noch nicht verfügbar. Genetische Marker verweisen nur auf die Disposition, beweisen nicht, daß eine klinisch erfaßte kognitive Störung schon der Beginn der Hirnschädigung mit einer Demenzentwicklung ist, denn andere Ursachen kognitiver Störung sind nicht auszuschließen.

Laborbefunde

Ob bei einer beginnenden Demenz auch der klinische Nachweis eines typischen Zeitverlaufs im Sinne einer typischen Sequenz des Auftretens neuropsychologischer Störungen bei z. B. noch nicht beweisbarer hippocampaler Atrophie in den bildgebenden Verfahren schon als der geforderte Nachweis einer hirnorganischen Erkrankung gelten kann, ist ungewiß. Auch ist noch unklar, ob mehrere grenzwertige Befunde ausreichen, wenn sie sich gegenseitig hinsichtlich der Diagnose der hirnorganischen Erkrankung ergänzen; zu nennen sind hier grenzwertige Atrophiezeichen, eine genetische Belastung, der typische Verlauf der Progression oder die charakteristische Symptomsequenz.

Klinische Kriterien

2.4 Definition der leichten kognitiven Störung ohne Nachweis einer organischen Genese

Progrediente Verminderung der kognitiven Leistung ohne Nachweis hirnorganischer Schädigung

Bei einer großen Patientengruppe wird zwar die Diagnose der leichten kognitiven Störung durch die leichte kognitive Beeinträchtigung selbst und ggf. noch durch den Verlauf nahegelegt, ohne daß jedoch die diagnostisch geforderte Hirnschädigung durch Zusatzuntersuchungen bewiesen werden kann. Praktisch hat dieses zweite Konzept der leichten kognitiven Störung eine Bedeutung in der eindeutig feststellbaren progredienten Verminderung der kognitiven Leistung eines Patienten, bei dem man eine beginnende Demenzerkrankung klinisch vermutet und bei dem die Kriterien des Demenzsyndroms noch nicht erfüllt sind. Der Gebrauch der Bezeichnung „leichte kognitive Störung" erscheint hier gerechtfertigt, auch wenn die Kriterien der Diagnosesysteme IDC-10 und DSM-IV nicht erfüllt sind. Eine lange Reihe von Termini ist für den geschilderten Sachverhalt vorgeschlagen worden, wie „fragliche Demenz" oder in Abgrenzung vom normalen kognitiven Altern „altersassoziierte kognitive Leistungsabnahme" („aging associated cognitive decline"; Levy u. Working Party of the International Psychogeriatric Associacion 1994; s. auch unten). Altersassoziierte kognitive Leistungsabnahme und andere vorgeschlagene Definitionen – das soll hier betont werden – setzen keine Alltagsrelevanz der kognitiven Veränderung voraus (Rediess et al. 1996). Dies stellt einen weiteren Unterschied zu der leichten kognitiven Störung nach DSM-IV dar.

Restkategorie

Dieses zweite Konzept für die leichte kognitive Störung wird hier aufgeführt, weil eine große Gruppe von Patienten der psychiatrischen und speziell gerontopsychiatrischen Spezialsprechstunden sonst nicht zu bezeichnen wäre. Da es sich bei der Diagnose „leichte kognitive Störung" um eine Restkategorie handelt, ist es notwendig, auch Patienten, die unter das zweite Konzept fallen, in diesem Kapitel zu besprechen. Betont werden muß jedoch noch einmal, daß die formale Diagnose nach den Diagnosesystemen in diesem Fall die Klassifikation als leichte kognitive Störung nicht erlaubt. Es existiert eine ICD-10-Klassifikationseinheit für anders nicht zuzuordnende leichte hirnorganische Syndrome, die auch leichte kognitive Beeinträchtigungen umfaßt (ICD F07.8). Die leichte kognitive Störung ohne Nachweis der organischen Genese wird im nächsten Abschnitt in ihrer Beziehung zu den normalen kognitiven Altersveränderungen besprochen. Im folgenden wird auf beide Konzepte der leichten kognitiven Störung mit und ohne Objektivierung der organischen Genese gemeinsam Bezug genommen und nur dann, wenn ein Sachverhalt sich speziell auf eines der beiden Konzepte bezieht, auf das spezielle Konzept verwiesen.

2.5 Leichte kognitive Störungen im Alter

Wegen der klinischen Bedeutung der diagnostischen Differenzierung zwischen normalen Altersveränderungen kognitiver Leistungen, einem beschleunigten Abbau kognitiver Leistungen im Alter und einem Demenzsyndrom wird in der gerontopsychiatrischen Forschung intensiv an Konzepten zur Identifizierung einer Zwischengruppe von Personen gearbeitet, die zwar von der Norm abweichende Veränderungen kognitiver Leistungen, aber kein Demenzsyndrom zeigen. Inzwischen wurden in der Literatur dafür eine Reihe von Konzepten vorgeschlagen, die sich in vielerlei Hinsicht unterscheiden (s. Zaudig 1995).

Bereits früh wurde von Kral (1962) eine Unterscheidung von prognostisch guter und prognostisch schlechter Altersvergeßlichkeit vorgeschlagen. Die gutartige Altersvergeßlichkeit, die benigne seneszente Vergeßlichkeit, wird so verstanden, daß eine Demenzentwicklung im weiteren Verlauf nicht häufiger als bei nicht vergeßlichen gleichaltrigen Personen zu beobachten sein wird. Sie wird als über die Zeit stabil beschrieben; nur normale Altersveränderungen kognitiver Leistungen werden allmählich eine weitere Verschlechterung bedingen. Kral konnte in einer Nachuntersuchung nach 4 Jahren zumindest eine deutlich geringere Mortalität der als gutartig altersvergeßlich eingestuften Personen belegen.

Benigne seneszente Vergeßlichkeit

Die Merkmale der benignen seneszenten Vergeßlichkeit sind, daß für die Personen relativ unwichtige Detailinformationen nach einer Weile vergessen, wichtige Daten oder Termine aber doch sicher gespeichert und erinnert werden können. Diese Charakteristik konnte als normale Altersveränderung der Gedächtnisfunktionen bestätigt werden (Reischies et al. 1996). Ferner ist die Gedächtnisstörung, die nicht mit einer Demenz zusammenhängt, beschränkt auf intermittierende Probleme, Namen und Daten aus dem Gedächtnis wiederzugeben, und auf geringfügige passagere Orientierungsstörungen. Darüber hinausgehende Störungen von Gedächtnisfunktionen seien eher ungünstig bzw. diagnostisch für eine Demenzentwicklung zu werten. Ein weiteres Merkmal der benignen seneszenten Vergeßlichkeit ist, daß die Patienten sich der Gedächtnisbeeinträchtigung bewußt sind und versuchen, die Gedächtnislücken zu umgehen oder zu überspielen.

Die benigne seneszente Vergeßlichkeit definiert eine Grenze zwischen einerseits der leichten alternsbedingten kognitiven Beeinträchtigung und andererseits den kognitiv-mnestischen Störungen, die ein Demenzsyndrom begründen. In den letzten Jahren sind weitere Befunde erhoben worden, die Charakteristika der zum Demenzsyndrom gehörenden Gedächtnisstörungen näher beschreiben, so z.B. die verringerte Lernfähigkeit und verringerte Möglichkeit, die Erinnerungsleistung durch semantische Hilfestellungen zu steigern (s. Reischies et al. 1996). Damit wird die Möglichkeit bestätigt, anhand qualitativer und quantitativer Merkmale gutartige und prognostisch hinsichtlich des Beginns eines Demenzsyndroms vom Alzheimer-Typ ungünstige Gedächtnisstörungen zu trennen.

Grenze zwischen alternsbedingter leichter kognitiver Beeinträchtigung und Demenz

Ein Nachteil des Konzepts der benignen seneszente Vergeßlichkeit ist das Fehlen definierter Kriterien und quantitativer Grenzwerte. Allerdings sind auch erst in den letzten Jahren Studien zur normalen Altersvergeßlichkeit verfügbar, so daß an den Kriterien gearbeitet werden kann. Ein anderer Nachteil des Konzepts ist die Beschränkung auf Gedächtnisstörungen. Zwar sind diese bei weitem die diagnostisch bedeutendsten Symptome beginnender Demenzerkrankung, aber eine Ausweitung auf kognitive Beeinträchtigungen hinsichtlich prognostisch gutartiger und ungünstiger Merkmale wäre wünschenswert. Für die milden kognitiven

Alternsbedingter kognitiver Abbau

Beeinträchtigungen des normalen Alterns sieht DSM-IV eine weitere Diagnose vor, den altersbedingten kognitiven Abbau („age related cognitive decline", 780.9); diese ist im wesentlichen für die Fälle leichter, noch altersentsprechender kognitiver Beeinträchtigung vorgesehen. Da es sich definitionsgemäß um normale Altersveränderungen handelt, bedarf es einer eher grundsätzlichen Betrachtung, inwieweit es gerechtfertigt ist, hierfür bereits eine psychiatrische Diagnose zu vergeben.

Altersassoziierte Gedächtnisbeeinträchtigung

Im Gegensatz zur benignen seneszenten Vergeßlichkeit betont das Konzept der altersassoziierten Gedächtnisbeeinträchtigung (Crook et al. 1986) die Unterscheidung gesunden Alterns von der leichten kognitiven Beeinträchtigung (s. auch Abb. 1). Dieses Konzept versucht also vorwiegend, den Übergang von in den kognitiven Leistungen unauffälligen Personen zu der genannten Zwischengruppe zu klären. Das wesentliche Merkmal dieses Konzepts ist die Klassifikation von Leistungen unterhalb eines konstanten Testgrenzwerts als pathologisch, auch im sehr hohen Alter. Die Testgrenzwerte beziehen sich auf gesunde 50jährige Personen; damit führt praktisch jegliche ausgeprägtere Altersveränderung kognitiver Leistungen, speziell im sehr hohen Alter, zu einer Klassifikation als altersassoziierte Gedächtnisbeeinträchtigung. Dieser Umstand steht im Widerspruch zur Validität des eben besprochenen Konzepts der Unterscheidung von prognostisch gutartiger und ungünstiger Veränderung kognitiver Leistungen im Alter. Für die altersassoziierte Gedächtnisbeeinträchtigung wird zusätzlich als Grenze zur Demenz der Schwellenwert des *MMSE* (Folstein et al. 1975) angegeben.

Typologische Charakterisierung

Eine andere Art der Definition verfolgt den typologischen Ansatz. Mittels Einschätzungsskalen, wie der *Global Deterioration Scale* (*GDS*; Reisberg et al. 1982), werden die Zustände „gesund", „sehr milde kognitive Verschlechterung" (Zwischengruppe) oder „dement" beschrieben. Der Kliniker kann danach die Patienten jeweils so einstufen, wie es ihrer neuropsychologischen Beeinträchtigung und Psychopathologie in etwa entspricht. In der *GDS* soll die kognitive Leistung der alten Personen auf gleichaltrige gesunde Kontrollpersonen bezogen werden.

Die vorgeschlagenen Konzepte unterscheiden sich weiterhin in den Dimensionen kognitiver Leistungen, die in der Definition aufgelistet werden; einige schließen neben Gedächtnisstörungen auch beispielsweise das Problemlösen ein, wie die „fragliche Demenz" des recht verbreiteten *Clinical Dementia Rating* (Hughes et al. 1982), oder auch sprachliche Auffassungsstörungen. Zusätzlich unterscheiden sich die Konzepte auch hinsichtlich der Frage, ob eine progrediente Verschlechterung der kognitiven Leistungen verlangt wird.

Wahrnehmung kognitiver Einbußen durch den Patienten

Dazu kommt ein Unterschied in der Behandlung der subjektiven kognitiven Beeinträchtigung und Bewußtheit der Defizite. Einige Konzepte verlassen sich allein auf objektive Beeinträchtigungen (z. B. die *GDS*), andere berücksichtigen auch die Klagen des Patienten über eine Beeinträchtigung bzw. den Umstand, daß sich der Patient der Beeinträchtigung bewußt ist.

Häufigkeit der leichten kognitiven Störungen nach ICD-10

Die Häufigkeit der leichten kognitiven Störung in der Bevölkerung ist für die neuen Definitionen noch nicht gut untersucht. Christensen et al.

(1995) fanden in 6% der über 70jährigen ein der ICD-10 entsprechendes Störungsbild. Die Autoren beschreiben eine enge Beziehung des Syndroms zu depressiver Symptomatik (s. unten).

Zusammenfassend muß die Heterogenität der diagnostischen Kategorien und Konzepte für leichte kognitive Beeinträchtigungen im Alter betont werden. Keines dieser Konzepte hat sowohl theoretisch als auch v.a. in meßtechnisch-operationaler Hinsicht das schwierige Problem befriedigend lösen können, eine Gruppe von leichten kognitiven Beeinträchtigungen mit langsamer Progredienz und ohne sicheren Nachweis von Hirnläsionen einerseits vom normalen kognitiven Altern und andererseits von beginnenden dementiellen Erkrankungen abzugrenzen. Abgewartet werden muß, inwieweit die diagnostischen Kriterien, wie sie in der ICD-10 und im DSM-IV vorliegen, mit und ohne sicheren Nachweis der Hirnschädigung in der psychiatrischen Diagnostik im höheren Lebensalter herangezogen werden.

3 Diagnose

3.1 Abgrenzung von normalen Altersveränderungen kognitiver Leistungen

Die Leistungen in kognitiven Tests lassen im höheren Alter nach. Dies ist sowohl in Längsschnittstudien, im Verlauf, als auch in Querschnittstudien, also im Vergleich von Gruppen verschieden alter Personen, nachgewiesen worden (Schaie 1989; Salthouse 1985). Alle kognitiven Leistungen scheinen von diesem Alterseffekt betroffen zu sein. Stärker ausgeprägt ist er für geschwindigkeitsabhängige Leistungen. Es wurde sogar vermutet, daß generell kognitive Alterseffekte über die Verlangsamung vermittelt seien (Salthouse 1985; Lindenberger et al. 1993).

Veränderungen kognitiver Leistungen im Alter

Alterseffekte im Gedächtnisbereich betreffen v.a. die Einspeicherung und den Abruf der Information; die Speicherleistung an sich ist jedoch nicht vermindert (s. Reischies et al. 1996). Mit anderen Worten, wird ein Inhalt erfolgreich eingespeichert, so wird er nicht schneller vergessen. Zwar fällt es im Alter schwerer, den Inhalt wieder aus dem Gedächtnis abzurufen, aber er kann entweder mit Hilfestellung wiedergegeben oder aus Auswahlstimuli wiedererkannt werden. Bei der Wiedergabe von gelerntem Material sind deutliche Alterseffekte zu beobachten; sie führen aber selbst im höchsten Alter nicht zwangsläufig zu einer Beeinträchtigung im Alltag (Reischies u. Lindenberger 1996).

Differentielle Störungen von Gedächtnisprozessen im Alter

Unter den sprachlichen Leistungen ist die Wortfindung im hohen Alter verschlechtert, sowohl beim Benennen als auch bei „Fluency-Aufgaben" (s. Tabelle 1). Vermutlich ist im Alter nicht die Struktur des semantischen Wissens verändert, sondern vielmehr ist der Abruf aus dem semantischen Gedächtnis bzw. dem lexikalischen Wissen (Light 1988) unsicherer und verlangsamt.

Sprachliche Leistungen

Visuell-räumliche Leistungen

Tests visuell-räumlicher Fähigkeiten – also z. B. Zeichnen, Teilfiguren Zusammenlegen etc. – weisen ebenfalls deutliche Alterseffekte auf (s. Koss et al. 1991). Dies gilt besonders, wenn die geforderten Leistungen schnell erbracht werden sollen.

Ausmaß der kognitiven Verschlechterung im Alter

Der Alterseffekt verhält sich vom etwa 70. Lebensjahr bis ins höchste Alter vermutlich linear (Lindenberger et al. 1995). In praktisch allen getesteten Leistungen fand man einen Abfall der Testwerte im Ausmaß von 1–2 Standardabweichungen, vergleicht man gesunde 70- bis 74jährige mit über 95jährigen (Reischies et al. 1996).

Zusammengefaßt zeigen die Studien zur kognitiven Leistung gesunder alter Menschen, daß praktisch kein Leistungsbereich von der Altersbeeinträchtigung ausgespart bleibt. Es kann, mit anderen Worten, zur Diagnose der leichten kognitiven Störung kein Test herangezogen werden, der gar keinen Alterseffekt zeigt; ein solcher Test existiert offenbar nicht.

Alters- vs. Demenzeffekt auf kognitive Leistungen

Wenn eine leichte kognitive Störung als klinischer Beginn der Demenzerkrankung vom Alzheimer-Typ identifiziert werden soll, muß sie von der altersbedingten Abnahme kognitiver Leistungen differenziert werden. An dieser Stelle muß auf die zu diesem Zeitpunkt meist fehlende Objektivierbarkeit einer organischen Genese der Störungen kognitiver Leistungen für die Klassifikation unter den ICD-10- und DSM-IV-Kategorien hingewiesen werden. Die Störung entspricht dem zweiten Konzept von leichten kognitiven Störungen, wie oben besprochen.

Es gibt interindividuelle Unterschiede im Ausmaß kognitiver Alterung und es wurde diskutiert, ob Demenzsyndrome einerseits von normalem kognitiven Altern abgrenzbare Erkrankungen oder andererseits nur durch Intensität und Entwicklungsgeschwindigkeit charakterisierte Extremformen kognitiven Alterns sind und dementsprechend schließlich doch alle Menschen eine Demenz entwickeln würden, wenn sie nur lange genug lebten (Drachman 1994). Dies wäre die Konsequenz einer Auffassung des Demenzsyndroms als einer unspezifischen Alterserscheinung des Gehirns. Nach dieser These könnte man alle alternsbedingten kognitiven Beeinträchtigungen und leichten kognitiven Störungen im Alter auch als Vorpostensymptome eines späteren Demenzsyndroms werten.

Frühdiagnose spezieller Demenzkrankheiten

Eine Differenzierung von normalem kognitivem Altern und einer typischen Demenzentwicklung gelingt zumindest in vielen Fällen aufgrund des Verlaufs. Dies bedeutet, daß innerhalb der diagnostischen Kategorie der leichten kognitiven Störung durch die Erfassung des schnelleren Verlaufs auch beginnende progrediente Demenzkrankheiten von anderen Formen der leichten kognitiven Störung unterscheidbar sein können.

3.2 Testdiagnose

Die Sicherung der Diagnose der leichten kognitiven Störung ist sowohl in der Abgrenzung zum normalen Altern aufwendig und nicht immer zufriedenstellend als auch bei Zuständen nach Hirnschädigungen in der

Abgrenzung gegenüber der normalen Varianz kognitiver Leistungen im Erwachsenenalter. Das hängt einerseits mit den zugrundeliegenden definitorischen Konzepten zusammen. Andererseits sind bei der Erfassung kognitiver Leistungen durch Tests eine Reihe von Gesichtspunkten zu beachten, die im Folgenden kurz dargestellt werden.

Probleme der Diagnosesicherung

Da es sich bei der Diagnostik leichter kognitiver Beeinträchtigungen um subtile Leistungsbeurteilungen handelt, ist wesentlich mehr als bei anderen Diagnosen neben der klinischen Untersuchung eine Zusatzuntersuchung mittels Testverfahren unverzichtbar. Diese Testung kann von Neuropsychologen bzw. klinischen Psychologen oder nach einem Training von einem Psychiater selbst durchgeführt werden. Die Diagnostik berücksichtigt gleich 2 quantitative Grenzwerte, die bereits angesprochen worden sind, den unteren Grenzwert zum Demenzsyndrom und den oberen zur Normvarianz, somit stellt die klinischen Validierung dieser Grenzwerte ein zusätzliches Problem dar.

Notwendigkeit von Testverfahren

Obwohl zunächst anschaulich zu sein scheint, was leichte kognitive Störung bedeutet, ergeben sich Schwierigkeiten im Detail. Bei leichten neuropsychologischen Partialsyndromen, wie z.B. leichten Gedächtnisstörungen, kommt es häufig zu einem diagnostischen Dilemma: Eine leichte amnestische Störung wird mit der leichten Demenz gleichgesetzt, d.h. der Beginn der klinischen Alzheimer-Demenz wird vermutet und dabei davon ausgegangen, daß erst in späteren Stadien die übrigen kognitiven Beeinträchtigungen zu beobachten sein werden. Eine beginnende progrediente Demenzerkrankung zeigt sich zunächst auch meist mit Gedächtnisstörungen. Doch kann sich eben auch nur das amnestische Syndrom verstärken – mit dem ungestörten Erhaltenbleiben der übrigen kognitiven Funktion. Bis sich in weiteren neuropsychologischen Bereichen Störungen zeigen, befindet sich die Demenzerkrankung quasi in einer diagnostischen Grauzone (Reischies 1996) oder einem diagnostischen Schwellenbereich („detection zone"; Plassman u. Breitner 1996).

Global- oder Partialsyndrom

Die amerikanischen Kriterien (DSM-IV) der leichten neurokognitiven Störung gehen von einer multidimensionalen neuropsychologischen Beeinträchtigung aus: Für die Diagnose werden Defizite in mindestens 2 kognitiven Dimensionen verlangt. Wenn andererseits – wie in der ICD-10 – nicht gefordert wird, daß im Profil gleichmäßige ausgeprägte oder zumindest multidimensionale Leistungsstörungen vorliegen, erhebt sich die Frage, welche kritischen kognitiven Funktionen für die Diagnose vorliegen müssen. Auch bei gleichmäßig niedriger kognitiver Leistung wird der Patient nur durch einige Bereiche des Versagens besonders beeinträchtigt. Im höheren Alter wird primär auf Gedächtnisstörungen geachtet. Dies hängt mit der Differentialdiagnose einer beginnenden Demenzentwicklung zusammen. Aber die Konsequenzen einer Gedächtnisstörung sind auch unmittelbar alltagsrelevant, was von vielen anderen Teilleistungsstörungen nicht behauptet werden kann; man denke beispielsweise an die Beeinträchtigung musischer Leistungen bei einer musisch nicht aktiven Person. Die leichte kognitive Störung muß, wenn sie nicht in allen Bereichen vorliegt, wenigstens für das Alltagsleben kritische Bereiche betreffen.

Kritische kognitive Funktionen: Gedächtnis

Sprache

In der Kinder- und Jugendpsychiatrie wird auf die Entwicklungsstörung bei sprachlichen Leistungen besonders hingewiesen (Stevenson et al. 1985). Dies ist wegen der herausragenden Rolle der Sprache im Sozialkontakt und beim Wissenserwerb plausibel; und auch im höheren Lebensalter sind sprachliche Kommunikationsstörungen als Grund für mangelnde Sozialkontakte wohl unterbewertet.

Gleichmäßiges Begabungsprofil

Wie viele Menschen haben überhaupt ein gleichmäßiges Leistungprofil in den verschiedenen kognitiven Dimensionen, wie es sich in standardisierten Testbatterien zeigt? Hierüber gibt es keine befriedigenden Daten in der Literatur und es herrscht keine Einigkeit über die Frage der Interpretierbarkeit der Testprofile. Mitrushina u. Satz (1995) fanden, daß nur 3,8% ihrer Stichprobe gesunder 70jähriger keinen auffälligen Testbefund aufwiesen, d.h. mindestens ein Untertest im *Hamburg Wechsler Intelligenztest (HAWIE-R)* wich bei den meisten Personen um mehr als 3 Punkte vom Mittel ab; eine Punktedifferenz von 3 Punkten wird als klinisch bedeutsam angesehen. Die Leistungen in den unterschiedlichen Intelligenztests weisen also normalerweise schon eine beträchtliche intraindividuelle Varianz auf. Die Gefahr ergibt sich, daß bei Verdacht auf leichte kognitive Störung nach einer hirnorganischen Schädigung zufällige Abweichungen im Testprofil als Beleg der Diagnose gewertet werden.

Vulnerabilität von Hirnstrukturen und kognitiven Leistungen

Die Anfälligkeit gewisser Hirnareale und dementsprechend gewisser kognitiver Leistungen gegenüber unspezifischer Hirnschädigung ist unbestritten. Die Unterscheidung von fluider und kristalliner Intelligenz ist in diesem Zusammenhang zu nennen (Horn 1982). Zu den fluiden Fähigkeiten – mit ausgeprägtem Alterseffekt – zählen die zeitabhängigen und die visuell-räumlichen Leistungen. Zu den kristallinen Fähigkeiten mit hoher Persistenz des Leistungsniveaus bei unspezifischer Schädigung des Zentralnervensystems werden v.a. das sprachliche Wissen und auch motorische Fertigkeiten gezählt. Daraus folgt, daß bei unspezifischen Hirnschädigungen eher mit Beeinträchtigungen in den fluiden Leistungen zu rechnen ist.

Statistische Verteilung mit großer Varianz der Normwerte

Die Standardnormalverteilung der Intelligenz umspannt einen weiten Bereich kognitiver Leistungsfähigkeit. Für die leichte kognitive Störung ist die Breite der Verteilung kognitiver Leistungen von Belang. Vergleicht man die Personengruppen mit Testleistungen, die 1 Standardabweichung unter- und oberhalb der Norm liegen, tritt der Unterschied der Leistung in verschiedenen Bereichen deutlich zu Tage, wie es in Tabelle 1 dargestellt ist.

Leistungsbereich bei leichter kognitiver Störung

Leistungen von Personen mit leichter kognitiver Störung liegen im Bereich zwischen 1 und 2 Standardabweichungen unter dem Mittelwert der Normpopulation. Zugleich wird aus Tabelle 1 deutlich, in welchem Leistungsbereich Personen mit leichter kognitiver Störung in den verschiedenen Tests zu erwarten sind. Die in vielen Intelligenztests, welche komplexere, nicht alltägliche Funktionen erfordern, erwarteten Leistungen können von Personen mit grenzwertiger Minderbegabung (Intelligenzquotient 71–85) nicht erbracht werden. Dies gilt insbesondere im höheren Alter. Bildungsspezifische Normen für Tests existieren nur vereinzelt und für das höhere Alter sind sie in den allermeisten Fällen nicht vorhanden.

Leistung	−2 SD	−1 SD	Mittelwert	+1 SD
Zahlenspanne[a]	4	5	6	7
15 Worte erinnern[b]	5,6	7,1	8,6	10,1
Tiere nennen, 60 s[c]	8,4	13,2	18,0	22,8

[a] *HAWIE* (Tewes 1991): Ziffernfolgen werden nachgesprochen (in korrekter Reihenfolge)
[b] *Rey Auditory Verbal Learning Test* (Lezak 1995): unmittelbare Wiedergabe ohne Berücksichtigung der Reihenfolge
[c] „Fluency": so schnell wie möglich, so viele verschiedene Tiere wie möglich nennen; Daten für 68jährige, n = 278 (Morris et al. 1989)

Tabelle 1. Beispiele für den Bereich leichter kognitiver Störung zwischen −1 SD und −2 SD der Verteilung von Testleistungen (*SD* Standardabweichung)

Aus der Standardnormalverteilung ist auch die statistische Häufigkeit von Personen im Bereich leichter kognitiver Leistungsbeeinträchtigungen zu entnehmen. Unterhalb der Grenze von 2 Standardabweichungen liegen etwa 2% der Bevölkerung und unterhalb der von 1 Standardabweichung etwa 16%. Daraus folgt, daß etwa 14% der Bevölkerung in der kognitiven Leistung zwischen 1–2 Standardabweichungen unterhalb der Norm liegen. Hinsichtlich der Gründe für die niedrige Testleistung ist an anlagebedingte oder frühkindlich entstandene leichte Einschränkungen kognitiver Leistungen zu denken. Diese Personen fallen nicht unter die Diagnose der leichten kognitiven Störung nach ICD-10 oder DSM-IV. Die Abschätzung der prämorbiden Intelligenz ist nach einer Hirnschädigung bisweilen schwierig; in der Objektivierung durch Tests gelingt sie am besten mit Wortschatzuntersuchungen.

Verläßlichkeit der Testergebnisse

Auf die Testwerte, die zur Beurteilung herangezogen werden, können sich Kliniker nur eingeschränkt verlassen: Wird die Zuverlässigkeit (Reliabilität) eines Test durch Korrelation der Testergebnisse in 2 Durchgängen ermittelt, dann stellt sich heraus, daß ca. 10–40% der Varianz der Testresultate zufallsbedingt sind. Zu den Zufallsschwankungen und Fluktuationen der Testleistungen kommen noch vielerlei Veränderungen in den temporären Testleistungsfaktoren (Performanzfaktoren) wie Motivation, Vigilanz, allgemeine Befindlichkeit etc. (Cohen 1992). Die Darstellung der Komplexität der Testdiagnostik der leichten kognitiven Störung macht deutlich, daß die Diagnose, zumindest in Problemfällen, oft nur in erfahrenen Spezialambulanzen wie Gedächtnissprechstunden oder neuropsychologischen Abteilungen gesichert werden kann.

Subjektive kognitive Beeinträchtigung

Viele Patienten können ihre kognitiven Leistungen nicht angemessen beurteilen. Das zeigt der Vergleich der subjektiven Einschätzung mit den objektiven Leistungen in Tests. Die Korrelation der subjektiven und objektiven Störung kognitiver Leistungen fiel durchweg sehr niedrig aus (Feehan et al. 1991; O'Connor et al. 1990). Dafür mag es viele Gründe geben: Die kognitive Leistungsfähigkeit muß von den Patienten beobachtet werden; es fehlt ihnen oft jedoch der Vergleichsmaßstab und wohl auch die Urteilskraft, sich angemessen einzuschätzen. Demente bagatellisieren häufig oder sie geben ihre Defizite nicht an – aus Scham, Kritikschwäche oder wegen einer Anosognosie. Weiterhin hängt die Äußerung vom Bild ab, das die Person von sich selbst hat, als auch von jenem, das sie bei anderen erzeugen will. Demnach sind Erwartungen an soziale Auswirkungen der Äußerung zu beachten. Hier ist auch eine bewußte Aggravationstendenz zu nennen.

- Häufigkeit und Beziehung zur Depression

Eine subjektive kognitive Beeinträchtigung ist häufig. Von den nicht dementen Personen in der Studie von Livingston et al. (1990) klagten 23% über mangelnde kognitive Leistungen, und Christensen et al. (1995) fanden bei 17% ihrer Probanden subjektive kognitive Störungen. Von einigen Autoren und auch von der ICD-10-Klassifikation der leichten kognitiven Störung werden subjektive Beeinträchtigungen allein schon als eine wesentliche Komponente einer klinischen Syndromdiagnose angenommen (Christensen et al. 1995). Das Leiden einer Person darunter, daß die eigenen kognitiven Leistungen als gestört wahrgenommen werden, obwohl objektiv keine kognitive Störung vorliegt, kann ja ein Symptom darstellen, beispielsweise das einer Depression. Viele Untersucher betonen die starke Abhängigkeit der subjektiven Leistungsbeeinträchtigung von depressiver Symptomatik, so daß bei vielen Patienten beispielsweise mit den ICD-10-Kriterien einer leichten kognitiven Störung ein Depressionssymptom erfaßt würde.

- mangelnder prädiktiver Wert

Die Prädiktion eines progredienten Verlaufs in Richtung Demenzsyndrom aus einer subjektiven Beeinträchtigung ist nach Befunden der Literatur nicht möglich (Reisberg et al. 1986; O'Brien et al. 1992). Ob es sinnvoll ist, die rein subjektive kognitive Beeinträchtigung als ausreichendes Kriterium für die leichte kognitive Störung anzunehmen, ist fraglich. Neben der Alltagsrelevanz leichter kognitiver Störungen erscheint es als Zusatzmerkmal in den Kriterien gerechtfertigt.

4 Differentialdiagnose

Abgrenzung zum Delir und amnestischen Syndrom

Neben der besprochenen Differentialdiagnose des Demenzsyndroms und altersentsprechender Leistungsminderung muß die leichte kognitive Störung noch von weiteren hirnorganischen Syndromen wie dem Delir, dem amnestischen Syndrom etc. unterschieden werden (s. Abb. 1 und Kap. 11 in diesem Band). Ein erstes wichtiges differentialdiagnostisches Merkmal ist die Ausprägung der kognitiven Störung: sie ist zunächst milder. Gegenüber einem Delir sind weitere differentialdiagnostische Merkmale die Bewußtseinsstörung (Gutierrez et al. 1994) sowie vegetative Symptomatik. Intermittierende kognitive Störungen – wie sie bei den Fluktuationen der psychiatrischen Symptomatik des Delirs vorkommen – wurden auch beim Konstrukt der benignen seneszenten Vergeßlichkeit genannt. Dort sind jedoch mehr die inkonstanten mnestischen Fehlleistungen gemeint, beispielsweise einen Namen einmalig nicht zu erinnern, wohingegen dieser Name sonst sicher erinnert wird (s. oben). Eine Abgrenzungsnotwendigkeit gegenüber dem amnestischen Syndrom ergibt sich; sie wurde im Zusammenhang mit der Differentialdiagnose der leichten kognitiven Störung und der beginnenden Demenz besprochen.

Ausschluß anderer psychiatrischer Erkrankungen

Die leichte Störung kognitiver Leistungen bei anderen psychiatrischen Erkrankungen, wie z.B. den affektiven oder schizophrenen Psychosen, kann hier nur kurz erwähnt werden. Die Wertigkeit der bei diesen Erkrankungen erhobenen Befunde bleibt häufig unklar (Cohen 1992). Einerseits kann eine hirnorganische Schädigung mit leichter kognitiver Beeinträchtigung eine Disposition für eine affektive oder schizophrene Erkrankung darstellen oder zumindest eine anlagebedingte Disposition verstärken. Beispielsweise ist hier an frontale und mediotemporale Hirnfunktionsstörungen leichter Art zu denken, die mit einer Schizophrenie in Zusammenhang gebracht werden konnten (Bogerts et al. 1985; Weinberger et al. 1986). Andererseits verursachen aber auch Störungen verschiedener pathophysiologischer bzw. psychopathologischer Funktionsebenen bei einer affektiven oder schizophrenen Erkrankung eine Beeinträchtigung der Testleistung.

Reversible leichte kognitive Beeinträchtigungen im Rahmen einer nichtorganischen psychiatrischen Erkrankung werden nicht unter die Diagnose leichte kognitive Störung subsumiert. In einer deprimierten Stimmung erreicht eine Person nicht das Leistungsoptimum bei kognitiven Aufgaben. Aber der Depressionseffekt auf die Testleistung ist nur mäßig stark ausgeprägt. Untersuchungen der letzten Jahre haben dieses gezeigt (Burt et al. 1995; Reischies 1993).

Depression

Mehr subjektive als objektive Störungen kognitiver Leistung charakterisieren eine Depressionserkrankung (s. oben und Feehan et al. 1991). Patienten mit einer Depressionserkrankung beklagen eine Hemmung. Sie vergleichen sich mit Höchstleistungen und festigen damit ihr negatives Selbstbild. Im Gegensatz zur Tendenz vieler Dementer, ihre Testleistung für besser zu halten, als sie ist, schneiden Depressive bei der Objektivierung der Leistung im Test überraschend gut ab (O'Connor et al. 1990). Dies macht deutlich, daß eine Testung erforderlich ist. Diese sollte jedoch kurz sein und mit Rücksicht auf das geringe Selbstvertrauen der Patienten behutsam durchgeführt werden. Bei der Antwort „weiß nicht" sollte noch einmal nachgefragt werden.

– subjektive Störung der kognitiven Leistung

Einige Patienten mit einer Depression haben Merkfähigkeitsstörungen, sind in der Orientierung leicht gestört und weisen eine deutliche Verlangsamung auf. Es wurde früher von einer depressiven Pseudodemenz gesprochen (Kiloh 1962; Lauter u. Dame 1991), wobei klinisch nicht die Verwechslung mit einem voll ausgeprägten Demenzsyndrom, sondern eher mit einer beginnenden Demenzentwicklung in Frage kommt. Im weiteren Verlauf stellte sich bei einem Teil der Patienten mit zunächst reversiblen Störungen kognitiver Leistungen nach einigen Jahren dann doch eine beginnende Demenzerkrankung heraus, wobei noch nicht entschieden werden kann, in welchem Anteil dieser ungünstige Verlauf eintritt (Kral 1982; Sachdev et al. 1990). In Verlaufsuntersuchungen depressiver Patienten mit Störungen kognitiver Leistungen ergab sich in den meisten Fällen keine durchgreifende Verbesserung oder Normalisierung der Testergebnisse mit der Besserung der Stimmungslage (Abas et al. 1993; Reischies 1993).

– depressive Pseudodemenz

Bei der Depression ist – wie bei der Schizophrenie – die Frage nach der Häufigkeit der Komorbidität der leichten kognitiven Störung zu stellen. Befunde, die auf hirnorganisch bedingte neuropsychologische Störungen hinweisen, ergeben sich aus den bildgebenden Untersuchungen bei diesen Erkrankungen. Eine pathogenetische bzw. pathoplastische Rolle dieser leichten hirnorganisch bedingten kognitiven Beeinträchtigungen in der Depression muß noch weiter untersucht werden, bzw. es muß die Frage beantwortet werden, ob die Diagnose einer Komorbidität von Depression und leichter kognitiver Störung ohne pathogenetische oder pathoplastische Rolle den Sachverhalt besser bezeichnen könnte.

5 Verlauf und Prognose

Konstante kognitive Leistung bzw. Verbesserung

Studien, die den Verlauf bei Personen mit benigner seneszenter Vergeßlichkeit bzw. mit fraglicher Demenz verfolgt haben, zeigen, daß eine rasche Progression in Richtung eines voll ausgebildeten Demenzsyndroms nicht häufig ist. Die Verlaufsstudien lassen den Schluß zu, daß zwar eine allgemein erhöhte Wahrscheinlichkeit des Übergangs in ein Demenzsyndrom festzustellen ist. Aber ein großer Teil der Patienten bleibt noch für Jahre in der kognitiven Leistung konstant, d.h. ohne Demenzentwicklung bzw. verbessert oder normalisiert sich sogar in den kognitiven Leistungen (O'Connor et al. 1990; Copeland et al. 1992; Cooper et al. 1996). In Verlaufsuntersuchungen mit initial ausführlicher neuropsychologischer Testung zeigte sich, daß neben Gedächtnisdefiziten in der Wiedergabe gelernten Materials auch die Störung der Wortfindung – offenbar als Zeichen einer progredienten Aphasieentwicklung – prognostisch wertvoll ist; sie weist auf einen rascher progredienten Verlauf in Richtung Demenz hin (Storandt et al. 1992).

Progressionsgeschwindigkeit beim normalen kognitiven Altern und bei Demenzerkrankungen

Der Leistungsabfall ist bei den degenerativen Demenzerkrankungen üblicherweise innerhalb 1 Jahres für die Mitmenschen bemerkbar; in Demenztests kann er erfaßt werden. So fand z.B. Burns (Burns et al. 1991) etwa 3,5 Punkte Verschlechterung pro Jahr für die Alzheimer-Demenz. Der reine Alterseffekt für Demenztests ist aus Querschnittuntersuchungen abschätzbar: Crum et al. (1993) fanden einen Abfall der Leistungen im *Mini-Mental State Examination (MMSE)* um etwa 1,3 Punkte pro 10 Jahre. Bleeker et al. (1988) kamen auf 0,8 Punkte pro 10 Jahre. Eigene Daten aus der Berliner Altersstudie ergaben einen Altersabfall von etwa 1,6 Punkten pro 10 Jahre (Reischies et al. 1996).

In Längsschnittuntersuchungen stellte sich in den *MMSE*-Leistungen bei Gesunden nur ein unbeträchtlich geringer Abfall pro Jahr dar. Wenige Studien haben sich bislang der Verläßlichkeit der Veränderungsmessung mittels *MMSE* gewidmet (s. Schmand et al. 1995). Zusammenfassend ist die Verlaufsuntersuchung bei der Diagnose von Personen in der Grauzone zwischen normalem Altern und Demenz eine sehr wertvolle Hilfe. Ob sich jedoch neben der Unterscheidung normaler Geschwindigkeit kognitiven Alterns und dem deutlich schnelleren kognitiven Abbau bei Demenzerkrankungen noch eine dritte Geschwindigkeit, die einer Zwischengruppe mit altersassoziierter Störung kognitiver Leistung, nachweisen läßt, ist zu bezweifeln.

Es wird z. Z. intensiv nach Faktoren gesucht, die den weiteren Verlauf kognitiver Störungen prädizieren können. Eine Isoform eines Fettstoffwechselproteins, APOE4, ist als Prädiktor der Verschlechterung bei leichten kognitiven Störungen beschrieben worden (Petersen et al. 1995; Plassman u. Breitner 1996). Auf diesem Gebiet ist mit wichtigen Fortschritten in den nächsten Jahren zu rechnen (s. Kap. 6 in diesem Band sowie Kap. 8–12, Bd. 3).

Prädiktion des Verlaufs mittels Laborparametern

Für die Frühberentung ist die Diagnose leichter kognitiver Störungen nach Hirnschädigungen von Bedeutung: Unter den psychiatrischen Erkrankungen, die zur Berentung führten, finden sich 1,3% Frauen und 4,1% Männer, die wegen leichter kognitiver Beeinträchtigungen erwerbsunfähig wurden (Verband Deutscher Rentenversicherungsträger 1995). Die Bedeutung der Diagnose einer leichten kognitiven Störung bei der Frühberentung wird, nach dem oben Ausgeführten, wohl in der nächsten Zeit ansteigen. Es ist schwierig, die Daten des Versorgungsbedarfs nach Hirnschädigungen zusammenzustellen und zu beurteilen; sicher ist jedoch, daß bei den geschätzten 500.000 Fällen von Hirnschädigungen pro Jahr, wobei verschiedene Ätiologien eingeschlossen sind (Kasten et al. 1997), in einem beträchtlichen Anteil leichte kognitive Störungen zwischenzeitlich auftreten oder zurückbleiben. Daten der Framingham-Studie haben darüber hinaus eine erhöhte Mortalität der Personen mit niedriger Intelligenz gezeigt (Liu et al. 1990).

Folgen

6 Zusammenfassung

Leichte kognitive Störungen können einerseits passagere Symptome oder persistierende Residualsymptome einer hirnorganischen Störung sein; sie können nach verschiedenartigen Hirnschädigungen auftreten (nach Schädel-Hirn-Trauma, Infektion, Intoxikation etc.) oder bei systemischen Erkrankungen, die sich auf die Hirnfunktion auswirken. Sie sind andererseits Vorstadien der klinischen Demenzerkrankungen. Diese Aspekte finden in den diagnostischen Konzepten unterschiedlichen Niederschlag, so daß eine einheitliche und allgemein akzeptierte, kriterienbezogene Diagnose der leichten kognitiven Störung noch aussteht.

Fehlen einer einheitlichen, kriterienbezogenen Diagnose der leichten kognitiven Störung

Die Diagnoseeinheit der leichten kognitiven Störung nach ICD-10 und der leichten neurokognitiven Störung nach DSM-IV wird durch den unabhängigen Nachweis einer Schädigung oder Störung des Gehirns mit zeitlicher Kopplung an das Auftreten des klinischen Syndroms belegt. Bei vielen Fällen einer über das normale Altern hinausgehenden kognitiven Störung ist eine Hirnschädigung jedoch nicht objektivierbar; in diesem Kapitel wurden diese Patienten unter der Bezeichnung „leichte kognitive Störung ohne Nachweis der organischen Genese" dargestellt. Das bislang sicherste Kriterium der Abgrenzung zur Demenzentwicklung im Frühstadium ist die relative zeitliche Stabilität (bzw. die eindeutig raschere Progredienz des Demenzsyndroms bei den meisten Demenzerkrankungen).

Problem des Nachweises einer Hirnschädigung

Weitere Bereiche psychopathologischer Störungen nach Hirnschädigungen, wie beispielsweise affektive, zwangs- oder paranoide Symptomatik,

Mögliche klinische Bedeutung eines komplexen Syndroms nach Hirnschädigung

werden gesondert als Komorbidität klassifiziert. Hier wird erst die Forschung der nächsten Jahre die Frage beantworten lassen, ob nicht doch möglicherweise komplexe Syndrome nach Hirnschädigungen klinische Bedeutung haben; zu denken ist an Syndrome, die kognitive und affektive Symptomatik sowie Persönlichkeitsveränderungen umfassen.

Geringe Verläßlichkeit subjektiver Klagen

Ausschließlich subjektive Klagen über eine kognitive Beeinträchtigung scheinen kein verläßliches Symptom einer Hirnschädigung zu sein und prognostisch geringe Bedeutung zu haben. Die klinische Forschung wird zeigen, in welcher Form dieses Merkmal in den diagnostischen Kriterien der leichten kognitiven Störung enthalten sein sollte.

7 Literatur

Abas MA, Levy R, Sahakian BJ (1990) Neuropsychological deficits and CT scan changes in elderly depressives. Psychol Med 20:507–520

Bleeker ML, Bolla Wilson K, Kawas C, Agnew J (1988) Age specific norms for the Mini Mental State Examination. Neurology 38:1565–1568

Bogerts B, Meertz E, Schönfeldt-Bausch R (1985) Basal ganglia and limbic system pathology in schizophrenia: a morphometric study of brain volume and shrinkage. Arch Gen Psychiatry 42:784–791

Burns A, Jacoby R, Levy R (1991) Progression of cognitive impairment in Alzheimer's disease. J Am Geriatr Soc 39:39–45

Burt DB, Zembar MJ, Niederehe G (1995) Depression and memory impairment: a meta-analysis of the association, its pattern, and specifity. Psychol Bull 117:285–305

*Caine ED (1994) Should aging-associated memory decline be included in DSM-IV? In: Widiger TA, Frances AJ, Pincus HA, First MB, Ross R, Davis W (eds) DSM-IV sourcebook, vol 1. APA, Washington, pp 329–337

**Christensen H, Henderson AS, Jorm AF, Mackinnon AJ, Scott R, Korten AE (1995) ICD-mild cognitive disorder: epidemiological evidence on its validity. Psychol Med 25:105–120

Cohen R (1992) Probleme bei der Erfassung kognitiver Störungen bei endogenen Psychosen. In: Gaebel W, Laux G (Hrsg) Biologische Psychiatrie Synopsis 1990/91. Springer, Berlin Heidelberg New York Tokio, S 183–188

Cooper B, Bickel H, Schäufele M (1996) Early development and progression of dementing illness in the elderly: a general-practice based study. Psychol Med 26:411–419

Copeland JRM, Davidson IA, Dewey ME et al. (1992) Alzheimer's disease, other dementias, depression and pseudodementia: prevalence, incidence and three-year outcome in Liverpool. Br J Psychiatry 161:230–239

Crook T, Bartus RT, Ferris SH, Whitehouse P, Cohen GD, Gershon S (1986) Age-associated memory impairment: proposed criteria and measures of clinical change. Dev Neuropsychol 2:261–276

Crum RM, Anthony JC, Bassett SS, Folstein MF (1993) Population-based norms for the Mini-Mental State Examination by age and educational level. J Am Med Assoc 269:2386–2391

Degkwitz R, Helmchen H, Kockott G, Mombour W (1980) Diagnosenschlüssel und Glossar psychiatrischer Krankheiten. Deutsche Übersetzung der ICD, 9. Revision. Springer, Berlin Heidelberg New York

Drachman DA (1994) If we live long enough, will we all be demented? Neurology 44:1563–1565

Feehan M, Knight RG, Partridge FM (1991) Cognitive complaint and test performance in elderly patients suffering depression or dementia. Int J Geriatr Psychiatry 6:287–293

Folstein MF, Folstein SH, McHugh PR (1975) „Mini-Mental State": a practical method for grading the cognitive state for the clinician. J Psychiatr Res 12:189–198

Gurland BJ, Wilder DE (1984) The CARE interview revisited: development of an efficient differential diagnosis. J Gerontol 39:129–137

Gutierrez R, Atkinson JH, Grant I (1994) Mild neuro-cognitive disorder. In: Widinger TA, Frances AJ, Pincus HA, First MB, Ross R, Davis W (eds) DSM-IV sourcebook, vol 1. APA, Washington, pp 287–317

Heaton RK, Pendleton MG (1981) Use of neuropsychological tests to predict adult patient's everyday functioning. J Consult Clin Psychol 49:307–321

Henderson AS, Huppert FA (1984) The problem of mild dementia. Psychol Med 14:5–11

Horn JL (1982) The theory of fluid and crystallized intelligence in relation to concepts of cognitive psychology and aging in adulthood. In: Craik FIM, Trehub S (eds) Aging and cognitive processes. Plenum, New York, pp 237–278

Hughes CP, Berg, L, Danziger WL, Coben LA, Martin RL (1982) A new scale for the staging of dementia. Br J Psychiatry 140:566–572

Kasten E, Eder R, Robra BP, Sabel BA (1997) Der Bedarf an ambulanter neuropsychologischer Behandlung. Z Neuropsychol 8:72–85

Kiloh LG (1962) Pseudo-dementia. Acta Psychiatr Scand 37:336–351

Koss E, Haxby JV, DeCarli C, Schapiro MB, Friedland RP, Rapoport SI (1991) Patterns of performance preservation and loss in healthy aging. Dev Neuropsychol 7:99–113

Kral VA (1962) Senescent forgetfulness: benign and malignant. Can Med Assoc J 86:257–260

Kral VA (1982) Depressive Pseudodemenz und Senile Demenz vom Alzheimer-Typ. Nervenarzt 53:284–286

Larrabee GJ, Levin HS, High WM (1986) Senescent forgetfulness: a quantitative study. Dev Neuropsychol 2:373–385

Lauter H, Dame S (1991) Depressive disorders and dementia: the clinical view. Acta Psychiatr Scand Suppl 366:40–46

*Levy R, Working Party of the International Psychogeriatric Association (1994) Aging-associated cognitive decline. Int Psychogeriatr 6:63–68

Lezak MD (1995) Neuropsychological Assessment, 3rd edn. Oxford Univ Press, New York

Light LL (1988) Language and aging: competence versus performance. In: Birren JE, Bengtson VL (eds) Emergent theories of aging. Springer, Berlin Heidelberg New York Tokio, pp 177–213

Lindenberger U, Mayr U, Kliegl R (1993) Speed and intelligence in old age. Psychol Aging 8:156–164

Linn RT, Wolf PA, Bachman DL et al. (1995) The ‚preclinical phase' of probable Alzheimer's disease; a 13-year prospective study of the Framingham cohort. Arch Neurol 52:485–490

Liu IY, LaCroix AZ, White LR, Kittner SJ, Wolf PA (1990) Cognitive impairment and mortality: a study of possible confounders. Am J Epidemiol 132:136–143

Livingstone G, Hawkins A, Graham N, Blizard B, Mann A (1990) The Gospel Oak study: prevalence rates of dementia, depression and activity limitation among the elderly residents in Inner London. Psychol Med 20:137–46

Mitrushina M, Satz P (1995) Base rates of the WAIS-R inter subtests scatter and VIQ-PIQ discrepancy in normal elderly. J Clin Psychol 51:70–78

Morris JC, Heyman A, Mohs RC et al. (1989) The Consortium to Establish a Registry for Alzheimer's Disease (CERAD), part I: Clinical and neuropsychological assess-

ment of Alzheimer's disease. Neurology 39:1159-1165
O'Brien JT, Beats B, Hill K (1992) Do subjective memory complaints precede dementia? A 3 year follow up of patients presenting with supposed ‚benign senescent forgetfulness'. Int J Geriatr Psychiatry 7:481-486
O'Connor DW, Pollitt PA, Roth M, Brook CPB, Reiss BB (1990) Memory complaints and impairment in normal, depressed, and demented elderly persons identified in a community survey. Arch Gen Psychiatry 47:224-227
Petersen RC, Smith GE, Ivnik RJ et al. (1995) Apolipoprotein E status as a predictor of the development of Alzheimer's disease in memory-impaired individuals. J Am Med Assoc 273:1274-1278
Plassman BL, Breitner JCS (1996) Apolipoprotein E and cognitive decline in Alzheimer's disease. Neurology 47:317-320
Rediess S, Caine ED, (1996) Aging, cognition, and DSM-IV. Aging Neuropsychol Cogn 3:105-117
Reisberg B, Ferris SH, De Leon MJ, Crook T (1982) The global deterioration scale for assessment of primary degenerative dementia. Am J Psychiatry 139:1136-1139
Reisberg V, Ferris SH, Shulman E et al. (1986) Longitudinal course of normal ageing and progressive dementia of the Alzheimer's type: a prospective study of 106 subjects over 3.6 year mean interval. Progr Neuropsychopharmacol Biol Psychiatry 10:571-578
Reischies FM (1993) Heterogeneity of the time course of cognitive performance of depressed patients. In: Bergener M, Belmaker RH, Tropper MS (eds) Psychopharmacotherapy for the elderly – research and clinical implications. Springer, New York, pp 318-327
Reischies FM (1996) Normales Alter und leichte Demenz. In: Förstl H (Hrsg) Lehrbuch der Gerontopsychiatrie. Enke, Stuttgart, S 366-377
Reischies FM, Schaub RT, Schlattmann P (1996) Normal ageing, impaired cognitive functioning, and senile dementia – a mixture distribution analysis. Psychol Med 26:785-790
*Reischies FM, Lindenberger U (1996) Grenzen und Potentiale kognitiver Leistungen im hohen Alter. In: Mayer KU, Baltes PB (Hrsg) Die Berliner Altersstudie. Akademie, Berlin, S 351-377
Saß H, Wittchen HU, Zaudig M (1996) Diagnostisches und statistisches Manual psychischer Störungen DSM-IV. Hogrefe, Göttingen
Sachdev PS, Smith JS, Angus-Lepan H, Rodriguez P (1990) Pseudodementia twelve years on. J Neurol Neurosurg Psychiatry 53:254-259
Salthouse TA (1985) A theory of cognitive aging. North Holland, Amsterdam
**Schaie KW (1989) Perceptual speed in adulthood: cross-sectional and longitudinal studies. Psychol Aging 4:443-453
Schmand B, Lindebbom J, Launer L, Dinkgreve M, Hooijer C, Jonker C (1995) What is a significant score change on the Mini-Mental State Examination? Int J Geriatr Psychiatry 10:411-414
Stevenson J, Richman N, Graham P (1985) Behavior problems and language abilities at three years and behavioral deviance at eight years. J Child Psychol Psychiatry 26:215-230
Storandt M, Morris JC, Rubin EH, Coben LA, Berg L (1992) Progression of senile dementia of the Alzheimer type on a battery of psychometric tests. In: Bäckman L (ed) Memory function in dementia. Elsevier, Amsterdam, pp 207-226
Tewes U (1991) HAWIE-R, Hamburg-Wechsler Intelligenztest für Erwachsene, Revision 1991. Huber, Bern
Verband deutscher Rentenversicherungsträger (1995) VDR Statistik Rentenzugang. VDR, Frankfurt am Main
Weinberger DR, Berman KF, Zec RF (1986) Physiological dysfunction of the dorsolateral prefrontal cortex in schizophrenia. I: Regional blood flow evidence. Arch Gen Psychiatry 43:114-124
WHO (1992) The ICD-10 classification of mental and behavioral disorders – Clinical description and diagnostic guidelines. WHO, Geneva
*Zaudig M (1995) Demenz und „leichte kognitive Beeinträchtigung" im Alter. Huber, Bern

KAPITEL 11
Delirante, amnestische und andere Syndrome mit vorrangig kognitiven Störungen

L. G. SCHMIDT und H. J. FREYBERGER

1	Einleitung	248
2	**Delirante Syndrome**	248
2.1	Symptomatologie	248
2.2	Epidemiologie	249
2.3	Untersuchungsverfahren	250
2.4	Ätiologie	252
2.5	Klinik	255
2.6	Neurobiologischer Hintergrund	256
2.7	Differentialdiagnose	258
2.8	Therapie	258
3	**Amnestisches Syndrom**	260
3.1	Symptomatologie	260
3.2	Epidemiologie	260
3.3	Exkurs: Lernen und Gedächtnis	261
3.4	Untersuchungsverfahren	263
3.5	Ätiologie	265
3.6	Klinik	265
3.7	Neurobiologischer Hintergrund	267
3.8	Differentialdiagnose	267
3.9	Therapie	268
4	**Andere Syndrome mit vorrangig kognitiven Störungen**	269
5	**Literatur**	270

1 Einleitung

Klassifikation nach ICD und DSM

In diesem Beitrag werden delirante, amnestische und andere Syndrome mit vorrangig kognitiven Störungen behandelt. Diese Syndrome sind in der ICD-10 unter den organischen psychischen Störungen (F0) klassifiziert. Für den speziellen Fall, daß sie als Folge von Alkohol- oder Substanzgebrauch auftreten, sind sie in der ICD-10 jedoch unter der Kategorie der psychischen und Verhaltensstörungen durch psychotrope Substanzen (F1) eingeordnet. Im DSM-IV bilden delirante, amnestische und andere Syndrome (zusammen mit der Demenz), die auf der Grundlage ihrer Ätiologie unterschieden werden, hingegen eine eigene Kategorie. Als Ursachen werden körperliche Erkrankungen (medizinischer Krankheitsfaktor), die Einwirkung einer (psychotropen) Substanz (hier sind z. B. Alkohol, Drogen oder Medikamentennebenwirkungen eingeschlossen) oder die Kombination mehrerer solcher Faktoren (multiple Ätiologien) aufgeführt.

2 Delirante Syndrome

2.1 Symptomatologie

Traditionelle Definition des Delirs

Kernsymptomatik deliranter Zustände ist also eine sich innerhalb kurzer Zeit entwickelnde Bewußtseinsstörung, die mit einer Veränderung kognitiver Funktionen einhergeht. Traditionell wurde in der deutschen Psychiatrie unter dem Begriff Delir ein Krankheitsbild verstanden, das neben der Bewußtseinsstörung (mit den Leitsymptomen der Störung der Wachheit und der Orientierung) durch psychomotorische Unruhe, produktive Symptome wie z. B. optische Halluzinationen und vegetative Störungen wie Tremor, Hyperhidrosis, Tachykardie etc. gekennzeichnet war. Bewußtseinsstörungen konnten unterschiedliche Wachheitsgrade (von leichter Vigilanzminderung bzw. erhöhter Ermüdbarkeit über erhöhte Schlafneigung bzw. Sopor bis zur Bewußtlosigkeit bzw. zum Koma) annehmen. Störungen der Orientierung konnten ebenso eine quantitative Dimension haben, welche von einer diskreten Störung der zeitlichen Einordnung über eine örtlich-räumliche Verunsicherung bis zum Verlust der autopsychischen Orientiertheit reichen kann. Nach dem Verständnis von ICD-10 und DSM-IV werden nun abweichend von dieser eng gefaßten Definition unter Delir in einem weiteren Sinn auch solche Krankheitsbilder verstanden, die man früher aufgrund der Störung der Aufmerksamkeit als (akute) Verwirrtheitszustände („acute confusional states") bezeichnete.

Definition nach ICD-10

So ist gemäß den klinisch-diagnostischen Leitlinien der ICD-10 das Delir ein „ätiologisch unspezifisches Syndrom, das charakterisiert ist durch gleichzeitig bestehende Störungen des Bewußtseins und der Aufmerksamkeit, der Wahrnehmung, des Denkens, des Gedächtnisses, der Psychomotorik, der Emotionalität und des Schlaf-Wach-Rhythmus. Es kann in jedem Alter auftreten, ist jedoch am häufigsten jenseits des 60. Lebensjahres. Der delirante Zustand ist vorübergehend und von wechselnder Intensität; in den meisten Fällen bildet er sich innerhalb von 4 Wochen oder kürzerer Zeit zurück. Delirien mit fluktuierendem Verlauf bis zu 6 Monaten sind jedoch nicht ungewöhnlich, besonders wenn sie im Rahmen einer chronischen Lebererkrankung, eines Karzinoms oder einer subakuten bakteriellen Endokarditis entstehen. Die Unterscheidung, die manchmal zwischen akuten und subakuten Delirien gemacht wird, ist von geringer klinischer Relevanz. Das Zustandsbild sollte als einheitliches Syndrom betrachtet werden mit unterschiedlicher Dauer und unterschiedlichem Schweregrad, der von leicht bis zu sehr schwer reicht. Ein delirantes Zustandsbild kann eine Demenz überlagern oder sich zu einer Demenz weiterentwickeln" (Dilling et al. 1993, S. 74).

Das DSM-IV (Saß et al. 1996) nennt als erstes Hauptmerkmal (A.) des Delirs eine Bewußtseinsstörung (d.h. eine reduzierte Klarheit in der Umgebungswahrnehmung) mit einer eingeschränkten Fähigkeit, die Aufmerksamkeit zu richten, aufrechtzuerhalten oder zu verlagern. Ein weiteres Hauptmerkmal (B.) ist die Veränderung der kognitiven Funktionen (wie Gedächtnisstörungen, Desorientiertheit, Sprachstörungen) oder die Entwicklung einer Wahrnehmungsstörung, die nicht besser durch eine schon vorher bestehende, manifeste oder sich entwickelnde Demenz erklärt werden kann. Nach Hauptkriterium ·C. entwickelt sich das Störungsbild innerhalb einer kurzen Zeitspanne (gewöhnlich innerhalb von Stunden oder Tagen) und fluktuiert üblicherweise im Tagesverlauf. Schließlich ergeben Hinweise aus der Anamnese, der körperlichen Untersuchung oder den Laborbefunden, daß das Störungsbild durch die direkten körperlichen Folgeerscheinungen eines medizinischen Krankheitsfaktors verursacht ist (Hauptkriterium D.).

Definition nach DSM-IV

Als Nebenmerkmale, die aber keine essentielle Bedeutung für die Diagnose haben, werden im DSM-IV-Textteil Störungen des Schlaf-Wach-Rhythmus, psychomotorische und emotionale Störungen genannt. In die ICD-10-Forschungskriterien (besonders restriktiv formuliert, um die Zusammenstellung homogener Patientengruppen zur ermöglichen) sind wiederum die Störungen des Schlaf-Wach-Rhythmus und die psychomotorischen Störungen als obligate Kriterien aufgenommen, wobei die Nichtspezifität der affektiven Symptome betont wird.

2.2 Epidemiologie

Angaben zur Inzidenz und Prävalenz des Delirs variieren zwangsläufig kontextabhängig. Im Kindesalter überwiegen die Fieberdelire, bei Erwachsenen die Alkoholentzugsdelire. In höherem Alter kommen Delire oft im Rahmen einer dementiellen Erkrankung vor. Nach einer zusammenfassenden Bewertung vorliegender Studien kommt Lipowski (1990) zu dem Schluß, daß etwa 10% stationär behandelter Patienten zu irgendeinem Zeitpunkt ihres Klinikaufenthaltes von diesem Krankheitsbild betroffen sind. In Allgemeinkrankenhäusern, die auch ältere Patienten aufnehmen, wurde bei etwa 20% dieser Patienten ein solches Zustandsbild bei Aufnahme oder im weiteren Verlauf diagnostiziert. In den operativen Fächern wurden sogar Häufigkeiten von 25–50% ermittelt. Damit gehören delirante Syndrome zu den häufigsten Krankheitsbildern in der Nervenheilkunde, der inneren Medizin, Chirurgie und Allgemeinmedizin

Delirante Syndrome als häufigste Krankheitsbilder

(Hewer u. Förstl 1994). Man kann aber davon ausgehen, daß diese Zustände häufig unerkannt bleiben oder fehldiagnostiziert werden und damit ihre Häufigkeit eher unterschätzt wird.

2.3 Untersuchungsverfahren

Die klinische Beurteilung des Patienten basiert auf den Komponenten Verhaltensbeobachtung, psychopathologischer Befund und neuropsychiatrischer Status. Aufgrund des fluktuierenden Verlaufs deliranter Syndrome muß die Beurteilung regelmäßig wiederholt werden. Dies hat auf dem Hintergrund einer allgemeinen Anamneseerhebung zu geschehen, die aktuelle Ereignisse sowie medizinische, entwicklungsbezogene, familiäre, soziale und die Persönlichkeit betreffende Aspekte umfaßt.

Verhaltensbeobachtung

Bei Kontaktaufnahme ist bereits der Verdacht auf ein Delir gerechtfertigt, wenn sich innerhalb kurzer Zeit psychopathologische Symptome jedweder Art entwickeln oder verändern. Dies kann an der Sprache und Sprechweise, in wechselnder psychomotorischer Geschwindigkeit, fluktuierendem Affekt oder in unsteter sozialer Interaktion erkennbar werden.

Psychopathologischer Befund

Die psychiatrische Exploration muß auf die Erfassung auch nicht spontan geäußerter kognitiver und affektiver Störungen abzielen; als globale Störungen der Kognition gelten Wahrnehmungsstörungen, die meist als Wahnwahrnehmungen, Illusionen oder (visuelle) Halluzinationen auftreten. Dabei hat der Patient oftmals die wahnhafte Überzeugung, seine Halluzinationen gäben die Wirklichkeit wieder, auf die er heftig emotional reagiert.

Neuropsychiatrischer Status

Die Beurteilung kognitiver Funktionen kann schließlich detaillierter mittels Erhebung des neuropsychiatrischen Status erfolgen. Störungen des Bewußtseins und der Aufmerksamkeit müssen genau beobachtet und wiederholt speziell geprüft werden. So findet man den vigilanzgeminderten Patienten leicht ermüdbar, er zeigt in der Regel ein vermindertes Interesse an der Außenwelt, dabei ist er verlangsamt in seiner Antwortbereitschaft. Der soporöse Patient hingegen schläft immer wieder ein und ist nur durch massive Außenreize weckbar. Den schwersten Grad der Vigilanzbeeinträchtigung stellt das Koma dar, in dem der bewußtlose Patient nicht mehr zur Kommunikation mit der Außenwelt fähig ist.

Aufmerksamkeitsstörungen

Dahingegen können Aufmerksamkeitsstörungen auch beim wachen Patienten vorkommen. Sie sind an einer verminderten Aufmerksamkeitsspanne (z.B. müssen Fragen an den Patienten wiederholt werden), an einer erhöhten Ablenkbarkeit (durch irrelevante Reize) oder an Perseverationen (Patient wiederholt Antworten auf eine frühere Frage) erkennbar. Bisweilen kann es schwierig oder unmöglich sein, mit dem Patienten ein Gespräch zu führen. Es zeigt sich – oft als erstes Symptom – Desorientiertheit zu Zeit oder Ort, selten zur eignen Person.

Gedächtnisstörungen

Gedächtnisstörungen manifestieren sich v.a. in bezug auf das Kurzzeitgedächtnis und können sich auf Lern- oder Enkodierungsprozesse, Wiedererkennung und Wiedergabe des gespeicherten Materials erstrecken. Sie werden überprüft, indem der Patient die Namen verschiedener unzusammenhängender Objekte oder einen kurzen Satz nach wenigen Minuten der Ablenkung (5 min) reproduzieren soll. Im Sprach- und Sinnverständnis sind oft Auffassungsstörungen beobachtbar. Sprachstörungen können sich ferner als Wortbenennungsstörung (Dysnomie) oder Schreibstörung (Dysgraphie) äußern. Manchmal ist die Sprache weitschweifig, assoziativ gelockert bis inkohärent.

Mittels standardisierter Beurteilungsinstrumente können delirante Syndrome quantifiziert werden. Zur Abschätzung des Schweregrades der kognitiven Beeinträchtigung im Delir kann der *Mini-Mental State Examination* (*MMSE*; Folstein et al. 1975) eingesetzt werden, der v. a. Orientierung, Merkfähigkeit, ferner sprachliche, arithmetische und optisch-räumliche Funktionen erfaßt. Allerdings ist der Einsatz begrenzt, da die das Delir oft charakterisierenden Vigilanzschwankungen damit nicht direkt, sondern allenfalls indirekt über die Beeinträchtigung kognitiver Funktionen erfaßt werden. Wenig Erfahrung liegt vor bezüglich der Anwendung der *Delirium Rating Scale* (Trzepacz et al. 1988) und der *Confusion Assessment Method* (Inouye et al. 1990), die bislang nur in englischer Sprache zur Verfügung stehen. Spezielle Instrumente zur Erfassung des Alkoholentzugs sind die *Clinical Institute Withdrawal Assessment for Alcohol* (Sullivan et al. 1989) oder die *Mainz Alcohol Withdrawal Scale* (Banger et al. 1992).

Meßinstrumente

Auf dem Weg zu einer ätiologischen Diagnose sind pathologische Laborparameter wegweisend. Allgemein- oder Systemerkrankungen sind an auffälligen Testergebnissen von Blutbild (inklusive Differentialblutbild, Blutsenkungsreaktion), Elektrolyte (incl. Serumkalzium und -phosphat), Blutzucker, Harnstoff und Kreatinin, Leberwerte, Schilddrüsenfunktionsparameter, Elektrophorese und Elektrokardiographie erkennbar. Bei besonderem Verdacht sollten Spezialuntersuchungen erfolgen (hämatologisch: Blutkulturen, HIV-Tests, Schwermetalle, Kupfer, Coeruloplasmin, Vitamin B12, Folsäure; urologisch: Bakterienkultur, Screening auf Drogen und Schwermetalle; neurologisch: Liquor: Glukose, Eiweiß, Zellzahl, Kulturen für Bakterien, Viren, Pilze; Luesdiagnostik). Bei Intoxikationsverdacht sollten Alkohol und/oder Drogen bzw. Medikamente im Blut oder Urin nachgewiesen werden.

Laborparameter

Die Elektroenzephalographie (EEG) hat eine besondere Bedeutung für die Erfassung der für das Delir pathogenetisch relevanten somatischen Funktionsstörungen. Diese nichtinvasive Methode ist jederzeit und wiederholt einsetzbar und hat den Vorteil hoher Sensitivität, bei allerdings geringer Spezifität. Aus der im EEG erkennbaren, oft typisch veränderten zerebralen Aktivität können beispielsweise Hinweise auf ein metabolisches Geschehen (Allgemeinveränderung), auf raumfordernde Prozesse (Herdzeichen) oder komplex-partiale epileptische Anfälle („2-3/s-w-Komplexe") entnommen werden.

EEG

Während mit der Computertomographie (CT) v. a. akute Blutungen diagnostiziert werden, ist die Magnetresonanztomographie (MRT) für die Beurteilung pathologischer Prozesse in der grauen und weißen Substanz des Hirnparenchyms zu bevorzugen; allerdings ist diese Methode bei unkooperativen oder unruhigen Patienten oft nicht aussagefähig. Die Beur-

CT
MRT

teilung der Hirndurchblutung mittels Single-Photon-Emissions-Computertomographie (SPECT) und des Gehirnstoffwechsels mittels Positronenemissionstomographie (PET) hat bei deliranten Patienten keine praktische Bedeutung; diese Verfahren sollten aber in der Pathogeneseforschung vermehrt eingesetzt werden.

2.4 Ätiologie

Delirante Syndrome als Ausdruck akuter Dekompensation der Hirnfunktion gehen in den meisten Fällen zurück auf zerebrale Prozesse, Allgemeinerkrankungen, exogen-toxische Ursachen und entzugsbedingte Syndrome bei Abhängigkeitserkrankungen. Die wichtigsten Faktoren, deren Einwirkung auf zerebrale Funktionen ein Delir entstehen lassen, sind in Übersicht 1 dargestellt. Höheres Alter hat sich in vielen Studien als allgemeiner Risikofaktor erwiesen.

Internistische Grunderkrankungen

Wichtigste Grunderkrankungen aus internistischer Sicht sind Herz-Kreislauf- und Lungenerkrankungen sowie Infektionen, die sich metabolisch (oft sind die Stoffwechselprodukte unbekannt) oder hypoxämisch (bei besonderer Empfindlichkeit des Gehirns) auf zentralnervöse Funk-

Übersicht 1.
Ätiologie deliranter Syndrome

Tumor:
- zerebral

Trauma:
- Hirnkontusion
- subdurales Hämatom

Infektion:
- zerebral (z. B. Meningitis, Enzephalitis, Lues, HIV)
- systemisch (z. B. Sepsis, Harnwegsinfektion, Pneumonie)

Vaskulär:
- zerebral (z. B. Infarkt, Blutung, Vaskulitis)
- kardial (z. B. Herzinsuffizienz, Schock)

Metabolisch:
- Hypoxämie, Elektrolytstörungen, Azidose, Alkalose, Nieren- oder Leberinsuffizienz, Hypo- oder Hyperglykämie, postiktale Zustände
- endokrin:
  Schilddrüsen- oder Nebennierenstörungen
- nutritiv:
  Thiamin- oder Vitamin-B1-Defizit, Pellagra

Intoxikationen:
- Gifte, Schwermetalle, Arzneimittel

Substanzentzug:
- Alkohol, Sedativa, Hypnotika

Übersicht 2.
Arzneimittel mit deliriogener Potenz

Antibiotika:
- Acyclovir
- Amphotericin B
- Cephalexin
- Chloroquin
- Gyrasehemmer (Chinolone)
- Zykloserin

Anticholinergika:
- Antidepressiva (trizyklisch)
- Antihistaminika
- Anti-Parkinson-Mittel (z. B. Biperiden)
- Atropin
- Diphenhydramin
- Phenothiazine, Clozapin
- Scopolamin
- Spasmolytika

Antikonvulsiva:
- Phenobarbital
- Phenytoin
- Valproat

Antiphlogistika:
- ACTH
- Kortikoide
- Ibuprofen
- Indometacin
- Phenylbutazon

Antineoplastisch:
- 5-Fluorouracil

Anti-Parkinson:
- Amantadine
- Carbidopa
- Levodopa
- Bromocriptin

Antituberkulostatika:
- Isoniazid
- Rifampicin

Analgetika:
- Opiate
- Salicylate
- Synthetische Narkotika

Kardiaka:
- Betablocker
- Clonidin

Übersicht 2
(Fortsetzung)

- Digitalis
- Lidocain
- Methyldopa
- Quinidin
- Procainamid

Sedativa/Hypnotika:
- Barbiturate
- Benzodiazepine
- Gluthetimid

Sympathikomimetika:
- Amphetamine
- Phenylephedrin

Verschiedenes:
- H2-Blocker (z. B. Cimetidine)
- Disulfiram
- Lithium
- Metronidazol
- Propylthiourazil
- Theophyllin

tionen des Gehirns auswirken. Für primäre Stoffwechselstörungen renaler, hepatischer oder endokriner Genese, für konsumierende Erkrankungen oder Ernährungsmangelzustände gelten ähnliche pathogenetische Zusammenhänge. Nach Herz- und Augenoperationen sowie Verbrennungen kommen delirante Syndrome ebenfalls nicht selten vor. Dabei werden für das Postkardiotomiesyndrom perioperativer Abfall von Blutdruck, Herzzeitvolumen und Sauerstoffpartialdruck als pathogenetisch relevant angesehen; nach Kataraktoperationen mag die sensorische Deprivation neben zerebralorganischen Faktoren für ein Delir auslösend sein; die mit Verbrennungen einhergehenden Elektrolyt- und Eiweißverluste sind wiederum entscheidend an der Dekompensation zerebraler Funktionen im Delir beteiligt.

Neurologische Erkrankungen

Unter den neurologischen Erkrankungen können vorbestehende hirndiffuse (z.B. vaskuläre oder primär degenerative Demenzerkrankungen, Aids) wie auch hirnlokale Prozesse (z.B. Tumoren, Insulte) delirante Syndrome auslösen. In der Folge von Hirntraumen sind oft Delirien in typischer Ausprägung, gelegentlich aber auch als psychopathologische Syndrome ohne ausgeprägte aktuelle Bewußtseinsstörungen [Durchgangssyndrome im Sinne von Wieck (s. Scheid 1983, S. 64)] anzutreffen. Bei multimorbiden und polytraumatisierten Patienten wirken schließlich verschiedene krankheitsbedingende Faktoren synergistisch im Sinne der Delirauslösung, ohne daß bei einem bestimmten Patienten der Stellenwert eines jeden einzelnen pathogenen Faktors immer präzisiert werden kann. Mit höherem Lebensalter und zunehmender Demenzschwere steigt jedenfalls die Häufigkeit deliranter Episoden stark an.

Arzneimittel, die ein delirantes Syndrom auslösen können, sind in Übersicht 2 widergegeben. Dabei müssen nicht immer absolute Überdosierungen vorliegen; auch bei therapeutischen Dosen kann die individuelle Empfindlichkeit des Patienten (die sich oft erst in der Delirmanifestation zeigt) bzw. die Kombination von Arzneimitteln (speziell von Psychopharmaka mit anticholinergen Begleitwirkungen) eine entscheidende Rolle in der Syndromgenese spielen. Pharmakogene Delirien kommen bei etwa 1% stationär behandelter psychiatrischer Patienten unter trizyklischen Antidepressiva bzw. mittelpotenten Neuroleptika (Phenothiazinen) vor; unter Clozapin ist die Delirgefahr am höchsten (Schmidt et al. 1987). Schließlich sind alkoholbezogene Intoxikations- und v. a. Entzugszustände häufig mit deliranten Zuständen verbunden, die vergleichsweise ein stärkeres vegetatives Gepräge haben.

Arzneimittel

Alkohol

2.5 Klinik

Der Verdacht auf ein delirantes Syndrom muß aufkommen bei rascher Entwicklung oder schnellem Wechsel psychiatrischer Symptome, bei denen neben einer veränderten Bewußtseinlage kognitive Störungen (v. a. der Aufmerksamkeit und des Gedächtnisses) im Vordergrund stehen. Prodromalerscheinungen [wie Unruhe, Angst, Irritabilität etc. im Sinne der hyperästhetisch-emotionalen Schwächezustände nach Bonhoeffer (1912, S. 37)] können vorausgehen, luzide Intervalle werden dabei seltener. Phasen der Hypo- oder Hyperaktivität wechseln sich ab, nächtliche Unruhezustände und Tagesmüdigkeit werden zunehmend erkennbar. Die Symptomatik kann jederzeit sistieren (Prädelir) und sich zurückbilden. Das Vollbild eines Delirs entwickelt sich meist innerhalb von Stunden bis Tagen, die Dauer wird meist mit wenigen Tagen bis einigen Wochen angegeben.

Prodromalerscheinungen

Vollbild

Ein Alkoholentzugsdelir setzt meist 2–3 Tage nach letztem Alkoholkonsum ein, die Symptomatik erreicht nach 4–5 Tagen ihre maximale Intensität. Ursachen sind eine Verminderung der Trinkmenge, eine Beendigung des Trinkens, v. a. dann, wenn eine schwere körperliche Erkrankung bei Alkoholkranken, die meist 5–15 Jahre exzessiv getrunken haben in Form von z. B. bei Verkehrsunfällen, Traumen, oder Infektionen, hinzukommt.

Alkoholentzugsdelir

Das klinische Bild des Delirs ist allgemein von großer Variabilität und Fluktuation gekennzeichnet, in der Regel nicht vorhersagbar. Allerdings ist die Höhe der Trinkmenge ein Prädiktor für die Schwere des Alkoholentzugs. Nächtlich und in fremder Umgebung können Exazerbationen vorkommen, da die Umgebungsreize nicht mehr zur Orientierung herangezogen werden können. So zerfällt das Zeitraster, und die örtliche Orientierung wird unsicher. Bevor die Orientierung zur eignen Person verloren geht, fallen eine retrograde und anterograde Amnesie auf. Konfabulationen können in dieser Phase beobachtet werden. Das Denken ist zunächst assoziativ gelockert, wird dann aber sprunghaft und inkohärent. Illusionen und visuelle Halluzinationen können vorkommen und paranoid verarbeitet werden. Typischerweise ist der Wahn bei deliranten Syndromen eher von der unmittelbaren Situation geprägt und im Vergleich zu den endogenen Psychosen weniger systematisiert und durchgearbeitet.

Orientierung

Denken

Affekt

Der Affekt ist labil und stark von Umgebungsreizen abhängig. Einige Patienten können affektiv indifferent und psychomotorisch gehemmt wirken (hypoaktives Delir, welches leicht übersehen oder als Depression verkannt wird); andere Patienten wiederum sind hochgradig erregt und können zu aggressiven Durchbrüchen bei ängstlicher oder euphorischer Gestimmtheit neigen (hyperaktives Delir). Aber es gibt auch gemischte Bilder und so kann gerade der rasche Wechsel der Symptomatik ein Kennzeichen des vollausgebildeten Delirs sein. Aphasie, Apraxie und Agnosie können auftreten, sind aber in diesem Zusammenhang ohne lokalisatorische Bedeutung, sondern Ausdruck einer generalisierten zerebralen Funktionsstörung.

2.6 Neurobiologischer Hintergrund

Zerebrale Funktionsstörungen

Seit den klassischen Arbeiten von Engel u. Romano (1959) wird allgemein angenommen, daß das Delir Ausdruck einer globalen zerebralen Funktionsstörung ist. Diese wird im EEG in der Regel durch eine Abnahme des Grundrhythmus und durch vermehrtes Auftreten langsamer Theta- und Deltawellen reflektiert. Die Veränderungen des Grundrhythmus korrelieren in gewissem Grade auch mit psychopathologischen Veränderungen (so der Schwere der Bewußtseinstrübung). Oft zeigen EEG-Ableitungen auch ein flaches, schnelles und irreguläres Hirnstrombild. Frühere Annahmen, daß im Delir der zerebrale Metabolismus global verringert sei, wurden zunächst nicht bestätigt; aber es gibt trotz verfügbarer Techniken wie SPECT und PET bislang nicht genügend systematische Untersuchungen, um die Pathophysiologie des Delirs in bezug auf zerebralen Blutfluß und Sauerstoffverbrauch zu verstehen. Manche Arbeiten weisen darauf hin, daß die zentrale Organisationseinheit („central executive"; „supervisory attentional system") des Arbeitsgedächtnisses, die den Zugriff auf verschiedene Zwischenspeicher regelt und verwaltet, speziell im Delir gestört ist (Shallice 1988).

Fokale Läsionen

Arbeiten zur funktionellen Neuroanatomie haben gezeigt, daß delirante Syndrome auch mit fokalen Läsionen in Zusammenhang stehen können. Vor allem ist das aszendierende retikuläre Aktivierungssystem (ARAS) im Hirnstamm in Zuständen gestörter Vigilanz (verminderter Arousal) beeinträchtigt; bei schweren Störungen resultiert Koma und Bewußtlosigkeit. Läsionen zentral liegender Hirnstrukturen, wie des Thalamus und Hypothalamus sind ebenfalls für Veränderungen der Bewußtseinslage verantwortlich gemacht worden (Wise u. Brandt 1992). Darüber hinaus soll der posteriore Teil des linken zerebralen Kortex an der Vermittlung von Bewußtseinsinhalten beteiligt sein; so wurde gezeigt, daß Läsionen der linken A. cerebri posterior des temporoparietookzipitalen Übergangs in besonderem Maße zu deliranten Syndromen prädisponieren. Auch konnten innere und kortikale Atrophien im Bereich dieser Assoziationsareale gehäuft nachgewiesen werden. Von Schädigungen dieser Lokalisation ist anzunehmen, daß sie eine Abtrennung neokortikaler Assoziationsareale vom posterioren Hippocampus bedingen und dadurch die Zuwendung und Aufrechterhaltung der Aufmerksamkeit – möglicherweise als Funktion der nichtdominanten Hemisphäre – beeinträchtigen.

Neurobiochemische Veränderungen im Delir sind vielfältiger Art. So gibt es Hinweise auf ein (passageres) cholinerges Defizit, speziell im basalen Vorderhirn und der Pons; dabei ist die Synthese von Azetylcholin besonders hypoxieempfindlich. Störungen des zentralen Sauerstoffverbrauchs, der Hirndurchblutung oder des zentralen Energiestoffwechsels führen zu Veränderungen der extrazellulären Kaliumkonzentrationen und damit zu leichteren Depolarisationen erregbarer Strukturen. Diese Störungen der Ionenhomöostase können zum einen zu einer vermehrten Kalzium-abhängigen Transmitterfreisetzung führen, was besonders für Dopamin, Noradrenalin und Glutamat gilt, und zum anderen zu einer Abnahme der neuronalen Wiederaufnahme der Neurotransmitter. Beide Mechanismen führen zu einer relativen Erhöhung der synaptischen Konzentrationen dieser Neurotransmitter; eine Ausnahme scheint das Azetylcholin zu sein, dessen Synthese und Freisetzung infolge von Hypoxien eher reduziert ist (Müller u. Hartmann 1999). Auch gegenüber Alkohol sind cholinerge Neurone besonders vulnerabel; so wurde bei autoptischen Untersuchungen von Gehirnen Alkoholkranker im frontalen Kortex eine erheblich (um 45%) verminderte Anzahl cholinerger Rezeptoren gefunden (Freund u. Ballinger 1988). Diese Befunde weisen auf die Bedeutung cholinerger Neurone für die alkoholische Delir- und Demenzgenese hin. Anticholinerge Begleitwirkungen verschiedener Arzneimittel belegen schließlich ebenfalls einen solchen delirauslösenden Mechanismus; es könnten aber auch gabaerge (z. B. bei den Chinolonen) oder glutamaterge (z. B. bei Zykloserin) Dysfunktionen beteiligt sein.

Neurobiochemische Veränderungen

Für die vegetative Teilkomponente deliranter Syndrome, möglicherweise aber auch für Unruhe und Erregung, ist speziell eine noradrenerge Überstimulation verantwortlich. So wurden erhöhte zerebrale Noradrenalinwerte bei deliranten Parkinson-Patienten unter L-Dopa-Therapie gefunden; auch im Alkoholentzugsdelir werden vermehrt Abbauprodukte von Noradrenalin (wie 3-Methoxy-4-Hydroxy-Phenylglykol; MHPG) im Liquor, Blut und Urin nachgewiesen. Als Ausdruck der Aktivierung des Hypothalamus-Hypophysen-Nebennierenrinden-Systems („Streßachse") im Alkoholentzug findet man Erhöhungen des Kortikotropin-releasing-Hormons (CRH), des adrenokortikotropen Hormons (ACTH) sowie Kortisolerhöhungen, wobei sich dessen pathologischer Funktionszustand mit dem Abklingen der klinischen Symptomatik wieder normalisiert (Hawley et al. 1994).

Die im Alkoholdelir oft beobachteten produktiven Symptome, wie Halluzinationen, könnten damit zusammenhängen, daß im Entzug ausgeschüttetes Dopamin auf eine vermehrte Anzahl von Rezeptoren trifft. Dieser hyperdopaminerge Zustand wäre als Rebound-Phänomen auf die in der chronischen Alkoholintoxikation autoradiographisch nachgewiesene verminderte Anzahl dopaminerger Rezeptoren zu verstehen; in gleicher Weise sind die im Entzug gemessenen erniedrigten Konzentrationen des Dopaminmetaboliten Homovanillinsäure zu beurteilen. Die mit komplizierten Alkoholentzügen einhergehenden zerebralen Krämpfe werden speziell auf die gesteigerte Aktivität des glutamatergen Systems [vermehrte Anzahl von N-Methyl-D-Aspartat-(NMDA-)Rezeptoren] und eine verminderte Funktion inhibitorischer Mechanismen (verzögerte Restitution von GABA-A-Rezeptoren) zurückgeführt (Rommelspacher et al.

Alkoholdelir

1991). Schließlich wurde im Liquor deliranter Patienten mit unterschiedlicher Grunderkrankung ein Abfall von Somatostatin und β-Endorphin-Aktivität gefunden (Koponen et al. 1994).

2.7 Differentialdiagnose

In differentialdiagnostischer Hinsicht sind Delirien von anderen organischen Syndromen, insbesondere den Demenzerkrankungen zu unterscheiden, wobei sich delirante und dementielle Syndrome überlagern können. In der Regel sind die Anamnese, der zeitliche Ablauf (akuter Beginn, Progression) und die Ergebnisse der labortechnischen Untersuchungen für die Diagnose leitend. Verglichen mit Dementen weisen delirante Patienten häufiger vegetative Symptome auf. Gelegentlich wird nach einer deliranten Episode erstmals die Diagnose einer dementiellen Erkrankung gestellt, die vorher nicht zu erkennen war.

Abgrenzung zur Demenz

Abgrenzung von psychotischen Erkrankungen EEG

Ferner sind akut psychotische, insbesondere schizophrene oder affektive Zustandsbilder, bei denen Züge von Verwirrtheit vorhanden sein können, abzugrenzen [Verwirrtheitspsychose im Sinne von Leonhard (1995, S. 72)]. Das EEG kann bei der Unterscheidung zwischen Delir und funktionellen psychiatrischen Erkrankungen eine wichtige Rolle spielen; eine Frequenzverlangsamung im EEG kann als wichtiger Hinweis auf ein Delir gewertet werden, während ein normales EEG diese Diagnose praktisch ausschließt.

2.8 Therapie

Delirante Episoden können der Auftakt der Manifestation einer anderen körperlichen Erkrankung oder die Verschlimmerung eines schon bekannten klinischen Zustandes sein, so daß unmittelbar Untersuchungen zur ätiologischen Abklärung durchgeführt werden müssen. Allerdings gelingt es in 20% der diagnostizierten Delirfälle nicht, den auslösenden Grund für das Delir zu ermitteln (Lipowski 1990).

Komplikationen

Ein Delir im Alkoholentzug ist ein potentiell lebensbedrohlicher Zustand; bei somatischen Begleiterkrankungen oder Polytraumen wurden früher Todesraten von etwa 20% angegeben; neuere Statistiken gehen von einer Todesrate von 1% aus. Insgesamt ist die Gesamtmortalität von Patientengruppen mit verschiedenen Grunderkrankungen, die ein Delir haben, höher als bei nichtdeliranten Patienten; dies gilt sowohl für die aktuelle Krankheitsperiode als auch für einen katamnestischen Zeitraum. Zum Tode können aktuelle Infektionen, Fettembolien, Herzrhythmusstörungen, Elektrolytentgleisungen, metabolische Störungen, Fieber, Pankreatitiden etc. führen. Intoxikationsdelire mit anticholinergen Arzneimitteln sind milder und ohne fatale Komplikationen. Allerdings ist der Krankenhausaufenthalt von Patienten, die ein Delir entwickeln, im Durchschnitt länger als bei Patienten, die kein Delir haben.

Berücksichtigung der Grunderkrankung

Die Behandlung des Delirs richtet sich nach der Grunderkrankung. Ist diese eine Pneumonie, müssen entsprechend wirksame Antibiotika und fiebersenkende Mittel verabreicht werden. Liegt ein exzessiver Blutdruck oder sogar ein Papillenödem vor, muß umgehend eine antihypertensive Behandlung eingeleitet werden.

Bei einem Alkoholentzugsdelir sind initial Thiamin (100 mg/Tag i.m.) und eine Antidelirtherapie einzuleiten. Als Mittel erster Wahl gilt vielfach Clomethiazol (in Saft oder Kapseln). Bei polytraumatisierten Patienten wird von Clomethiazol wegen der bei i.v.-Applikation eintretenden Atemdepression und der Gefahr der Pneumonie infolge starker Bronchialsekretion jedoch abgesehen und unter intensivmedizinischen Bedingungen hochdosiert mit Benzodiazepinen, Clonidin und Haloperidol behandelt. Bei einem medikamentös induzierten Delir sind die verantwortlichen Arzneimittel sofort abzusetzen. Sind Anticholinergika die Ursache, wird gelegentlich Physostigmin als Antidot empfohlen, sofern das Absetzen allein nicht ausreicht. Allerdings muß das Risiko schwerer Nebenwirkungen, wie z.B. von Herzrhythmusstörungen, Asthma bronchiale oder zerebralen Anfällen abgewogen werden.

Antidelirtherapie bei Alkoholentzugsdelir

Neben diesen spezifischen Therapieansätzen ist eine Reihe von Allgemeinmaßnahmen anzuwenden, die auch bei unbekannter Grunderkrankung zu berücksichtigen sind. Zunächst ist wie bei Schwerkranken allgemein eine hinreichende Ernährung und Flüssigkeitszufuhr, die Prophylaxe von Thromboembolien und sekundären Infektionen, ggf. die regelmäßige Umlagerung und frühzeitige Mobilisation sowie die Überwachung von Vitalparametern sicherzustellen; Elektrolytstörungen sind auszugleichen.

Allgemeinmaßnahmen

Darüber hinaus sollten die Umgebungsbedingungen so gestaltet sein, daß dem Patienten die Orientierung (z.B. große Uhr im Krankenzimmer, lesbare Schilder und Kalender, gute Beleuchtung, Fenster für Tageslicht) erleichtert wird. Irritationen durch plötzliche und laute Geräusche, aber auch durch Reizarmut sollten vermieden werden. Eine möglichst weitgehende Konstanz der Bezugspersonen und des Pflegepersonals sowie ein regelmäßiger Kontakt zu den Angehörigen ist wünschenswert; die emotionale Zuwendung sollte verläßlich, die Sprache einfach und unmißverständlich sein. Auf die Notwendigkeit, Fehlhandlungen deliranter Patienten zu begegnen, sollte das Personal eingerichtet sein.

Gestaltung der Umgebung

Die Pharmakotherapie deliranter Syndrome ist symptombezogen durchzuführen. Ein Patient mit einem stillen, hypoaktiven Delir benötigt keine Psychopharmakotherapie. Bei intermittierender oder persistierender psychomotorischer Agitation kann es allerdings notwendig sein, den Patienten zu sedieren. Dabei sollte eine Medikation gewählt werden, die Atmung, Blutdruck oder Bewußtseinslage nicht beeinträchtigt. Diesen Forderungen kommt das Butyrophenon Haloperidol als hochpotentes Neuroleptikum am nächsten; eine niedrige Dosis (1 mg oral) sollte gewählt werden, die ggf. mehrmals am Tag appliziert werden kann. Bei schwerer Erregung können auch höhere Dosen, notfalls intravenös verabreicht werden. Allerdings ist dann mit extrapyramidalen Nebenwirkungen zu rechnen, die den Einsatz von Haloperidol begrenzen. Diese sollten aber nicht zu einer reflexartigen Verabreichung von Biperiden führen, da dadurch das Delir nur wieder akzentuiert werden kann. Al-

Pharmakotherapie

- Neuroleptika

– *Benzodiazepine*   ternativ kommen Benzodiazepine in Frage, die Vorteile gegenüber den mittel- und niederpotenten Neuroleptika haben.

3 Amnestisches Syndrom

3.1 Symptomatologie

Das Kernmerkmal amnestischer Syndrome ist die erworbene Beeinträchtigung der Fähigkeit, bei erhaltenem Bewußtsein neue Informationen im Gedächtnis zu speichern und wiederzugeben.

Definition nach ICD-10   Gemäß den klinisch-diagnostischen Leitlinien der ICD-10 ist das amnestische Syndrom charakterisiert durch eine „auffallende Beeinträchtigung des Kurzzeit- und Langzeitgedächtnisses, während das Immediatgedächtnis erhalten ist. Die Fähigkeit, neues Material zu lernen, ist erheblich reduziert. Dies führt zu anterograder Amnesie und zeitlicher Desorientiertheit. Eine ebenfalls vorhandene retrograde Amnesie wechselnder Ausprägung kann im Laufe der Zeit zurückgehen, wenn sich auch die zugrundeliegende Läsion oder der pathologische Prozeß zurückbildet. Konfabulationen können ein deutliches, aber nicht ständig vorhandenes Merkmal sein. Wahrnehmung und andere kognitive Funktionen, einschließlich Intellekt sind i. allg. intakt. Vor diesem Hintergrund erscheint die Gedächtnisstörung besonders auffällig. Die Prognose ist abhängig vom Verlauf der zugrundeliegenden Läsion (die typischerweise das hypothalamisch-dienzephale System oder den Hippocampus betrifft). Grundsätzlich ist eine fast völlige Rückbildung möglich" (Dilling et al. 1993, S. 73 f.).

Definition nach DSM-IV   Nach DSM-IV (Saß et al. 1996) ist das Hauptmerkmal (A.) des amnestischen Syndroms die Beeinträchtigung der Fähigkeit, neue Informationen zu lernen oder die Unfähigkeit, erst kürzlich gelernte Informationen zu erinnern. Gemäß (B.) muß die Gedächtnisstörung eine erhebliche Beeinträchtigung der sozialen oder beruflichen Leistungsfähigkeit verursachen und ein erhebliches Abweichen von einem früheren Funktionsniveau darstellen. Die Gedächtnisstörung tritt nicht nur während eines Delirs oder im Rahmen einer Demenz auf (C.). Es gibt Hinweise aufgrund der Anamnese, des körperlichen Befundes oder technischer Zusatzuntersuchungen, daß die Störung Folge einer allgemeinen körperlichen Erkrankung, einer Gehirnschädigung oder überdauernder Wirkungen von Substanzen (psychotrope Substanzen oder Medikamente) ist (D.). Dabei erlaubt das DSM-IV die Spezifikation „vorübergehend", wenn die Beeinträchtigung des Gedächtnisses für 1 Monat oder kürzer andauert oder „chronisch" bei längerer Beeinträchtigung.

3.2 Epidemiologie

Amnestische Störungen sind so selten, daß es keine verläßlichen Daten zur Punkt- oder Lebenszeitprävalenz gibt. Eine kürzlich veröffentlichte Studie gab die Inzidenz der transienten globalen Amnesie mit 5,2 Fällen pro 100.000 Einwohnern pro Jahr an (Caine et al. 1995). Das Korsakow-

11 Delirante, amnestische und andere Syndrome mit vorrangig kognitiven Störungen

Syndrom soll 3% aller alkoholbezogenen Störungen ausmachen (Franklin u. Francis 1992):

3.3 Exkurs: Lernen und Gedächtnis

Zum Verständnis von Gedächtnisstörungen sollen kurz Funktion und Organisation des Gedächtnissystems dargestellt werden (Lezak 1995; Kandel et al. 1996; Squire u. Alvarez 1995; Hodges u. McCarthy 1995). Nach heutigen Vorstellungen unterscheidet man ein „primäres" Gedächtnis von einem „sekundären" Gedächtnis (s. auch Kap. 13, Bd. 1).

Das primäre Gedächtnis wird auch Kurzzeitgedächtnis genannt und dient dem kurzfristigen Halten von Informationen und als Arbeitsgedächtnis der kognitiven Bearbeitung von Informationen. Man nimmt an, daß es aus spezialisierten (z. B. dem verbalen und visuospatialen) Subsystemen und einer zentralen Kontrolle besteht, wobei die Inhalte unmittelbar im Bewußtsein präsent bleiben. Dadurch können Probleme gelöst und Entscheidungen über das künftige Verhalten getroffen werden. Die Kapazität des primären Gedächtnissses ist jedoch begrenzt.

Primäres Gedächtnis

Das sekundäre Gedächtnis ist das Langzeitgedächtnis, ist prinzipiell unbegrenzt und wird wiederum in ein explizites und ein implizites Gedächtnis unterteilt. Im expliziten (deklarativen) Gedächtnis werden Informationen über das eigene Leben (im sog. episodischen Gedächtnis) und Sachwissen (im sog. semantischen Gedächtnis) kodiert. Dabei ist die Bildung dieser Gedächtnisinhalte vom Einbezug des primären Gedächtnisses abhängig, so daß kognitive Prozesse wie bewußtes Aufnehmen der Information, Bewertung, Vergleich und Schlußfolgerung ablaufen können.

Sekundäres Gedächtnis

- explizites (deklaratives) Gedächtnis

Zunächst erfolgt im sensorischen Speicher der Vorgang der Registrierung eingehender Informationen (im Millisekundenbereich). Diese Vorgänge sind noch nicht Ausdruck eigentlicher Gedächtnisfunktionen, sondern sind vielmehr an jene Strukturen gebunden, die komplexe Sinneseindrücke verarbeiten. Von dort wird die Information in das Arbeitsgedächtnis („working memory") übernommen, wo die Information aufmerksamkeitsabhängig im Sekundenbereich aktiv gespeichert wird (Immediatgedächtnis) bzw. (im Minutenbereich) mit Daten zusätzlicher Kapazitätsspeicher (z. B. des verbalen oder visuospatialen Systems) verbunden werden. Durch Wiederholungsvorgänge („rehearsal") wird der Speichervorgang vertieft.

- Informationsverarbeitung im expliziten Gedächtnis

Diese Funktionen sind an Strukturen des medialen Temporallappens gekoppelt. Dazu gehören der Hippocampus, der entorhinale Kortex (der einen Großteil der Eingangssignale in den Hippocampus vermittelt), das Subiculum, in die wiederum ein Großteil der hippocampalen Projektionen zieht und schließlich parahippocampale Kortexanteile. Läsionen dieser Bereiche stören die Abspeicherung (Kodierung) neuer Informationen. Damit ist v. a. der Hippocampus der Ort zur Speicherung kurzfristiger Inhalte, die später ins Langzeitgedächtnis übertragen werden. Die Übertragung der Informationen in andere Hirngebiete, vermutlich in den Kortex (Langzeitspeicher), wird Konsolidierung genannt. Störungen dieser Vorgänge ist Grundlage der anterograden Amnesie. Eine eigene

- beteiligte Hirnstrukturen

neuronale Repräsentation im inferotemporalen Kortex ist zuständig für die Repräsentation von Gesichtern; entsprechende Läsionen gehen mit einer Prosopagnosie einher.

Durch den bewußten Akt des Sich-an-etwas-Erinnerns („retrieval", „recall", „decoding") werden explizite Gedächtnisinhalte in das Bewußtsein zurückgeholt. Können Gedächtnisinhalte, die vor Einsetzen einer Hirnschädigung gespeichert wurden, nicht mehr abgerufen werden, spricht man von einer retrograden Amnesie; diese Störung geht v. a. auf eine Schädigung des temporalen Neokortex zurück. Neuere PET-Studien haben gezeigt, daß bei bestimmten (Priming-)Gedächtnisprozessen der (rechte) Hippocampus, bei Recall-Prozessen v. a. das Frontalhirn aktiviert wird (Squire et al. 1992; Tulving et al. 1994).

– implizites (prozedurales) Gedächtnis

Das sog. implizite (prozedurale) Gedächtnis ist eher reflexiver und automatischer Natur, und seine Bildung als auch der Abruf sind nicht unbedingt an bewußte Aufmerksamkeit oder kognitive Vorgänge gebunden. Diese Form des Gedächtnisses bildet sich durch viele Wiederholungen langsam aus und äußert sich hauptsächlich in verbesserter Leistung bei verschiedenen Aufgaben. Zu den Formen gehören bestimmte Fähigkeiten der (unbewußten) Wahrnehmung („priming"), motorische Fertigkeiten („motoric skills") und das Erlernen bestimmter Regeln und Vorgehensweisen, wie beispielsweise einer Grammatik; das implizite Gedächtnis wird ferner bei klassischen Konditionierungsaufgaben gebildet („conditioning"). Lerninhalte, wie z. B. beim Vokabellernen, können später automatisch abgerufen werden, ohne daß es einer bestimmten Anstrengung bedarf. Das für die Lösung bestimmter Aufgaben benötigte implizite Gedächtnis ist schließlich an die Aktivität der an der Lernaufgabe beteiligten sensorischen und motorischen Systeme gebunden; entsprechend sind die Gedächtnisinhalte durch Speichermechanismen innerhalb dieser Funktionssysteme lokalisiert. Das implizite Gedächtnis ist nicht an den Hippocampus, sondern an das Zerebellum, die Amygdala und – bei einfachen Formen des Lernens – an die spezifischen sensorischen und motorischen Systeme gebunden, die mit der Lernaufgabe in Verbindung stehen. Diese Gedächtnisfunktionen sind bei Amnestikern oft nicht gestört.

Neuronale Grundlagen von Lernen und Gedächtnis

Für die komplexeren Formen des Lernens, speziell für das explizite Gedächtnis, sind inzwischen einige spezifische Funktionsweisen bekannt (Kandel et al. 1996). Ein einzigartig hochverschaltetes Netzwerk im Hippocampus („trisynaptic circuit") wird bei Lernaufgaben aktiviert, wobei die Speicherfunktion v. a. über das Phänomen der Langzeitpotenzierung („long-term-potentiation", LTP) vermittelt wird. Dieser neuronale Verstärkermechanismus ist exzitatorischer Natur und basiert auf glutamaterger Transmission (NMDA-Rezeptoren) und dem Influx von Kalziumionen. Er ist die Grundlage struktureller Veränderungen an der Synapse und von Veränderungen der Genexpression im Neuron. Man kann davon ausgehen, daß das Langzeitgedächtnis auf der Ausbildung neuer synaptischer Verbindungen (synaptische Plastizität) und der Biosynthese neuer Proteine beruht. Diese Prozesse sollen v. a. während des Schlafes (während REM-Phasen oder „slow-wave-sleep" als Ausdruck der Konsolidierung) ablaufen.

Inzwischen werden die molekularen Mechnismen von Lernen und Gedächtnis mit Hilfe transgener Tiere untersucht; so konnte gezeigt werden, daß das Ausschalten bestimmter Gene („gene knockout") zu einem Verlust von LTP und Störungen des räumlichen Lernvermögens führt. Die Bedeutung von Arzneimitteln, die cholinerge Funktionen oder auch glutamaterge Mechanismen modulieren, ist für die Behandlung amnestischer Syndrome z. Z. noch nicht absehbar (Aigner 1995).

3.4 Untersuchungsverfahren

Für die klinische Diagnostik hat sich die (willkürliche) Einteilung von Gedächtnisstörungen in Immediatgedächtnis (Ultrakurzzeitgedächtnis, „immediate memory"), Kurzzeitgedächtnis („recent memory") und Langzeitgedächtnis („remote memory") durchgesetzt (Lezak 1995; Heilman u. Valenstein 1993). Das Immediatgedächtnis wird aktiviert, wenn man Patienten auffordert, Material im Umfang von 7±2 Items („digit span", wie z.B. eine Zahlenreihe), das in die Aufmerksamkeitsspanne und damit in den Abschnitt der Registrierung fällt, zu reproduzieren; dabei kann die Leistungsfähigkeit für verbale und visuelle Aufgaben störungsspezifisch unterschiedlich sein.

Immediatgedächtnis
– „digit span"

Das Kurzzeitgedächtnis repräsentiert sich durch das Aufnehmen und Wiedergeben von Aufgaben (neues Lernen), die nach Ablenkung der Aufmerksamkeit (durch Exposition von Distraktorreizen) nach etwa 5–7 min wiedergegeben werden sollen. Ausdruck der anterograden Amnesie ist die Störung im Umgang mit solchen Gedächtnisinhalten, deren Bearbeitung nach dem Beginn der Erkrankung zu erfolgen hat. Diese Patienten sind erheblich im alltäglichen Leben beeinträchtigt, ihre Lern- und Gedächtnisstörungen sind vielfältig beobachtbar. So können sie sich die Namen des Personals oder neuer Patienten auf einer Station nicht merken; sie erscheinen desorientiert, da sie sich den Ort oder einen Weg nicht einprägen konnten. Allerdings wirken sie in der ersten Konversation und sozialen Interaktion intellektuell zunächst nicht auffällig; erst wenn sie aufgefordert werden, sich an kürzlich zurückliegende Ereignisse zu erinnern, wird die Gedächtnisstörung offenkundig. Die Störung wird auch erkennbar, wenn der Patient nach etwa 5–7 min beispielsweise 3 Begriffe, die er nach Aufforderung selbst wiederholt hat (um Wahrnehmungs- und Auffassungsstörungen auszuschließen), nach Zwischenschaltung einer Gesprächssequenz nicht oder nur unzureichend wiedergeben kann.

Kurzzeitgedächtnis

– Erfassung von Beeinträchtigungen im Alltag

Ausgehend von Alltagsanforderungen erscheint die Prüfung der freien Reproduktion einmal gehörter Texte besonders wichtig; Patienten, die hier Schwierigkeiten haben, sind vielen Einschränkungen (z.B. in Gesprächen, bei gesprochenen Rundfunk- oder Fernsehinformationen) unterworfen. Entsprechend kann man auch kurzfristige Behaltensleistungen für visuelle Informationen durch die freie Reproduktion bzw. das Wiedererkennen komplexer geometrischer Muster prüfen. (Dabei sind Gesichtsfeldeinschränkungen oder visuell-räumliche Wahrnehmungsstörungen auszuschließen).

– freie Reproduktion

Langzeitgedächtnis

Zusätzlich zu Störungen des Kurzzeitgedächtnisses ist bei amnestischen Patienten vielfach auch das Langzeitgedächtnis gestört. Das Langzeitgedächtnis zeigt sich in der Fähigkeit, länger zurückliegende Informationen wiederzugeben, deren Speicherung dem Beginn der Erkrankung, die der Gedächtnisstörung zugrunde liegt, vorausging. Dabei umfaßt das sog. semantische Gedächtnis unser in Sprache gebundenes Wissen, das sog. episodische Gedächtnis speziell autobiographische Informationen.

- Erfragen autobiographischer Informationen

Um eine retrograde Amnesie zu prüfen, kann nach autobiographischen Details oder öffentlich zugänglichen Informationen (historische Ereignisse oder politische Personen, wie frühere Bundespräsidenten) gefragt oder es können der betreffenden Person Bilder solcher Persönlichkeiten („Famous-faces-Test") vorgelegt und deren Namen erfragt werden.

Autobiographisches Gedächtnis

Nach dem kognitiven Modell von Hodges u. McCarthy (1995) ist das autobiographische Gedächtnis hierarchisch strukturiert. So liegen unter frontaler Kontrolle planerische Prozesse, die Beziehung haben zu untergeordneten sog. thematischen Gedächtnisspeichern, die über den Zugriff thalamofrontaler Bahnen aktiviert werden; die dazu gehörenden verbalen Labels (semantisches Gedächtnis) sind wahrscheinlich im temporalen (und inferioren parietalen Kortex) repräsentiert; die individuellen autobiographischen Informationen (episodisches Gedächtnis) sind wiederum in sensorischen und motorischen Arealen gespeichert.

Muster retrograder Amnesie

Dabei werden 3 verschiedene Muster retrograder Amnesien unterschieden: 1. zeitlich (auf einen bestimmten Abschnitt bezogene) limitierte Störungen, wie z. B. bei mit Elektrokrampftherapie behandelten depressiven Patienten; 2. zeitlich weitreichende Störungen (die über die zeitlich limitierte retrograde Amnesie hinausgehen und Inhalte betreffen, die vor langen Jahren erworben wurden und längst konsolidiert sind), wie z. B. beim Korsakow-Syndrom; 3. zeitlich umfassende Störungen mit einem praktisch kompletten Verlust von Gedächtnisinhalten, wie z. B. bei Patienten mit einer überstandenen Herpes-simplex-Enzephalitis oder einer fortgeschrittenen Huntington-Chorea. [Dabei werden ausgedehnte Läsionen v. a. im limbischen System, aber auch in temporalen, frontalen, parietalen und okzipitalen Rindengebieten vorgefunden (Damasio u. van Hoesen 1985; Heilman u. Valenstein 1993).]

Meßinstrumente

Standardisierte Tests erlauben zusätzlich eine detailliertere Erfassung der Art und des Schweregrades der Störung. Dieses Ziel kann jedoch nur erreicht werden bei einer umfassenden neuropsychologischen Untersuchung, die die allgemeinen intellektuellen Fähigkeiten, sprachlichen Funktionen, visuospatialen Fertigkeiten, motorischen und frontalen „exekutiven" Funktionen (einschließlich Selbstbeurteilung) erfaßt. In üblichen Intelligenztests (wie dem *Hamburg-Wechsler-Intelligenztest für Erwachsene*) oder Konzentrationstests (solange die Information in der unmittelbaren Aufmerksamkeitsspanne gehalten werden kann) läßt der klassische amnestische Patient zunächst keine oder keine gröberen Ausfälle erkennen. Auffällig wird der amnestische Patient hingegen in der *Wechsler-Memory-Scale (WMS* mit 7 Subtests; Wechsler 1945). Der aus den Subtests gebildete, globale Gedächtnisquotient (MQ) wurde jedoch häufig kritisiert; die revidierte Skala *(WMS-R)* erlaubt hingegen eine differenzierte diagnostische Aussage.

- WMS-R

Zum klinischen Standard und insbesondere zur prognostischen Beurteilung rehabilitativer Maßnahmen gehört es, die Lernfähigkeit der Patienten zu prüfen. Dazu werden (verbale) Lerntests verwendet, bei denen die Informationen wiederholt dargeboten werden und der Lernzuwachs nach jedem Durchgang geprüft wird (z. B. bei Assoziationstests mit Wortpaaren oder Gesichter-Namen-Paaren). Lern- und Behaltensleistungen für visuelle Informationen (einfache und komplexe geometrische Figuren) können mit dem *Benton-Test* (Benton 1968) oder dem *Diagnosticum für Cerebralschädigung* (*DCS*; Weidlich u. Lamberti 1980) geprüft werden. Weitere Details zu den neuropsychologischen Untersuchungsverfahren und ihren Anwendungen sind bei von Cramon u. Zihl (1988) beschrieben.

– Benton-Test
– DCS

3.5 Ätiologie

Amnestische Syndrome sind in der Regel die Folge pathologischer Prozesse, die speziell dienzephale Strukturen (Thalamus und Mamillarkörper), Strukturen des medialen Temporallappens (Hippocampus, Amygdala), des Fornix, des basalen Vorderhirns sowie des präfrontalen Kortex betreffen. Oft sind die Läsionen bilateral, sie können aber auch bei unilateralem Auftreten zu Defiziten führen. Als Ursachen kommen Schädel-Hirn-Traumen (stumpfe Traumen, penetrierende Schußverletzungen), lokale Tumoren, Hirnoperationen, Infarkte im Stromgebiet der A. cerebri posterior), Hypoxien und Enzephalitiden (v. a. vom Herpes-simplex-Typ) in Betracht; chronischer Alkoholabusus und ein begleitendes Thiamindefizit sind mit der häufigste Grund für die Entstehung amnestischer Syndrome.

Hirnläsionen

Chronischer Alkoholmißbrauch

Treten amnestische Syndrome (als globale Amnesien) vorübergehend auf, gehen sie meist auf zerebrovaskuläre Erkrankungen (mit Durchblutungsveränderungen im vertebrobasilären System), Hypoxien (z. B. nach Herzstillstand, Reanimation, Suizidversuch), akute Intoxikationen [z. B. nach alkoholischen Exzessen als „Filmriß" oder Blackout, selten einmal nach Benzodiazepineinnahme, speziell mit hochaffinen Substanzen, z. B. Triazolam (Van-der-Kroeff-Syndrom)] sowie auf Vergiftungen (mit Kohlenmonoxid, Isoniazid, Blei, Arsen), zerebrale Krampfanfälle (postiktal, aber auch nach Elektrokrampftherapie) oder andere episodisch auftretende Störungen zurück.

Vorübergehende amnestische Syndrome

3.6 Klinik

Im Zentrum amnestischer Syndrome steht die Unfähigkeit des Patienten, zu lernen und neue Informationen wiederzugeben (anterograde Amnesie) oder sich an vergangene Ereignisse zu erinnern, die sich vor Eintritt einer Schädigung des Gehirns zugetragen haben (retrograde Amnesie). Entsprechend der Lokalisation der Läsion kann sich die Gedächtnisstörung auf verbales oder visuelles Material beziehen. Dabei können Patienten mit amnestischen Störungen durchaus neue, z. B. motorische Aufgaben erlernen, obwohl sie sich später auf Nachfrage daran nicht erinnern können. Man unterscheidet vorübergehende von persistierenden Störungen, aber es gibt auch Übergänge; eine im Zusammenhang mit einem Autounfall auftretende retrograde Amnesie nach Schädel-Hirn-Trauma, die sich auf die Ereignisse vor dem Unfall bezieht, kann mit zunehmender Erholung des Patienten zurückgehen.

Transiente globale Amnesien

Transiente globale Amnesien sind plötzlich auftretende Störungen, bei denen der Patient keine neuen Information aufnehmen und wiedergeben kann. Die Patienten fallen dadurch auf, daß sie z.B. während eines normal geführten Gespräches alle an sie herangetragenen Informationen innerhalb weniger Minuten vergessen. In diesem Zustand wiederholen sie gestellte Fragen, scheinen die Störung wahrzunehmen und wirken ratlos. Durch typische Fragen wie „wie komme ich hierher?", „was tue ich?" kann fälschlicherweise der Eindruck eines allgemeinen Verwirrtheitszustandes und der Desorientiertheit entstehen. Allerdings sind Kommunikationsfähigkeit und Orientierung zur Person erhalten, gröbere Verhaltensstörungen treten nicht auf. Die Episode dauert Stunden (nicht länger als 1 Tag) und bildet sich rasch wieder zurück. Danach ist der Patient kognitiv bis auf die sich auf die Episode erstreckende Amnesie unauffällig. Eine spezifische Ätiologie für das Syndrom gibt es nicht. Kasuistisch sind Epilepsien, emotionaler Streß, Vasospasmen bei Migräne beschrieben; passagere bitemporale Durchblutungsstörungen im Bereich dienzephaler und mediotemporaler Strukturen sind am wahrscheinlichsten. Ein Auftreten in höherem Lebensalter (über 50 Jahre) ist typisch; Episoden können sich wiederholen.

Korsakow-Syndrom

Wernicke-Enzephalopathie

Das Korsakow-Syndrom ist in der Regel Folge eines langjährigen chronischen Alkoholabusus kombiniert mit Ernährungsstörungen (Thiamindefizit), es kann selten auch bei Malabsorptionssyndromen vorkommen. Der Beginn ist oft akut mit deliranter Symptomatik eingeleitet (Verwirrtheit und Desorientiertheit, die sich bis zum Stupor und Koma steigern kann). Daneben kommen typischerweise Augenmuskelstörungen (vom Nystagmus bis zur kompletten Ophtalmoplegie reichend) sowie eine (meist rumpfbetonte) Ataxie vor. Das Bild wird dann auch als Wernicke-Enzephalopathie bezeichnet, die in das Korsakow-Syndrom mit amnestischer Symptomatik ausmünden kann; es gibt aber auch schleichende Verläufe. Charakteristisch ist in jedem Fall eine persistierende anterograde Amnesie (oft mit schweren Merkfähigkeitsstörungen), eine retrograde Amnesie (wobei die weniger weit zurückliegenden Gedächtnisinhalte am stärksten betroffen sind), eine Tendenz zum Konfabulieren v.a. in frühen Stadien und in schweren Fällen auch Desorientiertheit. Nicht selten finden sich auch Hinweise auf Beteiligungen des Frontalhirns (Apathie, Kritikschwäche, Perseverationstendenz) und andere neurotoxisch bedingte Funktionsstörungen (z.B. des Kleinhirns, peripheres Nervensystem).

Posttraumatische Amnesien

Vaskulär bedingte Amnesien

Posttraumatische Amnesien nach einem Schädel-Hirn-Trauma sind dadurch gekennzeichnet, daß unmittelbar nach dem Trauma die größten Defizite (sowohl retrograd wie anterograd) bestehen. Gedächtnisfunktionen können sich restituieren, Verbesserungen noch 2 Jahre nach dem Trauma werden selten beobachtet; meist bleiben bei schweren Schädigungen residuäre Störungen bestehen. Vaskulär bedingte Amnesien treten meist schlaganfallsartig auf und gehen auf Gefäßverschlüsse im Stromgebiet der A. cerebri posterior und thalamische Gebiete versorgende Endäste zurück; der Amnesie bei Störungen des basalen Vorderhirns liegen meist Aneurysmablutungen der vorderen A. communicans oder chirurgische Interventionen in diesem Bereich zugrunde. Amnestische Syndrome anderer Genese können verursacht sein durch zerebrale An- bzw. Hypoxie, Herpes-simplex-Enzephalitiden, Elektrokrampftherapie und limbische Prozesse.

3.7 Neurobiologischer Hintergrund

Neuropathologische Untersuchungen haben beim alkoholisch bedingten Korsakow-Syndrom bilaterale Schädigungen dienzephaler Strukturen, insbesondere des Nucleus ventralis, Nucleus medialis und des Pulvinar des Thalamus, des Corpus mamillare, des Endabschnitts des Fornix, des aszendierenden retikulären Aktivierungssystem (ARAS), und des periaquäduktalen Graus nachgewiesen (Victor et al. 1971), auf die die mnestischen und die Bewußtseinsstörungen des Alkoholkranken zurückgeführt werden. Zusätzlich finden sich diffuse zerebrale Schäden (Lishman 1987), deren frontale Ausprägung die Neigung zu Konfabulationen und eine verminderte Kritikschwäche mitbedingen dürfte. Nach Herpes-simplex-Enzephalitiden finden sich oft sehr ausgedehnte Läsionen im limbischen und cortikalen Strukturen, ebenso nach Hypoxien, Abszessen oder traumatischen Einwirkungen.

Neurobiologische Untersuchungen

Biochemische Veränderungen bei amnestischen Syndromen werden v. a. im cholinergen System angenommen, da die Azetylcholinsynthese besonders hypoxieanfällig ist. Chronisch-toxische Störungen des noradrenergen und des glutamatergen Systems werden diskutiert, Störungen des GABAergen Systems im Hippocampus sind als Folge der Akutwirkung mancher (hochaffiner) Benzodiazepine (wie z. B. Triazolam) wahrscheinlich. Störungen im Thiaminmetabolismus könnten mit Veränderungen der (genetisch determinierten) Transketolaseaktivität zusammenhängen, sofern noch Mangelernährung hinzukommt.

Biochemische Untersuchungen

In den bildgebenden Verfahren wie dem kranialen Computertomogramm und der Magnetresonanztomographie können die Läsionen im mittleren Temporallappen, als Erweiterungen des dritten Ventrikels oder der Temporalhörner darstellbar sein; man kann auch Hinweise auf kortikale und subkortikal betonte Atrophien finden. Angiographische Befunde als Hinweise auf zerebrale Durchblutungsstörungen finden sich selten, da sich diese meist der Nachweisbarkeit entziehen. In SPECT-Untersuchungen sind während einer transienten globalen Amnesie Zeichen einer verminderten regionalen Hirndurchblutung bilateral im Temporallappen, im linken Thalamus und frontalen Kortex nachgewiesen. EEG-Veränderungen sind selbst während einer transienten globalen Amnesie meist nicht erkennbar.

Bildgebende Verfahren

3.8 Differentialdiagnose

Gedächtnis- und Lernstörungen als das zentrale Merkmal amnestischer Syndrome können in unterschiedlichem Ausmaß und Kontext vorkom-

*Leichte
kognitive Störungen*

*Neuropsychiatrische
Störungen*

*Abgrenzung zu deliranten
Syndromen*

men. Im Rahmen leichter kognitiver Störungen (z. B. der benignen seneszenten Vergeßlichkeit oder dem altersbedingten kognitiven Abbau) sind kognitive Einbußen nicht selten, aber auch nicht wesentlich beeinträchtigend und mit quantitativen Maßen schwer faßbar (s. Kap. 10 in diesem Band). Dagegen können amnestische Symptome bei einer Reihe neuropsychiatrischer Erkrankungen im Kontext anderer Syndrome vorkommen, so v. a. beim Delir und der Demenz. Wenn sie in Verbindung mit Bewußtseins- und Aufmerksamkeitsstörungen auftreten, ist ein Delir wahrscheinlich. Dabei ist bei deliranten Syndromen typischerweise das Ultrakurzzeitgedächtnis gestört, nicht aber bei amnestischen Patienten.

Abgrenzung zur Demenz

Aufgrund der Störungen des Kurzzeitgedächtnisses können amnestische Patienten verwirrt wirken und desorientiert sein, wodurch sich Abgrenzungsprobleme zum Delir ergeben. Das gleichzeitige Auftreten amnestischer Symptome mit neuropsychologischen Störungen wie z. B. Aphasie, Apraxie oder Agnosie legt vielmehr einen dementiellen Prozeß nahe; viele degenerative Erkrankungen beeinträchtigen das Gedächtnis (z. B. Pick-Krankheit, Parkinson-Krankheit, Huntington-Chorea). Speziell die Alzheimer-Krankheit beginnt oft typischerweise mit amnestischen Symptomen. Konfabulationen können bei dementiellen, deliranten wie amnestischen Syndromen vorkommen und sollten aufgrund der therapeutischen Chancen einer Akutgabe von Thiamin im Rahmen der Wernicke-Enzephalopathie unbedingt an diese Erkrankung denken lassen. Vorübergehende amnestische Syndrome müssen zur Abklärung des zugrundeliegenden zerebralen Prozesses führen – bei fehlenden Hinweisen auf eine somatische Grunderkrankung muß an eine psychogene Genese gedacht werden.

Psychogene Amnesien

Bei psychogenen oder funktionellen Amnesien ist in der Regel die Lernfähigkeit oder die Reproduktion aktueller Gedächtnisinhalte nicht gestört; vielmehr geben die Patienten an, sich nicht mehr an kürzlich gespeicherte Informationen oder an Teile ihrer Biographie zu erinnern. Solche Symptome kommen im Rahmen simulierter Amnesien, den sog. multiplen Persönlichkeiten oder bei dissoziativen Zuständen vor, bei denen ein seelisches Trauma, heftige Affekte oder eine besondere Erregung eine große Rolle spielen. Psychogene Amnesien können dann Tage bis Wochen, selten Jahre andauern. Üblicherweise enden diese Episoden abrupt, oft im Zusammenhang mit Erfahrungen, die einen Bezug zu dem auslösenden Ereignis haben. Dabei schildern die Patienten ihre Gedächtnisstörungen sehr detailliert und in expressiver Weise. In Abwesenheit anderer schwerer kognitiver Störungen kommt das isolierte Vergessen des eigenen Namens, des Berufes oder der Adresse nur bei psychogenen Störungen vor.

3.9 Therapie

Pharmakotherapie

Sofern die Ursache des amnestischen Syndroms bekannt ist oder vermutet wird, sollte ohne Verzug eine gegen den ätiopathogenetischen Prozeß gerichtete Therapie eingeleitet werden (mit Thiamin, einer antiviralen Medikation, Acetylsalicylsäure). Gegenwärtig gibt es aber keine sicher wirksamen Behandlungsmaßnahmen, die spezifisch zur Rückbildung der Gedächtnisstörungen beitragen könnten.

Historisch haben sich aus dem Bemühen heraus, den einzelnen Patienten über ein Gedächtnistraining bei der Alltagsbewältigung zu unterstützen, verschiedene neuropsychologische Rehabilitationsansätze entwickelt, die aber eher von einer pragmatischen als einer theoretischen Ebene ausgingen (Heimann u. Valenstein 1993). Zu diesen Methoden gehört das wiederholte Üben von Gedächtnisleistungen mit Hilfe von Spielen und einfachen Testaufgaben im Rahmen des klinischen Alltags. Die Möglichkeit, auf diese Weise eine allgemeine Verbesserung des Gedächtnisses zu erreichen, wird jedoch heute skeptisch beurteilt.

Wiederholtes Üben

Interne Gedächtnishilfen basieren hingegen auf der Nutzung mnemotechnischer Strategien. Solche Therapieansätze beruhen beispielsweise auf dem Einbezug bildhafter Vorstellungen („imagery") in das Gedächtnistraining, wobei die Vorstellung besteht, durch die Verknüpfung verbaler Gedächtnisinhalte mit visuellen Engrammen die Gedächtniskapazität zu erweitern. Dabei muß die Vorgehensweise unter oft großem Aufwand dem Einzelfall speziell angepaßt werden. Im einzelnen haben sich diese Verfahren als nützlich erwiesen, doch stehen größere Studien zur Wirksamkeit aus. Problematisch ist zudem die Frage des Transfers des Gelernten aus der Labor- auf die Alltagssituation zu beurteilen. Als Alternative wurde versucht, Patienten, die mitunter bestimmte prozedurale oder sensomotorische Fertigkeiten erlernen können, mit Hilfe eines Mikrocomputers einen Computersprachewortschatz erwerben zu lassen. Damit wurden zwar Lernerfolge nachgewiesen, die Umsetzung ins tägliche Leben ist jedoch ebenfalls recht begrenzt.

Interne Gedächtnishilfen

Des weiteren sollen in geeigneten Fällen externe Gedächtnishilfen (wie Terminkalender, Einkaufslisten, individuell programmierbare elektronische Notizbücher) Anwendung finden (von Cramon u. Zihl 1988). Im übrigen sind amnestische Patienten auf eine angemessene Unterbringung und eine oft umfassende Versorgung durch Angehörige oder medizinisches Hilfspersonal angewiesen.

Externe Gedächtnishilfen

4 Andere Syndrome mit vorrangig kognitiven Störungen

Begriffe wie Demenz, Delir oder Amnesie werden vielfach kategorial in der Vorstellung verwendet, Krankheiten zu definieren. Oftmals sind aber kognitive Störungen bei Patienten zu beurteilen, die den Kriterien von Demenz, Delir und Amnesie nicht genügen und die besser unter dimensionaler Perspektive im Sinne einer graduellen Minderung kognitiver Funktionen, wie z.B. bei den leichten kognitiven Störungen (s. Kap. 10 in diesem Band) zu verstehen sind. Solche Störungen werden in DSM-IV unter der diagnostischen Kategorie „cognitive disorders not otherwise specified" zusammengefaßt.

5 Literatur

*Aigner TG (1995) Pharmacology of memory: cholinergic-glutamatergic interactions. Curr Opin Neurobiol 5:155-160

Banger M, Benkert O, Röschke J, Herth T, Hebenstreit M, Philipp M, Aldenhoff JB (1992) Nimodipine in acute alcohol withdrawal state. J Psychiatr Res 26:117-123

Benton AL (1968) Der Benton-Test. Huber, Berlin

Bonhoeffer K (1912) Die Psychosen im Gefolge von akuten Infektionen, Allgemeinerkrankungen und inneren Erkrankungen. In: Aschaffenburg G (Hrsg) Handbuch der Psychiatrie. Deuticke, Leipzig Wien (Spezieller Teil, 3 Abt, 1. Hälfte, S 1-118)

Caine ED, Grossman H, Lyness JM (1995) Delirium, dementia, and amnestic and other cognitive disorders and mental disorders due to a general medical condition. In: Kaplan HI, Sadock BJ (eds) Comprehensive textbook of psychiatry, 6th edn, vol 1. Williams & Wilkins, Baltimore, pp 705-754

Cramon D von, Zihl J (1988) Neuropsychologische Rehabilitation. Springer, Berlin Heidelberg New York Tokio

Damasio AR, Hoesen GW van (1985) The limbic system and the localization of herpes simplex encephalitis. J Neurol Neurosurg Psychiatry 48:297-301

Dilling H, Mombour W, Schmidt MH (Hrsg) (1993) Weltgesundheitsorganisation. Internationale Klassifikation psychischer Störungen. ICD-10, Kapitel V (F): Klinisch-diagnostische Leitlinien, 2. Aufl. Huber, Bern Göttingen Toronto Seattle

Dilling H, Mombour W, Schmidt MH (Hrsg) (1994) Weltgesundheitsorganisation. Internationale Klassifikation psychischer Störungen. ICD-10, Kapitel V (F): Forschungskriterien. Huber, Bern Göttingen Toronto Seattle

Engel GL, Romano J (1959) Delirium, a syndrome of cerebral insufficiency. J Chronic Dis 9:260-277

Folstein MF, Folstein SE, McHugh PR (1975) Mini-Mental State: a practical method for grading the cognitive state for the clinician. J Psychiatr Res 12:189-198

Franklin JE, Francis RJ (1992) Alcohol-induced organic mental disorders. In: Yudorfsky SC, Hales RE (eds) Textbook of neuropsychiatry. American Psychiatric Press, Washington, pp 563-583

Freund G, Ballinger WE (1988) Loss of cholinergic muscarinergic receptors in frontal cortex of alcohol abusers. Alcohol Clin Exp Res 12:630-638

**Hawley RJ, Nemeroff CDB, Bissette G, Guidotti A, Rawlings R, Linnoila M (1994) Neurochemical correlates of sympathetic activation during severe alcohol withdrawal. Alcohol Clin Exp Res 18:1312-1316

Hewer W, Förstl H (1994) Verwirrtheitszustände im höheren Lebensalter - eine aktuelle Übersicht. Psychiatr Prax 21:131-138

Heilman KM, Valenstein E (1993) Clinical neuropsychology, 3rd edn. Oxford Univ Press, New York Oxford

Hodges JR, McCarthy RA (1995) Loss of remote memory: a cognitive neuropsychological perspective. Curr Opin Neurobiol 5:178-183

Inouye S, Dyck C van, Alessi C (1990) Clarifying confusion: the confusion assessment method. Ann Intern Med 113:941-948

Kandel ER, Schwartz JH, Jessell TM (Hrsg) (1996) Neurowissenschaften. Spektrum, Heidelberg Berlin Oxford, S 685-714

Koponen HJ, Leinonen E, Lepola U, Riekkinen PJ (1994) A long-term follow-up study of cerebrospinal fluid somatostatin in delirium. Acta Psychiatr Scand 89:329-334

Lauter H (1988) Die organischen Psychosyndrome. In: Kisker KP, Lauter H, Meyer JE, Müller C, Strömgren E (Hrsg): Psychiatrie der Gegenwart, 3. Aufl, Bd 6: Organische Psychosen. Springer, Berlin Heidelberg New York Tokio, S 3-56

Leonhard K (1995) Aufteilung der endogenen Psychosen und ihre differenzierte Ätiologie, 7. Aufl. Thieme, Stuttgart

*Lezsak MD (1995) Neuropsychological assessment, 3rd edn. Oxford Univ Press, New York Oxford

Lipowski ZJ (1990) Delirium: acute confusional states. Oxford Univ Press, New York

Lishman WA (1987) Organic psychiatry, 2nd edn. Blackwell, Oxford

Müller WE, Hartmann H (1999) Pathogenese von Verwirrtheitszuständen. Münch Med Wochenschr 141:84-87

Rommelspacher H, Schmidt LG, Helmchen H (1991) Pathobiochemie und Pharmakotherapie des Alkoholentzugssyndroms. Nervenarzt 62:649-657

Saß H, Wittchen HU, Zaudig M (1996) Diagnostisches und statistisches Manual psychischer Störungen DSM-IV. Hogrefe, Göttingen

Scheid W (1983) Lehrbuch der Neurologie, 5. Aufl. Thieme, Stuttgart

Schmidt LG; Grohmann R, Strauss A, Spiess-Kiefer C, Lindmeier D, Müller-Oerlinghausen B (1987) Epidemiology of toxic delirium due to psychotropic drugs in psychiatric hospitals. Compr Psychiatry 28:242-249

Shallice T (1988) From neuropsychology to mental structure. Cambridge Univ Press, New York

Squire LR, Ojemann JG, Miezin FM, Petersen SE, Videen TO, Raichle ME (1992) Activation of the hippocampus in normal humans: a functional anatomical study of memory. Proc Natl Acad Sci USA 98:1837-1841

**Squire LR, Alvarez P (1995) Retrograde amnesia and memory consolidation: a neurobiological perspective. Curr Opin Neurobiol 5:169-177

Sullivan JT, Sykora K, Schneiderman J, Naranjo CA, Sellers EM (1989) Assessment of alcohol withdrawal: the revised Clinical Institute Withdrawal Assessment for Alcohol Scale (CIWA-Ar). Br J Addict 84:1353-1357

Trezpacz P, Baker R, Greenhouse J (1988) A symptom rating scale for delirium. Psychiatry Res 23:89-97

*Tulving E, Kapur S, Craik FIM, Moscovitch M, Houle S (1994) Hemispheric encoding/retrieval asymmetry in episodic memory: positron emission tomography findings. Proc Natl Acad Sci USA 91:2016-2020

*Victor W, Adams RD, Collins GH (1971) The Wernicke Korsakoff Syndrome. Blackwell, Oxford

Wechsler DA (1945) A standardized memory scale for clinical use. J Psychol 19:87-95

Weidlich S, Lamberti G (1980) DCS. Diagnosticum für Cerebralschädigung, 2. Aufl. Huber, Bern

Wise MG, Brandt GT (1992) Delirium. In: Yudorfsky SC, Hales RE (eds) Textbook of neuropsychiatry. American Psychiatric Press, Washington, pp 291-310

KAPITEL 12
Organische Wesensänderungen

H. J. FREYBERGER und L. G. SCHMIDT

1	Begriffsentwicklung	272
2	Symptomatologie und terminologische Abbildung in neueren Klassifikationssystemen	274
3	Epidemiologie	278
4	Untersuchungsverfahren	279
5	Ätiologie	280
5.1	Epileptische Wesensänderung	281
5.2	Schädel-Hirn-Trauma	281
5.3	Frontalhirninsulte und -läsionen	282
5.4	Rechts- und linkshirnige Insulte	282
5.5	Persönlichkeitsveränderungen im Vorfeld einer Demenz	283
6	Therapeutische Interventionen	284
7	Literatur	285

1 Begriffsentwicklung

Der traditionelle Begriff organischer Wesensänderungen, der im folgenden synonym zu den Termini der organischen Persönlichkeitsänderung bzw. Persönlichkeitsveränderung verwendet wird, impliziert eine dauerhafte und irreversible Veränderung der Persönlichkeitsstruktur, des Verhaltens und der Affekte, die sich in der Folge wie auch immer bedingter Hirnveränderungen einstellt. In seiner klinischen Verwendung verweist der Begriff „organisch" in diesem Zusammenhang auf eine psychopathologische Symptomatik, die auf krankhaften Hirnfunktionsstörungen beruht. Kraepelin (1909) und andere Autoren validierten den Begriff im wesentlichen am Konstrukt der sog. epileptischen Wesensänderung. Diese soll sich nach klassischem Verständnis u. a. durch zähflüssiges, haftendes, umständliches und weitschweifiges Denken, eine Antriebsverminderung, bestimmte affektive Auffälligkeiten und eine Dedifferenzierung bzw. Nivellierung prämorbider Persönlichkeitszüge auszeichnen.

Begriffsvalidierung am Konstrukt der epileptischen Wesensänderung

In der angloamerikanischen Psychiatrie wurde dem Krankheitsbild Ende des letzten und Anfang diesen Jahrhunderts auch im Zusammenhang mit der Erforschung der Endstadien der Neurosyphilis, der Enzephalitisepidemie von 1918 und zahlreichen Hirnschädigungen im Gefolge des Ersten Weltkriegs Aufmerksamkeit geschenkt (Popkin 1986). Zahlreiche deutschsprachige Autoren, wie u.a. Huber, Scheid, Bleuler, von Baeyer und Häfner haben vorwiegend im Rahmen qualitativer Untersuchungsansätze zu der Konzeptualisierung dieser Störungsgruppe beigetragen.

Schwerpunkte der angloamerikanischen Psychiatrie

So unterscheidet Huber (1972) bei den organischen Psychosen zwischen akuten Formen (exogenen Reaktionstypen), Durchgangssyndromen und Syndromen der chronischen irreversiblen Formen. Letztere werden von ihm in pseudoneurasthenische Syndrome (ohne gröbere intellektuelle oder mnestische Ausfälle, aber mit „reizbarer Schwäche") oder „Encephalopathien" (mit „formal erhaltener Persönlichkeit") unterteilt. Huber bezeichnet sie als organische Persönlichkeitsveränderungen und weist ihnen Abwandlungen des dynamischen Teils der Persönlichkeit (affektive Reaktivität und Grundstimmung, psychomotorisches Tempo, Umstellungsfähigkeit, formale Willensstruktur) ohne Substanzwandlung des Charakters zu. Seiner Auffassung nach fehlt hier die für die Demenzen charakteristische Hirnleistungsschwäche. In seinen späteren Arbeiten hebt Huber (1976) hervor, daß sich als Folgen der frühkindlichen Hirnschädigung häufiger als zerebrale Kinderlähmung und früherworbener Schwachsinn sog. pseudopsychopathische Syndrome entwickeln, die sich nicht vordergründig im intellektuellen, sondern im affektiven Bereich zeigen. Dieses „frühkindliche exogene Psychosyndrom" im Sinne von Harbauer könne den Boden für neurotische Fehlentwicklungen abgeben.

Begriffsdifferenzierung nach Huber

Nach Bleuler (1966) stellt das hirnlokale Psychosyndrom eine „Sonderform einer isolierten organischen Persönlichkeitsveränderung" dar, die mit „episodischen oder auch dauerhaften Veränderungen von Stimmung, Antriebshaftigkeit und vitalen Einzeltrieben" einhergeht. Psychopathologisch lassen sich hirnlokale Psychosyndrome auf der Grundlage diffuser, nicht sehr ausgeprägter Hirnatrophien kaum in frontale, dienzephale oder temporale Psychosyndrome differenzieren. Nur in besonders

Hirnlokales Psychosyndrom nach Bleuler

prägnanten Einzelfällen lassen sich danach charakteristische, jedoch keineswegs spezifische psychopathologische Merkmale herausarbeiten, wie etwa die „Aspontanität bei erhaltener Fremdanregbarkeit" bei der frontalen Antriebsschwäche.

Scheid (1980) unterscheidet bei den „irreversiblen Defektsyndromen" 3 Formen. Zum einen nennt er die mit einem Tiefstand der Persönlichkeit und der Intelligenz einhergehende frühkindliche Hirnschädigung. Unter Bezugnahme auf die von Kurt Schneider konzeptualisierte „organische Wesensänderung" beschreibt er darüber hinaus ein Abbausyndrom der Persönlichkeit und der geistigen Fähigkeiten, das er in leichte (Abnahme der Spontanität, des Schwungs, der Initiative oder eine „Zuspitzung der Persönlichkeit") und schwere Formen (Nivellierung der Persönlichkeit) differenziert.

Irreversible Defektsyndrome nach Scheid

Obgleich das so umschriebene Konstrukt der organischen Wesensänderung v. a. in der europäischen und speziell in der deutschsprachigen Literatur eine wichtige Rolle spielt, sind empirische Untersuchungen vergleichsweise selten geblieben und zudem mit einer Reihe erheblicher methodischer Probleme behaftet. Untersucht wurden vorwiegend klinische Populationen, die per se mit einer hohen Prävalenz von Persönlichkeitsstörungen oder -akzentuierungen belastet sind. Dabei sind die differentialdiagnostischen Probleme zwischen Persönlichkeitsstörungen und organischen Wesensänderungen weitgehend ungelöst, so daß die neueren Klassifikationssysteme unter Rückgriff auf die klassische Schichtenregel den organischen Wesensänderungen ohne eigentliche empirische Fundierung Vorrang einräumen.

Methodische Probleme klinischer Untersuchungen

Größere prospektive Studien, die etwa die Relevanz frühkindlicher Hirnschäden für die spätere Manifestation von Persönlichkeitsstörungen untersuchen, fehlen bisher. Trotzdem wird von einer Vielzahl von Autoren deren Bedeutung als ein Manifestationsfaktor unterstrichen. Ebenso besteht über die Bedeutung des zerebralen Entwicklungsstandes zum Zeitpunkt der Läsion etwa nach frühkindlichen Hirntraumen keine empirische Klarheit.

Bedeutung des Manifestationsalters

Die organischen Persönlichkeitsänderungen wurden fast ausnahmslos retrospektiv im Rahmen von Querschnittstudien mit Untersuchungsinstrumenten verifiziert, die zum Teil minimalen testtheoretischen Anforderungen nicht genügen; empirische Längsschnittuntersuchungen fehlen weitgehend. Für den weitaus am besten untersuchten Bereich der sog. epileptischen Persönlichkeitsänderung liegen, wie unten gezeigt werden wird, zum Teil widersprüchliche Ergebnisse vor.

Mangelhafte Studiendesigns

Trotz dieser inhaltlichen und methodischen Einschränkungen haben sich die Autoren der ICD-10 (Dilling et al. 1994) und des DSM-IV (APA 1994) nicht zuletzt vor dem Hintergrund der klinischen Evidenz organischer Persönlichkeitsänderungen dazu entschlossen, die entsprechenden Kategorien in den operationalen Diagnosenmanualen zu berücksichtigen.

Aufnahme entsprechender Kategorien in operationale Diagnosenmanuale

2 Symptomatologie und terminologische Abbildung in neueren Klassifikationssystemen

Für das Verständnis der gegenwärtigen Terminologie, wie sie in den neueren Klassifikationssystemen berücksichtigt wurde, sind, wie Lauter (1988) feststellt, über den psychopathologischen Querschnittsbefund hinaus einige wesentliche Merkmale von Relevanz. Hierzu gehören u. a. Verlauf, Prognose, Schädigungslokalisation, Schweregrad, Manifestationsalter und körperliche Grundlagen.

Verlauf

Hinsichtlich des Verlaufs ist dabei hervorzuheben, daß Persönlichkeitsveränderungen, Enzephalopathien und die sog. pseudoneurasthenischen Syndrome alle ohne Demenz im Sinne einer Hirnleistungsschwäche auftreten können. Zumindest innerhalb des deutschen Sprachraums galten unter prognostischen Gesichtspunkten Demenzen, organische Persönlichkeitsveränderungen und pseudoneurasthenische Syndrome als irreversibel und wurden den reversiblen organischen Psychosen gegenübergestellt. Obgleich diese u. a. von Scheid und Wieck herausgearbeiteten prognostischen Prinzipien noch heute eine gewisse Evidenz besitzen, sind sie angesichts neuerer Konzepte zur Neuroplastizität und neuronalen Regeneration zunehmend relativiert worden (Spitzer u. Casas 1997).

Schädigungslokalisation

Schweregrad

Bezogen auf die Schädigungslokalisation war bereits von Bleuler herausgearbeitet worden, daß diese bei gering ausgeprägten Störungen keine besondere Rolle für Art und Ausprägung des Syndroms spielt. Der Lokalisationsort wirkt sich damit erst bei massiven Störungen aus, indem sich dann wohl zusätzlich bestimmte neuropsychologische Syndrome (z. B. des Frontal-, Parietal- und Temporalhirns) ausprägen. In Hinblick auf auf eine Schweregradbeschreibung kognitiver Leistungsdefizite ist vielfach eine Einteilung organischer psychischer Störungen versucht worden, so daß etwa der Demenzbegriff nur besonders schweren und irreversiblen Formen vorbehalten wurde. Demgegenüber wird heute der Demenzbegriff weiter gefaßt.

Manifestationsalter

Bezüglich des Manifestationsalters erscheint darüber hinaus wesentlich, ob die wie auch immer geartete Schädigung auf ein sich in der Entwicklung befindendes oder ausgereiftes Gehirn trifft. Konzepte wie das des frühkindlichen exogenen Psychosyndroms oder der minimalen zerebralen Dysfunktion werden dabei heute zumindest teilweise unter den Entwicklungsstörungen subsumiert, wenngleich die prädisponierende Bedeutung für die spätere Ausbildung etwa von komplexen, als primär nichtorganisch bezeichneten Persönlichkeitsstörungen v. a. antisozialer Natur außer Zweifel zu stehen scheint (Herpertz u. Saß 1997). In diesem Bereich sind erhebliche weitere Forschungsanstrengungen notwendig, um den organischen Anteil der Ätiologie weiter zu klären.

Relevanz körperlicher Grundlagen

Bezogen auf die Relevanz körperlicher Grundlagen hat nicht zuletzt Lauter (1988) darauf aufmerksam gemacht, daß der Terminus „organisch" nicht impliziert, daß das psychopathologische Bild ausschließlich durch organische Faktoren determiniert, sondern auch durch moderierende Variablen beeinflußt wird.

Kehren wir auf die Ebene neuerer Klassifikationssysteme zurück, so wird im weiteren deutlich, daß viele traditionelle Konzepte v. a. deutschsprachiger Autoren nicht berücksichtigt und durch soziale Beurteilungsmaßstäbe und international akzeptable Anforderungen an Reliabilität und Validität ersetzt wurden. Die auch hier gewählten kategorialen Konstrukte werden dabei dem dimensionalen Charakter von Persönlichkeitsveränderungen nicht ausreichend gerecht. Sie lassen darüber hinaus die Veränderungsmöglichkeiten der Persönlichkeit weitgehend außer acht.

Probleme neuerer Klassifikationssysteme

Als Grundvoraussetzungen für die Diagnose einer organischen Persönlichkeitsänderung werden sowohl in der ICD-10 als auch im DSM-IV gefordert, daß
- ein objektiver oder anamnestischer Nachweis einer zerebralen Erkrankung, Schädigung oder Funktionsstörung erbracht wird,
- eine Bewußtseinstrübung oder eine ausgeprägte Gedächtnisstörung fehlt und
- andere prämorbid bestehende psychische Störungen, insbesondere Persönlichkeitsstörungen, ausgeschlossen werden müssen bzw. nicht als verursachend anzusehen sind.

Grundvoraussetzungen für die Diagnose einer organischen Persönlichkeitsänderung

In den klinisch-diagnostischen Leitlinien und den Forschungskriterien der ICD-10 wird die organische Persönlichkeitsstörung (F07.0, Übersicht 1) durch eine auffällige Veränderung des prämorbiden Verhaltens charakterisiert, die besonders tiefgreifend die Äußerung der Affekte, Bedürfnisse und Impulse betrifft. Kognitive Funktionen können v. a. dann gestört sein, wenn es darum geht, eigene Handlungen zu planen und ihre individuellen und sozialen Konsequenzen vorauszusehen, wie etwa beim sog. Frontalhirnsyndrom. In den Leitlinien werden für die Diagnose 2, in den Forschungskriterien 3 erfüllte Kriterien gefordert, die die Bereiche Durchhaltevermögen und Bedürfnisbefriedigung, Affektivität, Impulskontrolle, kognitive Störungen, Sprache und Sprechen sowie das Sexualverhalten betreffen (s. Übersicht 1).

Merkmale gemäß ICD-10

Darüber hinaus werden als weitere, bei den organischen Verhaltensänderungen anzusiedelnde spezifische Störungen das postenzephalitische Syndrom (F07.1) und das organische Psychosyndrom nach Schädel-Hirn-Trauma (F07.2) aufgeführt. Für das postenzephalitische Syndrom wird in Abgrenzung zur organischen Persönlichkeitsänderung eine weitgehende Reversibilität postuliert, ohne daß hier entsprechende Zeiträume und weitere spezifische diagnostischen Kriterien angegeben werden (Übersicht 2). Für das organische Psychosyndrom nach Schädel-Hirn-Trauma werden ebenfalls eine Reihe von eher unspezifischen Kriterien beschrieben (s. Übersicht 2).

Das DSM-IV verzichtet auf eine diesbezügliche Differenzierung und subsumiert die organische Wesensänderung unter der Kategorie 310.1 Persönlichkeitsänderung aufgrund eines medizinischen Krankheitsfaktors (Übersicht 3). Neben den Merkmalen, die sich im Kriterienkatalog mit der Ätiologie (Kriterium B) und der differentialdiagnostischen Abgrenzung (Kriterium C und D) befassen, wird im DSM-IV neben der Persönlichkeitsstörung (Kriterium A) die psychosoziale Funktionseinschränkung (Kriterium E) in den Vordergrund gestellt. Die Persönlichkeitsver-

Merkmale gemäß DSM-IV

Übersicht 1.
Eingangskriterien der Kategorie F07 und Kriterien der organischen Persönlichkeitsstörung (Kategorie F07.0) in der ICD-10. (Nach Dilling et al. 1994)

F07 Persönlichkeits- und Verhaltensstörungen aufgrund einer Krankheit, Schädigung und Funktionsstörung des Gehirns

G1 Objektiver Nachweis (aufgrund körperlicher, neurologischer und laborchemischer Untersuchungen) und/oder Anamnese einer zerebralen Krankheit, Schädigung oder Funktionsstörung

G2 Fehlen von Bewußtseinstrübung oder ausgeprägten Gedächtnisstörungen

G3 Kein ausreichender oder überzeugender Beleg für eine andere Verursachung der Persönlichkeits- und Verhaltensstörung, die die Einordnung im Kapitel F6 rechtfertigen würde

F07.0 Organische Persönlichkeitsstörung

Mindestens 3 der folgenden Merkmale müssen über einen Zeitraum von 6 oder mehr Monaten bestehen:

1. Andauernd reduzierte Fähigkeit, zielgerichtete Aktivitäten durchzuhalten, besonders wenn es sich um längere Zeiträume handelt und darum, Befriedigung aufzuschieben
2. Eine oder mehrere der folgenden affektiven Veränderungen:
   a) emotionale Labilität (unkontrollierter, unbeständiger und wechselnder Ausdruck von Emotionen),
   b) Euphorie und flache, inadäquate Scherzhaftigkeit, den Umständen nicht angemessen,
   c) Reizbarkeit und/oder Ausbrüche von Wut und Aggression,
   d) Apathie
3. Ungehemmte Äußerung von Bedürfnissen oder Impulsen, ohne Berücksichtigung der Konsequenzen oder der sozialen Konventionen (die Betroffenen können unsoziale Handlungen begehen, wie Stehlen, unangemessene sexuelle Annäherungsversuche, gieriges Essen oder die Körperpflege extrem vernachlässigen)
4. Kognitive Störungen, typischerweise in Form von:
   a) ausgeprägtem Mißtrauen und paranoiden Ideen,
   b) exzessiver Beschäftigung mit einem einzigen Thema, wie Religion, oder die strenge Einteilung des Verhaltens anderer in „richtig" und „falsch"
5. Auffällige Veränderungen der Sprachproduktion und des Redeflusses mit Umständlichkeit, Begriffsunschärfe, zähflüssigem Denken und Schreibsucht
6. Verändertes Sexualverhalten (Hyposexualität oder Änderungen der sexuellen Präferenz)

änderung wird fast analog zu den ICD-10-Kriterien durch affektive Instabilität, mangelhafte Impulskontrolle, plötzliche unangemessene Aggressionsausbrüche oder Wut, Apathie, Mißtrauen und paranoide Vorstellungen gekennzeichnet. Im Unterschied zur ICD-10 sieht das DSM-IV eine Subkategorisierung mit der im Vordergrund stehenden Symptompräsentation vor, die mit der Art und Lokalisation der zugrundeliegenden pathologischen Prozesse zusammenhängen kann.

Übersicht 2.
Kriterien des postenzephalitischen Syndroms (F07.1) und des organischen Psychosyndroms nach Schädelhirntrauma (F07.2) in der ICD-10. (Nach Dilling et al. 1994)

F07.1 Postenzephalitisches Syndrom
A. Mindestens eines der folgenden residualen neurologischen Symptome:
   1. Lähmung
   2. Taubheit
   3. Aphasie
   4. konstruktive Apraxie
   5. Akalkulie
B. Das Syndrom ist reversibel und dauert selten länger als 24 Monate.

Residualsymptome und Verhaltensänderungen nach einer viralen oder bakteriellen Enzephalitis sind unspezifisch und rechtfertigen die klinische Diagnose nicht. Dazu gehören: ein allgemeines Krankheitsgefühl, Apathie oder Reizbarkeit, gewisse Verminderungen kognitiver Funktionen (Lernstörungen), Störungen des Schlaf-Wach-Rhythmus oder ein verändertes Sexualverhalten.

F07.2 Organisches Psychosyndrom nach Schädel-Hirn-Trauma
A. Anamnese eines Schädeltraumas mit Bewußtlosigkeit, das dem Beginn der Symptome bis zu 4 Wochen vorausgeht (objektive Nachweise für eine Gehirnschädigung anhand eines Elektroenzephalogramms, mit bildgebenden Verfahren und im Okulonystagmogramm können fehlen)
B. Mindestens 3 der folgenden Merkmale:
   1. Klagen über unangenehme Empfindungen und Schmerzen wie Kopfschmerzen, Schwindel (meist ohne Merkmale einer typischen Vertigo), allgemeines Krankheitsgefühl, ausgeprägte Erschöpfung oder Geräuschempfindlichkeit
   2. Affektive Veränderungen wie Reizbarkeit, emotionale Labilität, beides leicht durch emotionale Erregung und Streß provozierbar, Depression und/oder Angst eines gewissen Schweregrades
   3. Subjektive Klagen oder Schwierigkeiten bei der Konzentration und dem geistigen Leistungsvermögen, Gedächtnisstörungen, ohne deutlichen objektiven Nachweis einer eindeutigen Beeinträchtigung (z. B. durch psychologische Tests)
   4. Schlafstörungen
   5. verminderte Alkoholtoleranz
   6. Beschäftigung mit den oben genannten Symptomen und Angst vor einer bleibenden Hirnschädigung bis zum Ausmaß von hypochondrischen, überwertigen Ideen und der Annahme einer Krankenrolle

Übersicht 3.
Kriterien der Persönlichkeitsänderung aufgrund eines medizinischen Krankheitsfaktors nach DSM-IV (Kategorie 310.1). (Nach Saß et al. 1996)

> A. Eine anhaltende Persönlichkeitsstörung, die eine Veränderung der individuellen vorherigen charakteristischen Persönlichkeitsmuster darstellt. (Bei Kindern beinhaltet die Störung ein deutliches Abweichen von der normalen Entwicklung oder eine bedeutsame Veränderung der üblichen Verhaltensmuster des Kindes, die mindestens 1 Jahr anhält.)
> B. Es gibt Hinweise aus der Vorgeschichte, der körperlichen Untersuchung oder aus Laborbefunden, daß das Störungsbild die direkte körperliche Folge eines medizinischen Krankheitsfaktors ist.
> C. Das Störungsbild kann nicht besser durch eine andere psychische Störung erklärt werden. (Einschließlich einer anderen psychischen Störung aufgrund eines medizinischen Krankheitsfaktors.)
> D. Das Störungsbild tritt nicht ausschließlich im Verlauf eines Delirs auf und erfüllt nicht die Kriterien für eine Demenz.
> E. Das Störungsbild verursacht in klinisch bedeutsamer Weise Leiden oder Beeinträchtigungen im sozialen, beruflichen oder in einem anderen Funktionsbereich.
>
> Subtypen:
> - labiler Typus (affektive Labilität)
> - enthemmter Typus (herabgesetzte Impulskontrolle)
> - aggressiver Typus (aggressives Verhalten)
> - apathischer Typus (Apathie und Indifferenz)
> - paranoider Typus (Mißtrauen und paranoide Ideen)
> - anderer Typus
> - kombinierter Typus
> - unspezifischer Typus

3 Epidemiologie

Häufigkeitsangaben aus klinischen Studien

Verläßliche epidemiologische Angaben über organische Persönlichkeitsänderungen liegen auf der Ebene repräsentativer Stichproben nicht vor. Für eine Reihe von zugrundeliegenden Erkrankungen werden in der Literatur allerdings Häufigkeitsangaben aus klinischen Studien berichtet. So ist davon auszugehen, daß je nach Stichprobe zwischen 8% und etwa 60% mehrjährig erkrankter Epilepsiepatienten Persönlichkeitsänderungen ausbilden, wobei Patienten mit Temporallappenepilepsien das höchste Erkrankungsrisiko aufweisen (Taylor 1987; Mendez 1988; Mendez 1995). Motomura et al. (1988) berichten in einer Studie auf der Grundlage der DSM-III-R-Kriterien, daß etwa 33% einer von ihnen konsekutiv untersuchten Stichprobe von Patienten mit rechtshirnigen Insulten in der Folge organische Persönlichkeitsveränderungen ausbildete. Das Auftreten von Persönlichkeitsveränderungen war in dieser wie auch in anderen Untersuchungen überzufällig häufig mit Neglect-Syndromen, Anosognosie, Extinktionsphänomenen, konstruktiver Apraxie und motorischen Störungen assoziiert. Bei posttraumatischen Persönlichkeitsänderungen korreliert der Umfang der Symptomatik mit dem Schweregrad des Hirntraumas (Levin et al. 1979).

Diese Schweregradabhängigkeit epidemiologischer Basisdaten erschwert neben den individuell stark variierenden Verläufen präzise klinische Prävalenzangaben bei einer Reihe weiterer relevanter Erkrankungen, wie HIV-Infektionen und anderen Infektionskrankheiten mit zerebrovaskulärer Beteiligung, endokrinen und autoimmunologischen Störungen (Perkins et al. 1993; Popkin u. Tucker 1994). Klinisch-neurologische sowie mit apparativen Zusatzverfahren erhobene Befunde sind in diesem Bereich häufig nicht mit dem Vorliegen oder dem Schweregrad der Persönlichkeitsänderungen assoziiert. Nicht oder nur unzureichend untersucht sind zudem Fragen der Komorbidität, etwa zu suchtmittelinduzierten Störungen.

Probleme bei exakten Prävalenzangaben für verschiedenen Erkrankungen

4 Untersuchungsverfahren

Organische Persönlichkeitsstörungen sind prinzipiell schwer zu erfassen, da es sich um komplexe Störungen regulativer oder integrativer Funktionen handelt, die auch als Teilleistungsstörungen im Bereich höherer kognitiver Funktionen konzeptualisiert werden können. Der diagnostische Prozeß hat bei der organischen Persönlichkeitsveränderung neben syndromatologischen, ätiologischen und pathogenetischen Aspekten v. a. unterschiedliche Informationsquellen und eine Längsschnittbetrachtung zu berücksichtigen.

Notwendigkeit der Längsschnittbetrachtung

In der klinischen Beurteilung kommt neben der psychopathologischen Befunderhebung und einer neurologischen und psychiatrischen Diagnostik v. a. der Verhaltensbeobachtung eine besondere Bedeutung zu, da sich nicht selten die Persönlichkeitsdefizite nur in komplexen Interaktionen diagnostizieren lassen. Einige der zentralen Merkmale der organischen Persönlichkeitsänderung, wie etwa die Impulskontrollstörung, die Unfähigkeit, Aktivitäten zielgerichtet zu planen, und die Unangemessenheit in sozialen Beziehungen lassen sich häufig nur im Rahmen komplexer Handlungsabläufe erkennen, während die Störungen der Affektivität und des formalen und inhaltlichen Denkens Gegenstand der psychiatrischen Exploration sind.

Bedeutung der Verhaltensbeobachtung

Um die Diagnose abzusichern, sind darüber hinaus in umfassender Weise fremdanamnestische Angaben zu erheben, mit denen belegt werden kann, daß es sich tatsächlich um eine Veränderung einer prämorbid intakten Persönlichkeit handelt. Um die Persönlichkeitsänderung als andauernd zu qualifizieren, ist ein ausreichender anamnestischer oder prospektiver Beobachtungszeitraum anzusetzen, so daß tatsächlich eine Längsschnittperspektive erreicht wird.

Erhebung fremdanamnestischer Daten

Es kann dabei sehr hilfreich sein, strukturierte oder standardisierte diagnostische Erhebungsinstrumente einzusetzen. Es liegen zwar zum gegenwärtigen Zeitpunkt noch keine spezifischen Instrumente zur Diagnostik organischer Persönlichkeitsänderungen vor, im Bereich der Persönlichkeitsstörungen nichtorganischer Ätiologie sind jedoch einige Screeningfragebögen und diagnostische Interviews erarbeitet und empirisch überprüft worden, mit denen die Diagnosenstellung erleichtert wird. Im

Diagnostische Erhebungsinstrumente

– PDQ-R

– IDPD

– SCID-II

–MMPI

– Frontalhirntests

Einsatz bildgebender Verfahren
– EEG

– CCT

–MRT

– SPECT

–PET

Bereich der Screeningfragebögen ist als Selbstbeurteilungsskala in erster Linie der *Personality Diagnostic Questionnaire (PDQ-R)* zu nennen, der über eine vergleichsweise hohe Spezifität, aber keine hohe Sensitivität verfügt. Im Bereich strukturierter diagnostischer Interviewverfahren bietet sich zur Diagnostik v. a. das *International Personality Disorder Examination (IPDE*; WHO 1996, Mombour et al. 1996) an, mit dem sich alle Persönlichkeitsstörungen nach ICD-10 und DSM-IV erheben lassen. Für die DSM-IV-Diagnostik wurde ein zusätzliches Interviewverfahren, das *Structured Clinical Interview for DSM-IV Personality Disorders (SCID-II)*, entwickelt (Zusammenfassung bei Stieglitz u. Baumann 1994).

Zahlreiche Studien zur Erfassung organischer Persönlichkeitsveränderungen v. a. innerhalb des angloamerikanischen Raums bedienen sich des *Minnesota Multiphasic Personality Inventory (MMPI)*, der unter testtheoretischen Gesichtspunkten allerdings vielfach kritisiert wurde. Für den Bereich der Epilepsien wurde ein an das MMPI angelehntes Instrument, das *Bear-Fedio-Inventory*, entwickelt, (Bear u. Fedio 1977), das epileptische Wesensveränderungen messen soll. Testtheoretisch ist dieses Instrument allerdings nicht hinreichend untersucht.

Die vorliegenden gegenwärtig eingesetzten sog. Frontalhirntests *(Wisconsin Card Sorting Tests, Continous Performance Tests, N-Back-Tests)* sind in der psychiatrischen Routinediagnostik nicht etabliert.

Eine ätiologische Diagnose wird auf der Grundlage des zu der organischen Persönlichkeitsänderung führenden primären medizinischen Zustandsbildes gestellt. Hierzu sind Laboruntersuchungen ebenso wie die bildgebenden Verfahren im weitesten Sinne heranzuziehen. Mit der Elektroenzephalographie (EEG) lassen sich Allgemeinveränderungen, Herdzeichen und epileptische Veränderungen nachweisen, die in der Regel eine differenziertere Diagnostik nach sich ziehen. Mit der kranialen Computertomographie (CCT) lassen sich akute Blutungen und deren Residuen sowie andere Substanzdefekte erfassen, während die Magnetresonanztomographie (MRT) für die Beurteilung pathologischer Prozesse in der grauen und weißen Substanz v. a. in dem für Persönlichkeitsänderungen relevanten Frontalbereich von größerer Aussagekraft ist.

Die Beurteilung der Hirndurchblutung mit der Single-Photonen-Emissions-Computertomographie (SPECT) und des Gehirnstoffwechsels mittels Positronenemissionstomographie (PET) ist v. a. in wissenschaftlichen Studien eingesetzt worden und kann v. a. im Hinblick auf das SPECT wertvolle diagnostische Hinweise v. a. auf frontale Minderperfusionen liefern. Die Sensitivität dieser Verfahren muß in Zukunft verbessert werden, damit der „organisch geschädigte Hintergrund" genauer als mit den heutigen Methoden erfaßt werden kann (s. hierzu Kap. 11, Bd. 1).

5 Ätiologie

Organische Persönlichkeitsänderungen sind im Zusammenhang mit den sie verursachenden primären medizinischen Zustandsbildern zu betrachten, von denen im folgenden einige besonders wesentliche diskutiert werden.

5.1 Epileptische Wesensänderung

Das Konstrukt einer charakteristischen epileptischen Wesensänderung ist in der Literatur umstritten (Hermann u. Whitman 1984; Popkin u. Tucker 1994). So stellen Taylor (1987) und Mendez (1988) bzw. Mendez (1995) heraus, daß allenfalls bei komplexen partiellen Anfällen und bei Temporallappenepilepsie überzufällig häufig mit den Zeichen einer organischen Wesensänderung zu rechnen ist. Mendez et al. (1993), die 42 persönlichkeitsveränderte Epilepsiepatienten mit nicht persönlichkeitsveränderten epileptischen Kontrollpersonen verglichen, fanden in der persönlichkeitsveränderten Gruppe überzufällig häufig Auren und seltener generalisierte Anfälle. Testpsychologisch ließen sich bisher keine epilepsietypischen Persönlichkeitsprofile herausarbeiten (Mendez 1995).

Uneindeutige Ergebnisse zu epilepsietypischen Wesensänderungen

Borderlinepersönlichkeitsstörungen oder -akzentuierungen scheinen mit ihren Kernmerkmalen einer instabilen Identität und Impulsivität bei Epilepsiepatienten am häufigsten vorzukommen und werden nicht selten im Zusammenhang mit dissoziativen Phänomenen betrachtet, die auf eine frühkindliche Realtraumatisierung schließen lassen. Nicht unerwähnt bleiben darf in diesem Zusammenhang allerdings auch, daß die oft jahrelange antiepileptische Pharmakotherapie v. a. zu kognitiven Funktionseinschränkungen führen kann (Lang u. Stefan 1990), so daß hier eine zusätzliche verlaufsmodifizierende Variable diskutiert werden muß.

Borderlinestörungen

Folgen der antielleptischen Pharmakotherapie

In einer Reihe von Untersuchungen waren rechtsseitige Herde eher mit affektiven Denkstörungen, Extravertiertheit und positiver Selbsteinschätzung verbunden, während linksseitige Herde eher mit paranoiden Denkstörungen und sozial zurückgezogenem Verhalten assoziiert waren. Cummings (1985) stellte bei Temporallappenepilepsien ein verstärktes Interesse an religiösen und philosophischen Fragestellungen, verstärkten Schreibdrang, verminderte sexuelle Ansprechbarkeit, Umständlichkeit und haftendes Denken heraus.

Bedeutung der Lateralität der Störung

5.2 Schädel-Hirn-Trauma

Zeichen einer syndromal depressiven Persönlichkeitsakzentuierung mit im Vordergrund stehender Apathie und reduzierter emotionaler Schwingungsfähigkeit sind immer wieder im Zusammenhang mit Schädel-Hirn-Traumen beschrieben worden, die vorwiegend den dorsomedialen Teil des Frontallappens in Mitleidenschaft gezogen haben (Capruso u. Levin 1995). Eher pseudopsychopathische Persönlichkeitsakzentuierungen mit Egozentrik, Enthemmung und sexueller Devianz werden vielfach Läsionen des orbitalen Frontallappens zugerechnet. Nach Auffassung der Mehrzahl der Autoren steigt die Wahrscheinlichkeit der späteren Ausbildung einer organischen Wesensänderung nahezu linear mit der Schwere des Schädel-Hirn-Traumas an. Persönlichkeitsänderungen nach Schädel-Hirn-Trauma sind in diesem Zusammenhang gegenüber Angststörungen

Organische Wesensänderung in Abhängigkeit von der Schwere des Traumas

und depressiven Störungen abzugrenzen, die bei dieser Patientengruppe ebenfalls gehäuft gefunden werden (Starkstein et al. 1990).

Eames (1997) weist ergänzend darauf hin, daß Schädel-Hirn-Traumen und v. a. „minor head injuries" wahrscheinlich bei jungen Erwachsenen häufig vorkommen, als organische Störung übersehen und in einen anderen diagnostischen Kontext (posttraumatische Belastungsstörung, hypomanische/manische Episode, Zwangsstörung) eingeordnet werden.

5.3 Frontalhirninsulte und -läsionen

Benson (1984) und Lishman (1987) betonen in ihren Übersichtsarbeiten, daß Frontalhirninsulte oder -läsionen mit Persönlichkeitsveränderungen einhergehen können, die sich v. a. in Antriebsveränderungen und Störungen der kognitiven Kontrolle affektiver Reaktionen niederschlagen. Störungen der Impulskontrolle sind darüber hinaus mit Frontalhirnläsionen überzufällig häufig assoziiert.

Differenzierung verschiedener Typen von Frontalhirnstörungen

Grundsätzlich lassen sich entsprechend der Schädigungslokalisation 3 Typen von Frontalhirnstörungen differenzieren (Cummings 1993):
1. Das dorsolaterale Präfrontalhirnsyndrom ist durch eine Konzepterkennungsstörung, mangelnde kognitive Flexibilität, unzureichende kognitive Planung und eine Antriebsstörung gekennzeichnet.
2. Das Orbitofrontalhirnsyndrom ist durch Distanzlosigkeit, Unbekümmertheit, mangelnde soziale Kontrolle, Aufmerksamkeitsdefizite und einer Tendenz zum Imitationsverhalten charakterisiert.
3. Das vordere Cingulumsyndrom reicht von Apathie, Indifferenz und Perseveration bis hin zum akinetischen Mutismus.

Affektive Konsequenzen von Frontalhirnläsionen

Die affektiven Konsequenzen von Frontalhirnläsionen variieren darüber hinaus in Abhängigkeit von der Seite der Schädigung. Während linksfrontale Läsionen überzufällig häufig mit depressiver Symptomatik assoziiert sind, weisen rechtsfrontale Schädigungen häufiger manische Syndrome auf (Starkstein u. Robinson 1991). Während frontopolare Läsionen bei häufig fehlenden kognitiven Defiziten mit ausgeprägten Persönlichkeitsveränderungen verbunden sind, können diese bei posteriorer Lokalisation fehlen (Eslinger u. Dimasio 1985).

Frontalhirnstörungen und impulsives Verhalten

Sciutella u. Feinberg (1997) weisen auf die enge Assoziation zwischen Frontalhirnstörungen und impulsivem Verhalten hin, das in einer Reihe von Untersuchungen mit psychopathologischen Merkmalen der Zwangsstörung bzw. des aggressiven und gewalttätigen Verhaltens in Zusammenhang gebracht wurde. Herpertz u. Saß (1997) diskutieren v. a. für die antisoziale Persönlichkeitsstörung Frontalhirnläsionen als einen prädisponierenden Faktor.

5.4 Rechts- und linkshirnige Insulte

In der bereits zitierten Arbeit von Motomura et al. (1988) wurde das überzufällig häufige Auftreten organischer Persönlichkeitsänderungen nach rechtshirnigen Insulten beschrieben, ohne daß diese Befunde in Längsschnittuntersuchungen abgesichert wurden. Die Assoziation mit neurologischen Residualsymptomen wird allerdings auch in einer Vielzahl von Arbeiten zu affektiven Veränderungen nach rechts- und linkshirnigen Insulten hervorgehoben (u.a. Starkstein u. Robinson 1989), ohne daß bisher methodisch ausreichende Arbeiten zur Komorbidität vorliegen.

Assoziation mit neurologischen Residualsymptomen

Eindeutig hervorgehoben werden muß nach der vorliegenden Literatur, daß zwischen 20 und 60% der klinisch behandelten Insultpatienten depressive und in etwas geringerer Häufigkeit Angststörungen innerhalb der postakuten Phase ausbilden, die im Zusammenhang mit den vorliegenden kognitiven Defiziten organische Persönlichkeitsänderungen kopieren können (Castillo u. Robinson 1994). Deutlich mehr als 50% dieser Störungen sind in 1-Jahres-Katamnesen nicht mehr nachweisbar (Steller u. Schultz-Venrath 1995). Patienten mit rechtshirnigen Insulten scheinen etwa gleich häufig wie Patienten mit linkshirnigen Insulten an depressiven Syndromen im weiteren Sinne zu leiden, während manische Syndrome bisher nur nach rechtshirnigen Läsionen beobachtet wurden (House et al. 1990).

Ausbildung von depressiven und Angststörungen

5.5 Persönlichkeitsveränderungen im Vorfeld einer Demenz

Von zahlreichen Autoren wird betont, daß sich Persönlichkeitsveränderungen im Vorfeld einer sich manifestierenden Demenz ausbilden können. So rechnen Heston u. White (1983) durchaus diskrete Veränderungen der Persönlichkeit zu den Frühsymptomen der Alzheimer-Demenz. Im Gegensatz zu den Frontalhirndegenerationen sind bei der Alzheimer-Demenz die psychosoziale Funktionsfähigkeit beeinträchtigende Persönlichkeitsveränderungen aber eher selten (Cummings u. Benson 1992). Neben den komplexen Gedächtnisstörungen sind auf der Verhaltensebene im Krankheitsverlauf zunächst Apathie und Erregung und später gedrückte Stimmung, Reizbarkeit und psychomotorische Unruhe von Relevanz (Mega et al. 1996).

Alzheimer-Demenz

Im Gegensatz zur Alzheimer-Demenz spielen Persönlichkeitsveränderungen bei den fokalen Degenerationen, bei der die frontotemporale Degeneration (sog. Frontallappendemenz), die auch die Pick-Krankheit mit einschließt, als am wichtigsten angesehen wird, eine entscheidende Rolle. Als charakteristische Symptome werden hier Enthemmung, Verminderung der sozialen Anpassungsfähigkeit und Selbstkritik, Streitsucht, Impulsivität und Vernachlässigungstendenzen angesehen (Miller et al. 1991). Dieser Symptomatik wird in der Literatur eine apathische Form gegenübergestellt, die eher dem dorsolateralen Präfrontalhirnsyndrom oder dem vorderen Cingulumsyndrom entspricht und sich durch soziale Isolation, Interessenverlust und Selbstvernachlässigung auszeichnet (vgl. Cummings u. Benson 1992). Das Klüver-Bucy-Syndrom kennzeichnet in diesem Zusammenhang eine frontotemporale Degenerationsform, die sich auf die Amygdala und den umliegenden Kortex beidseits ausbreitet und auch bei der Herpes-simplex-Enzephalitis und bei bilateralen mediotemporalen Infarkten vorkommen kann (Poeck 1985). Die Patienten

Frontotemporale Degenerationen

zeigen bei emotionaler Indifferenz und Antriebsarmut eine Tendenz, verschiedenste Gegenstände in den Mund zu nehmen, hypersexuelles Verhalten zu zeigen, auf äußere Stimuli unmittelbar zu reagieren und dabei eine visuelle Agnosie aufzuweisen.

HIV-Infektion

Marotta u. Perry (1989) konnten zeigen, daß bei HIV-infizierten Patienten Persönlichkeitsveränderungen lange vor der Manifestation der Demenz auftraten. Perkins et al. (1993) konnten in einer kontrollierten Studie mit nichtinfizierten Kontrollpersonen zeigen, daß HIV-infizierte homosexuelle Männer überzufällig häufig an Persönlichkeitsstörungen leiden. Angesichts der hohen Komorbidität zwischen verschiedenen Demenzformen und depressiven Störungen in dieser Erkrankungsgruppe, sind Persönlichkeitsänderungen in weiteren Verlaufsstudien zu verifizieren.

Parkinson-Krankheit

Für Patienten mit einem Parkinson-Syndrom ist im Vergleich zu gleichaltrigen Gesunden das Risiko einer dementiellen Entwicklung etwa um den Faktor 2 erhöht (Marder et al. 1995). Bereits im Frühstadium der Parkinson-Erkrankung weisen die Patienten Störungen exekutiver Funktionen mit Beeinträchtigung der Planungs- und Handlungsfähigkeit und des Antriebs auf, die bei Persistieren als Persönlichkeitsänderungen imponieren (Levin et al. 1989). Weitere mit dementiellen Entwicklungen assoziierte Erkrankungen wie das Steele-Richardson-Olszewski-Syndrom und die Huntington-Chorea weisen im Vorfeld der Demenz ausgeprägte Persönlichkeitsveränderungen auf (Cummings u. Benson 1992).

6 Therapeutische Interventionen

Psychopharmakologische Therapieversuche

Therapeutische Interventionen haben sich in allererster Linie an dem zugrundeliegenden medizinischen Zustandsbild auszurichten, soweit nicht zerebrale Residualschäden vorliegen. Darüber hinaus erfolgen psychopharmakologische Therapieversuche anhand der im Vordergrund stehenden Symptomatik. Bei Impulskontrollstörungen haben sich in einzelnen Studien Behandlungsversuche mit Lithium oder Carbamazepin in der üblichen phasenprophylaktischen Dosierung durchaus bewährt. Für organische Persönlichkeitsstörungen sind keine speziellen kognitiven Trainingsprogramme entwickelt worden.

7 Literatur

APA (1994) Diagnostic and statistical manual of mental disorders, 4th edition, DSM-IV. APA, Washington, DC
*Bear DM, Fedio P (1977) Quantitative analysis of interictal behaviour in temporal lobe epilepsy. Arch Neurol 34:454-467
Benson DF (1984) The neurology of human emotion. Bull Clin Neurosci 49:23-42
Bleuler E (1966) Lehrbuch der Psychiatrie, 10. Aufl. Springer, Berlin, Heidelberg, New York
Cummings JL (1985) Clinical neuropsychiatry. Grune & Stratton, Orlando
*Cummings JL (1993) Frontal-subcortical circuits and human behaviour. Arch Neurol 50:873-880
Cummings JL, Benson DF (1992) Dementia. A clinical approach, 2nd edn. Butterworth Heinemann, Boston
Capruso DX, Levin HS (1995) Neuropsychiatric aspects of trauma. In: Kaplan HI, Sadock BJ (eds) Comprehensive textbook of psychiatry, 6th edn, vol I. Williams & Wilkins, Baltimore, pp 207-220
*Castillo CS, Robinson RG (1994) Depression after stroke. Curr Opin Psychiatry 7:87-90
Dilling H, Mombour W, Schmidt MH (Hrsg) (1994) Internationale Klassifikation psychischer Störungen. ICD-10, Kapitel V (F): Klinisch-diagnostische Leitlinien. Huber, Bern
*Eames P (1997) Traumatic brain injury. Curr Opin Psychiatry 10:49-52
Eslinger PJ, Damasio AR (1985) Severe disturbances of higher cognition after bilateral frontal lobe ablation: patient EVR. Neurology 35:1731-1741
*Hermann BP, Whitman S (1984) Behavioural and personality correlates of epilepsy: a review, methodologic critique and conceptual model. Psychol Bull 95:451-497
Herpertz S, Sass H (1997) Psychopathy and antisocial syndromes. Curr Opin Psychiatry 10:436-440
Heston LL, White JA (1983) Dementia: a practical guide to Alzheimer's disease and related illness. Freeman, New York
House A, Dennis M, Warlow C, Hawton K, Molyneux A (1990) Mood disorders after stroke and their relation to lesion location. Brain 113:1113-1129
Huber G (1972) Klinik und Psychopathologie der organischen Psychosen. In: Kisker KP, Meyer JE, Müller M, Stroemgren E (Hrsg) Psychiatrie der Gegenwart. Forschung und Praxis, Band II, Teil 2. Springer, Berlin Heidelberg New York
Huber G (1976) Lehrbuch der Psychiatrie. Schattauer, Stuttgart
Kraepelin E (1909) Psychiatrie. Ein Lehrbuch für Studierende und Ärzte, Bd 1-4, 8. Aufl. Barth, Leipzig
Lang C, Stefan H (1990) Psychische Veränderungen bei Epilepsie. In: Hopf H, Poeck K, Schliack H (Hrsg) Neurologie in Klinik und Praxis, Bd III. Thieme, Stuttgart
Lauter H (1988) Die organischen Psychosyndrome. In: Kisker KP, Lauter H, Meyer JE, Müller C, Stroemgren E (Hrsg) Psychiatrie der Gegenwart, Bd 1. Springer, Berlin Heidelberg New York Tokio, S 1-56
Levin DN, Grossman RG, Rose JE, Teasdale G (1979) Long-term neuropsychological outcome of closed head injury. J Neurol Neurosurg Psychiatry 50:412-422
Levin BE, Llabre MM, Weiner WJ (1989) Cognitive impairments associated with early Parkinsons disease. Neurology 39:557-561
Lishman WA (1987) Symptoms and syndromes with regional afflictions. In: Lishman WA (ed) The psychological consequences of cerebral disorder. Blackwell, Oxford, pp 21-77
Marder K, Tang M, Cote L, Stern Y, Mayeux R (1995) The frequency and associated risk factors for dementia in patients with Parkinsons disease. Arch Neurol 52:695-701
Marotta R, Perry S (1989) Early neuropsychological dysfunction caused by HIV. J Neuropsychiatry 1:225-234
Mega MS, Cummings JL, Fiorello T, Gornbein J (1996) The spectrum of behavioural changes in Alzheimer's disease. Neurology 46:130-142
Mendez MF (1988) Psychopathology in epilepsy: prevalence, phenomenology and management. Int J Psychiatry Med 18:193-210
*Mendez MF (1995) Neuropsychiatric aspects of epilepsy. In: Kaplan HI, Sadock BJ (eds) Comprehensive textbook of psychiatry, 6th edn, vol I. Williams & Wilkins, Baltimore, pp 198-206
Mendez MF, Doss RC, Taylor JL, Arguello R (1993) Relationship of seizure variables to personality disorders in epilepsy. J Neuropsychiatry Clin Neurosci 5:283-286
Miller BL, Cummings JL, Villanueva-Meyer J et al. (1991) Frontal lobe degeneration: Clinical, neuropsychological, and SPECT characteristics. Neurology 41:1374-1382
Mombour W, Zandig M, Berger P, Gutierrez K, Berner W, Berger K, von Cranach M, Giglhuber O, von Bose M (1996) International Personality Disorder Examination (IPDE). Interviewheft und Manual. Huber, Bern
Motomura U, Sawada T, Inoue N, Asaba H, Sakai T (1988) Neuropsychological and neuropsychiatric findings in right hemisphere damaged patients. Jpn J Psychiatry Neurol 42:747-752
Perkins DO, Davidson EJ, Leserman J, Liao D, Evans DL (1993) Personality disorder in patients infected with HIV. A controlled study with implications for clinical care. Am J Psychiatry 150:309-315
Poeck K (1985) The Klüver-Bucy syndrome in man. In: Fredericks JAM (ed) Handbook of clinical neurology, vol. 45: Clinical neuropsychology. Elsevier, Amsterdam, pp 257-263
Popkin MK (1986) Organic brain syndromes with little or no cognitive impairment. In: Winokur G (ed) Medical psychiatry. Saunders, Philadelphia, pp 29-38
*Popkin MK, Tucker GJ (1994) Mental disorders due to a general medical condition and substance-induced disorders: mood, anxiety, psychotic, catatonic, and personality disorders. In: Widiger TA, Frances AJ, Pincus HA, First MB, Ross R, Davis W (eds) DSM-IV sourcebook, vol I. APA, Washington, DC, pp 243-276
Sass H, Wittchen HU, Zaudig M (1996) Diagnostisches und Statistisches Manual Psychischer Störungen DSM-IV. Hogrefe, Bern Göttingen Toronto Seattle
Scheid W (1980) Lehrbuch der Neurologie, 4. neubearb erw Aufl. Thieme, Stuttgart New York
*Sciutella A, Feinberg TE (1997) Focal behavioural syndromes in neuropsychiatry. Curr Opin Psychiatry 10:53-58
Spitzer M, Casas B (1997) Project for a scientific psychpathology. Curr Opin Psychiatry 10:395-401
Starkstein SE, Robinson RG (1989) Affective disorders and cerebro-

vascular disease. Br J Psychiatry 154:170–182

Starkstein SE, Robinson RG (1991) The role of the frontal lobes in affective disorder following stroke. In: Lewin HS, Eisenberg HM, Benton AL (eds) Frontal lobe function and dysfunction. Oxford Univ Press, New York, pp 288–303

*Starkstein SE, Cohen BS, Fedoroff P, Parikh RM, Price TR, Robinson RG (1990) Relationship between anxiety disorders and depressive disorders in patients with cerebrovascular injury. Arch Gen Psychiatry 47:246–251

Steller U, Schultz-Venrath U (1995) Zerebrovaskuläre Erkrankungen. In: Ahrens S, Hasenbring M, Schultz-Venrath U, Strenge H (Hrsg) Psychosomatik in der Neurologie. Schattauer, Stuttgart, S 152–178

Stieglitz RD, Baumann U (1994) Psychodiagnostik psychischer Störungen. Enke, Stuttgart

Taylor MA (1987) DSM-III organic mental disorders. In: Tischler G, Cambridge MA (eds) Diagnosis and classification in psychiatry. Cambridge Univ Press, pp 147–174

World Health Organization (1996) International Personality Disorder Examination (IPDE). WHO, Geneva

Psychische Störungen
bei primär körperlichen Erkrankungen

Kapitel 13
Psychische Störungen und internistische Erkrankungen

W. Hewer

1	Häufigkeit komorbider internistischer Erkrankungen bei psychisch Kranken	290
2	Wechselwirkungen zwischen internistischen Erkrankungen und psychischen Störungen	292
3	Psychische Störungen aufgrund eines medizinischen Krankheitsfaktors	297
3.1	Demenz	301
3.2	Delir	303
3.3	Leichte kognitive Störung	304
3.4	Organische depressive Störung	305
3.5	Schizophreniforme Syndrome	306
4	Mit psychischen Störungen assoziierte internistische Erkrankungen	307
4.1	Störungen des Glukosestoffwechsels	307
4.2	Schilddrüsenfunktionsstörungen	308
4.3	Nebenschilddrüsenerkrankungen	309
4.4	Funktionsstörungen der Nebennierenrinde	310
4.5	Phäochromozytom	310
5	Diagnostische Probleme	311
6	Therapeutische Probleme	312
7	Zusammenfassung und Ausblick	313
8	Literatur	315

1 Häufigkeit komorbider internistischer Erkrankungen bei psychisch Kranken

Eine Vielzahl von Untersuchungen hat gezeigt, daß psychisch Kranke zu einem beträchtlichen Prozentsatz von gleichzeitig bestehenden körperlichen[1] Erkrankungen betroffen sind. Nach einer Metaanalyse der Literatur liegt dieser Anteil bei etwa 50% (Felker et al. 1996); diese Zahlen beziehen sich auf alle Begleiterkrankungen, unabhängig davon, ob sie in einem ursächlichen Zusammenhang mit der psychischen Störung stehen oder ob es sich um ein zufälliges Zusammentreffen handelt. Von wesentlicher klinisch-praktischer Bedeutung ist dabei, daß es sich häufig um undiagnostizierte Leiden handelt. Nach verschiedenen Schätzungen sind bis zur Hälfte der Erkrankungen zum Zeitpunkt der Zuweisung zu einer psychiatrischen Institution nicht bekannt (Koranyi u. Potoczny 1992; Röhr et al. 1996).

Komorbide internistische Erkrankungen bleiben häufig undiagnostiziert

Im Zusammenhang damit kommt es nicht ganz selten vor, daß nicht vorbekannte körperliche Leiden sich unter einem psychopathologischen Erscheinungsbild manifestieren (Marsh 1997). Es konnte auch gezeigt werden, daß in psychiatrischen Institutionen unter den Bedingungen der Routineversorgung ein hoher Prozentsatz der komorbiden Erkrankungen nicht diagnostiziert wird bzw. bereits bekannte Leiden häufig unberücksichtigt bleiben; dies war beispielsweise in einer methodisch sehr sorgfältigen Studie, in der in Kalifornien 529 psychisch Kranke, überwiegend im Alter unter 40 Jahren, untersucht wurden, bei 47% der Patienten der Fall (Koran et al. 1989).

Innere Krankheiten als häufigste somatische Begleiterkrankungen

Angaben zum Anteil psychisch Kranker mit komorbiden somatischen Erkrankungen sind üblicherweise globaler Natur und differenzieren nicht nach verschiedenen Fachgebieten. Insofern dürfen die genannten Zahlen nicht mit dem Ausmaß der internistischen Komorbidität gleichgesetzt werden, obwohl andererseits kein Zweifel daran besteht, daß innere Erkrankungen der Häufigkeit nach mit Abstand an erster Stelle stehen (Felker et al. 1996). So machten sie in einer eigenen Erhebung an ei-

---

[1] Anmerkungen zur Nomenklatur: Wenn in diesem Beitrag solche Begriffe wie „körperliche" oder „somatische" Erkrankungen bzw. „(allgemein)medizinische Komorbidität" verwendet werden, so sind diese als Synonyme zu verstehen und beziehen sich auf Erkrankungen aus den unterschiedlichen medizinischen Fachgebieten – Psychiatrie und Psychotherapie ausgenommen. Die erwähnten Begriffe können in etwa dem Terminus des „medizinischen Krankheitsfaktors" („general medical condition") des DSM-IV (APA 1994) gleichgesetzt werden.
Aus der Verwendung der genannten Attribute kann nicht abgeleitet werden, daß körperliche Ursachen bzw. Korrelate psychischer Störungen verneint würden. Ebenso darf diese Wortwahl nicht in der Weise mißverstanden werden, daß Psychiatrie und Psychotherapie nicht zum Kreis der „medizinischen" Fächer zu zählen seien.
Im Mittelpunkt dieses Beitrags steht die „internistische" Komorbidität als Teilmenge aller „körperlicher" Erkrankungen. Wenn trotz dieser thematischen Eingrenzung an manchen Stellen des Beitrags der Terminus „somatisch" oder dessen Synonyme Verwendung finden, so geschieht dies aus 2 Gründen: zum einen können „internistische" Leiden bekanntlich von Krankheiten anderer Fachgebiete häufig nicht streng abgegrenzt werden und zum anderen erschien es aus darüber hinausgehenden inhaltlichen Gründen sinnvoll, an manchen Stellen des Kapitels nicht allein auf „internistische" Erkrankungen, sondern auf das gesamte Spektrum komorbider „somatischer" Leiden Bezug zu nehmen (s. auch Kap 24, Bd. 6).

ner repräsentativen Stichprobe von Patienten in stationärer Akutbehandlung etwa zwei Drittel aller körperlichen Leiden aus (Hewer et al. 1991).

Naturgemäß sind komorbide somatische Erkrankungen bei psychisch Kranken im höheren Lebensalter besonders häufig. So fanden sich in Kollektiven stationär behandelter gerontopsychiatrischer Patienten im Mittel 2–5 Begleiterkrankungen, von denen wiederum ca. zwei Drittel internistischer Natur waren. Der Häufigkeit nach an erster Stelle standen dabei Affektionen von Herz und Kreislauf, Stoffwechsel und Endokrinium sowie des Respirations- und des Magen-Darm-Trakts (Hewer u. Förstl 1998; Zubenko et al. 1997). Daß gerontopsychiatrische Patienten in hoher Frequenz von den verschiedensten körperlichen Erkrankungen und Behinderungen betroffen sind, konnte speziell auch für Demenzkranke (Fichter et al. 1995) und depressive Patienten gezeigt werden (Lyness et al. 1996).

Hohe Prävalenz komorbider Erkrankungen in der Gerontopsychiatrie

So betrug in der Berliner Altersstudie die Depressionsprävalenz bei den Probanden, die eindeutige Indikatoren für eine deutliche körperliche Beeinträchtigung aufwiesen (multiple körperliche Erkrankungen, Immobilität etc.), etwa das Doppelte bis 3fache des Werts bei den nicht beeinträchtigten Probanden, von denen 14,1% depressiv erkrankt waren (Linden et al. 1998). In Verbindung damit sei darauf hingewiesen, daß chronische, typischerweise mit wiederkehrenden Schmerzen einhergehende körperliche Leiden gerade bei alten Patienten nicht selten eine der Determinanten suizidalen Verhaltens darstellen; nach Summa (1988) ist dies bei etwa 40% der wegen eines Suizidversuchs stationär aufgenommenen Patienten der Fall.

Die bisher getroffenen Aussagen müssen vor dem Hintergrund einer Reihe von methodischen Problemen gesehen werden, die sich bei der gleichzeitigen Erfassung von körperlicher und psychiatrischer Morbidität ergeben. So ist etwa darauf hinzuweisen, daß derartige Untersuchungen sich prinzipiell mit dem Diagnosenspektrum der gesamten (inneren) Medizin befassen müssen und erhebliche Schwierigkeiten dabei entstehen können, dieses Spektrum in einer methodisch befriedigenden Weise diagnostisch zu erfassen. Weiterhin sind die im Kontext psychiatrisch-medizinischer Komorbidität unvermeidlich entstehenden Probleme zu nennen, die sich in bezug auf die Zuordnung von Symptomen zu einer eher medizinischen oder psychiatrischen Ursache ergeben und die oftmals nur mit einem beträchtlichen Maß an diagnostischer Unschärfe beantwortet werden können (Linden et al. 1998). Es sei auch daran erinnert, daß die Erhebung psychiatrischer und medizinischer Daten in einer methodisch gleichermaßen befriedigenden Weise – wie dies beispielsweise in der bereits zitierten Berliner Altersstudie geschah (Linden et al. 1995) – in der Mehrzahl der Untersuchungen nicht gegeben war.

Methodische Probleme

Auch wenn angesichts der angesprochenen methodenkritischen Überlegungen noch manche Fragen offenbleiben, so legen die vorhandenen Daten in ihrer Gesamtheit dennoch den Schluß nahe, daß psychisch Kranke im Durchschnitt ein erhebliches Maß an körperlicher Beeinträchtigung aufweisen und daß dieses zumindest für bestimmte Subgruppen über dem Niveau der Allgemeinbevölkerung liegen dürfte. Für

Hohes Maß körperlicher Beeinträchtigung bei psychisch Kranken

einen globalen Zusammenhang zwischen psychiatrischer und somatischer Morbidität sprechen u. a. auch die Ergebnisse einer in Dänemark durchgeführten epidemiologischen Untersuchung zur Häufigkeit von Krankenhausaufnahmen. Danach korrelieren die stationären Aufnahmeraten in allgemeinklinischen und psychiatrischen Behandlungseinrichtungen deutlich miteinander: So war die Wahrscheinlichkeit für Personen, die innerhalb des 8jährigen Untersuchungszeitraums der Behandlung in einem Allgemeinkrankenhaus bedurften, zusätzlich auch stationär psychiatrisch behandelt werden zu müssen, auf das 4fache erhöht im Vergleich zu denjenigen Personen, die nicht in einem Allgemeinkrankenhaus aufgenommen worden waren (Fink 1990).

In diesem Zusammenhang sei auch an die zahlreichen Studien zur psychiatrischen Morbidität von allgemeinklinischen Patienten erinnert. Nach gegenwärtigem Kenntnisstand kann davon ausgegangen werden, daß bei etwa 30–50% dieser Patienten psychische Erkrankungen diagnostiziert werden können (Arolt et al. 1995; Saupe u. Diefenbacher 1999).

Erhöhtes Sterblichkeitsrisiko psychisch Kranker

Schließlich sei auf die Ergebnisse der außerordentlich großen Zahl von Studien Bezug genommen, die das Sterblichkeitsrisiko psychisch Kranker zum Gegenstand hatten. Diese zeigen mit hoher Konsistenz, daß psychische Erkrankungen mit einem signifikant erhöhten Mortalitätsrisiko einhergehen, und daß dieses neben einer Häufung von Suiziden, Unfällen etc. auch auf eine erhöhte Rate von natürlichen Todesfällen zurückzuführen ist. So legen Harris u. Barraclough (1998) in einer jüngst erschienenen umfangreichen Metaanalyse der Literatur dar, daß die Exzeßmortalität beispielsweise von Patienten mit affektiven Erkrankungen etwa zur Hälfte und bei schizophrenen Patienten zu etwa zwei Drittel durch eine erhöhte Inzidenz natürlicher Todesfälle erklärt wird. Des weiteren kommen diese Autoren anhand einer Auswertung von mehr als 50.000 Patientenverläufen zu dem Ergebnis eines für psychisch Kranke in ihrer Gesamtheit auf das Doppelte erhöhten relativen Mortalitätsrisikos.

2 Wechselwirkungen zwischen internistischen Erkrankungen und psychischen Störungen

Komplexe Zusammenhänge zwischen internistischen und psychischen Erkrankungen

Die Ausführungen des vorangegangenen Abschnitts über die Häufigkeit internistischer Komorbidität gewinnen v. a. dadurch an Bedeutung, daß internistische Erkrankungen und psychische Störungen in vielfältiger Weise miteinander interagieren. Wenn im folgenden verschiedene Formen internistisch-psychiatrischer Wechselwirkungen besprochen werden, so handelt es sich bei den dargestellten Konstellationen um Vereinfachungen von häufig sehr viel komplexeren Zusammenhängen, worauf u. a. Linden et al. (1998) am Beispiel der Interaktionen zwischen medizinischer Morbidität und depressiven Erkrankungen im höheren Lebensalter eingegangen sind. Es sei auch darauf hingewiesen, daß die Unterscheidung von „internistischen" und „psychiatrischen" Faktoren unter rein didaktischen Gesichtspunkten erfolgt, ohne daß damit eine bestimmte philosophische Position zum Leib-Seele-Problem vorausgesetzt wird.

Internistische Erkrankung als unmittelbare Ursache einer psychischen Störung

Eine Vielzahl internistischer Erkrankungen kann zu einer zerebralen Organmanifestation oder einer zerebralen Funktionsstörung führen und damit in physiologisch erklärbarer Weise psychopathologische Syndrome unterschiedlichen Gepräges verursachen. Als Pathomechanismen kommen dabei insbesondere in Betracht:

- Störungen der Hirnfunktion infolge einer gestörten Sauerstoff- und/ oder Substratversorgung (bedingt durch eine fokale oder generalisierte Störung der Hirndurchblutung bzw. eine Verminderung des Sauerstoff- bzw. Substratgehaltes des Blutes, z.B. bei Hypoxämie, Hypoglykämie),
- Störungen der Hirnfunktion durch metabolisch-endokrine, toxische Prozesse oder anderweitige humorale Faktoren (z.B. Nieren-/Leberinsuffizienz, Störungen des Wasser- und Elektrolythaushalts, nutritive Störungen, paraneoplastische Prozesse, durch spezifische Erreger verursachte bzw. ätiologisch anderweitig bedingte entzündliche Erkrankungen).

Pathomechanismen

Beispiele für unmittelbar durch internistische Erkrankungen in physiologisch erklärbarer Weise verursachte psychische Störungen werden u.a. in den Abschn. 3.1 und 3.2 dieses Kapitels aufgeführt, in denen auf die Syndrome Demenz und Delir aus internistischer Sicht näher eingegangen wird. Typische Beispiele stellen ferner diejenigen internistischen Erkrankungen dar, die einem organischen amnestischen Syndrom zugrunde liegen können.

So tritt bekanntlich das durch Thiaminmangel bedingte Wernicke-Korsakow-Syndrom nicht nur bei chronisch Alkoholabhängigen auf, sondern kann sich auch selten bei Zuständen der Malnutrition bzw. Erkrankungen des oberen Gastrointestinaltrakts (z.B. Magenkarzinom) oder bei protrahiertem Erbrechen (z.B. Hyperemesis gravidarum) manifestieren, wenn es auf diesem Wege zu einer gravierenden Einschränkung der Nahrungsaufnahme oder der Nährstoffresorption kommt. Des weiteren sind es postanoxische Zustandsbilder (z.B. nach Reanimation) und rezidivierende schwere Hypoglykämien, die Ursachen eines amnestischen Syndroms sein können, wobei die besondere Vulnerabilität des Hippocampus für Sauerstoff- und Glukosemangel der pathogenetisch bedeutsame Faktor zu sein scheint (Förstl 1999).

Beispiel: Organisch amnestisches Syndrom bei internistischen Grunderkrankungen

Internistische Erkrankungen als Einflußfaktoren auf Entstehung und Verlauf psychischer Störungen

Internistische Erkrankungen können Risikofaktoren für psychische Störungen darstellen, was sich am Beispiel vaskulärer Demenzsyndrome aufzeigen läßt. Aufgrund der hierzu vorliegenden Daten kann davon ausgegangen werden, daß die arterielle Hypertonie der wichtigste therapeutisch beeinflußbare Risikofaktor für die Entstehung einer vaskulären Demenz ist. Als weitere Risikofaktoren kommen in Betracht der Diabetes mellitus, Fettstoffwechselstörungen, Rauchen, das Vorliegen kardialer

Internistische Erkrankungen als Risikofaktoren

Emboliequellen, aber auch intermittierende hypotone Zustände sowie synkopale Ereignisse (Kloß et al. 1994).

Auswirkungen auf den Verlauf psychischer Störungen

Internistische Erkrankungen können auch auf den Verlauf psychischer Störungen ungünstige Auswirkungen haben. So gibt es eine Reihe von empirischen Hinweisen darauf, daß das Auftreten einer Therapieresistenz bei Altersdepressionen neben anderen Faktoren durch ein erhöhtes Maß an allgemeinmedizinisch-internistischer Morbidität determiniert wird (Bonner u. Howard 1995).

Psychosoziale Folgeprobleme

Der Einfluß, den internistische Erkrankungen auf die Entstehung und den Verlauf psychischer Störungen nehmen, kann in unterschiedlicher Weise zustande kommen. Zum einen sind hier die verschiedenen Sekundärwirkungen beispielsweise der arteriellen Hypertonie (Lis u. Gaviria 1997) oder des Diabetes mellitus (Mooradian 1997) auf die Hirnfunktion zu berücksichtigen. Andererseits dürfen die vielfältigen psychosozialen Folgeprobleme, die sich häufig bei körperlichen Erkrankungen mit schwerem und chronischem Verlauf einstellen, nicht unbeachtet bleiben. Beispielhaft seien ungünstige Auswirkungen genannt, die sich etwa in Verbindung mit frühzeitiger Berentung, einem Verlust an sozialer Unterstützung etc. ergeben und die die Anfälligkeit für solche psychischen Störungen, wie Anpassungsreaktionen und Depressionen, erhöhen können (Ormel et al. 1997).

Internistische Therapie als Ursache psychischer Störungen

Schließlich sei auf die mit internistischen Therapiemaßnahmen assoziierten psychischen Störungen Bezug genommen. Damit sind zum einen die psychopathologischen Auswirkungen einer Vielzahl von primär nichtpsychotropen Pharmaka angesprochen. Auch wenn ein solcher Zusammenhang im Einzelfall oft nur vermutet werden kann, so liegen andererseits für unerwünschte psychotrope Effekte zahlreicher in der inneren Medizin eingesetzter Pharmaka klare empirische Evidenzen vor (Kasper u. Jung 1995). Exemplarisch sei erinnert an depressive Syndrome, verursacht durch Propranolol oder Reserpin, oder an das breite Spektrum der Substanzen, die ein Delir auslösen können (s. Abschn. 3.2). Unerwünschte psychische Wirkungen können aber auch in Verbindung mit nichtpharmakologischen therapeutischen Maßnahmen zustande kommen. Als Beispiele hierfür seien diejenigen psychischen Störungen erwähnt, die in der postoperativen Phase (Huber 1988) oder in der Intensiv- und Transplantationsmedizin (s. Kap. 17 in diesem Band) gesehen werden.

Psychische Störungen als unmittelbare Ursache internistischer Erkrankungen

Abhängigkeit von psychotropen Substanzen

Quantitativ mit Abstand am bedeutsamsten sind hier die körperlichen Folgen des Mißbrauchs bzw. der Abhängigkeit von psychotropen Substanzen (Cherubin u. Sapira 1993; Seitz et al. 1995). Als weitere Beispiele seien die verschiedenen internistischen Komplikationen stuporöser Zustände erwähnt (Hewer 1998). Schließlich können selbstschädigende Handlungen – unabhängig davon, ob ihnen eine suizidale Motivation zugrunde liegt oder nicht – vielfältige internistische Probleme hervorrufen.

Eine besondere Problematik ergibt sich in diesem Zusammenhang bei den artifiziellen Störungen und den für diese Krankheitsbilder typischen diagnostischen Unklarheiten, die aus den charakteristischen Verhaltensmerkmalen der betroffenen Patienten resultieren (Kapfhammer et al. 1998).

Psychische Störungen als Einflußfaktoren auf Entstehung und Verlauf internistischer Erkrankungen

Es kann als erwiesen gelten, daß das Bestehen einer psychischen Erkrankung sich in vielfältiger Weise negativ auf den körperlichen Gesundheitszustand des Betroffenen auswirken kann. So liegen empirische Befunde vor, wonach psychische Störungen einen wichtigen Risikofaktor für das Auftreten internistischer Erkrankungen darstellen können. Beeindruckende Belege hierfür liefern die Daten der über mehrere Jahrzehnte laufenden Langzeitstudie von Vaillant (1998), in der der Zusammenhang zwischen psychopathologischen Variablen und der Entwicklung des körperlichen Gesundheitszustandes prospektiv untersucht wird. Weiterhin liegen Hinweise darauf vor, daß das Risiko der Entwicklung einer ischämischen Herzkrankheit durch das Bestehen einer Depression erhöht wird. Es konnte auch – wiederum am Beispiel der Wechselbeziehungen von Depression und ischämischer Herzerkrankung – gezeigt werden, daß psychische Störungen den Verlauf internistischer Erkrankungen ungünstig beeinflussen können (s. Kap. 14 in diesem Band).

Psychische Störungen als Risikofaktoren

Ungünstige Auswirkungen auf den Verlauf internistischer Erkrankungen sind auch in Verbindung damit zu erwarten, daß ein beträchtlicher Anteil psychisch Kranker nur eingeschränkt zu einer den Erfordernissen entsprechenden Mitarbeit bei medizinischen Maßnahmen in der Lage zu sein scheint („Non-Compliance"; Häfner u. Bickel 1989; s. auch Abschn. 4.1).

Auswirkungen auf den Verlauf internistischer Erkrankungen

Wichtige Beispiele für erhöhte Risiken, die aus dem Vorhandensein bestimmter psychischer Störungen für den körperlichen Gesundheitszustand resultieren können, finden sich u.a. bei Demenz- und Schizophreniekranken:

Beispiele für erhöhte Risiken

- So sind Demenzkranke mit dem Fortschreiten ihrer Erkrankung zunehmend durch bronchopulmonale Infektionen ebenso wie Störungen der Ernährung und des Flüssigkeitshaushalts gefährdet. Darüber hinaus ist zu beachten, daß die Fähigkeit, körperliche Beschwerden mitzuteilen, in vielen Fällen eingeschränkt ist, woraus z.T. erhebliche diagnostische Probleme resultieren können (Hewer u. Förstl 1998).

- Demenz

- Bei schizophrenen Patienten können sich verschiedene krankheitsbezogene Verhaltensmerkmale ungünstig auf Entstehung und Verlauf komorbider somatischer Erkrankungen auswirken (Adler u. Griffith 1991; Vieweg et al. 1995). Eines davon stellt eine nicht selten zu beobachtende veränderte Schmerzwahrnehmung dar, für die einerseits pharmakologische Faktoren eine Rolle spielen dürften, die andererseits aber auch schon in der Vorneuroleptikaära beobachtet wurde (Jakubaschk u. Böker 1991). Darüber hinaus müssen bei dieser Patientengruppe die Folgen eines drastisch erhöhten Nikotinkonsums,

- Schizophrenie

des weitverbreiteten Mißbrauchs psychotroper Substanzen und der nicht ganz seltenen Polydipsie bedacht werden (Jeste et al. 1996). Hingewiesen sei auch darauf, daß schizophrene Patienten, ebenso wie Demenzkranke, gehäuft Bolusaspirationen entwickeln (Schmitt u. Hewer 1993).

Protektive Effekte psychischer Erkrankungen?

Unter dem Aspekt der Vollständigkeit sei in Erinnerung gerufen, daß in der Literatur immer wieder auch mögliche protektive Effekte psychischer Erkrankungen auf die körperliche Situation der Betroffenen diskutiert wurden. Diesen scheint jedoch, im Vergleich zu den dargestellten ungünstigen Auswirkungen, eine eher untergeordnete Bedeutung zuzukommen (Häfner u. Bickel 1989). Beispielhaft erwähnt sei die klinische Beobachtung, daß es in Einzelfällen bei schwer depressiven Patienten im Verlauf akut bedrohlicher internistischer Erkrankungen zu einer deutlichen Besserung des psychopathologischen Zustands kommen kann (Deahl 1990).

Psychopharmaka und internistische Folgeerkrankungen

Natürlich dürfen Psychopharmaka als Ursache internistischer Erkrankungen nicht unberücksichtigt bleiben. Sie können bekanntlich nachteilige Auswirkungen auf die verschiedensten Organsysteme haben (Heßlinger et al. 1998; Kapfhammer 1998; Küchenhoff 1998; Lederbogen 1998), wobei nach den Ergebnissen einer großen in deutschen Kliniken durchgeführten Studie zur Arzneimittelsicherheit in der Psychiatrie (AMÜP-Studie; Grohmann et al. 1994) akut auftretende, gravierende Ereignisse auf internistischem Gebiet bei regelrechter Durchführung und Überwachung der Behandlung relativ selten zu sein scheinen. Bisher konnte auch nicht der Nachweis geführt werden, daß eine langfristige Einnahme von Psychopharmaka mit einem erhöhten Mortalitätsrisiko einhergeht (Brown 1997; Weeke 1987). Es sollte jedoch unbedingt zur Kenntnis genommen werden, daß die Mehrzahl der gängigen Pharmaka eine Gewichtszunahme mit den daraus resultierenden gesundheitlichen Risiken bewirken kann (Fritze et al. 1992).

Andere Konstellationen

Gemeinsame Ursachen

Internistischer Erkrankung und psychischer Störung kann weiterhin eine gemeinsame Ursache zugrunde liegen, was beispielsweise bei hereditären Stoffwechselerkrankungen (metachromatische Leukodystrophie, Fabry-Erkrankung etc.) der Fall sein kann, bei denen ein angeborener Enzymdefekt sowohl eine Schädigung des zentralen Nervensystems mit daraus resultierender psychopathologischer Symptomatik als auch eine Affektion bestimmter innerer Organe bewirkt (Übersicht bei Huber 1988).

Zufälliges Zusammentreffen

Schließlich soll die Möglichkeit eines zufälligen Zusammentreffens von internistischer Erkrankung und psychischer Störung nicht unerwähnt bleiben. Diese Konstellation ist aus statistischen Gründen v. a. bei denjenigen Krankheiten in Betracht zu ziehen, die eine hohe Prävalenz in der Bevölkerung aufweisen. Darauf, daß auch in solchen Fällen der allgemeinmedizinisch-internistische Befund im Rahmen der psychiatrischen Versorgung nicht ausgeklammert werden darf, wird in Abschn. 6 dieses Kapitels eingegangen.

Wie häufig verursachen oder verschlimmern allgemeinmedizinisch-internistische Erkrankungen psychische Störungen?

Bei dem Versuch, eine Antwort auf diese Frage zu geben, wird man mit schwierigen methodischen Problemen konfrontiert (Popkin 1995), auf die in den Abschn. 1 und 3 dieses Kapitels auch teilweise eingegangen wird. Die prinzipielle Schwierigkeit besteht darin, daß die Beurteilung, ob eine bestimmte internistische Erkrankung die Ursache einer psychischen Störung darstellt oder sich verschlimmernd auf diese auswirkt, in vielen Fällen nahezu zwangsläufig von subjektiven Erfahrungen und Einstellungen des Beurteilers beeinflußt wird (Koran et al. 1989). Insofern sollte jeglichen Zahlenangaben auf diesem Gebiet mit einer gewissen Vorsicht begegnet werden.

Probleme bei der Beurteilung

Da die Beantwortung der gestellten Frage andererseits von erheblicher klinischer und wissenschaftlicher Bedeutung ist, sei dennoch eine Zahl zitiert: So kommen Felker et al. (1996) in ihrer Übersichtsarbeit zu dem Schluß, daß allgemeinmedizinisch-internistische Leiden bei ca. 20% der in psychiatrischen Institutionen behandelten Patienten auf deren psychische Störung einen Einfluß nehmen im Sinne eines ursächlichen oder exazerbierenden Faktors.

Einfluß körperlicher Faktoren bei 20% der psychisch Kranken

Bei der Bewertung dieser Häufigkeitsangabe ist zu beachten, daß diese sich nicht nur auf die unmittelbaren physiologischen Auswirkungen somatischer Erkrankungen, sondern auch auf Einflußfaktoren bezieht, die aus deren Konsequenzen für die psychosoziale Situation der Betroffenen resultieren. Das heißt, es werden hier auch Krankheitsbilder berücksichtigt, die im Sinne der ICD-10 als „nichtorganisch" klassifiziert werden, sofern sich Belege dafür finden, daß sie signifikanten Einflüssen der allgemeinmedizinisch-internistischen Komorbidität unterliegen.

3 Psychische Störungen aufgrund eines medizinischen Krankheitsfaktors

Gegenstand dieses Abschnitts sind die im Zusammenhang mit internistischen Erkrankungen generell möglichen psychopathologischen Reaktionsformen. Dabei wird Bezug genommen auf die international gültigen Klassifikationssysteme, d.h. insbesondere auf die ICD-10-Klassifikation (WHO 1991), daneben aber auch auf die im DSM-IV formulierten diagnostischen Kriterien für psychische Störungen (APA 1994). Die organischen psychischen Störungen, die – Einwirkungen von psychotropen Substanzen ausgenommen – in Verbindung mit körperlichen Störungen i. allg. und internistischen Erkrankungen im speziellen auftreten können, sind in Übersicht 1 aufgeführt.

Klassifikation organisch psychischer Störungen nach ICD-10

Dabei heben sich die ersten 3 in der Übersicht genannten Syndrome von den übrigen Zustandsbildern dadurch ab, daß Störungen des Bewußtseins und/oder eine Beeinträchtigung höherer kognitiver Funktionen als pathognomonische Merkmale vorliegen und diese den eindeutigen Rückschluß auf eine organische Verursachung des Krankheitsbildes erlauben. Im Hinblick darauf können die Syndrome Demenz, Amnesie und Delir

Übersicht 1.
Einteilung der organischen psychischen Störungen nach ICD-10

F00–F03:	Demenz
F04:	organisches amnestisches Syndrom
F05:	Delir
F06:	andere psychische Störungen aufgrund einer Schädigung oder Funktionsstörung des Gehirns oder einer körperlichen Erkrankung
F06.0:	organische Halluzinose
F06.1:	organische katatone Störung
F06.2:	organische wahnhafte (schizophreniforme) Störungen
F06.3:	organische affektive Störungen
F06.4:	organische Angststörung
F06.5:	organische dissoziative Störung
F06.6:	organische emotional labile (asthenische) Störung
F06.7:	leichte kognitive Störung
F06.8/.9:	andere und nicht näher bezeichnete Störungen
F07:	Persönlichkeits- und Verhaltensstörungen aufgrund einer Erkrankung, Schädigung oder Funktionsstörung des Gehirns
F09:	nicht näher bezeichnete organische oder symptomatische psychische Störungen

als „psychoorganische Syndrome ersten Ranges" (Lauter 1988) oder – in der Nomenklatur des DSM-IV – als kognitive Störungen bezeichnet werden (APA 1994) (s. auch Kap. 1 und 9–12 in diesem Bd.).

Wenn den in Übersicht 1 aufgeführten Syndromen, die in der ICD-10 unter F06 kodiert werden, das Attribut „organisch" zugeordnet wurde, so beinhaltet dies, daß es sich um Krankheitsbilder handeln muß, „die ursächlich mit einer Hirnfunktionsstörung in Zusammenhang stehen" (WHO 1991). Als Voraussetzung dafür, ein klinisches Zustandsbild einer dieser Kategorien zuordnen zu können, nennt die ICD-10 4 Merkmale, die im Kern den dazu von Kurt Schneider (1967) formulierten Kriterien entsprechen:

Allgemeine diagnostische Kriterien für organische psychische Störungen

1. Nachweis einer potentiell ursächlichen zerebralen oder systemischen Erkrankung,
2. zeitlicher Zusammenhang zwischen der Entwicklung der Grundkrankheit und der Manifestation der psychischen Störung,
3. Rückbildung der psychischen Störung nach Rückbildung oder Besserung der mutmaßlichen Grundkrankheit,
4. kein überzeugender Beleg für eine anderweitige Verursachung der psychischen Störung (z. B. Vorliegen einer positiven Familienanamnese).

Im DSM-IV (APA 1994) werden ähnliche, wenn auch nicht identische Anforderungen gestellt, die die Diagnose einer psychischen Störung infolge eines „medizinischen Krankheitsfaktors" („general medical condition") erlauben.

Abgrenzung „organischer" und „nichtorganischer" Syndrome

Die unter F06 klassifizierten Zustandsbilder, deren Phänomenologie derjenigen „nichtorganischer" Syndrome ähnelt oder gar identisch damit sein kann, können auch als „psychoorganische Syndrome zweiten Ranges" bezeichnet werden (Lauter 1988). Aus einer Reihe von Gründen, auf die u.a. im DSM-IV eingegangen wird, kann es im Einzelfall jedoch schwierig oder gar unmöglich sein, die „organische" Genese dieser Syndrome zu verifizieren. Zum einen ist hier die bereits erwähnte Möglichkeit einer zufälligen Koinzidenz von psychischer Störung und körperlicher Erkrankung in Betracht zu ziehen. Zum anderen muß bei bestimmten Syndromen – insbesondere depressiven und ängstlichen Zustandsbildern – die ernsthafte körperliche Erkrankungen begleiten, immer auch die Abgrenzung zu Anpassungsstörungen, die mit entsprechender Symptomatik einhergehen, vorgenommen werden, was im Einzelfall schwierige Probleme aufwerfen kann (Lieb et al. 1997).

Wie aus Übersicht 1 deutlich wird, ist nur eine begrenzte Zahl körperlich begründbarer psychopathologischer Reaktionsformen bekannt, denen ein ungleich breiteres Spektrum möglicher Grunderkrankungen gegenübersteht (Tabelle 1).

Damit ergibt sich die Frage, welches die Faktoren sind, die Einfluß nehmen auf die Entstehung und die symptomatische Ausgestaltung einer psychischen Störung beim individuellen Patienten. In diesem Zusammenhang sei an das bereits von Bonhoeffer formulierte Prinzip der Unspezifität erinnert, welches besagt, daß unterschiedliche Erkrankungen zu identischen psychopathologischen Zustandsbildern führen können,

Unspezifische Phänomenologie organischer Störungen

Krankheitsgruppe	Beispiele
Infektionskrankheiten	Lues, HIV-Infektion
Malignome	paraneoplastische Syndrome (z.B. limbische Enzephalitis bei Bronchialkarzinom)
Endokrine Funktionsstörungen	Hyper-/Hypothyreose
Ernährungsstörungen und Stoffwechselerkrankungen	Malnutrition, Vitaminmangelzustände, akute intermittierende Porphyrie
Hämatologische Erkrankungen	Schwere Anämien
Herz-Kreislauf-Erkrankungen	Herzinsuffizienz, Arrhythmien
Atemwegs- und Lungenerkrankungen	Chronisch obstruktive Atemwegserkrankung
Erkrankungen des Gastrointestinaltrakts, des hepatobiliären Systems und des Pankreas	Malabsorptionssyndrom, schwere Lebererkrankungen, akute Pankreatitis
Erkrankungen der Niere und der Harnwege	Fortgeschrittene Niereninsuffizienz
Rheumatische Erkrankungen und Autoimmunopathien	Systemischer Lupus erythematodes
Vergiftungen	Psychotrope Wirkungen von Nicht-Psychopharmaka, Schwermetallvergiftungen

Tabelle 1. Internistische Krankheitsgruppen, die mit psychischen Störungen assoziiert sein können

Tabelle 2.
Häufigkeit körperlich begründbarer psychischer Störungen bei immunologischen Systemerkrankungen. (Nach Lieb et al. 1997)

Krankheitsbild	Assoziierte psychische Störungen
Systemischer Lupus erythematodes	++
Sjögren-Syndrom	++
Progressive systemische Sklerose	–*
Mischkollagenose	–*
Isolierte Angiitis des ZNS	(+)
Takayasu-Arteriitis	(+)
Arteriitis temporalis	(+)
Churg-Strauss-Syndrom	(+)
Wegener-Granulomatose	(+)
Panarteriitis nodosa	(+)
Mikroskopische Polyangiitis	(+)
Antiphospholipidsyndrom	+
Sneddon-Syndrom	++
Morbus Behçet	+

++ = häufig; + = weniger häufig; (+) = selten; –* = nur in Einzelfällen

ebenso wie eine bestimmte Grunderkrankung unterschiedliche Prägnanztypen organischer psychischer Störungen verursachen kann (Gross u. Huber 1993). Welche psychopathologische Manifestation im Einzelfall auftritt, hängt nicht nur mit dem ursächlichen Krankheitsprozeß zusammen, sondern auch mit verschiedenen Faktoren, die mit diesem nicht oder nur mittelbar in Beziehung stehen (Gross u. Huber 1993), was u. a. für die von Lauter (1988) so bezeichneten Sekundärfaktoren (z. B. krankheitsbedingte Einschränkung von Mobilität und sozialen Kontakten) und Vulnerabilitätsfaktoren (z. B. biologische Disposition, prämorbide Persönlichkeit) gilt.

Organische psychische Störungen bei immunologischen Systemerkrankungen

Die vorangehenden Überlegungen seien veranschaulicht am Beispiel immunologischer Systemerkrankungen, von denen einige relativ häufig mit organischen psychischen Störungen einhergehen (Tabelle 2), wobei v. a. die folgenden Zustandsbilder beobachtet werden:
- paranoid-halluzinatorische Syndrome,
- affektive Störungen (insbesondere depressive Syndrome),
- kognitive Defizitsyndrome (bis hin zum Schweregrad einer Demenz),
- sonstige Störungen: z. B. organische Persönlichkeits- und Verhaltensstörungen, organische Angstsyndrome.

So werden beispielsweise beim systemischen Lupus erythematodes psychopathologische Auffälligkeiten dieser Art bei ca. 20–60% der Patienten beobachtet (Lieb et al. 1997; Shannon u. Goetz 1995). Hierbei gilt, daß jeder der oben genannten Reaktionstypen prinzipiell bei allen aufgeführten Leiden auftreten kann, ebenso wie die einzelnen Erkrankungen sich grundsätzlich unter dem Bild der unterschiedlichen psychoorganischen Syndrome manifestieren können. Darüber hinaus können die gleichen psychopathologischen Syndrome in ähnlich unspezifischer Weise mit verschiedenen anderen Krankheitsgruppen, beispielsweise den Endokrinopathien, assoziiert sein (s. Abschn. 4), so daß aus dem Vorliegen eines bestimmten Zustandsbildes kein zuverlässiger Rückschluß auf den zugrundeliegenden ätiopathogenetischen Prozeß gezogen werden kann.

Das Prinzip der Unspezifität gilt jedoch nicht uneingeschränkt. So zeigt sich – wiederum am Beispiel der immunologischen Systemerkrankungen – daß, trotz der Unmöglichkeit, im individuellen Fall Aussagen mit hinreichender Genauigkeit treffen zu können, andererseits aber durchaus erkennbare Korrelationen zwischen der Art der Erkrankung und der Häufigkeit bestimmter psychopathologischer Syndrome bestehen: Beispielsweise finden sich affektive und paranoid-halluzinatorische Syndrome am häufigsten beim systemischen Lupus erythematodes oder beim Sjögren-Syndrom, während dementielle Zustandsbilder eher an vaskulitische Prozesse, ein Antiphospholipid- oder ein Sneddon-Syndrom denken lassen (Lieb et al. 1997). Einwände gegen das Unspezifitätsparadigma wurden auch dahingehend geäußert, daß die uns bisher zur Verfügung stehenden Merkmals- und Syndrombeschreibungen möglicherweise noch zu wenig differenziert sind, um Zusammenhänge der angesprochenen Art in spezifischerer Weise abzubilden (Lauter 1988). Angesichts des gegenwärtigen rasanten Erkenntnisfortschritts auf dem Gebiet der Neurobiologie psychischer Erkrankungen ist es jedoch vorstellbar, daß in der Zukunft Zusammenhänge zwischen internistischen Krankheitsprozessen und den daraus resultierenden psychopathologischen Reaktionsformen deutlicher herausgearbeitet werden können, als dies derzeit der Fall ist.

Einschränkungen des Prinzips der Unspezifität

Da es aus Platzgründen nicht möglich ist, auf besondere internistische Gesichtspunkte von jedem einzelnen der in Übersicht 1 genannten Zustandsbilder näher einzugehen, werden im folgenden – unter dem Aspekt der Häufigkeit des Auftretens – ausgewählte Syndrome organischer psychischer Störungen in exemplarischer Form besprochen.

3.1 Demenz

Dementiellen Prozessen kann eine Vielzahl internistischer Erkrankungen (kardiovaskuläre, metabolisch-endokrine etc.) ursächlich zugrunde liegen (Übersicht 2), was insbesondere unter dem Aspekt einer möglichen Therapierbarkeit des Demenzsyndroms von Bedeutung ist. Es wird geschätzt, daß bei 13–15% aller Demenzkranken eine potentiell und bei 10–12% eine tatsächlich reversible Grunderkrankung vorliegt (Clarfield 1988; Weytingh et al. 1995). Dabei stehen internistische Erkrankungen, unter denen metabolisch-endokrine Störungen die wichtigste Rolle spielen, an 3. Stelle der Häufigkeit. Insgesamt kann man davon ausgehen, daß etwa 2% aller Demenzerkrankungen eine internistische Ursache zugrunde liegt, durch deren gezielte Behandlung eine Besserung der kognitiven Defizite erreicht wird. Es ist zu berücksichtigen, daß der Anteil kompletter Remissionen bei maximal einem Drittel der internistisch begründeten Demenzen liegt, während es in den restlichen Fällen zu einer partiellen Rückbildung der Demenzsymptomatik kommt (Clarfield 1988; Weytingh et al. 1995).

Häufigkeit potentiell und tatsächlich reversibler Demenzen

Vaskuläre Prozesse sind bekanntlich nach der Alzheimer-Krankheit die zweithäufigste Ursache von Demenzerkrankungen. Ihnen liegen überwiegend arteriosklerotisch-degenerative Veränderungen der extra- bzw. intrakraniellen Hirngefäße im Sinne einer Makro- oder einer – nach heuti-

Pathogenese vaskulärer Demenzen

Übersicht 2.
Innere Erkrankungen als Ursache dementieller Syndrome.
(Nach Mumenthaler 1987 und Lang 1994)

> *Kardiovaskuläre und pulmonale Erkrankungen*
> - arteriosklerotische und degenerative Angiopathien
> - Arteriitiden (z. B. bei SLE, Riesenzellarteriitis)
> - schwere Herzerkrankungen (z. B. Herzinsuffizienz, Vitien, Arrhythmien)
> - rezidivierende Hirnembolien
> - chronische respiratorische Insuffizienz
> - Schlafapnoesyndrom
>
> *Erregerbedingte Erkrankungen*
> - HIV-Infektion/Aids
> - Borreliose
> - Morbus Bang
> - Morbus Whipple
> - Malaria
>
> *Metabolische und endokrine Erkrankungen*
> - Endokrinopathien (z. B: Hypothyreose, Hypo-/Hyperparathyreoidismus, Hypoglykämie)
> - B_{12}- und andere Vitaminmangelzustände
> - urämische Enzephalopathie, Dialysedemenz, Hyponatriämie
> - Leberinsuffizienz
> - Stoffwechselerkrankungen (z. B. Fett-Porphyrin-Stoffwechsel)
> - Malabsorptionssyndrome
>
> *Diverse Erkrankungen*
> - hämatologische Erkrankungen (z. B. Polyzythämia vera, Paraproteinämien, Gerinnungsstörungen)
> - Sarkoidose
> - paraneoplastische limbische Enzephalitis

ger Auffassung pathogenetisch besonders wichtigen – Mikroangiopathie zugrunde (Poeck u. Hacke 1998). Daneben sind noch verschiedene andere, seltenere ätiopathogenetische Möglichkeiten für die Entstehung eines vaskulären Demenzsyndroms bekannt, wie z. B. kardioemboligene Ereignisse, entzündliche Angiopathien, Koagulopathien (Geldmacher u. Whitehouse 1996) (s. auch Kap. 8 in diesem Bd.).

Therapeutische Aspekte

Aus den vorangehenden Ausführungen resultiert, daß die diagnostische Abklärung von Demenzerkrankungen immer auch eine internistische Basisdiagnostik zu umfassen hat, die in Abhängigkeit vom klinischen Bild ggf. durch eine weiterführende Abklärung ergänzt werden muß (Hewer u. Förstl 1998). In therapeutischer Hinsicht stellt sich in der klinischen Praxis am häufigsten die Frage nach einer Beeinflußbarkeit des durch arteriosklerotisch-degenerative Gefäßprozesse bedingten vaskulären Demenzsyndroms. Hier gilt, daß sich die Behandlungsaussichten mit zunehmender Dauer und Schwere der Symptomatik verschlechtern, so daß eine frühzeitige – möglichst noch vor dem Auftreten von Symptomen einsetzende – Behandlung der in Abschn. 2 genannten internistischen Risikofaktoren anzustreben ist. Dabei kommt der Blutdruckeinstellung eine besondere Bedeutung zu, wobei eine abrupte, mit hypotonen Zuständen verbundene Drucksenkung um so mehr vermieden werden sollte, wie es bereits zu einem Fortschreiten der vaskulären Schädigung gekommen ist (Dettmers et al. 1997).

3.2 Delir

Seit der Erstbeschreibung des akuten exogenen Reaktionstyps durch Bonhoeffer Anfang dieses Jahrhunderts ist bekannt, daß – neben primären Hirnerkrankungen und durch psychotrope Substanzen bedingten Störungen – eine nahezu unübersehbare Vielfalt internistischer Erkrankungen dieses Syndrom verursachen kann (Lipowski 1990). Das Auftreten eines Delirs kann als ein Schwellenphänomen verstanden werden (Jacobson 1997), d.h. je ausgeprägter eine delirogene Noxe ist bzw. je mehr dieser Noxen einwirken, umso eher ist mit der Entwicklung eines Delirs zu rechnen. Eine typische Konstellation besteht beispielsweise darin, daß bei einer vorbestehenden zerebralen Schädigung meist akut oder subakut verlaufende internistische Erkrankungen das Krankheitsbild Delir zum Ausbruch bringen. Mit zunehmender Schwere der Hirnschädigung können bereits relativ leichtgradige internistische Probleme – etwa ein unkomplizierter Harnwegsinfekt – zur Krankheitsmanifestation führen.

Ursachen

Als wichtige internistische Grunderkrankungen bei deliranten Syndromen sind dabei folgende zu nennen (Jacobson 1997; Hewer u. Förstl 1994):
- Infektionen (z.B. Pneumonie, Harnwegsinfekt),
- Störungen des Wasser- und Elektrolythaushalts (z.B. Exsikkose, Entgleisungen des Natrium-, Kalium-, Kalzium-, Magnesium-, Säure-Basen-Haushalts),
- Störungen von Metabolismus und Endokrinium (z.B. Hypoglykämie, Nieren-/Leberinsuffizienz, Vitaminmangelzustände, Funktionsstörungen von Schilddrüse und Nebenschilddrüse),
- kardiopulmonale Erkrankungen (z.B. Herzinfarkt, Herzinsuffizienz, Herzrhythmusstörungen, Lungenembolie, respiratorische Insuffizienz, hypertensive Enzephalopathie, mit verminderter Organdurchblutung einhergehende hypotensive Zustände),
- ausgeprägte Anämie,
- unerwünschte Wirkungen internistisch eingesetzter Pharmaka (z.B. Antiarrhythmika, Antibiotika, Antirheumatika, Kortikosteroide, Zytostatika etc.).

Grunderkrankungen bei deliranten Syndromen

Das Delir in Verbindung mit internistischen Erkrankungen kann prinzipiell in jedem Lebensalter auftreten, wird jedoch – in Verbindung mit dem Zunehmen des Phänomens Multimorbidität einschließlich der zerebralen Abbauprozesse – in den Industrieländern v.a. bei Menschen im höheren Lebensalter beobachtet. Schätzungsweise 20% – in Risikokollektiven auch noch mehr – der in allgemeinklinische Behandlung aufgenommenen älteren Menschen sind bei Aufnahme bzw. im stationären Verlauf von einem Delir betroffen (Hewer u. Förstl 1994).

Häufigkeit

Die gravierende prognostische Bedeutung dieses Krankheitsbilds wird deutlich daran, daß – aufgrund des häufig lebensbedrohlichen Charak-

Prognostische Aspekte

ters der ursächlichen bzw. auslösenden Erkrankungen – 6 Monate nach seinem Auftreten im Mittel 25% der Patienten verstorben sind (Trzepacz 1996). Hinzu kommt, daß das Auftreten eines Delirs zumindest beim alten Menschen mit weiteren prognostisch ungünstigen Merkmalen korreliert, wie etwa einer Verlängerung der stationären Verweildauer oder der Häufigkeit von Pflegeheimaufnahmen oder bestimmter Komplikationen (Stürze, Dekubitus etc.), und zwar auch dann, wenn potentiell konfundierende Variablen – z. B. Lebensalter, Krankheitsschwere etc. – statistisch kontrolliert werden (O'Keeffe u. Lavan 1997).

Kontrastierend zu den genannten prognostisch ungünstigen Indikatoren bleibt festzuhalten, daß das Syndrom Delir prinzipiell therapeutisch beeinflußbar ist und eine gute Chance besteht, eine Restitution des Zustandes vor Ausbruch der akuten psychoorganischen Symptomatik zu erreichen. Deshalb ist eine möglichst frühzeitige und gezielte Behandlung der ursächlichen bzw. auslösenden körperlichen Erkrankungen unbedingt anzustreben.

Therapie

Angesichts der oben dargestellten ätiopathogenetischen Zusammenhänge ist es offensichtlich, daß Diagnostik und Therapie deliranter Zustandsbilder in besonderem Maße ein interdisziplinäres internistisch-neuropsychiatrisches Vorgehen erfordern. So umfaßt die Therapie des Delirs einerseits die kausale Behandlung der zugrundeliegenden Erkrankungen, darüber hinaus aber auch alle medizinisch-pflegerischen Maßnahmen, die der Homöostase körperlicher Funktionen dienen (Ernährungszustand, Flüssigkeitshaushalt, Mobilität etc.). Andererseits ist es aber auch von wesentlicher Bedeutung, bestimmte Prinzipien des therapeutischen Umgangs mit den Patienten zu beachten, was z. B. die Vermittlung von Orientierungshilfen, das Vermeiden einer Reizüberflutung oder die möglichst weitgehende Konstanz der Bezugspersonen betrifft (Förstl 1999; Rabins 1991), ebenso wie im Einzelfall die Indikation zu einer symptomatischen psychopharmakologischen Behandlung zu prüfen ist (Trzepacz 1996). Nicht übersehen werden darf, daß eine Vielzahl von Medikamenten delirogen wirken kann (Hewer u. Förstl 1994), und zwar auch eine Reihe von häufig in der Inneren Medizin eingesetzten Substanzen ohne primär psychotrope Wirkung (Tune et al. 1992).

3.3 Leichte kognitive Störung

Merkmale

Das wesentliche Merkmal der leichten kognitiven Störung im Sinne der ICD-10-Forschungskriterien (WHO 1994) besteht definitionsgemäß in einer Einschränkung kognitiver Leistungen (Gedächtnis, Aufmerksamkeit, Konzentration etc.), die jedoch nicht den Schweregrad wie bei einer Demenz, einem Delir oder verschiedenen anderen Zustandsbildern erreicht. Weiterhin wird eine Symptomdauer von mindestens 2 Wochen gefordert (s. auch Kap. 10 in diesem Band). Wie im DSM-IV ausgeführt wird (Forschungskriterien für die leichte neurokognitive Störung), zeigt das kognitive Defizit in Abhängigkeit von der Dynamik des zugrundeliegenden Prozesses einen variablen Verlauf. Ebenso wie Remissionen möglich sind, werden auch stationäre, u. U. fluktuierende Verläufe gesehen, oder es entwickeln sich zunehmende Defizite, die schließlich in einer Demenz münden können.

Welcher Stellenwert der leichten kognitiven Störung in Abgrenzung zu anderen kognitiven Defizitsyndromen zukommt, ist derzeit noch offen (Caine et al. 1995; WHO 1994). Die im folgenden genannten internistischen Krankheitsbilder können nach dem gegenwärtigen Kenntnisstand als mögliche Ursachen einer leichten kognitiven Störung genannt werden (APA 1994; Egberts 1993; Elias 1998; Stern u. Prange 1995; Strachan et al. 1997):

Internistische Ursachen der leichten kognitiven Störung

- arterielle Hypertonie,
- Diabetes mellitus,
- endokrine Funktionsstörungen,
- leichtere Verlaufsformen der hepatischen Enzephalopathie,
- schwere metabolische Entgleisungen,
- HIV-Infektion und andere Infektionskrankheiten,
- hypoxämische Zustandsbilder.

Es ist anzumerken, daß noch eine Reihe weiterer internistischer Erkrankungen für diese vermutlich relativ häufige Störung von ursächlicher Bedeutung sein könnten.

3.4 Organische depressive Störung

Durch internistische oder andere körperliche Erkrankungen verursachte depressive Syndrome werden nach ICD-10 als organische depressive Störung (F06.32) klassifiziert. Im Sinne der Ausführungen in Abschn. 2 wird als Voraussetzung für diese Diagnose gefordert, daß mit der Grunderkrankung assoziierte physiologische Prozesse die depressive Symptomatik hervorrufen, während emotionale Reaktionen auf das Wissen um eine schwere Krankheit nicht hierunter fallen. Das Spektrum internistischer Erkrankungen, die Ursache einer organisch depressiven Störung sein können, umfaßt u. a. die folgenden Erkrankungen (Caine et al. 1995; Popkin 1995):

Internistische Grunderkrankungen

- endokrine Erkrankungen (z. B. Über-/Unterfunktionszustände der Schilddrüse, der Nebennierenrinde etc.),
- metabolische Störungen (z. B. Vitamin-B12-Mangel, bestimmte Elektrolytstörungen, u. a. Hyper-/Hypokalzämie),
- kardiopulmonale Erkrankungen (z. B. Herzinsuffizienz, respiratorische Insuffizienz),
- Leber-/Niereninsuffizienz,
- immunologische Systemerkrankungen (z. B. systemischer Lupus erythematodes, Arteriitis temporalis, rheumatoide Arthritis),
- Malignome (z. B. Pankreaskarzinom),
- Infektionen (z. B. infektiöse Mononukleose, Hepatitis, Influenza, HIV-Infektion, Lues),
- Medikamente (z. B. Reserpin, Propranolol, Clonidin, Glukokortikoide, nichtsteroidale Antiphlogistika, H-2-Blocker).

Wie in Abschn. 3 ausgeführt, kann es schwierig sein, zu einer Festlegung zu kommen, ob es sich im Einzelfall um eine organische depressive Störung im definierten Sinne handelt, oder ob eher eine alternative Erklärungsmöglichkeit zutrifft, wie eine emotionale Anpassungsreaktion oder das Bestehen einer Depression als unabhängige Zweiterkrankung. Auch die Möglichkeit einer durch komorbide körperliche Erkrankungen ausgelösten Depression bei vorbestehender erhöhter Vulnerabilität in bezug auf affektive Erkrankungen muß bedacht werden (Tölle 1990). So wird beispielsweise für die die in früheren Jahrzehnten häufiger beobachtete Depression unter Reserpin-Behandlung ein entsprechender Zusammenhang diskutiert (Akiskal 1995).

3.5 Schizophreniforme Syndrome

Internistische Grunderkrankungen

Schizophreniforme oder schizophrenieähnliche Psychosen können u. a. durch die folgenden internistischen Erkrankungen hervorgerufen werden, respektive im Sinne unerwünschter Wirkungen internistisch angewandter Pharmaka auftreten (Davison u. Bagley 1969; APA 1994; Huber 1994; Lieb et al. 1997; Marsh 1997; Pearlson u. Petty 1994):

- endokrine Erkrankungen (Über-/Unterfunktion von Schilddrüse und Nebennierenrinde, Hypoparathyreoidismus, Hypophysenvorderlappeninsuffizienz),
- metabolische Störungen (Vitamin-B12-, Folsäure-, Thiaminmangel, akute intermittierende Porphyrie, Morbus Wilson, Hyponatriämie, Nieren- und Leberinsuffizienz, Hypoglykämie),
- immunologische Systemerkrankungen (systemischer Lupus erythematodes, Sjögren-Syndrom, Churg-Strauss-Syndrom),
- Infektionen (Lues, HIV-Infektion, Malaria, Endocarditis lenta),
- Verschiedenes (zerebrale Anoxie, Hyperkapnie, CO-Vergiftung, Sarkoidose, Polyzythämie, Thalassämie),
- unerwünschte Wirkungen von internistisch angewandten Pharmaka (Digitalis, bestimmte Antiarrhythmika, Propranolol, β-Sympathomimetika, Cephalosporine und andere antiinfektiös wirksame Substanzen, nichtsteroidale Antiphlogistika, Kortikosteroide, Anticholinergika, Cimetidin etc.).

Auch wenn es eher selten vorkommt, daß schizophreniformen Zustandsbildern internistische Ursachen zugrundeliegen, so sind diese wegen der damit verbundenen therapeutischen Konsequenzen dennoch klinisch bedeutsam. Aus diesem Grund enthält eine kürzlich publizierte *Behandlungsleitlinie Schizophrenie* (Deutsche Gesellschaft für Psychiatrie, Psychotherapie und Nervenheilkunde 1998) auch explizite Empfehlungen für die internistische Basisdiagnostik bei schizophrenen Erkrankungen. Über den klinischen Aspekt hinaus ist aber das Auftreten schizophreniformer Syndrome bei bestimmten inneren Krankheiten von prinzipiellem wissenschaftlichem Interesse für das Verständnis der Neurobiologie schizophrener Erkrankungen.

4 Mit psychischen Störungen assoziierte internistische Erkrankungen

Wie aus Tabelle 1 deutlich wird, kann ein breites Spektrum internistischer Erkrankungen mit psychischen Störungen einhergehen. Verschiedene der dort aufgeführten Krankheitsgruppen sind Gegenstand eigener Kapitel in diesem Band, weswegen an dieser Stelle nicht näher auf sie eingegangen werden soll (s. Kap. 14-17 in diesem Band).

Angesichts ihrer weiten Verbreitung und der besonders häufigen Wechselwirkungen mit psychischen Störungen, sollen in diesem Abschnitt die wichtigsten endokrinen Erkrankungen in exemplarischer Weise besprochen werden. Obwohl auch hier – worauf u. a. von M. Bleuler (1954) hingewiesen wurde – das Prinzip der Unspezifität gilt, so sind andererseits auch eine Reihe von Besonderheiten bei den einzelnen Krankheitsbildern zu berücksichtigen. Generell ist zu beachten, daß bei Endokrinopathien, ähnlich wie bei anderen internistischen Erkrankungen, eine Erstmanifestation unter dem Bild psychopathologischer Auffälligkeiten möglich ist (Heuser 1993), wodurch der Umstand, daß die psychiatrische Diagnosestellung eines allgemeinmedizinisch-internistischen Erfahrungshintergrunds bedarf, noch einmal in Erinnerung gerufen wird.

4.1 Störungen des Glukosestoffwechsels

Mit einer Prävalenz von ca. 5% in der deutschen Bevölkerung (Hauner 1998) ist der Diabetes mellitus die häufigste endokrine Erkrankung. Sowohl Patienten mit insulinabhängigem (IDDM) als auch mit nicht insulinabhängigem (NIDDM) Diabetes mellitus stehen unter einem deutlich erhöhten Risiko, depressive Syndrome zu entwickeln (Eiber et al. 1997; Gavard et al. 1993). Bei IDDM-Patienten ist zusätzlich von einer erhöhten Prävalenz von Angststörungen auszugehen (Eiber et al. 1997). Ob das gehäufte Auftreten der genannten psychischen Störungen in einem kausalen Zusammenhang mit der diabetischen Stoffwechselstörung steht oder ob hier in erster Linie unspezifische Effekte in Verbindung mit einer chronischen Erkrankung zum Tragen kommen, ist bisher nicht geklärt (Eiber et al. 1997). Die genannten psychischen Störungen sind nicht nur wegen des damit verbundenen Leidensdrucks von wesentlicher Bedeutung, sondern auch deshalb, weil ihr Vorhandensein einen ungünstigen Einfluß auf die Stoffwechselkontrolle ausüben kann (Kovacs et al. 1996).

Depression und Diabetes mellitus

Im höheren Lebensalter ist der Diabetes mellitus v. a. als Risikofaktor für vaskuläre Demenzprozesse von Belang (Skoog 1998). Inwieweit die bereits in Abschn. 3.3 angesprochenen neuropsychologischen Defizite – z. B. die mnestischen Leistungen und die kognitive Verarbeitungsgeschwindigkeit betreffend –, die bei NIDDM-Patienten in einer Reihe von Untersuchungen nachgewiesen werden konnten (Strachan et al. 1997), Vorläufer später sich entwickelnder manifester kognitiver Defizitsyndrome sind, ist derzeit noch offen. Aufgrund neuerer Befunde besteht möglicherweise auch eine Assoziation zwischen Diabetes mellitus und Demenzprozessen vom Alzheimer-Typ (Ott et al. 1996).

Kognitive Defizitsyndrome

Hypoglykämien

Hypoglykämien treten am häufigsten als Folge der antidiabetischen Therapie mit Insulin und Sulfonylharnstoffen auf. Andere Ursachen für schwere Hypoglykämien – wie das Insulinom, Lebererkrankungen im Endstadium oder schwere Malnutritionszustände – sind demgegenüber sehr viel seltener. Akute Hypoglykämien können mit vielgestaltigen psychopathologischen Erscheinungen einhergehen, bei denen Bewußtseinstrübung, psychomotorische Erregung und Angst die wichtigsten Leitsymptome darstellen (Lishman 1987). Nicht immer werden sie von den charakteristischen vegetativen Zeichen der Unterzuckerung – Tremor, Tachykardie und ausgeprägte Hyperhidrosis – begleitet (Cryer 1997). Deshalb muß bei akut auftretenden, ursächlich unklaren psychopathologischen Auffälligkeiten immer auch an eine Hypoglykämie gedacht werden. Chronische rezidivierende Hypoglykämien können in Abhängigkeit von ihrer Schwere zu einer irreversiblen zerebralen Schädigung bis hin zur Demenz führen. Dieses Risiko besteht v.a. beim Insulinom, wenn dieses über Jahre unerkannt bleibt (Lishman 1987). In Einzelfällen wurden aber auch bei Diabetikern kognitive Defizitsyndrome als Folge schwerer Hypoglykämien beschrieben (Langan et al. 1991)

4.2 Schilddrüsenfunktionsstörungen

Häufigkeit

Schilddrüsenfunktionsstörungen sind angesichts ihrer weiten Verbreitung und der Vielgestaltigkeit der assoziierten psychopathologischen Syndrome diejenigen endokrinen Erkrankungen, denen bei der ätiologischen Abklärung psychischer Störungen ein besonderer Stellenwert zukommt. Neben Patienten, die mit vorbekannten Funktionsstörungen der Schilddrüse in psychiatrische Behandlung kommen, werden diese nicht ganz selten in psychiatrischen Institutionen erstmals diagnostiziert. So beträgt der Anteil der Patienten mit nicht vordiagnostizierten thyreoidalen Funktionsstörungen in akutpsychiatrischen Kollektiven etwa 1–2% (White u. Barraclough 1989; Lederbogen et al., in Vorbereitung).

Hyperthyreose

Typische psychopathologische Folgeerscheinungen der manifesten Hyperthyreose bestehen in einer Affektlabilität, psychomotorischer Unruhe sowie Angst- und depressiven Verstimmungszuständen (Heuser 1993). Beachtenswert ist, daß sich bei Patienten im höheren Lebensalter auch apathisch-depressive Syndrome manifestieren können, die in Verbindung mit einem meist vorhandenen Gewichtsverlust den Verdacht auf einen konsumierenden Prozeß lenken können. Weiterhin kann es zu psychotischen Zustandsbildern organischer wie auch schizophreniformer Prägung kommen (Lishman 1987). Interessanterweise scheinen psychotische Zustandsbilder in Einzelfällen auch durch die thyreostatische Therapie ausgelöst zu werden (Irwin et al. 1997); es wurde die Vermutung geäußert, daß eine rasche Abnahme der Hormonproduktion bzw. eine transiente hypothyreote Funktionslage dem zugrunde liegen könnte (Lishman 1987).

Hypothyreose

Bei der manifesten Hypothyreose stehen häufig affektive Auffälligkeiten im Vordergrund. Typischerweise handelt es sich um eine depressive Verstimmung mit prominenter apathisch-lethargischer Symptomatik (Lishman 1987), andererseits werden aber durchaus auch agitiert depressive

Syndrome beobachtet (Heuser 1993). Psychosen unterschiedlicher syndromaler Prägung werden ebenso wie bei der Hyperthyreose gesehen (Lishman 1987). Schließlich gehört die erworbene Hypothyreose zu den wichtigsten Ursachen potentiell reversibler Demenzen (Mumenthaler 1987), ebenso wie die angeborene Hypothyreose zu einer Intelligenzminderung führt, deren Ausprägung je nach Dauer und Schwere des Hormonmangels variiert (Postellon u. Abdallah 1986).

Generell gilt, daß unter heutigen Versorgungsbedingungen in den Industrieländern massive psychopathologische Auffälligkeiten – psychotische Zustandsbilder etwa – in Verbindung mit Schilddrüsenfunktionsstörungen nur noch selten gesehen werden, vermutlich deshalb, weil die Substitution mit Schilddrüsenhormonen bzw. eine antithyreoidale Therapie in der Regel zu einem relativ frühen Zeitpunkt begonnen wird (Baumgartner 1993). In bezug auf die psychopathologischen Auswirkungen latenter Hyper- und Hypothyreosen werden in der Literatur unterschiedliche Auffassungen geäußert. Während manche Autoren davon ausgehen, daß diese Funktionsstörungen im Prinzip ähnliche – wenn auch weniger ausgeprägte – Symptome wie die manifeste Hyper- bzw. Hypothyreose bewirken können (Haggerty et al. 1993), werden gesicherte Zusammenhänge dieser Art von anderen verneint (Baumgartner 1993). Insofern können für latente Funktionsstörungen der Schilddrüse auch keine allgemeinen Behandlungsempfehlungen ausgesprochen werden (Stern u. Prange 1995).

Latente Funktionsstörungen

4.3 Nebenschilddrüsenerkrankungen

Das psychopathologische Symptomspektrum von Hyper- und Hypoparathyreoidismus weist keine prinzipiellen Unterschiede auf (Heuser 1993). Am häufigsten werden zum einen depressive Verstimmungen, die typischerweise mit Müdigkeit und Antriebsarmut einhergehen (Heuser 1993), und zum anderen kognitive Defizitsyndrome gesehen. Letztere können den Schweregrad eines dementiellen bzw. deliranten Syndroms erreichen (Lishman 1987). Psychische Störungen sind bei Störungen der Nebenschilddrüsenfunktion häufig: So konnte Petersen (1967) in einer Untersuchung an 54 Patienten mit einem Hyperparathyreoidismus zeigen, daß bei ca. einem Drittel der Kranken leichtere und bei einem weiteren Drittel ausgeprägte psychische Auffälligkeiten bestanden.

Symptomspektrum

Man geht davon aus, daß die psychopathologischen Folgeerscheinungen von Funktionsstörungen der Nebenschilddrüse nicht unmittelbar durch die veränderte periphere Konzentration des Parathormons verursacht sind, sondern vielmehr das erhöhte bzw. erniedrigte Serumkalzium das pathophysiologisch bedeutsame Bindeglied darstellt. Dementsprechend ist die Ätiologie einer Hyper- oder Hypokalzämie in Bezug auf die resultierende psychopathologische Symptomatik von nachrangiger Bedeutung, während in der Regel eine deutliche Korrelation zwischen Häufigkeit und Schwere der psychopathologischen Auffälligkeiten und dem Grad der Abweichung von der normalen Serumkalziumkonzentration besteht (Petersen 1967).

Zusammenhänge mit dem Serumkalzium

*Funktionsstörungen
minderen Schweregrades*

Unter den heutigen diagnostischen Voraussetzungen – d.h. der weitverbreiteten Bestimmung des Serumkalzium und der Verfügbarkeit eines Assays für das intakte Parathormon – werden sehr viel häufiger als früher leichtere Formen des Hormonmangels bzw. -überschusses erkannt. In Verbindung damit hat insbesondere die Zahl diagnostizierter Fälle des primären Hyperparathyreoidismus zugenommen (Raue 1996). Dabei ist das Serumkalzium häufig nur leicht- bis mäßiggradig erhöht und liegt in einem Bereich unter 3 mmol/l. Über die Bedeutung von Nebenschilddrüsenfunktionsstörungen geringeren Schweregrades für die Entstehung abnormer psychopathologischer Zustände kann bislang keine abschließende Aussage getroffen werden. Eine Literaturübersicht neueren Datums kommt allerdings zu dem Schluß, daß auch in weniger fortgeschrittenen Krankheitsstadien eine Assoziation mit psychopathologischen Auffälligkeiten besteht (Okamoto et al. 1997).

4.4 Funktionsstörungen der Nebennierenrinde

Cushing-Syndrom

Psychische Störungen werden beim endogenen, also durch körpereigene Mehrausschüttung adrenaler Steroide bedingten Cushing-Syndrom bei 40% und mehr der Patienten beobachtet (Heuser 1993; Stern u. Prange 1995). Dabei stehen depressive Syndrome der Häufigkeit nach an erster Stelle (Kelly 1996). Affektive Zustandsbilder stellen auch die häufigsten unter der therapeutischen Gabe von Glukokortikoiden auftretenden psychischen Störungen dar, allerdings scheinen hier hypomane, mit einer euphorisch-gehobenen Stimmungslage einhergehende Syndrome in höherer Frequenz als beim endogenen Cushing-Syndrom vorzukommen (Kershner u. Wang-Cheng 1989; Naber et al. 1996).

Prinzipiell kann es aber – unabhängig von der Ätiopathogenese des Hyperkortizismus – zur Manifestation des gesamten psychopathologischen Symptomspektrums kommen.

*Nebennierenrinden-
insuffizienz*

Dies gilt auch für die Nebennierenrindeninsuffizienz. Kennzeichnend für diese endokrine Funktionsstörung ist ein Symptomenkomplex, bei dem Müdigkeit, eine ausgeprägte körperliche Schwäche und deutlich erniedrigte Blutdruckwerte im Vordergrund stehen (Heuser 1993).

4.5 Phäochromozytom

Bei dem Phäochromozytom handelt es sich um einen meist benignen Tumor der chromaffinen Zellen des sympathischen Nervensystems, der zu etwa 90% im Nebennierenmark lokalisiert ist. Neben den für das Krankheitsbild klassischen Blutdruckkrisen wird bei über 60% der Patienten eine Dauerhypertonie gesehen, auf die sich zusätzliche Blutdruckspitzen aufpropfen können (Bornstein 1996). Die bei dem Phäochromozytom massiv erhöhte Konzentration zirkulierender Katecholamine erklärt, daß Angstsymptome einschließlich der dafür charakteristischen vegetativen Phänomene die typische psychopathologische Manifestation des Krankheitsbildes darstellen.

Angstsymptome

Schwierigere differentialdiagnostische Probleme in der Abgrenzung zu den primären Angsterkrankungen ergeben sich jedoch bei adäquater Berücksichtigung des Blutdruckverlaufs i. allg. nicht (Rubin u. King 1995). Zu beachten ist ferner, daß es infolge drastisch erhöhter Blutdruckwerte zu einer Hochdruckenzephalopathie mit daraus resultierenden Bewußtseinstrübungen und kognitiven Defizitsyndromen kommen kann (Lishman 1987).

5 Diagnostische Probleme

Wie in Abschn. 1 diese Beitrags dargelegt wurde, ist davon auszugehen, daß bei einem beträchtlichen Anteil psychisch Kranker nicht diagnostizierte Erkrankungen bestehen. Dieser Sachverhalt steht vermutlich im Zusammenhang mit verschiedenen Problemen, die typischerweise im Kontext internistisch-psychiatrischer Komorbidität auftreten und die offensichtlich das Erkennen der bestehenden körperlichen Probleme erschweren können. Damit sind u.a. solche psychischen Störungen angesprochen, die mit einer eingeschränkten Fähigkeit zur Wahrnehmung und Mitteilung körperlicher Symptome einhergehen können, und auf die bereits in Abschn. 2 hingewiesen wurde. Bekanntlich können in Verbindung mit psychischen Störungen auch vielfältige körperbezogene Beschwerden auftreten, die einerseits zur fälschlichen Annahme einer internistischen Erkrankung führen können und andererseits auf der ärztlichen Seite ein Verhaltensmuster verstärken können, körperliche Symptome primär als Ausdruck einer psychischen Erkrankung anzusehen (Thiel et al. 1998). Weiterhin können der Diagnose internistischer Leiden beim psychisch Kranken u. U. Faktoren wie mangelnde internistische Kompetenz auf seiten des Psychiaters, fehlende Erfahrungen des Internisten im ärztlichen Kontakt mit den betroffenen Patienten oder eine nicht ausreichende apparativ-diagnostische Ausstattung psychiatrischer Institutionen entgegenstehen (Vieweg et al. 1995).

Erkennung internistischer Erkrankungen

Da zahlreiche Krankheitssymptome unspezifischer Natur sind, ergeben sich nicht selten Probleme in ihrer Zuordnung zu einer ursächlichen internistischen bzw. psychiatrischen Störung. Dieser Umstand kann gleichermaßen die Diagnose einer internistischen Erkrankung erschweren, wie er auch ein Hindernis für das Erkennen einer psychischen Störung beim internistisch Kranken darstellen kann. Der letztere Aspekt sei am Beispiel depressiver Zustandsbilder bei internistischen Patienten erläutert, die bekanntermaßen häufig undiagnostiziert bleiben (Popkin 1995). Eine der Gründe hierfür dürfte darin liegen, daß bestimmte Depressionssymptome (Gewichtsverlust, Antriebsminderung etc.) ebenso Ausdruck internistischer Leiden sein können und ihre Zuordnung in der einen oder anderen Richtung bei Ärzten unterschiedlicher Fachrichtung deutlich variieren kann (Linden et al. 1995).

Erkennung psychiatrischer Erkrankungen

6 Therapeutische Probleme

Behandlung internistischer Erkrankungen

Die internistische Behandlung erschwerende Faktoren

In der Literatur wird eine Reihe Faktoren diskutiert, die sich auf die Behandlung internistischer Begleiterkrankungen beim psychiatrischen Patienten erschwerend auswirken könnten. Dies betrifft u. a. die nicht selten in Verbindung mit bestimmten psychopathologischen Symptomkonstellationen auftretende „Non-Compliance" (Adler u. Griffith 1991), ebenso wie eine manchmal zu beobachtende mangelnde Akzeptanz psychiatrischer Patienten seitens medizinischer Institutionen (Vieweg et al. 1995). Weiterhin könnte eine verminderte Fähigkeit psychisch Kranker, vorhandene medizinische Ressourcen zu nutzen (Felker et al. 1996), von Bedeutung sein, ähnlich wie Probleme in der Kooperation zwischen den involvierten medizinischen Disziplinen sowie die bereits in Abschn. 5 angesprochenen Kompetenzprobleme im Bereich psychiatrischer Institutionen.

Internistische Erkrankungen als Ursache psychischer Störungen: therapeutische Aspekte

Eine internistische Behandlungsindikation kann auch aus dem Vorhandensein einer psychischen Störung resultieren, wenn für diese eine internistische Erkrankung als unmittelbare Ursache nachgewiesen werden konnte. Wenn – wie in Abschn. 3 ausgeführt – ein derartiger ätiologischer Zusammenhang nicht sicher herzustellen ist, so ist dies in der Regel für das therapeutische Vorgehen nur in begrenztem Maße von Belang. Weitgehend unabhängig davon, ob man von einer organischen psychischen Störung infolge einer internistischen Erkrankung ausgeht oder ob man eine „nichtorganische" Störung diagnostiziert, kommen im wesentlichen die gleichen syndrombezogenen psychiatrischen Therapieprinzipien zur Anwendung, genauso wie die für die jeweilige internistische Erkrankung indizierten Therapiemaßnahmen.

Potentiell riskante Behandlungsmaßnahmen

Probleme können sich dann ergeben, wenn die Indikationsstellung für potentiell riskante Behandlungsmaßnahmen wesentlich von der diagnostischen Einordnung des psychiatrischen Krankheitsbildes abhängt. Dies gilt beispielsweise für den Einsatz von Kortikosteroiden bei immunologischen Systemerkrankungen (Lieb et al. 1997) oder für die Entscheidung zu einer Parathyreoidektomie bei einem primären Hyperparathyreoidismus (White et al. 1996), die sich wesentlich danach richten kann, ob die internistische Erkrankung als der wesentliche ätiologische Faktor für das jeweils bestehende psychopathologische Syndrom angesehen wird, oder ob man von einer ursächlich damit nicht in Zusammenhang stehenden „nichtorganischen" psychischen Störung ausgeht. Für solche, mitunter sehr schwierige Entscheidungen gibt es keine allgemeingültigen Kriterien; in jedem Fall erfordern sie aber die enge Zusammenarbeit des Psychiaters mit dem auf dem betreffenden Gebiet erfahrenen Internisten.

Behandlung psychiatrischer Erkrankungen

Prinzipiell gilt, daß mögliche Konsequenzen internistischer Begleiterkrankungen für das therapeutische Vorgehen zu überprüfen sind, und zwar auch dann, wenn es sich um unabhängige Zweiterkrankungen handelt. Eine entsprechende Konstellation ist z. B. gegeben, wenn aus psychiatrischer Sicht indizierte therapeutische Maßnahmen aufgrund vorhandener körperlicher Einschränkungen – hinsichtlich Mobilität, sensorischer Funktionen etc. – erschwert werden oder gar undurchführbar sind.

Besonders augenfällig sind die Probleme, die sich bei der Therapie mit Psychopharmaka ergeben. So sind bekanntlich bei der Anwendung von Antidepressiva bei internistisch Kranken zahlreiche spezielle Aspekte – und zwar insbesondere die Wirkungen trizyklischer Antidepressiva auf das kardiovaskuläre System – zu beachten (Kapfhammer 1998). Die Schwierigkeit für den Kliniker besteht hier darin, daß einerseits Patienten mit kardiovaskulären Erkrankungen gehäuft an Depressionen leiden (s. Kap. 14 in diesem Bd.), andererseits die vorhandenen Substanzen entweder in vielen Fällen nicht eingesetzt werden können (Trizyklika) oder bisher hinsichtlich ihrer Anwendung bei Herz-Kreislauf-Kranken nicht ausreichend untersucht wurden (nichttrizyklische Antidepressiva; Kapfhammer 1998). Neue Befunde sprechen allerdings dafür, daß bei der genannten Gruppe von Patienten Serotoninwiederaufnahmehemmern im Vergleich zu den Trizyklika eine günstigere Nutzen-Risiko-Relation zukommt, ohne daß dazu schon abschließend Stellung genommen werden kann (Roose et al. 1998). Wichtig erscheint auch der Hinweis, daß Ergebnisse zur Wirksamkeit bestimmter Pharmaka, die in Untersuchungen an internistisch gesunden depressiven Patienten erhoben wurden, nicht ohne weiteres auf Patienten mit internistischen Begleiterkrankungen übertragen werden dürfen (Popkin 1995).

Therapie mit Antidepressiva

7 Zusammenfassung und Ausblick

Rund die Hälfte aller psychisch Kranker ist von komorbiden körperlichen Leiden betroffen, die etwa zu zwei Dritteln der inneren Medizin zuzuordnen sind. Innere Erkrankungen und psychische Störungen können in unterschiedlicher – z.T. noch nicht ausreichend erforschter – Weise miteinander in Wechselwirkung treten und sich u.U. gegenseitig bedingen. Generell sind komplizierende Einflüsse internistischer Erkrankungen auf psychische Störungen weit verbreitet, was auch für den umgekehrten Zusammenhang gilt. Psychisch Kranke weisen einen erheblichen allgemeinmedizinisch-internistischen Versorgungsbedarf auf, der offenbar in weiten Bereichen nicht gedeckt ist (Felker et al. 1996; Jeste et al. 1996). Für diese Diskrepanz kann eine Reihe von Gründen angeführt werden, die sowohl in Verbindung mit krankheitsbezogenen Verhaltensmerkmalen des Patienten als auch mit arzt- bzw. institutionsbezogenen Faktoren stehen (Thiel et al. 1998).

Hohe Komorbidität psychischer und körperlicher Erkrankungen

Die vorangegangenen Ausführungen machen deutlich, daß Anstrengungen in Richtung einer verbesserten körpermedizinischen Versorgung psychisch Kranker unternommen werden sollten. Diese betreffen nicht nur die erforderliche medizinische Basiskompetenz in psychiatrischen Institutionen, sondern auch Bemühungen mit dem Ziel, Kooperationsproblemen entgegenzuwirken, die nicht nur die Kommunikation der

Notwendigkeit einer besseren körpermedizinischen Versorgung psychisch Kranker

Psychiatrie mit den anderen medizinischen Fachgebieten, sondern auch die Koordination der verschiedenen in der Versorgung psychisch Kranker tätigen Dienste betreffen. In welchem Maße die angesprochenen Ziele erreicht werden, dürfte wesentlich davon abhängen, daß die Einbindung von Psychiatrie und Psychotherapie in die allgemeine Medizin erhalten bleibt und in der Zukunft vielleicht noch eine Stärkung erfährt (Kathol et al. 1997).

8 Literatur

Adler LE, Griffith JM (1991) Concurrent medical illness in the schizophrenic patient: epidemiology, diagnosis, and management. Schizophr Res 4:91–107

Akiskal HS (1995) Mood disorders: clinical features. In: Kaplan HI, Sadock BJ (eds) Comprehensive textbook of psychiatry, vol 1, 6th edn. Williams & Wilkins, Baltimore, pp 1123–1152

APA (1994) Diagnostic and statistical manual of mental disorders: DSM-IV, 4th edn. American Psychiatric Press, Washington, DC

Arolt V, Driessen M, Bangert-Verleger A, Neubauer H, Schürmann A, Seibert W (1995) Psychische Störungen bei internistischen und chirurgischen Krankenhauspatienten. Nervenarzt 66:670–677

Baumgartner A (1993) Schilddrüsenhormone und depressive Erkrankungen – Kritische Übersicht und Perspektiven, Teil I. Nervenarzt 64:1–10

Bleuler M (1954) Endokrinologische Psychiatrie. Thieme, Stuttgart

Bonner D, Howard R (1995) Treatment resistant depression in the elderly. Int J Geriatr Psychiatry 10:259–264

Bornstein SR (1996) Phäochromozytom. In: Allolio B, Schulte HM (Hrsg) Praktische Endokrinologie. Urban & Schwarzenberg, München Wien Baltimore, S 266–272

Brown S (1997) Excess mortality of schizophrenia: a meta-analysis. Br J Psychiatry 171:502–508

*Caine ED, Grossman H, Lyness JM (1995) Delirium, dementia, and amnestic and other cognitive disorders and mental disorders due to a general medical condition. In: Kaplan HI, Sadock BJ (eds) Comprehensive textbook of psychiatry, vol 1, 6th edn. Williams & Wilkins, Baltimore, pp 705–754

*Cherubin CE, Sapira JD (1993) The medical complications of drug addiction and the medical assessment of the intravenous drug user: 25 years later. Ann Intern Med 119:1017–1022

Clarfield AM (1988) The reversible dementias: do they reverse? Ann Intern Med 109:476–486

Cryer PE (1997) Hierarchy of physiological responses to hypoglycemia: relevance to clinical hypoglycemia in type I (insulin dependent) diabetes mellitus. Horm Metab Res 29:92–96

Davison K, Bagley C (1969) Schizophrenia-like psychoses associated with organic disorders of the central nervous system: a review of literature. In: Herrington RN (ed) Current problems in neuropsychiatry. Headly, Ashford (Br J Psychiatry, special publication 4:113–184)

Deahl MP (1990) Physical illness and depression: the effects of acute physical illness on the mental state of psychiatric inpatients. Acta Psychiatr Scand 81:83–86

Dettmers C, Hagendorff A, Lüderitz B, Hartmann A (1997) Progrediente zerebrale Parenchymschäden durch rezidivierende arterielle Hypotonien. Nervenarzt 68:625–632

Deutsche Gesellschaft für Psychiatrie, Psychotherapie und Nervenheilkunde (1998) Praxisleitlinien in Psychiatrie und Psychotherapie, Bd 1: Behandlungsleitlinie Schizophrenie. Steinkopff, Darmstadt

Eiber R, Berlin I, Grimaldi A, Bisserbe JC (1997) Diabète insulinodépendent et pathologie psychiatrique: revue générale clinique et épidémiologique. Encephale 23:351–357

Egberts EH (1993) Hepatische Enzephalopathie. In: Schüttler R (Hrsg) Organische Psychosyndrome. Springer, Berlin Heidelberg New York Tokio, S 183–196

Elias MF (1998) Effects of chronic hypertension on cognitive functioning. Geriatrics 53(Suppl 1):S49–S52

*Felker B, Yazel JJ, Short D (1996) Mortality and medical comorbidity among psychiatric patients: a review. Psychiatr Serv 47:1356–1363

Fichter MM, Meller I, Schröppel H, Steinkirchner R (1995) Dementia and cognitive impairment in the oldest old. Br J Psychiatry 166:621–629

Fink P (1990) Mental illness and admission to general hospitals: a register investigation. Acta Psychiatr Scand 82:458–462

*Förstl H (1999) Organische (und symptomatische) psychische Störungen. In: Berger M (Hrsg) Lehrbuch der Psychiatrie und Psychotherapie. Urban & Schwarzenberg, München Wien Baltimore, S 259–344

Fritze J, Schneider B, Lanczik M (1992) Vaskuläre Risikofaktoren bei affektiven Psychosen. Krankenhauspsychiatrie 4:14–18

Gavard JA, Lustman PJ, Clouse RE (1993) Prevalence of depression in adults with diabetes. An epidemiological evaluation. Diabetes Care 16:1167–1178

Geldmacher DS, Whitehouse PJ (1996) Evaluation of dementia. N Engl J Med 335:330–336

*Grohmann R, Rüther E, Schmidt LG (1994) Unerwünschte Wirkungen von Psychopharmaka. Springer, Berlin Heidelberg New York Tokio

*Gross G, Huber G (1993) Psychopathologie organischer Psychosyndrome. In: Schüttler R (Hrsg) Organische Psychosyndrome. Springer, Berlin Heidelberg New York Tokio, S 29–39

*Häfner H, Bickel H (1989) Physical morbidity and mortality in psychiatric patients. In: Öhman R, Freeman HL, Franck Holmkvist A, Nielzén S (eds) Interaction between mental and physical illness. Springer, Berlin Heidelberg New York Tokio, pp 29–47

Haggarty JJ, Stern RA, Mason GA (1993) Subclinical hypothyroidism: a modifiable risk factor for depression? Am J Psychiatry 150:508–510

Harris CE, Barraclough B (1998) Excess mortality of mental disorder. Br J Psychiatry 173:11–53

Hauner H (1998) Verbreitung des Diabetes mellitus in Deutschland. Dtsch Med Wochenschr 123:777–782

Heßlinger B, Calker D van, Walden J (1998) Internistische Aspekte der Behandlung mit Phasenprophylaktika. In: Hewer W, Lederbogen F (Hrsg) Internistische Probleme bei psychiatrischen Erkrankungen. Enke, Stuttgart, S 89–112

*Heuser I (1993) Endokrine Psychosyndrome. In: Schüttler R (Hrsg) Organische Psychosyndrome. Springer, Berlin Heidelberg New York Tokio, S 53–67

Hewer W (1998) Stupor. In: Hewer W, Rössler W (Hrsg) Das Notfall-Psychiatrie-Buch. Urban & Schwarzenberg, München Wien Baltimore, S 171–183

Hewer W, Förstl H (1994) Verwirrtheitszustände im höheren Lebensalter – eine aktuelle Literaturübersicht. Psychiatr Prax 21:131–138

*Hewer W, Förstl H (1998) Häufige internistische Probleme bei psychisch Kranken im höheren Lebensalter. In: Hewer W, Lederbogen F (Hrsg) Internistische Pro-

bleme bei psychiatrischen Erkrankungen. Enke, Stuttgart, S 13–28

Hewer W, Rössler W, Jung E, Fätkenheuer B (1991) Somatische Erkrankungen bei stationär behandelten psychiatrischen Patienten. Psychiatr Prax 18:133–138

*Huber G (1988) Körperlich begründbare psychische Störungen bei Intoxikationen, Allgemein- und Stoffwechselstörungen, bei inneren und dermatologischen Erkrankungen, Endokrinopathien, Generationsvorgängen, Vitaminmangel und Hirntumoren. In: Kisker KP, Lauter H, Meyer JE, Müller C, Strömgren E (Hrsg) Psychiatrie der Gegenwart, Bd 6, 3. Aufl. Springer, Berlin Heidelberg New York Tokio, S 197–252

Huber G (1994) Psychiatrie, 5. Aufl. Schattauer, Stuttgart New York

Irwin R, Ellis PM, Delahunt J (1997) Psychosis following acute alteration of thyroid status. Aust N Z J Psychiatry 31:762–764

Jacobson S (1997) Delirium in the elderly. Psychiatr Clin North Am 20:91–110

Jakubaschk J, Böker W (1991) Gestörtes Schmerzempfinden bei Schizophrenie. Schweiz Arch Neurol Psychiat 142:55–76

*Jeste DV, Gladsjo JA, Lindamer LA, Lacro JP (1996) Medical comorbidity in schizophrenia. Schizophr Bull 22:413–430

*Kapfhammer HP (1998) Internistische Aspekte der Behandlung mit Antidepressiva. In: Hewer W, Lederbogen F (Hrsg) Internistische Probleme bei psychiatrischen Erkrankungen. Enke, Stuttgart, S 51–87

Kapfhammer HP, Rothenhäusler HB, Dietrich E et al. (1998) Artifizielle Störungen – Zwischen Täuschung und Selbstschädigung. Nervenarzt 69:401–409

*Kasper S, Jung B (1995) Psychiatrisch relevante Nebenwirkungen der nichtpsychopharmakologischen Pharmakotherapie. Nervenarzt 66:649–661

Kathol RG, Kick SD, Morrison MF (1997) Let's train psychiatric residents to use their medical skills to meet twenty-first century demands. Psychosomatics 38:570–575

Kelly WF (1996) Psychiatric aspects of Cushing's syndrome. Q J Med 89:543–551

Kershner P, Wang-Cheng R (1989) Psychiatric side effects of steroid therapy. Psychosomatics 30:135–139

Kloß TM, Maleßa R, Weiller C, Diener HC (1994) Vaskuläre Demenz im Wandel – eine Übersicht zur vaskulären Demenz von zurückliegenden zu neuen Konzepten. Fortschr Neurol Psychiatr 62:197–219

Koran LM, Sox HC, Marton KI et al. (1989) Medical evaluation of psychiatric patients. Arch Gen Psychiatry 46:733–740

Koranyi EK, Potoczny WM (1992) Physical illnesses underlying psychiatric symptoms. Psychother Psychosom 58:155–160

Kovacs M, Mukerji P, Iyengar S, Drash A (1996) Psychiatric disorder and metabolic control among youths with IDDM. A longitudinal study. Diabetes Care 19:318–323

Küchenhoff B (1998) Besondere Probleme der Behandlung mit dem Neuroleptikum Clozapin. In: Hewer W, Lederbogen F (Hrsg) Internistische Probleme bei psychiatrischen Erkrankungen. Enke, Stuttgart, S 141–148

*Lang C (1994) Demenzen: Diagnose und Differentialdiagnose. Chapman & Hall, London Weinheim

Langan SJ, Deary IJ, Hepburn DA, Frier BM (1991) Cumulative cognitive impairment following recurrent severe hypoglycemia in adult patients with insulin-treated diabetes mellitus. Diabetologia 34:337–344

*Lauter H (1988) Organische Psychosen. In: Kisker KP, Lauter H, Meyer JE, Müller C, Strömgren E (Hrsg) Psychiatrie der Gegenwart, Bd 6, 3. Aufl. Springer, Berlin Heidelberg New York Tokio, S 1–56

Lederbogen F (1998) Internistische Aspekte der Behandlung mit Neuroleptika und Benzodiazepinen. In: Hewer W, Lederbogen F (Hrsg) Internistische Probleme bei psychiatrischen Erkrankungen. Enke, Stuttgart, S 113–139

Lederbogen F, Hermann D, Hewer W, Henn FA (in Vorbereitung) Häufigkeit veränderter Schilddrüsenhormonwerte bei stationären psychiatrischen Patienten

*Lieb K, Vaith P, Berger M, Bauer J (1997) Immunologische Systemerkrankungen als Differentialdiagnose in der Psychiatrie. Nervenarzt 68:696–707

Linden M, Borchelt M, Barnow S, Geiselmann B (1995) The impact of somatic morbidity on the Hamilton Depression Rating Scale in the very old. Acta Psychiatr Scand 92:150–154

Linden M, Kurtz G, Baltes MM et al. (1998) Depression bei Hochbetagten: Ergebnisse der Berliner Altersstudie. Nervenarzt 69:27–37

*Lipowski ZJ (1990) Delirium: acute confusional states. Oxford Univ Press, New York

Lis CG, Gaviria M (1997) Vascular dementia, hypertension, and the brain. Neurol Res 19:471–480

*Lishman WA (1987) Organic psychiatry: the psychological consequences of cerebral disorder, 2nd edn. Blackwell, Oxford London Edinburgh

Lyness JM, Bruce ML, Koenig HG et al. (1996) Depression and medical illness in late life: report of a symposium. J Am Geriatr Soc 44:198–203

Marsh CM (1997) Psychiatric presentations of medical illness. Psychiatr Clin North Am 20:181–204

Mooradian AD (1997) Pathophysiology of central nervous system complications in diabetes mellitus. Clin Neurosci 4:322–326

*Mumenthaler M (1987) Behebbare und vermeidbare Demenzen. Schweiz Med Wochenschr 117:964–967, 1002–1008, 1040–1045

Naber D, Sand P, Heigl B (1996) Psychopathological and neuropsychological effects of 8-days' corticosteroid treatment. A prospective study. Psychoneuroendocrinology 21:25–31

Okamoto T, Gerstein HC, Obara T (1997) Psychiatric symptoms, bone density and non-specific symptoms in patients with mild hypercalcemia due to primary hyperparathyroidism: a systematic overview of the literature. Endocr J 44:367–374

O'Keeffe S, Lavan J (1997) The prognostic significance of delirium in older hospital patients. J Am Geriatr Soc 45:174–178

Ormel J, Kempen GI, Penninx BW et al. (1997) Chronic medical conditions and mental health in older people: disability and psychosocial resources mediate specific mental health effects. Psychol Med 27:1065–1077

Ott A, Stolk RP, Hofman A et al. (1996) Association of diabetes mellitus and dementia: The Rotterdam Study. Diabetologia 39:1392–1397

Pearlson GD, Petty RG (1994) Late-life-onset psychoses. In: Coffey CE, Cummings JL (eds) The American Psychiatric Press Textbook of Geriatric Neuropsychiatry. American Psychiatric Press, Washington, DC, pp 261–277

Petersen P (1967) Die Psychiatrie des primären Hyperparathyreoidismus. Springer, Berlin Heidelberg New York

Poeck K, Hacke W (1998) Neurologie, 10. Aufl. Springer, Berlin Heidelberg New York Tokio

Popkin MK (1995) Consultation-liaison psychiatry. In: Kaplan HI, Sadock BJ (eds) Comprehensive textbook of psychiatry, vol 2, 6th edn. Williams & Wilkins, Baltimore, pp 1592-1605

Postellon DC, Abdallah A (1986) Congenital hypothyroidism: diagnosis, treatment, and prognosis. Compr Ther 12:67-71

Rabins PV (1991) Psychosocial and management aspects of delirium. Int Psychogeriatr 3:319-324

Raue F (1996) Primärer Hyperparathyreoidismus. In: Allolio B, Schulte HM (Hrsg) Praktische Endokrinologie. Urban & Schwarzenberg, München Wien Baltimore, S 280-288

Röhr F, Schürmann J, Tölle R (1996) Körperliche Untersuchungen bei psychisch Kranken. Dtsch Ärztebl 93:1899-1903

Roose SP, Laghrissi-Thode F, Kennedy JS et al. (1998) Comparison of paroxetine and nortriptyline in depressed patients with ischemic heart disease. JAMA 279:287-291

Rubin RT, King BH (1995) Endocrine and metabolic disorders. In: Kaplan HI, Sadock BJ (eds) Comprehensive textbook of psychiatry, vol 2, 6th edn. Williams & Wilkins, Baltimore, pp 1514-1528

Saupe R, Diefenbacher A (1999) Konsiliarpsychiatrie und -psychotherapie. In: Berger M (Hrsg) Lehrbuch der Psychiatrie und Psychotherapie. Urban & Schwarzenberg, München Wien Baltimore, S 941-956

Schmitt MF, Hewer W (1993) Lebensbedrohliche Situationen durch Bolusaspiration bei stationär behandelten psychisch Kranken - Klinik, Risikofaktoren, Prophylaxe, Therapie. Fortschr Neurol Psychiatr 61:313-318

Schneider K (1967) Klinische Psychopathologie, 8. Aufl. Thieme, Stuttgart

*Seitz HK, Lieber CS, Simanowski UA (1995) Handbuch Alkohol, Alkoholismus, Alkoholbedingte Organschäden. Johann Ambrosius Barth, Leipzig Heidelberg

Shannon KM, Goetz CG (1995) Connective tissue diseases and the nervous system. In: Aminoff MJ (ed) Neurology and general medicine, 2nd edn. Churchill Livingstone, New York, pp 447-471

Skoog I (1998) Status of risk factors for vascular dementia. Neuroepidemiology 17:2-9

Stern RA, Prange AJ (1995) Neuropsychiatric aspects of endocrine disorders. In: Kaplan HI, Sadock BJ (eds) Comprehensive textbook of psychiatry, vol 1, 6th edn. Williams & Wilkins, Baltimore, pp 241-251

Strachan MWJ, Deary IJ, Ewing FME, Frier BM (1997) Is type II diabetes associated with an increased risk of cognitive dysfuncction? Diabetes Care 20:438-445

Summa JD (1988) Körperliche Erkrankungen als Risikofaktoren von Suizidhandlungen im Alter. In: Böhme K, Lungershausen E (Hrsg) Suizid und Depression im Alter. Roderer, Regensburg, S 118-129

Thiel A, Nau R, Willers T (1998) Häufige internistische Probleme bei psychisch Kranken im jüngeren und mittleren Lebensalter. In: Hewer W, Lederbogen F (Hrsg) Internistische Probleme bei psychiatrischen Erkrankungen. Enke, Stuttgart, S 1-12

Tölle R (1990) Organisch bedingte Depressionen. Nervenarzt 61:176-182

*Trzepacz PT (1996) Delirium: advances in diagnosis, pathophysiology, and treatment. Psychiatr Clin North Am 19:429-448

Tune L, Carr S, Hoag E et al. (1992) Anticholinergic effects of drugs commonly prescribed for the elderly: potential means for assessing risk of delirium. Am J Psychiatry 149:1393-1394

Vaillant GE (1998) Natural history of male psychological health, XIV: Relationship of mood disorder vulnerability to physical health. Am J Psychiatry 155:184-191

Vieweg V, Levenson J, Pandurangi A, Silverman J (1995) Medical disorders in the schizophrenic patient. Int J Psychiatr Med 25:137-172

Weeke A, Juel K, Vaeth M (1987) Cardiovascular death and manic-depressive psychosis. J Affect Disord 13:287-292

Weytingh MD, Bossuyt PMM, Crevel H van (1995) Reversible dementia: more than 10% or less than 1%? J Neurol 242:466-471

White AJ, Barraclough (1989) Benefits and problems of routine laboratory investigations in adult psychiatric admissions. Br J Psychiatry 155:65-72

White RE, Pickering A, Spathis GS (1996) Mood disorder and chronic hypercalcemia. J Psychosom Res 41:343-347

WHO (1991) Internationale Klassifikation psychischer Störungen: ICD-10, Kapitel V (F): Klinisch-diagnostische Leitlinien. Huber, Bern Göttingen Toronto

WHO (1994) Internationale Klassifikation psychischer Störungen: ICD-10, Kapitel V (F): Forschungskriterien. Huber, Bern Göttingen Toronto Seattle

Zubenko GS, Marino LJ, Sweet RA et al. (1997) Medical comorbidity in elderly psychiatric inpatients. Biol Psychiatry 41:724-736

KAPITEL 14
Eine Untersuchung der Zusammenhänge zwischen koronarer Herzkrankheit und Depression

A. H. GLASSMAN und E.-G. V. GIARDINA

1	Einleitung	320
2	Depression und Sterblichkeit	320
3	Depression und Herzerkrankung unter der Kontrollbedingung Rauchen	322
4	Bereits bekannte koronare Herzkrankheit und Depression	325
5	Kardiovaskuläre Erkrankung und Angst	326
6	Kardiovaskuläre Erkrankungen und Ärger	327
7	Worin genau liegt das Risiko?	327
8	Thrombozytenstudien und Depression	329
9	Schlußfolgerungen	330
10	Literatur	332

Übersetzung: T. Kopal
Diese Arbeit wurde teilweise von der Suzanne C. Murphy Stiftung unterstützt, Beihilfe RR-00645 der Verwaltung für Forschungsgelder, Bethesda, Maryland, sowie durch eine Beihilfe von Linda und Peter Nisselson. Teile des verwendeten Materials sind in einem Aufsatz von A.H. Glassman im American Journal of Psychiatry im Januar 1998 erschienen.

1 Einleitung

Die Beziehung zwischen Depression und Sterblichkeit ist sowohl in der wissenschaftlichen Literatur als auch im allgemeinen Sprachgebrauch anerkannt. So findet auch das Verhältnis zwischen Trauer und Herz in der Sprache seinen Ausdruck: Man stirbt am gebrochenen Herzen – so wird es gesagt, gesungen und gedichtet. Und obwohl diese Einsicht gewissermaßen Allgemeingut ist, sind die wissenschaftlichen Belege, die diese Beziehung stützen, noch ziemlich jungen Datums.

2 Depression und Sterblichkeit

Maltzbergs frühe Studien zur Sterblichkeitsrate bei Involutionsmelancholie

Erst in den frühen 30er Jahren tauchte der erste Bericht über eine Verbindung zwischen Depression und Sterblichkeit auf. Malzberg (1937) untersuchte zu dieser Zeit die Sterblichkeitsrate von Patienten mit Involutionsmelancholie in den Krankenhäusern des Staates New York und stellte sie der Sterblichkeitsrate einer altersmäßig vergleichbaren Normalpopulation gegenüber. Das Ergebnis war kaum überraschend: Die Rate war signifikant erhöht. Dennoch trafen Malzbergs Befunde nicht gerade auf weitreichende Zustimmung, denn er hatte ein Problem seiner Daten übersehen. Die Diagnose Depression war damit konfundiert, Bewohner eines Asyls des Staates New York zu sein. Welcher Faktor nun für die beobachtete höhere Sterblichkeit verantwortlich war, konnte so nicht vorhergesagt werden.

Der Beginn des Zweiten Weltkrieges verzögerte weitere wissenschaftliche Arbeiten zu diesem Thema. Nach dem Krieg wurde der Schwerpunkt der Aufmerksamkeit mehr auf die Persönlichkeit als auf die diagnostischen Kategorien gelegt. So entwickelten in den Vereinigten Staaten zwei Kardiologen das Modell einer „Typ-A-Persönlichkeit" (Rosenman et al. 1964). Bereits kurz darauf gab es Hinweise, wie nützlich die Kategorie solch einer „zeitgestreßten" Persönlichkeit sein konnte, und weite Teile der amerikanischen medizinischen Psychologie folgten diesen Vorstellungen.

Auswertung dänischer Sterberegister durch Weeke

Erst in den 70er Jahren begannen die Forscher wieder, das diagnostische Konzept der Depression und seine Beziehung zur Sterblichkeit zu untersuchen. Die sehr ausführlichen dänischen Sterberegister wurden von der dänischen Epidemiologin Weeke durchforstet. Sie verglich in den Jahren 1974–1978 die Sterblichkeit aller dem dänischen Gesundheitssystem angehörigen Personen, bei denen entweder eine Major-Depression festgestellt wurde oder die als manisch depressiv diagnostiziert wurden, mit der Sterblichkeit der Normalpopulation (Weeke 1979). Durch ihren Ansatz räumte sie die Vorwürfe gegen die Studie von Malzberg aus, denn die meisten der von ihr erfaßten Patienten waren nicht in Kliniken untergebracht, sondern lebten zu Hause. Zwar lag in ihrer Studie die Sterblichkeitsrate nicht so hoch wie in der Untersuchung von Malzberg, aber die Herz-Kreislauf-Sterberate war gegenüber der Normalbevölkerung trotzdem um 50% erhöht.

An der Datenbasis von Weeke sowie an einer Reihe weiterer Studien wurde v. a. kritisiert, daß in den 40 Jahren seit Malzbergs Beobachtungen eine Reihe von Antidepressiva weite Verbreitung gefunden haben. Diese pharmakologischen Behandlungen, so der Einwand, könnten möglicherweise eher für die erhöhte Sterblichkeit verantwortlich sein als die Diagnose der Depression. Weeke versuchte in einer weiteren Studie 1987 (Weeke et al. 1987) diesen Einwänden gerecht zu werden. Sie verglich die kardiovaskuläre Sterblichkeit bei depressiven Patienten vor und nach der Behandlung mit Antidepressiva oder Lithium. In beiden Fällen war die kardiovaskuläre Sterblichkeit erhöht, das Sterberisiko lag jedoch in der Gruppe vor der Behandlung tatsächlich höher.

Zusätzlich zu den beiden Studien von Weeke haben 7 andere Forscher die relative Sterblichkeit bei Patienten mit Major-Depression und/oder bipolarer Störung mit der Sterblichkeit der Allgemeinbevölkerung verglichen (Zilber et al. 1989; Black et al. 1985; Vestergaard u. Aagaard 1991; Sharma u. Markar 1994; Rabins et al. 1985; Norton u. Whalley 1984; Tsuang et al. 1980). Belege für einen signifikanten Anstieg der kardiovaskulären Sterblichkeit wurden in 8 von 9 Studien erbracht. Nur eine israelische Studie konnte keine erhöhte kardiovaskuläre Sterblichkeit nachweisen (Zilber et al. 1989), wobei hier eine zusammengefaßte Patientenpopulation mit einer Nicht-Patientenpopulation verglichen wurde. Zwar war auch in dieser Studie die Sterblichkeit erhöht, aber nicht aufgrund einer kardiovaskulären Störung, sondern aufgrund eines Infektes.

Ergebnisse von Patientenstudien

In allen 9 Studien wurden die Patientendaten in dem Moment erhoben, als die betreffenden Personen sich in Behandlung befanden. Eine Folge dieses Vorgehens war, daß bei diesen Behandlungen nur verhältnismäßig schwere Fälle von Depression auftauchten, und somit Aussagen über die beobachtete Beziehung zwischen Depression und kardiovaskulärer Sterblichkeit nicht über diese Patientengruppe hinaus gemacht werden konnten. Die Frage, ob leichtere Fälle von Depression ebenfalls mit einer erhöhten Sterblichkeit einher gehen würden, ließ sich mit diesen Studien nicht beantworten. Außerdem konnte weder durch die zweite Studie von Weeke noch durch die anderen erhältlichen Daten ausgeschlossen werden, daß die antidepressive Behandlung nicht doch einen Einfluß auf die erhöhte Sterblichkeit hatte (Muller-Oerlinghausen et al. 1992; Avery und Winkour 1976). Beide Fragen ließen sich erst klären, als die Forscher ihre Daten nicht aus klinischen Kollektiven bezogen, sondern epidemiologische Daten in der Bevölkerung sammelten.

Problem der Einbeziehung ausschließlich schwerer Depressionen

So standen in den späten 80er und frühen 90er Jahren Daten aus 2 epidemiologischen Studien zur Verfügung. Die Daten aus dem Sterling County wurden von Murphy et al. (1987) untersucht. In dieser Untersuchung wurden 1000 Personen über einen Zeitraum von 16 Jahren beobachtet und die jeweils spezifischen Todesursachen waren bekannt. Die Diagnose der Depression war ganz deutlich mit der kardiovaskulären Sterblichkeit verknüpft. In einer zweiten Studie dieses Typs verwendeten Bruce et al. (1994) den New-Haven-Datensatz. Hier waren 3500 Personen 9 Jahre lang beobachtet worden. Auch sie fanden einen Zusammenhang zwischen der Diagnose der Depression und einem Anstieg der natürli-

Erkenntnisse aus epidemiologischen Studien

chen Todesfälle, wobei keinerlei Information über die spezifischen Ursachen erhältlich war, die zu dieser erhöhten Todesrate führten.

Erhöhtes kardiovaskuläres Todesrisiko bei leichten und schweren Depressionen

Alle 11 Studien, die in den 15 Jahren zwischen Ende 1970 und Anfang 1990 durchgeführt worden waren und in denen nach einer Beziehung zwischen der Diagnose der Depression und der Sterblichkeit gefahndet wurde, konnten einen signifikanten Anstieg des Todesrisikos nachweisen. In 9 dieser 11 Studien zeigte sich, daß diese erhöhte Sterblichkeit kardiovaskulärer Art war. Dieses erhöhte Risiko zeigte sich sowohl bei Patienten mit unipolarer wie mit bipolarer Diagnose und ebenso bei schweren wie bei milden Fällen. Eine Beziehung zur Behandlung selbst schien nicht zu bestehen. Zu diesem Zeitpunkt schien also die Beziehung zwischen Depression und erhöhter kardiovaskulärer Sterblichkeit als bewiesen zu gelten.

Aber in den späten 80er Jahren tauchten schwerwiegende neue Zusammenhänge auf, denn die enge Beziehung zwischen Depression und Zigarettenkonsum wurde deutlicher (Glassman et al. 1988, 1990). Der Zusammenhang zwischen Depression und kardiovaskulärer Störung wäre leicht durch das Zigarettenrauchen zu erklären gewesen. Depression in Verbindung mit Zigarettenkonsum könnte zu einem erhöhten Todesrisiko führen. Die Kontrollbedingung Rauchen war in keine der genannten 11 Studien aufgenommen worden.

3 Depression und Herzerkrankung unter der Kontrollbedingung Rauchen

CDC-Studie

Das Communicable Disease Center (CDC) des Gesundheitsministeriums der Vereinigten Staaten (Anda et al. 1990) lieferte eine der ersten Replikationsstudien über den zunächst beobachteten Zusammenhang zwischen Depression und Rauchen bzw. dem Versagen, mit dem Rauchen aufzuhören. Anda und Mitarbeiter erkannten, daß die Daten des CDC zuließen, unter der Kontrollbedingung Rauchen eine genauere Analyse der Beziehung zwischen Depression und den spezifischen Todesursachen durchzuführen. Die Follow-up-Studie der medizinischen Krankheiten enthielt Informationen über 2832 Personen im Alter von über 45 Jahren, die nach einer eingehenden körperlichen Untersuchung sowie nach den erhobenen Laborwerten als frei von körperlichen Erkrankungen eingestuft wurden (Anda et al. 1993). Diese wurden dann für mindestens 12,5 Jahre beobachtet. Um die Möglichkeit auszuschließen, daß einige Personen eine Symptomatologie aufwiesen, die eine Depression vorhersagen ließ, obwohl sie weder durch ihre Geschichte, die körperliche Untersuchung noch die Laborwerte belegt werden konnte, wurden Patienten, die in den ersten 2,5 Jahren des Follow-up starben, von der Studie ausgenommen.

Zusammenhang von Depression und kardiovaskulärer Erkrankung unabhängig vom Rauchen

Trotzdem war das Ergebnis wie erwartet: Werden die kardiovaskulären Risikofaktoren (Geschlecht, Gewicht, körperliche Aktivität, Blutdruck und Cholesterinwert) inklusive Zigarettenrauchen kontrolliert, entwickeln und sterben offensichtlich gesunde Personen wahrscheinlicher an koronarer Herzkrankheit, wenn sie als schwerer depressiv eingestuft werden. Diese Studie von Anda und Mitarbeitern war die erste, in der die Beziehung zwischen Depression und kardiovaskulärer Erkrankung selbst unter der Kontrollbedingung Rauchen nachgewiesen werden konnte. Außerdem konnten Anda und Mitarbeiter zeigen, daß sowohl das Risiko, an den Herzkranzgefäßen zu erkranken, als auch das Risiko, an dieser Erkrankung zu sterben, anstieg.

In den vergangenen Jahren sind 6 weitere epidemiologische Studien mit einem vergleichbaren Ansatz an verschiedene Daten herangegangen. In allen Studien wurde das Rauchen kontrolliert und in 5 dieser 6 Studien konnte eine Beziehung zwischen Depression und kardiovaskulärer Erkrankung festgestellt werden. Ford et al. (1994) berichteten über 1198 ehemalige Medizinstudenten der Johns Hopkins Universität, die im Mittel 35 Jahre lang beobachtet wurden. Das Risiko eines Myokardinfarktes lag bei Männern mit Depression deutlich höher (Relatives Risiko = 1,68; 95%iges Konfidenzintervall = 1,03–2,74) als bei Männern ohne diese Diagnose.

Bestätigung des Zusammenhangs in weiteren epidemiologischen Studien

Im Mittel ging der erste Bericht über eine Depression dem ersten Bericht über eine kardiovaskuläre Erkrankung 10 Jahre voraus. Aromaa et al. (1994) berichteten über die Mini-Finland Health Survey Follow-up von Personen im Alter zwischen 40 und 64 Jahren. An dieser Studie nahmen 5355 Personen teil, die medizinisch und psychiatrisch grundlegend evaluiert und über einen Zeitraum von durchschnittlich 6,6 Jahren beobachtet wurden. Werden Alter, Ausbildung und die bekannten Risikofaktoren für die koronare Herzkrankheit kontrolliert, dann ist für depressive Personen das Risiko für die Entwicklung einer koronaren Herzkrankheit sowie das Risiko, daran zu sterben, signifikant erhöht.

– Mini-Finland Health Survey Follow-up

In der Kuoppio-Studie zu koronaren Herzerkrankungen wurden 2428 finnische Männer über einen Zeitraum von 6 Jahren beobachtet (Everson et al. 1996). Vergleichbar mit der Studie von Anda und Mitarbeitern in den USA hatten depressive Männer ohne Befund von Angina oder Myokardinfarkt eine höhere Wahrscheinlichkeit, an einem ersten Infarkt zu erkranken, und dies selbst dann, wenn ein breites Spektrum an biologischen, verhaltensbezogenen und sozialen Risikofaktoren kontrolliert wurde. Fielen bei den Männern die Depressionswerte höher aus, gab es wieder ein erhöhtes Risiko, an einer kardiovaskulären Erkrankung zu versterben; auch hier wurden die bekannten Risikofaktoren inklusive Rauchen kontrolliert.

– Kuoppio-Studie zu koronaren Herzerkrankungen

Bei der Glostrup-Kohorte handelt es sich um eine weitere kürzlich veröffentlichte Langzeitstudie (Barefoot u. Schroll 1996). In ihr wurden 730 Personen untersucht, die in Glostrup, Dänemark, im Jahre 1915 geboren wurden. Sie wurden 1964 und 1974 körperlich und psychologisch untersucht und durchschnittlich etwa 27 Jahre lang beobachtet. Wie bei den CDC- und den finnischen Daten zeigten auch hier alle Personen mit erhöhten Depressionswerten eine 56% höhere Wahrscheinlichkeit, an koronarer Herzkrankheit zu erkranken, selbst wenn das Rauchen sowie die körperliche Gesundheit kontrolliert wurden. Ebenso fand sich ein Zusammenhang zwischen erhöhten Depressionswerten und einem signifi-

– Langzeitstudie in Glostrup

kanten Anstieg aller natürlichen Todesursachen. Der Frage, ob diese natürlichen Todesraten v. a. kardiovaskulärer Natur waren, wurde hier jedoch nicht nachgegangen.

– Epidemiological Catchment Aera Study

Die jüngsten Daten stammen aus einer 13jährigen Follow-up-Studie der Baltimore-Kohorte der Epidemiological Catchment Aera Study (Pratt et al. 1996). Die Ausgangsgruppe bildeten 1551 Personen, die frei von medizinischen Erkrankungen waren. Die Diagnose Major-Depression erhöhte das Risiko eines Myokardinfarktes um mehr als das 4fache, wobei sowohl medizinische Risikofaktoren als auch andere psychiatrische Diagnosen kontrolliert wurden. Interessant ist diese Studie zum einen, weil sie zur Diagnose das DSM-III verwendete, und zum anderen, weil sie die einzige Studie ist, in der andere psychiatrische Diagnosen, wie z. B. die Dysphorie, in der gleichen Population kontrolliert wurden. Dysphorische Personen, die das Kriterium einer Major Depression nicht erfüllen, liegen in ihrem Risiko für einen Myokardinfarkt im Vergleich zu Patienten mit einer Major Depression gemäß DSM-III und Patienten, die völlig ohne Depression sind, in der Mitte.

Nur in einer Studie, die mit gesunden Personen begann und alle gängigen medizinischen Risikofaktoren kontrollierte, konnten die Beziehungen zwischen Depression und neuer koronarer Herzkrankheit und/oder kardiovaskulärer Sterblichkeit nicht nachgewiesen werden, und zwar in der 15jährigen Follow-up-Studie an 2573 Mitgliedern der Nordwestregion Kaiser Permanente (Vogt et al. 1994). Nur 1399 dieser Personen waren über 45 Jahre alt. Und selbst hier berichteten die Autoren einen „möglichen" Zusammenhang zwischen Sterblichkeit und Depression bei Männern.

Beziehung zwischen Depressivität und koronaren Herzkrankheit und/oder kardiovaskulärem Tod

Seit 1993 haben somit 6 von 7 Studien, die alle mit gesunden Personen begannen und in denen die kardiovaskulären Risikofaktoren wie z. B. das Rauchen kontrolliert wurden, eine Beziehung zwischen zunehmender Depressivität und dem Beginn einer neuen koronaren Herzkrankheit und/oder dem kardiovaskulären Tod festgestellt. Zusätzlich zu diesen 7 Studien, in denen die beobachteten Personen bei Beginn entweder gesund waren oder in denen die medizinischen Risiken kontrolliert wurden, gibt es noch 2 weitere Studien, in denen die Patienten wegen Bluthochdruck in Behandlung waren.

Erhöhtes Risiko Depressiver für Herzinfarkt und Myokardinfarkt

So beobachteten Wassertheil-Smoller et al. (1996) 4367 ansonsten gesunde Patienten mit Bluthochdruck über einen Zeitraum von 5 Jahren, während Simonsick et al. (1995) 3561 Bluthochdruckpatienten über einen Zeitraum von 6 Jahren überwachten. In beiden Studien wurde das Rauchen kontrolliert, und in beiden Studien fand sich ein erhöhtes Risiko für einen kardiovaskulären Tod bei depressiven Personen. Die Studie von Wassertheil-Smoller konnte darüber hinaus ein erhöhtes Risiko für Herzinfarkt und Myokardinfarkt nachweisen.

Seit in den frühen 90er Jahren offensichtlich wurde, daß kardiovaskuläre Risikofaktoren wie z. B. Rauchen kontrolliert werden müssen, haben 8 von 9 epidemiologischen Studien eine signifikante Beziehung zwischen Depression und koronarer Herzkrankheit festgestellt.

4 Bereits bekannte koronare Herzkrankheit und Depression

Mit einer etwas anderen Strategie gingen 1988 Carney und Mitarbeiter an der Universität von St. Louis im Bundesstaat Washington vor. Sie suchten sich für ihre Studie keine gesunden oder im wesentlichen gesunden Personen aus, sondern begannen gezielt mit Patienten, bei denen bereits eine koronare Herzkrankheit diagnostiziert war (Carney et al. 1988). An Patienten, die in bestimmten Zeitabschnitten einer Koronarangiografie unterzogen wurden, führten sie eine strukturierte psychiatrische Untersuchung durch. Die Kriterien für eine Major Depression trafen auf kaum weniger als 20% der 52 Patienten zu, deren Untersuchung eine Erkrankung der Koronararterien ergeben hatte. Die depressive Gruppe hatte ein 2,5fach erhöhtes Risiko, in den folgenden 12 Monaten eine schwere Herzkomplikation zu entwickeln. Um eine angemessene Kontrolle anderer Risikofaktoren zu gewährleisten, war die Patientengruppe in dieser Studie zu klein, aber dieser Mangel wurde von nachfolgenden Studien ausgeglichen, die ihre Vorgehensweise übernahmen.

Untersuchung von Patienten mit koronarer Herzkrankheit

Bei 350 Patienten mit ventrikulären Arrythmien nach einem Herzinfarkt konnten Ahern et al. (1990) Ausgangswerte in der Einschätzung von Angst, Ärger und Depressionen erheben. Wenn alle gängigen medizinischen und sozialen Risikofaktoren kontrolliert wurden, hatten jene Patienten, die das erste Jahr nach dem Infarkt überlebten, niedrigere Ausgangswerte. Die Ausgangswerte für Depression lagen bei den Patienten, die nicht überlebten, signifikant höher. Jedoch standen weder die Werte für Angst noch für Ärger mit dem Überleben in Beziehung. Diese mit Depression verbundene höhere Sterblichkeit wurde auch in mehreren anderen Studien gefunden, in denen Patienten nach Myokardinfarkt untersucht wurden (Frasure-Smith et al. 1993; Frasure-Smith 1991; Ladwig et al. 1991). Die überzeugendste Studie dabei war die von Frasure-Smith et al. (1993).

– erhöhtes Risiko depressiver Patienten für schwere Herzkomplikationen

Frasure-Smith und Lesperance führten eine strukturierte psychiatrische Untersuchung von 222 Patienten 5–15 Tage nach einem Myokardinfarkt durch und verglichen diese Daten mit Werten 6, 12 und 18 Monate nach der Entlassung aus dem Krankenhaus. Während des Klinikaufenthaltes mit frischem Myokardinfarkt zeigten 16% Zeichen einer Major Depression. Dieser Wert stimmt mit anderen Studien überein, die zeigen, daß Patienten nach dem Infarkt in etwa 15–20% aller Fälle eine Major Depression entwickeln (Hance et al. 1996; Schleifer et al. 1989). 6 Monate nach der Entlassung aus dem Krankenhaus waren etwa 17% der depressiven Patienten verstorben im Vergleich zu 3% der nichtdepressiven Patienten (Frasure-Smith et al. 1993). Hielt man all die anderen Vorhersagewerte des Risikos unter Kontrolle, so war für die depressiven Patienten das Risiko zu sterben beinahe 3,5fach so hoch. Der höchste Vorhersagewert für die Sterblichkeit nach einem Infarkt ist allgemeines Herzversagen und er geht auch mit einem 3,5fachen Anstieg der Sterblichkeit einher.

Untersuchung von Patienten nach Myokardinfarkt

– erhöhtes Sterberisiko bei depressiven Patienten

Obwohl die Frage aufgeworfen wurde, welche Reliabilität die psychiatrische Diagnose bei einem körperlich Kranken und besonders bei einem Patienten nach Myokardinfarkt hat, waren trotzdem nach 6 bzw. 12 Monaten in den Follow-up-Interviews bei den Studien von Frasure-Smith und Lesperance nur 25% der Patienten frei von Major Depression (Lesperance et al. 1996). Das stimmt mit jenen 81% der Patienten überein, die zunächst nicht als depressiv diagnostiziert wurden und auch frei von solchen Episoden blieben. Ähnlich fanden Hance et al. (1996), daß die Hälfte der Patienten, bei denen eine Major Depression unmittelbar nach einem Myokardinfarkt diagnostiziert wurde, depressiv blieben oder innerhalb von 12 Monaten einen Rückfall erlitten.

Studien mit Berücksichtigung von Daten zur Depressionssymptomatik

Frasure-Smith erhob zusätzlich zur Diagnose einer Major Depression Daten zur Symptomatik mit Hilfe des *Beck Depressions Inventars* (Beck et al. 1961). Patienten, die 6 Monate nach einem Myokardinfarkt in diesem Inventar erhöhte Werte aufwiesen, sonst aber keine Anzeichen für eine Major-Depression zeigten, hatten Sterberaten, die vergleichbar waren mit jenen von Patienten, die keinerlei Depression aufwiesen. Wiesen die Patienten nach 12 Monaten im *Beck Depressions Inventar* jedoch Werte von 10 und höher auf, lag die Sterberate signifikant höher als bei depressionsfreien Patienten. Nach 18 Monaten lag ihre Sterberate kaum unter der von Patienten mit Major Depression (Frasure-Smith et al. 1995a). Dabei ist unklar, ob die erhöhte Sterblichkeit tatsächlich auch mit geringer ausgeprägter Depression in Zusammenhang steht, oder ob die hohen Werte im *Beck Depressions Inventar* lediglich auf eine Risikogruppe für Major Depression hinweisen. Hance et al. (1996) konnten in einer Studie nachweisen, daß 42% der Patienten mit Minor Depression in den folgenden 12 Monaten eine Major Depression entwickelten.

Eine 17jährige Follow-up-Studie wurde kürzlich von Barefoot et al. (1996) veröffentlicht. Sie beobachteten an der Duke University in Durham, North Carolina, Patienten, die mit der Diagnose koronare Herzkrankheit in die Kardiologie eingeliefert worden waren. In dieser Studie wurden 2 Merkmale miteinander kombiniert, nämlich Hochrisikopatienten mit einem Langzeit-Follow-up. Wiederum fand sich ein Zusammenhang von Depression mit einer verringerten Überlebensrate bei einer bestehenden kardiovaskulären Krankheit.

5 Kardiovaskuläre Erkrankung und Angst

Faßt man die oben beschriebenen Studien zusammen, so ergibt sich ein zwingender Beweis für den Zusammenhang zwischen Depression und einem erhöhten Risiko für eine koronare Herzkrankheit. Dabei müssen jedoch eine Reihe von Fragen noch geklärt werden. Ein wichtiger Punkt ist, ob die Beziehung zwischen kardiovaskulärer Erkrankung und Depression einzigartig ist oder ob ähnliche Verbindungen auch mit anderen negativ-affektiven Zuständen existieren. Vor allem in bezug auf die Angst gibt es hier eine Fülle von Daten, auch wenn die Informationen über die Depression deutlich überwiegen.

Differenzierung zwischen kurzfristigen und langfristigen Stimmungsveränderungen

Bei den affektiven Zuständen ist es wichtig zu berücksichtigen, daß kurzfristige Stimmungsschwankungen, die über Stunden oder Tage dauern, sich von den Auswirkungen langfristiger Stimmungsveränderungen, die über Monate oder Jahre andauern können, unterscheiden. Die Wirkungen von Angst sind in 3 epidemiologischen Langzeitstudien untersucht worden (Kawachi et al. 1994a,b; Haines et al. 1987). Dabei muß festgehalten werden, daß Angstzustände unterschiedliche Folgen haben können und daß auch die Autoren Angst verschieden definieren.

Untersucht man die Daten, so läßt sich feststellen, daß die Wahrscheinlichkeit zu sterben oder eine koronare Herzkrankheit zu bekommen, nicht ansteigt, wenn man eine ängstliche Person ist oder wenn die Diagnose unspezifische Angstzustände gestellt wurde. Dagegen scheinen phobische Angst oder Panikattacken mit einem erhöhten Sterberisiko verbunden zu sein, insbesondere einem erhöhten Risiko eines plötzlichen Todes (Kawachi et al. 1994a; Haines et al. 1987). Die Datenlage bei kurzzeitigen Stimmungsschwankungen ist unzureichend. Die Folgen hoher Angstwerte nach einem Infarkt in bezug auf das Überleben der darauffolgenden 18 Monate ist von Frasure-Smith untersucht worden. Nach ihren Befunden waren hohe Angstwerte mit einer höheren Wahrscheinlichkeit verbunden, Herzkomplikationen zu entwickeln. In einer Metaanalyse von mehreren Studien zur „Typ-A-Persönlichkeit" nach einem Infarkt spielte Angst jedoch eine untergeordnete Rolle oder kam gar nicht zum Tragen (Booth-Kewley u. Friedman 1987).

Kein Zusammenhang zwischen koronarer Herzkrankheit und unspezifischer Angst

Erhöhtes Sterberisiko bei phobischer Angst

6 Kardiovaskuläre Erkrankungen und Ärger

Eine Reihe von Studien haben den Einfluß von Ärger im Unterschied zu Anzeichen von Angst oder Depression untersucht. Viele dieser Studien legen nahe, daß ansteigende Ärgerwerte mit einem erhöhten Anstieg der koronaren Herzkrankheit einhergehen (Booth-Kewley u. Friedman 1987; Kawachi et al. 1996; Julkunen et al. 1994). Das Problem dieser Studien ist, daß zwar Ärger sorgfältig gemessen wurde, die Depressionswerte aber nicht reliabel waren. Da Ärger und Depression zeitweilig gemeinsam auftreten und die Depressionswerte so konsistent mit kardiovaskulärer Erkrankung gepaart sind, ist dies besonders bedauerlich. Zu beweisen, daß es einen eigenständigen Beitrag von Ärger entweder zu einem ungünstigerem Verlauf oder zu einer erhöhten Sterblichkeit an koronarer Herzkrankheit gibt, würde voraussetzen, beide Stimmungszustände auch zu messen. Dieser unabhängige Beitrag des Ärgers konnte in 2 Studien nicht gefunden werden. Allerdings wurden beide Studien v. a. bei Infarktpatienten durchgeführt, wobei die Patienten durchschnittlich 1 Jahr beobachtet wurden (Frasure-Smith et al. 1995b; Ahern et al. 1990b).

Problem der Konfundierung von Depression und Ärger

Kein unabhängiger Einfluß von Ärger

7 Worin genau liegt das Risiko?

Worin nun genau das Risiko liegt, ist eine andere ungelöste Frage. Die bislang erwähnten Studien haben phänomenologisch gesehen Populationen mit einem höheren Risiko herausgefunden. Dazu haben sie entweder die Diagnose einer Major Depression und verschiedene Tests, die Symptome einer Depression messen, benutzt oder sich des Items der

Frage nach Schwere und Chronizität des depressiven Zustandes

Hoffnungslosigkeit aus der *Well Being Scale* (Dupuy 1974) bedient. Dabei liegt die Frage auf der Hand, ob das angestiegene Risiko besonders mit der Diagnose einer Major Depression auftritt, ob es mit der Schwere oder Chronizität eines depressiven Zustandes variiert oder ob es mit den Symptomen einer Depression zusammenhängt, auch wenn diese nicht diagnostiziert wurde.

Leider gibt es nur wenig verfügbare Daten, um diese Unterschiede zu bestimmen. Lesperance et al. (1996) fanden heraus, daß kurz nach einem Herzinfarkt der Zusammenhang zwischen dem Todesrisiko und einer wiederkehrenden Major Depression sehr deutlich ist. Trat dagegen nach einem Myokardinfarkt erstmalig eine einzige Episode einer Major Depression auf, gab es keinen Zusammenhang zu einem erhöhten Sterblichkeitsrisiko.

Durch die Art und Weise, wie Frasure-Smith und Lesperance ihre Follow-up-Daten sammelten, ist es nicht möglich vorherzusagen, ob die höhere Todesrate jene Patienten betraf, die nach dem Infarkt dauerhaft depressiv waren oder ob es jene Patienten betraf, deren Depression kurz vor ihrem Tod wieder auftrat. Außerdem ließ sich nicht feststellen, ob das häufigere Auftreten einer Depression nach dem Infarkt bei Patienten mit einer depressiven Vorgeschichte nur auf eine Gruppe mit höherem Todesrisiko hinwies, wobei es keinen Unterschied macht, ob diese Patienten nun depressiv bleiben oder nicht.

Zunehmendes Krankheits- und Sterberisiko bei zunehmender depressiver Symptomatik

In den Langzeitstudien von Anda et al. (1993), Eversond et al. (1996) und Barefoot u. Schroll (1996) zeigte sich folgendes: Je höher die Ausgangswerte bei den Symptomen waren, desto höher war das Risiko, sowohl eine koronare Herzkrankheit zu entwickeln, als auch daran zu sterben. Dabei bleibt auch hier unklar, ob dieses angestiegene Risiko damit zusammenhängt, daß diese Patienten schwerere Symptome der Depression zeigten. Andererseits könnten diese höheren Symptomwerte auch auf Personen verweisen, die mit höherer Wahrscheinlichkeit eine Major Depression entwickeln, und das Risiko sich auf jene Personen konzentriert, die bereits Episoden von Major Depression entwickelt haben. Hoffnungslosigkeit ist ein Zustand, der von Depression verschieden ist, so betont Everson, und dieser Zustand beinhaltet ein Risiko, das unabhängig von der Depression besteht (Everson et al. 1996). Diese Fragen bleiben jedoch i. allg. offen.

Untersuchungen zum Zustand völliger Erschöpfung

Zusätzlich zu den bis hierhin beschriebenen Studien wurde in den Niederlanden in einer Reihe von Studien ein Zustand untersucht, der als völlige Erschöpfung beschrieben wird. Dieser Zustand ist durch einen Mangel an Energie, zunehmende Reizbarkeit und Gefühle der Demoralisierung gekennzeichnet (Appels et al. 1987). Diese völlige Erschöpfung scheint der Depression sehr nahe zu sein und scheint auch ähnliche Beziehungen zu kardiovaskulären Erkrankungen zu haben. In prospektiven Langzeitstudien zeigte sich ein Zusammenhang sowohl mit einem Anstieg des relativen Risikos für einen Myokardinfarkt (Appels u. Mulder 1988) wie auch mit schädigenden Herzereignissen, die 1,5 Jahre nach einer Angioplastie auftraten (Appels et al. 1995). Daß die wiederkehrende Major Depression und die völlige Erschöpfung auf demselben zugrundeliegenden Prozeß beruhen, scheint sehr wahrscheinlich, wenn auch die uns vorliegenden Daten eine Überprüfung dieser Hypothese nicht zulassen.

Ob nun diese beschreibenden Einheiten die gleichen oder unterschiedliche Prozesse messen, wird sich herausstellen, wenn erst der oder die Mechanismen gefunden sind, die hinter diesen gedanklichen Konstrukten stehen. In der Montreal-Studie (Frasure-Smith et al. 1995a) war die hohe Sterblichkeit unter den Patienten mit einer Depression nach Myokardinfarkt ausnahmslos durch plötzlichen Tod verursacht. Da solch ein plötzlicher Tod fast immer auf eine Arrhythmie zurückzuführen ist, versuchte Frasure-Smith herauszufinden, ob es einen Zusammenhang zwischen Depression und Herzkammerarrythmien gab, die nach dem Myokardinfarkt auftraten. Bei den Myokardpatienten, die sowohl eine Depression als auch leichte Herzkammerarrythmien aufwiesen, zeigte sich tatsächlich ein deutlicher Anstieg der Sterblichkeit (Frasure-Smith et al. 1995a).

Erhöhte Sterblichkeit von depressiven Patienten mit Herzkammerarrythmien

Das Risiko eines Herzkammerflimmerns und des sofortigen Todes wird nachweislich durch Veränderungen des vegetativen Spannungszustandes beeinflußt (Schwartz et al. 1992). Solche Veränderungen des vegetativen Tonus werden schon lange als integraler Bestandteil einer schweren Depression diskutiert, und die Richtung dieser Veränderungen würde eine Zunahme des plötzlichen Herztodes vorhersagen lassen (Carnex et al. 1995; Dalack et al. 1992). Ein großer Teil der angestiegenen Sterblichkeit, die im Zusammenhang mit der Depression nach dem Infarkt steht, kann auf diese Weise einfach erklärt werden. Die angestiegene Rate neuer Infarkte bei depressiven Personen, die bislang frei von Herzkrankheiten waren, wäre damit allerdings nicht zu erklären.

8 Thrombozytenstudien und Depression

Eine Reihe von Forschern haben bei depressiven Patienten sowohl einen Anstieg in den 5HT2-Bindungsstellen in Thrombozyten als auch eine geringere Thrombozyten-5HT-Transporterbindungsstellendichte gefunden (Nemeroff et al. 1994). Beides wird als Abweichung angesehen, die mit der Biologie der Depression einhergeht, aber beide Beobachtungen sind keine Abnormalitäten, die einen Einfluß auf die Gerinnungsfunktion der Thrombozyten haben. Als Anda zuerst bemerkte, daß Depression nicht nur mit einer erhöhten Herzsterblichkeit einhergeht, sondern auch mit dem Beginn neuer Fälle der koronaren Herzkrankheit, schien es ihm, als ob diese Thrombozytenanomalien tatsächlich funktional signifikant seien. Diese Vermutung wurde von Musselman et al. (1996) aufgegriffen, die die Thrombozytenfunktion bei depressiven Patienten mit einer normalen Kontrollgruppe verglichen. Sie fanden in einer teilweise sehr ausgefeilten Studie, daß bei depressiven Patienten eine erhöhte Anfälligkeit für Thrombozytenaktivation vorhanden war.

Thrombozytenanomalien bei depressiven Patienten

Musselman und Mitarbeiter hatten gesunde depressive Patienten mit einer gesunden normalen Kontrollgruppe verglichen. Überraschender hin-

Erhöhte Thrombozytenaktivation bei depressiven Patienten

gegen waren vielleicht die Befunde von Laghrissi-Thode et al. (1997), die bei einer Gruppe depressiver Patienten, die unter einer kardiovaskulären Erkrankung litten, eine erhöhte Thrombozytenaktivation nachweisen konnten. Dieser Anstieg war zu beobachten, obwohl die Patienten nach einem vorausgegangenen Myokardinfarkt bereits Aspirin einnahmen. Zwar war die Methodik von Laghrissi-Thode nicht so ausgefeilt wie die in der Studie von Musselman, aber beide Ergebnisse stärken die Vermutung, daß Depression die Thrombozytenfunktion verändert, so daß eine erhöhte Rate sowohl an Herzinfarkten als auch Schlaganfällen zu erwarten ist. Und tatsächlich gibt es deutliche Beweise, daß die Wirkung von Depressionen nicht auf Herzerkrankungen beschränkt bleibt, sondern Einfluß auf alle anderen Gefäßerkrankungen nimmt, zu denen auch die Schlaganfälle zählen (Morris et al. 1993a,b; Wassertheil-Smoller et al. 1996).

Depression und streßvolle Ereignisse

Nun wäre es leicht, anzunehmen, Depression sei in Verbindung mit einer kardiovaskulären Erkrankung nichts weiter als die natürliche Reaktion auf ein stressendes Lebensereignis. Unter körperlich kranken Patientenpopulationen sind Depressionen sicher weit verbreitet. Aber zahlreiche epidemiologische Studien konnten nachweisen, daß die Depression vor der kardiovaskulären Erkrankung einsetzt und darüber hinaus die absolute Rate der Depressionen im Zeitraum nach dem Infarkt wesentlich höher ist als bei anderen medizinisch streßvollen Ereignissen. Das erste Auftreten der Symptome einer Major Depression etwa in den ersten 10 Tagen nach dem Myokardinfarkt ist in einer Reihe von Studien untersucht worden (Hance et al. 1996; Schleifer et al. 1989). Bezogen auf eine 6monatige Inzidenzrate ist die 10-Tages-Frist 3mal so hoch wie gewöhnlich erwartet und doppelt so hoch wie bei chronischen Erkrankungen. Außerdem belegen die Follow-up-Studien der Depressionen nach Myokardinfarkt, daß sich während der folgenden 6 Monate die Symptome bei mindestens 15% der Betroffnen entweder verschlechterten oder erhalten bleiben (Travella et al. 1994; Lesperance et al. 1996).

9 Schlußfolgerungen

Grundlegende Zusammenhänge

Im vorliegenden Kapitel wurden eine Reihe von Studien vorgestellt, die zwei Zusammenhänge dokumentieren:
1. Die Depression steht in Zusammenhang mit einer angestiegenen Rate neuer Fälle von koronarer Herzkrankheit.
2. Bei Patienten mit bereits vorliegender koronarer Herzkrankheit steht die Depression in Zusammenhang mit einer höheren Rate an Herztoten – wobei hier v.a. Patienten im Zeitraum nach dem Infarkt betroffen sind.

Die Annahme, diese Verschlimmerung könnte durch die Depression ausgelöst worden sein, liegt nahe. Für den Tod nach dem Infarkt scheinen v.a. eine höhere Thrombozytenaggregation sowie eine Abnahme verschiedener Werte der Herzratenvariabilität verantwortlich zu sein (Dalack et al. 1992). Solch eine kausale Beziehung mit der erhöhten Todesrate wird auch durch das mangelhafte Gesundheitsverhalten während der Depression nahegelegt. Bewiesen ist derzeit allerdings nur der Zusammenhang.

Vorstellbar wäre eine genetische Prädisposition, die in einer Person ein höheres Risiko sowohl für die Depression als auch für eine arteriosklerotische Erkrankung auslöst. Diese Sichtweise wird von Beobachtungen gestützt, nach denen einige Arten der Depression erst spät nach einer arteriosklerotischen Gehirnerkrankung ausbrechen (Krishnan 1993). Um solche Fragen zu klären, besteht weiterer Forschungsbedarf. Auch wenn wir annehmen, daß bestimmte Charakteristika der chronischen Depression zu der Beziehung mit der koronaren Herzkrankheit beitragen, könnte dies auch eine wechselseitige Verbindung sein: Die Arteriosklerose im Gehirn könnte das Risiko einer chronischen Depression steigern.

Mögliche genetische Prädispositionen

Und es gibt noch eine andere Frage zu der Beziehung zwischen Depression und Sterblichkeit, nämlich ob die erfolgreiche Therapie der Depression die kardiovaskuläre Sterblichkeit senken könnte. Aber bevor wir diese Frage testen können, brauchen wir sichere und wirksame Therapieverfahren für schwerkranke Herzpatienten. Bei diesen Patientengruppen können die trizyklischen Antidepressiva nicht eingesetzt werden (Glassman et al. 1993), wohingegen die Serotoninwiederaufnahmehemmer schon eher eine heilende Wirkung zu entfalten scheinen. Die derzeitige Datenlage erlaubt keine zuverlässigen Aussagen über Sicherheit und Wirksamkeit dieser Medikamentengruppe, aber die Evaluation von Sicherheit und Wirksamkeit sind in dieser Frage sehr wichtig.

Möglichkeit der Senkung der kardiovaskulären Sterblichkeit durch Therapie der Depression

10 Literatur

Ahern DK, Gorkin L, Anderson JL et al. (1990) Biobehavioral variables and mortality or cardiac arrest in the Cardiac Arrhythmia Pilot Study (CAPS). Am J Cardiol 66:59–62

Anda RF, Williamson DF, Escobedo LG, Mast EE, Giovino GA, Remington PL (1990) Depression and the dynamics of smoking; a national perspective. JAMA 264:1541–1545

Anda RF, Williamson DF, Jones D, Macera C, Eaker E, Glassman AH, Marks J (1993) Depressed affect, hopelessness, and the risk of ischemic heart disease in a cohort of U. S. adults. Epidemiology 4:285–294

Appels A, Mulder P (1988) Excess fatigue as a precursor of myocardial infarction. Eur Heart J 9:758–764

Appels A, Hoppener P, Mulder P (1987) A questionnaire to assess premonitory symptoms of myocardial infarction. Int J Cardiol 17:15–24

Appels A, Kop W, Bar F, de Swart H, Mendes de Leon C (1995) Vital exhaustion, extent of atherosclerosis, and the clinical course after successful percutaneous transluminal coronary angioplasty. Eur Heart J 16:1880–1885

Aromaa A, Raitasalo R, Reunanen A et al. (1994) Depression and cardiovascular diseases. Acta Psychiatr Scand Suppl 377:77–82

Avery D, Winokur G (1976) Mortality in depressed patients treated with electroconvulsive therapy and antidepressants. Arch Gen Psychiatry 33:1029–1037

Barefoot JC, Schroll M (1996) Symptoms of depression, acute myocardial infarction, and total mortality in a community sample. Circulation 93:1976–1980

Barefoot JC, Helms MJ, Mark DB et al. (1996) Depression and long-term mortality risk in patients with coronary artery disease. Am J Cardiol 78:613–617

Beck AT, Ward CH, Mendelson M, Mock J, Erbaugh J (1961) An inventory for measuring depression. Arch Gen Psychiatry 4:561–571

Black DW, Warrack G, Winokur G (1985) Excess mortality among psychiatric patients: the Iowa record-linkage study. JAMA 253:58–61

Booth-Kewley S, Friedman HS (1987) Psychological predictors of heart disease: a quantitative review. Psychol Bull 101:343–362

Bruce ML, Leaf PJ, Rozal GPM, Florio L, Hoff RA (1994) Psychiatric status and 9-year mortality data in the New Haven Epidemiologic Catchment Area Study. Am J Psychiatry 151:716–721

Carney RM, Rich MW, Freedland KE, Saini J, Tevelde A, Simeone C, Clark K (1988) Major depressive disorder predicts cardiac events in patients with coronary artery disease. Psychosom Med 50:627–633

Carney RM, Saunders RD, Freedland KE, Stein P, Rich MW, Jaffe AS (1995) Association of depression with reduced heart rate variability in coronary artery disease. Am J Cardiol 76:562–564

Dalack GW, Roose SP, Glassman AH, Woodring S, Bigger JT Jr (1992) Depression, cardiac regulation and sudden death. Proceedings of the American Psychiatric Association New Research Abstracts. American Psychiatric Association, Washington, DC, p 193

Dupuy HJ (1974) A concurrent validational study of the NCHS General Well-Being Schedule. Vital and health statistics, series 2, no 73. DHEW publ no (HRA) 78-1347. U. S. Government Printing Office, Washington, DC

Everson SA, Goldberg DE, Kaplan GA, Cohen RD, Pukkala E, Tuomilehto J, Salonen JT (1996) Hopelessness and risk of mortality and incidence of myocardial infarction and cancer. Psychosom Med 58:113–121

Ford DE, Mead LA, Chang PP, Levine DM, Klag MJ (1994) Depression predicts cardiovascular disease in men: the precursors study. Circulation 90(4, part 2):I-614

Frasure-Smith N (1991) In-hospital symptoms of psychological stress as predictors of long-term outcome after acute myocardial infarction in men. Am J Cardiol 67:121–127

Frasure-Smith N, Lesperance F, Talajic M (1993) Depression following myocardial infarction: impact on 6-month survival. JAMA 270:1819–1825

Frasure-Smith N, Lesperance F, Talajic M (1995a) Depression and 18-month prognosis after myocardial infarction. Circulation 91:999–1005

Frasure-Smith N, Lesperance F, Talajic M (1995b) The impact of negative emotions on prognosis following myocardial infarction: is it more than depression? Health Psychol 14:388–398

Glassman AH, Stetner F, Walsh BT, Raizman PS, Fleiss JL, Cooper TB, Covey LS (1988) Heavy smokers, smoking cessation, and clonidine: results of a double-blind, randomized trial. JAMA 259:2863–2866

Glassman AH, Helzer JE, Covey LS, Cottler LB, Stetner F, Tipp JE, Johnson J (1990) Smoking, smoking cessation, and major depression. JAMA 264:1546–1549

Glassman AH, Roose SP, Bigger JT Jr (1993) The safety of tricyclic antidepressants in cardiac patients: risk/benefit reconsidered. JAMA 269:2673–2675

Haines AP, Imeson JD, Meade TW (1987) Phobic anxiety and ischaemic heart disease. Br Med J 295:297–299

Hance M, Carney RM, Freedland KE, Skala J (1996) Depression in patients with coronary heart disease: a 12-month follow-up. Gen Hosp Psychiatry 18:61–65

Julkunen J, Salonen R, Kaplan GA, Chesney MA, Salonen JT (1994) Hostility and the progression of carotid atherosclerosis. Psychosom Med 56:519–525

Kawachi I, Colditz GA, Ascherio A, Rimm EB, Giovannucci E, Stampfer MJ, Willett WC (1994a) Prospective study of phobic anxiety and risk of coronary heart disease in men. Circulation 89:1992–1997

Kawachi I, Sparrow D, Vokonas PS, Weiss ST (1994b) Symptoms of anxiety and risk of coronary heart disease: the normative aging study. Circulation 90:2225–2229

Kawachi I, Sparrow D, Spiro A, III., Vokonas P, Weiss ST (1996) A prospective study of anger and coronary heart diease: the normative aging study. Circulation 94:2090–2095

Krishnan KR (1993) Neuroanatomic substrates of depression in the elderly. J Geriatr Psychiatry Neurol 6:39–58

Ladwig KH, Kieser M, Konig J, Breithardt G, Borggefe M (1991) Affective disorders and survival after acute myocardial infarction: results from the post-infarction late potential study. Eur Heart J 12:959–964

Laghrissi-Thode F, Wagner WR, Pollock BG, Johnson PC, Finkel MS (1997) Elevated platelet factor 4 and beta-thromboglobulin plasma levels in depressed patients with ischemic heart disease. Biol Psychiatry 42:290–295

Lesperance F, Frasure-Smith N, Talajic M (1996) Major depression before and after myocardial infarction: its nature and consequences. Psychosom Med 58:99–110

Malzberg B (1937) Mortality among patients with involution melancholia. Am J Psychiatry 93:1231–1238

Morris PLP, Robinson RG, Andrzejewski P, Samuels J, Price TR (1993a) Association of depression with 10-year poststroke mortality. Am J Psychiatry 150:124–129

Morris PLP, Robinson RG, Samuels J (1993b) Depression, introversion and mortality following stroke. Aust N Z J Psychiatry 27:443–449

Muller-Oerlinghausen B, Ahrens B, Grof E, Grof P, Lenz G, Shou M, Simhandl C, Thau K, Volk J, Wolf R, Wolf T (1992) The effect of long-term lithium treatment on the mortality of patients with manic-depressive and schizoaffective illness. Acta Psychiatr Scand 86:218–222

Murphy JM, Monson RR, Olivier DC, Sobol AM, Leighton AH (1987) Affective disorders and mortality. A general population study. Arch Gen Psychiatry 44:473–480

Musselman DL, Tomer A, Manatunga AK et al. (1996) Exaggerated platelet reactivity in major depression. Am J Psychiatry 153:1313–1317

Nemeroff CB, Knight DL, Franks J, Craighead WE, Krishnan KRR (1994) Further studies on platelet serotonin transporter binding in depression. Am J Psychiatry 151:1623–1625

Norton B, Whalley LJ (1984) Mortality of a lithium-treated population. Br J Psychiatry 145:277–282

Pratt LA, Ford DE, Crum RM, Armenian HK, Gallo JJ, Eaton WW (1996) Depression, psychotropic medication, and risk of myocardial infarction: prospective data from the Baltimore ECA follow-up. Circulation 94:3123–3129

Rabins PV, Harvis K, Koven S (1985) High fatality rates of late-life depression associated with cardiovascular disease. J Affect Disord 9:165–167

Rosenman RH, Friedman M, Straus R, Wurm M, Kositchek R, Hahn W, Werthessen NT (1964) A predictive study of coronary heart diease: the Western Collaborative Group Study. JAMA 189:15–22

Schleifer SJ, Macari-Hinson MM, Coyle DA, Slater WR, Kahn M, Gorlin R, Zucker HD (1989) The nature and course of depression following myocardial infarction. Arch Intern Med 149:1785–1789

Schwartz PJ, La Rovere MT, Vanoli E (1992) Autonomic nervous system and sudden cardiac death: experimental basis and clinical observations for post-myocardial infarction risk stratification. Circulation 85 [Suppl I]:I77–I91

Sharma R, Markar HR (1994) Mortality in affective disorder. J Affect Disord 31:91–96

Simonsick EM, Wallace RB, Blazer DG, Berkman LF (1995) Depressive symptomatology and hypertension-associated morbidity and mortality in older adults. Psychosom Med 57:427–435

Travella JI, Forrester AW, Schultz SK, Robinson RG (1994) Depression following myocardial infarction: a one year longitudinal study. Int J Psychiatry Med 24:357–369

Tsuang MT, Woolson RF, Fleming JA (1980) Premature deaths in schizophrenia and affective disorders: an analysis of survival curves and variables affecting the shortened survival. Arch Gen Psychiatry 37:979–983

Vestergaard P, Aagaard J (1991) Five-year mortality in lithium-treated manic-depressive patients. J Affect Disord 21:33–38

Vogt T, Pope C, Mullooly J, Hollis J (1994) Mental health status as a predictor of morbidity and mortality: a 15-year follow-up of members of a health maintenance organization. Am J Public Health 84:227–231

Wassertheil-Smoller S, Applegate WB, Berge K et al. (1996) Change in depression as a precursor of cardiovascular events. Arch Intern Med 156:553–561

Weeke A (1979) Causes of death in manic-depressives. In: Schou M, Stromgren E (eds) Origin, prevention and treatment of affective disorders. Academic Press, London, pp 289–292

Weeke A, Juel K, Vaeth M (1987) Cardiovascular death and manic-depressive psychosis. J Affect Disord 13:287–292

Zilber N, Schufman N, Lerner Y (1989) Mortality among psychiatric patients – the groups at risk. Acta Psychiatr Scand 79:248–256

KAPITEL 15
Psychiatrische Syndrome bei Infektionskrankheiten

A. TORTORELLA und P. MONTELEONE

1	Einleitung	336
2	Auf Krankheitserreger zurückgehendes unspezifisches Psychosyndrom	336
3	Psychiatrische Syndrome bei spezifischen Infektionskrankheiten	337
3.1	Neurosyphilis	337
3.2	Lyme-Borreliose	339
3.3	Tuberkulose des Zentralnervensystems	340
3.4	Enzephalitiden	340
3.5	Subakute sklerosierende Panenzephalitis	341
3.6	Hirnabszeß	341
4	Prionerkrankungen	342
4.1	Allgemeine Bemerkungen	342
4.2	Creutzfeldt-Jakob-Krankheit	343
5	Chronisches Erschöpfungssyndrom	343
6	Behandlung	344
7	Literatur	345

Übersetzung: M. Basten

1 Einleitung

Infektionskrankheiten des Zentralnervensystems (ZNS) sind in erster Linie durch neurologische Zeichen und Symptome gekennzeichnet. Daneben treten als Begleiterscheinungen auch psychiatrische Auffälligkeiten zutage. In manchen Fällen sind es aber die psychiatrischen Symptome, die als frühe oder sogar als einzige Auffälligkeiten erkennbar sind und das klinische Bild bestimmen. In diesem Kapitel werden wir infektiöse Erkrankungen des ZNS behandeln, bei denen psychiatrische Auffälligkeiten im Vordergrund stehen.

Hämatogene vs. retrograde Ausbreitung von Infektionen ins ZNS

Infektiöse Agenzien können das ZNS entweder über hämatogene Ausbreitung – ausgehend von extrakranialen Herden – oder über retrograde Ausbreitung – ausgehend von infizierten Thromben in emissären Venen – erreichen. Verschiedene Bereiche des ZNS (Gehirnparenchym, Hirnhäute, Rückenmark) sowie periphere Nerven können von Viren und Bakterien befallen werden; es kommt zu Entzündungsreaktionen (Enzephalitis, Meningitis, Meningoenzephalitis, Hirnabszeß) und/oder degenerativen Veränderungen.

Die zelluläre Beschaffenheit des ZNS, seine durch die Blut-Hirn-Schranke bedingte Trennung vom übrigen Körper, seine enge Eingeschlossenheit in rigide Skelettstrukturen sowie die Tatsache, daß das lymphatische System nur innerhalb des Epiduralraums vorhanden ist, sind für den Verlauf von Infektionen des Gehirns von besonderer Bedeutung (Greenlee 1995).

Globale vs. spezifische Beeinträchtigung von Hirnfunktionen

Viele Viren, Bakterien und Pilze zeigen keinen selektiven Tropismus in Richtung auf spezifische Hirnregionen; sie verursachen daher eine globale Beeinträchtigung der Hirnfunktion, die sich in einem unspezifischen organischen Psychosyndrom äußern kann. Andere Erreger wiederum neigen dazu, sich in bestimmten Hirnregionen zu konzentrieren; in diesem Fall können – durch die funktionelle Spezialisierung der betroffenen Hirnregion bedingt – charakteristische psychiatrische Symptome auftreten. In manchen Fällen scheint es, daß der Erreger keine funktionelle Nukleinsäure enthält, sondern nur aus Proteinen besteht; diese Agenzien bezeichnet man zur Unterscheidung von Viren als Prionen („proteinaceous infectious agents").

Schließlich besteht auch die Möglichkeit, daß systemische Infektionskrankheiten ohne direkte Lokalisierung im ZNS zu psychiatrischen Auffälligkeiten führen.

2 Auf Krankheitserreger zurückgehendes unspezifisches Psychosyndrom

Das generalisierte Psychosyndrom, das sich nach manchen Infektionen des ZNS herausbildet, besteht aus einer Reihe von unspezifischen akuten Symptomen, die sich häufig in 2 Phasen entwickeln (Sheld et al. 1991; Mandell et al. 1995).

Die 1. Phase ist durch Schlaflosigkeit oder übermäßigen Schlaf, Reizbarkeit, Unruhe, Vergeßlichkeit, Schwierigkeiten beim Denken, Konzentrationsschwäche und Ablenkbarkeit gekennzeichnet. Diese Symptome werden oft von Fieber, Kopfschmerz, Meningismus und anderen neurologischen Symptomen begleitet. Wenn der Erreger unter Kontrolle gebracht werden kann, klingen diese klinischen Auffälligkeiten in wenigen Tagen ab. Hält die Infektion an, geht das Symptombild in die 2. Phase über.

Symptome in verschiedenen Phasen

Die 2. Phase ist durch das klinische Bild geprägt, das man i. allg. als Delir bezeichnet. Das Hauptmerkmal besteht in einer Störung des Bewußtseins, wobei der Grad der Beeinträchtigung im Tagesverlauf oft schwankt und nachts besonders ausgeprägt ist. Häufig treten gleichzeitig visuelle Halluzinationen und Gedächtnisdefizite auf, was dazu führt, daß Reizaufnahme, -speicherung und -abruf beeinträchtigt sind. Nach Abklingen der Beschwerden besteht normalerweise eine Amnesie für den Großteil der Erkrankung. Falls eine spezifische Therapie verfügbar ist und die Infektion unter Kontrolle gebracht bzw. überwunden werden kann, verschwinden die klinischen Auffälligkeiten in der Regel wieder.

In manchen Fällen kann es zu dauerhaften Folgeerscheinungen kommen. So können Persönlichkeitsveränderungen wie Reizbarkeit, Verlust von Spontanität und Antrieb, verminderte Kontrolle aggressiver Impulse und/oder persistierende kognitive Defizite auftreten, die von leichten Schwächen bei intellektuell anspruchsvollen Aufgaben bis hin zu einer bleibenden residualen Demenz reichen können.

Mögliche dauerhafte Folgeschäden

3 Psychiatrische Syndrome bei spezifischen Infektionskrankheiten

Viele Infektionen des ZNS können zu einem spezifischeren Symptombild führen – zum einen aufgrund des Erregers und seines selektiven Tropismus für bestimmte Hirnregionen, zum anderen aufgrund der Immunreaktion. Zu diesen Erkrankungen gehören die Neurosyphilis, die Lyme-Borreliose, Meningitis tuberculosa, die Enzephalitiden, die subakute sklerosierende Panenzephalitis (SSPE) und der Hirnabszeß.

3.1 Neurosyphilis

Syphilis ist eine systemische Infektionskrankheit, die durch die Spirochäte Treponema pallidum verursacht wird. Sie wird durch sexuellen Kontakt übertragen. Der Prozentsatz von Patienten mit einer Infektion des ZNS zeigt seit Beginn der HIV-("human immunodeficiency virus")Epidemie eine steigende Tendenz (Musher et al. 1990; Kinghorn 1993). Die psychiatrischen Anzeichen für Syphilis können zu jedem Zeitpunkt der sich in 3 Phasen entwickelnden Erkrankung vorliegen.

Ursache

Während der 1. Phase sind psychopathologische Symptome unspezifisch und selten. Auftretende Angstzustände und depressive Reaktionen sowie gelegentliche Suizide sind in der Regel darauf zurückzuführen, daß sich

Unterscheidung von 3 Krankheitsphasen

der Patient der Schwere seiner Erkrankung bewußt wird (Lukehart et al. 1988).

In der 2. (oder septischen) Phase verbreitet sich Treponema pallidum im gesamten Körper. Die häufigsten psychiatrischen Symptome sind Schlafstörungen, Ablenkbarkeit, Reizbarkeit, Desorientierung, Verwirrtheitszustände, Depressionen, Ängste sowie wahnhafte und hypochondrische Sorgen. In dieser Phase treten auch Episoden gehobener Stimmung, Konfabulationen, auditorische und – seltener – visuelle Halluzinationen auf (Tramont 1995).

Die 3. Phase ist durch die neurologischen und psychiatrischen Symptome der Neurosyphilis geprägt, die sich klinisch als meningovaskuläre Syphilis, Tabes dorsalis oder progressive Paralyse äußern kann. Meningovaskuläre (entzündliche) Syndrome treten meistens in einem Zeitraum von wenigen Jahren nach der Infektion auf, während parenchymatöse (degenerative) Syndrome wie Tabes dorsalis und progressive Paralyse eine Latenzzeit von mehreren Jahrzehnten haben können.

Meningovaskuläre Syphilis

Patienten mit meningovaskulärer Syphilis können dasselbe Symptombild wie während der 2. Phase aufweisen (z. B. Schlaflosigkeit, Depressionen, Angstzustände), doch ist diese Erkrankung häufiger durch eine Schwäche des Intellekts, gefolgt von Verwirrtheitszuständen, gekennzeichnet. In der Regel treten Reizbarkeit, affektive Störungen und Beeinträchtigungen des Gedächtnisses auf. In manchen Fällen können oneiroide, wahnhafte Agitiertheit oder Stupor hinzutreten; diese Symptome sind häufig Folgeerscheinungen von in Verbindung mit zerebraler Arteriitis auftretenden iktalen Ereignissen (Simon 1985; Hook 1991). In seltenen Fällen lassen sich auch fokale neurologische Zeichen (Hemiplegie, Aphasie, Epilepsie), Amnesie oder schizophrenieartige Zustände beobachten.

Tabes dorsalis

Zum Symptombild von Tabes dorsalis gehören normalerweise keine psychopathologischen Auffälligkeiten. Wenn sie auftreten, zeigen Patienten meist ein psychotisches Zustandsbild, verbunden mit Störungen des Bewußtseins. In manchen Fällen kommt es zu Demenzerscheinungen oder einer chronischen Psychose, mit Verfolgungswahn in Zusammenhang mit umschriebenen sensorischen Störungen als Hauptsymptom.

Progressive Paralyse

Auch wenn sie selten vorkommt, stellt die progressive Paralyse die wichtigste psychiatrische Komplikation der Neurosyphilis dar. Sie entwickelt sich meistens in einem Zeitraum von 10–15 Jahren nach der Infektion. Die betroffenen Patienten zeigen Persönlichkeitsveränderungen, dysphorischen oder gehobenen Affekt und auffälliges soziales Fehlverhalten. Darüber hinaus können weitere psychiatrische Symptome in beliebiger Kombination auftreten (Rundell u. Wise 1985; Emsley et al. 1988; Sirota et al. 1988; Roberts u. Emsley 1992).

Hauptsächliche Symptome

Im weiteren Verlauf der Krankheit lassen sich 3 hauptsächliche Symptombilder unterscheiden:
1. ein megalomanisches Syndrom mit Hochstimmung und Gefühlen eigener Großartigkeit (bei fehlender Einsicht),

2. ein depressives Syndrom mit nihilistischen Wahnvorstellungen und hypochondrischen Befürchtungen und
3. eine tiefgreifende, stumpfe Demenz, die die gesamte Persönlichkeit des Patienten in Mitleidenschaft zieht.

Auch neurologische Zeichen wie Paralyse, Ataxie oder epileptische Anfälle können auftreten. In unbehandelten Fällen tritt der Tod normalerweise innerhalb von 4–5 Jahren ein.

Auch wenn die Inzidenz aller Formen von Syphilis in der industrialisierten Welt abgenommen hat, ist in jüngster Zeit ein Anstieg der Fallzahlen bei den Risikogruppen für Aids zu beobachten (Temmerman et al. 1992). Die aufgrund der neu entwickelten Behandlungsmöglichkeiten verlängerten Überlebenszeiten HIV-infizierter Personen lassen erwarten, daß psychopathologische Komplikationen der Neurosyphilis in Zukunft wieder häufiger auftreten werden.

Abnehmende Inzidenz

3.2 Lyme-Borreliose

Bei der Lyme-Borreliose handelt es sich um eine multisystemische Erkrankung, die von der durch Zecken übertragenen Spirochäte Borrelia burgdorferi verursacht wird. Aufgrund des typischen Verlaufs mit einer früh beobachtbaren Hautreaktion und einem raschen Befall des ZNS sowie der Tatsache, daß die Erreger auch zu den Spirochäten gehören, ist eine Ähnlichkeit der Lyme-Borreliose mit der Syphilis angenommen worden. Sie tritt in einer Reihe europäischer und außereuropäischer Länder sowie in verschiedenen Teilen der USA, wo jüngst ein dramatischer Anstieg ihres Auftretens zu verzeichnen war (Centers for Disease Control 1993), auf.

Ursache

Zu den typischen klinischen Manifestationen der Lyme-Borreliose gehört ein initialer erythematöser ringförmiger Hautausschlag an der Stelle des Zeckenbisses. Innerhalb weniger Wochen nach der Hautreaktion wandern die Spirochäten in das ZNS ein, wo sie mitunter jahrelang inaktiv bleiben können, bevor sie Symptome hervorrufen. In 15–40% der Fälle begeben sich Patienten wegen neurologischer Probleme, wie initialem Kopfschmerz (gefolgt von Meningitis), motorischer oder sensorischer Radikulitis und Enzephalitis, begleitet von wechselhaften Beeinträchtigungen von Stimmung, Konzentration, Gedächtnis und Schlaf, in Behandlung (Reik 1992).

Frühe Symptome

In späteren Stadien befällt die Krankheit meist Gelenke, Augen und Haut, und es kann zu einer Enzephalopathie, gekennzeichnet durch subtile bis schwerwiegende kognitive Veränderungen, Müdigkeit, Schlafstörungen, extreme Reizbarkeit oder Affektlabilität und räumliche Desorientierung, kommen (Fallon et al. 1992). Eine Unterscheidung zwischen einem organischen Psychosyndrom und einer begleitenden Episode einer Major-Depression kann in diesem Stadium sehr schwierig zu treffen sein. Darüber hinaus sind auch schwere Fälle von Angst- und Panik- sowie Zwangsstörungen mit der Lyme-Borreliose in Verbindung gebracht worden.

Symptome in späteren Stadien

3.3 Tuberkulose des Zentralnervensystems

Erhöhte Anfälligkeit bei Immunsuppression

Meningitis tuberculosa ist die häufigste Form der Tuberkulose des ZNS. Die durch HIV ausgelöste Immunsuppression führt zu einer erhöhten Anfälligkeit gegenüber tuberkulösen Infektionen. So wurde in einer westafrikanischen Studie bei 11% aller mit HIV infizierten Patienten Meningitis tuberculosa als Todesursache identifiziert (Lucas et al. 1993). Seltenere psychiatrische Manifestationen einer Tuberkulose sind eine subakute Psychose und ein in Verbindung mit einer latenten Infektion auftretendes neurasthenisches Syndrom.

Symptome

Das Symptombild einer Meningitis tuberculosa ist typischerweise heterogen. Prodromalerscheinungen dauern von einer Woche bis hin zu mehreren Monaten an und umfassen Reizbarkeit, Traurigkeit, Ängstlichkeit, Asthenie, Verlangsamung des Denkens und Beeinträchtigungen der Merkfähigkeit. In den meisten Fällen entwickelt sich eine atypische Depression, doch können auch wahnhafte Zustände mit Halluzinationen und mitunter antisozialen Reaktionen auftreten und schnell wieder verschwinden.

Subakute Psychose als seltene Komplikation

Eine sehr seltene Komplikation einer sich entwickelnden Tuberkulose ist die subakute Psychose. Sie ist gekennzeichnet durch subakute Verwirrtheit, die mit entweder ängstlichen oder euphorischen Zuständen, Wahnvorstellungen und multiplen Halluzinationen einhergeht. Dieses Symptombild ist normalerweise transient, und mit spezifischen Behandlungsmethoden ist eine noch schnellere Beseitigung der Symptomatik zu erreichen.

Neurasthenisches Syndrom

Das in Verbindung mit einer latenten Tuberkulose auftretende neurasthenische Syndrom ist durch Asthenie, Anergie, Schwierigkeiten beim Denken, Unfähigkeit, sich zu konzentrieren, und erhöhte Ablenkbarkeit gekennzeichnet, wobei diese Symptome vermutlich die Folge eines generalisierten infektiös-toxischen Zustandes sind.

3.4 Enzephalitiden

Ursachen

Bei einer Enzephalitis kann es sich entweder um die Folge einer primären Virusinfektion des Gehirns oder um die Komplikation einer bakteriellen Meningitis, einer allgemeinen Sepsis oder eines Hirnabszesses handeln. Im akuten Stadium tritt meist das oben beschriebene unspezifische Psychosyndrom auf. Größere psychiatrische Bedeutung haben jedoch die Komplikationen, die auf das akute Stadium folgen, wie z. B. Demenz, länger anhaltende depressive oder ängstliche Zustände und Persönlichkeitsveränderungen (Lishman 1987).

Psychiatrische Komplikationen nach der akuten Phase

Auch wenn sie heute nur selten und sehr sporadisch auftritt, besitzt die epidemische Enzephalitis – verglichen mit anderen Arten von Enzephalitiden – besondere Bedeutung, da sie regelmäßig mit psychiatrischen Manifestationen einhergeht (Gelder et al. 1996). Diese Erkrankung wurde erstmals 1917 durch von Economo an der Wiener Psychiatrischen Klinik beschrieben und ist verschiedentlich mit Influenzaviren in Verbindung gebracht worden, auch wenn ein direkter pathogenetischer Zusammenhang bis heute nicht nachgewiesen werden konnte.

Die akute Phase ist durch Schlafstörungen geprägt: Es kommt zu einer Umkehrung des Schlaf-Wach-Rhythmus und einem verbreiteten Auftreten von Narkolepsie und Kataplexie. Während der Schlaf- oder Wachphase sind Patienten nicht in der Lage, irgendeine Bewegung auszuführen; häufig treten auch Halluzinationen, Angstzustände, Depersonalisation und Depressionen auf. In manchen Fällen sind Impulsivität und Suizidgedanken zu beobachten.

Symptome der akuten Phase

Psychiatrisch bedeutsam sind die chronischen Folgeerscheinungen. Neben Parkinson-Syndrom und okulogyren Krisen können sich auch ernste psychotische Syndrome entwickeln. Die folgenden Krankheitsbilder lassen sich unterscheiden:
- ein wahnhaft-halluzinatorisches Syndrom mit chronischen paranoiden Wahnvorstellungen, Halluzinationen und Pseudohalluzinationen,
- ein hebephren-katatones Syndrom mit Negativismus, Exzentrizität und Stereotypien,
- depressive Episoden, zum Teil verbunden mit Wahnvorstellungen und Halluzinationen,
- eine rasch fortschreitende Demenz (selten),
- Persönlichkeitsveränderungen bis hin zu antisozialem Verhalten.

Chronische Folgeerscheinungen

3.5 Subakute sklerosierende Panenzephalitis

Die subakute sklerosierende Panenzephalitis (SSPE) ist eine langsame Virusinfektion des ZNS, begleitet von einer Degeneration grauer und einem Untergang weißer Substanz; sie ist vermutlich auf das Masernvirus zurückzuführen.

Das klinische Bild ist anfangs durch behaviorale und kognitive Veränderungen wie Vergeßlichkeit und Reizbarkeit gekennzeichnet, während im späteren Verlauf neurologische Zeichen und Symptome im Vordergrund stehen (Jabbour et al. 1969). Patienten mit SSPE erscheinen häufig mit einer Psychose ohne Beeinträchtigungen des Bewußtseins, aber bizarrem Verhalten, Halluzinationen und Aphasie, was auf den Temporallappen als Sitz der Infektion hindeutet (Duncalf et al. 1989).

Symptome

3.6 Hirnabszeß

Klinische Anzeichen für einen Hirnabszeß werden weniger durch die Infektion selbst als vielmehr durch die raumfordernde Masse verursacht. Dabei können Kopfschmerz, Stauungspapille, epileptische Anfälle und andere fokale neurologische Zeichen zu beobachten sein (Nielsen et al. 1982).

Symptome

In manchen Fällen kann sich ein Hirnabszeß schleichend entwickeln und ein Symptombild zeigen, das einem psychiatrischen Syndrom ähnelt. So sollte beispielsweise bei depressiven Symptomen in Verbindung mit Fieber und leichten Verwirrtheitszuständen das Vorliegen eines Hirnabszesses in Erwägung gezogen werden. Das klinische Bild eines Frontallappenabszesses wird häufig durch Schläfrigkeit, Ablenkbarkeit und eine allgemeine Verminderung der intellektuellen Leistung geprägt. Bei den meisten Patienten kommt es zu Bewußtseinsstörungen, von einer allgemeinen Lethargie bis hin zum Koma (Samson u. Clark 1973).

Ursachen

Der primäre Infektionsherd liegt in der Regel außerhalb des Gehirns, etwa im Processus mastoideus, im Mittelohr oder in den Nasennebenhöhlen. Eine weitere mögliche Ursache sind offene Hirnverletzungen (Tay u. Garland 1987). An anaeroben Bakterien finden sich in solchen Hirnszessen meist Bacteroides, Prevotella, Fusobacterium, Clostridiium und Actinomycetes. Im Zeitalter der Antibiotika sind auf Staphylococci zurückzuführende Abszesse seltener geworden, während durch Enterobacteriaceae hervorgerufene häufiger zu beobachten sind (Dacey u. Winn 1983).

4 Prionerkrankungen

4.1 Allgemeine Bemerkungen

Übertragbare spongiforme Enzephalopathien

Ursache

Zu den Prionerkrankungen, die manchmal auch als übertragbare spongiforme Enzephalopathien bezeichnet werden, gehören Erkrankungen des ZNS, die durch einen anomalen Metabolismus des zellulären Prionproteins (PrP^C), eines normalerweise löslichen Proteins der Zellmembran, gekennzeichnet sind. Dabei kommt es zu strukturellen Veränderungen, die dazu führen, daß das Protein seine Löslichkeit verliert. Diese Form des Proteins, die als PrP^{SC} (Prionprotein, Scrapie – da es erstmals als Erreger der Scrapie bei Schafen identifiziert wurde) bezeichnet wird, wird kaum metabolisiert und sammelt sich im ZNS an, was zum Untergang von Zellen und spongiformen Veränderungen führt (Prusiner u. Hsiao 1994).

Deutliche Unterschiede zu typischen Infektionskrankheiten

Prionerkrankungen weisen daher verglichen mit typischen Infektionskrankheiten – bei denen es zur Übertragung genetischen Materials kommt – deutliche Unterschiede auf. Darüber hinaus beträgt die Inkubationszeit bei diesen Erkrankungen meist mehrere Monate oder gar Jahre, was zu dem Konzept einer „langsamen Infektion" des ZNS geführt hat.

Zu den klassischen Prionerkrankungen des Menschen gehören die Creutzfeldt-Jakob-Krankheit, Kuru, das Gerstmann-Sträussler-Scheinker-Syndrom, die familiäre tödliche Schlaflosigkeit und die in jüngster Zeit beschriebene neue Variante der Creutzfeldt-Jakob-Krankheit. Wir beschränken uns hier auf die Creutzfeldt-Jakob-Krankheit und ihre neue Variante.

4.2 Creutzfeldt-Jakob-Krankheit

Die Creutzfeldt-Jakob-Krankheit ist eine subakute Prionerkrankung mit spongiformer Enzephalopathie. Obgleich ihre Prävalenz und Inzidenz weltweit nur 1 zu 1 Mio. beträgt, lassen sich eine erbliche, eine infektiöse und eine sporadische Form unterscheiden, wobei der letzteren 85–95% aller Krankheitsfälle zuzuordnen sind.

Unterscheidung verschiedener Formen

Bei den meisten Patienten beginnt die Erkrankung gegen Ende des 6. Lebensjahrzehnts mit einem Abbau der intellektuellen Fähigkeiten, der sich schnell zu einer schwerwiegenden Demenz, die von Verhaltensauffälligkeiten begleitet wird, ausweitet. Ein weiteres, fast ausnahmslos zu beobachtendes Merkmal der Erkrankung ist das Auftreten von Myoklonien. In vielen Fällen kommt es auch zu visuellen, zerebellären oder extrapyramidalen Symptomen. Bei ca. 80% der Patienten lassen sich im Elektroenzephalogramm charakteristische triphasische Komplexe feststellen. Die durchschnittliche Erkrankungsdauer vom ersten Auftreten der Symptome bis zum Tod beträgt 7–9 Monate.

Symptome

Vor kurzem ist in Großbritannien eine offenbar neue Variante der Creutzfeldt-Jakob-Krankheit identifiziert worden (Will 1996); ein einzelner Fall wurde auch aus Frankreich gemeldet (Zeidler et al. 1997). Im Unterschied zur typischen Creutzfeldt-Jakob-Krankheit tritt die neue Variante der Creutzfeldt-Jakob-Krankheit in einem ungewöhnlich jungen Lebensalter auf (bei den meisten Patienten vor dem 30. Lebensjahr), und zum Erscheinungsbild gehören von Beginn an psychiatrische Symptome, wobei Angstzustände, Depressionen, vorübergehende Wahnvorstellungen sowie auditorische und visuelle Halluzinationen am auffälligsten sind. Kognitive Beeinträchtigungen und neurologische Symptome, wie Ataxie und unwillkürliche Bewegungen, treten i. allg. erst relativ spät im Krankheitsverlauf auf.

Neue Variante der Creutzfeldt-Jakob-Krankheit

Diese offenbar neue Variante der Creutzfeldt-Jakob-Krankheit hat aufgrund der Möglichkeit, daß sie mit der bovinen spongiformen Enzephalopathie (BSE) in kausaler Verbindung steht und daher möglicherweise über „infiziertes" Rindfleisch auf den Menschen übertragen werden kann, weltweites Interesse gefunden.

Zusammenhang zu BSE

5 Chronisches Erschöpfungssyndrom

Das chronische Erschöpfungssyndrom („chronic fatigue syndrome"; CFS) ist eine Störung unbekannter Ätiologie, die durch eine ausgeprägte Mattigkeit gekennzeichnet ist, die mit Fieber, Myalgie, Gelenkschmerzen, Lymphadenopathie und Kopfschmerzen einhergeht. Weiterhin können Photophobie, vorübergehende Gesichtsfeldausfälle, Vergeßlichkeit, Denk- und Konzentrationsschwierigkeiten, übermäßige Reizbarkeit, Schlafstörungen (Schlaflosigkeit oder Hypersomnie), Verwirrtheitszustände und depressive Verstimmungen auftreten (Krupp et al. 1991).

Symptome

Ein auffälliges Merkmal des chronischen Erschöpfungssyndroms ist sein im Gefolge einer akuten Infektionskrankheit einsetzender plötzlicher Beginn sowie die nachfolgenden immer wiederkehrenden grippeähnlichen Symptome.

Mögliche Ursachen

Verschiedene Erreger, wie das Herpesvirus, Candida albicans, Spumaviren, Enteroviren, das Epstein-Barr-Virus oder Brucella, sind mit dem chronischen Erschöpfungssyndrom in Verbindung gebracht worden. Häufig tritt das Syndrom auch bei Patienten auf, die von einer Hepatitis A oder B genesen sind (Landay et al. 1991). Neben infektiösen Erregern sind auch Stoffwechselfaktoren als Auslöser diskutiert worden. Auch wenn eine infektiöse Dysregulation des Immunsystems bei der Pathogenese des chronischen Erschöpfungssyndroms eine Rolle spielen sollte, sind die Mechanismen, die zur Entstehung des Syndroms führen, immer noch ungeklärt.

6 Behandlung

Behandlung der zugrundeliegenden Infektion

Medikamentöse Behandlung psychiatrischer Symptome

Die Behandlung von psychiatrischen Syndromen, die auf Krankheitserreger zurückzuführen sind, besteht zum großen Teil in der Behandlung der spezifischen Infektion. Die medikamentöse Behandlung psychiatrischer Symptome ist mit der Behandlung anderer akuter oder chronischer organischer Psychosyndrome vergleichbar. Beim deliranten Patienten gilt die Faustregel, daß so wenig Medikamente wie möglich gegeben werden sollten und solche, die zu einer weiteren Bewußtseinstrübung führen könnten, ganz gemieden werden sollten. Allgemeine Maßnahmen, wie die Verringerung von Desorientierung und die Vermeidung von zu viel oder zu wenig sensorischer Stimulation, sind angezeigt, um das Leiden des Patienten zu mindern und um zu verhindern, daß der Patient möglicherweise selbst- oder fremdgefährdendes Verhalten entwickelt.

Ausreichende Krankenpflege und Beibehaltung einer gewohnten Umgebung

Neben einer ausreichenden Krankenpflege sollten dem Patienten auch immer wieder Erklärungen für seinen Zustand gegeben werden. Wichtig ist darüber hinaus auch die Beibehaltung einer gewohnten Umgebung – auch wenn dies, insbesondere bei Infektionskrankheiten, die eine Isolierung erfordern, nicht immer leicht zu bewerkstelligen ist. Wenn möglich, sollte der Patient häufigen Besuch von Verwandten und Freunden erhalten. Eine sinnvolle Maßnahme ist es, diese Besucher darüber aufzuklären, wie sie dazu beitragen können, den Patienten zu beruhigen und zu orientieren.

7 Literatur

Centers for Disease Control (1993) Lyme disease. United States 1991-1992. MMWR 42:345-348

Dacey RGJ, Winn HR (1983) Brain abscess and perimeningeal infections. In: Stein JH, Cline MJ, Daly WJ (eds) Internal medicine. Little Brown, Boston, p 1213

Duncalf CM, Kent JNG, Harbord M et al. (1989) Subacute sclerosing panencephalitis presenting as schizophreniform psychosis. Br J Psychiatry 155:557-559

Emsley RA, Roberts MA, Higson EA et al. (1988) Neurosyphilis and psychiatry. Br J Psychiatry 152:573

Fallon BA, Nields JA, Parsons B et al. (1992) The neuropsychiatric manifestations of Lyme borreliosis. Psychiatry Q 63:95-115

Gelder M, Gath D, Mayou R et al. (1996) Oxford textbook of psychiatry. Oxford Univ Press, Oxford

Greenlee JE (1995) Anatomic considerations in central nervous system infections. In: Mandell G, Douglas R, Bennet JE et al. (eds) Principles and practice of infectious diseases, 4th edn. Churchill Livingstone, New York, pp 821-831

Hook EW (1991) Central nervous system syphilis. In: Sheld WM, Whitley RJ, Durack DT (eds) Infections of the central nervous system. Raven, New York, pp 639-656

Jabbour JT, Garcia JH, Lemmi H et al. (1969) Subacute sclerosing panencephalitis, a multidisciplinary study of 8 cases. JAMA 297:2248-2254

Kinghorn G (1993) The re-emergence of syphilis. Br J Hosp Med 49:683-685

Krupp LB, Mendelson WB, Friedman R (1991) An overview of chronic fatigue syndrome. J Clin Psychiatry 52:403-410

Landay AL, Jessop C, Lennette ET et al. (1991) Chronic fatigue syndrome: clinical condition associated with immune activation. Lancet 338:707-712

Lishman WA (1987) Organic psychiatry. Blackwell, Oxford

Lucas SB, Hounnou A, Peacock C et al. (1993) The mortality and pathology of HIV infection in a West African city. AIDS 7:1569-1579

Lukehart SA, Hook EW, Baker-Zander SA et al. (1988) Invasion of the central nervous system by Treponema pallidum: implications for diagnosis and treatment. Ann Intern Med 109:855-862

Mandell G, Douglas R, Bennet JE et al. (eds) (1995) Principles and practice of infectious diseases, 4th edn. Churchill Livingstone, New York

Musher DM, Hamill RJ, Baughn RE (1990) Effect of human immunodeficiency virus (HIV) infection on the course of syphilis and on the response to treatment. Ann Intern Med 113:872-881

Nielsen H, Glydensted C, Harmsen A (1982) Cerebral abscess: Aetiology and pathogenesis, symptoms, diagnosis and treatment. Acta Neurol Scand 65:609-622

**Prusiner SB, Hsiao KK (1994) Human prion diseases. Ann Neurol 35:385-395

*Reik L (1992) Lyme disease and the nervous system. Thieme, New York

Roberts MC, Emsley RA (1992) Psychiatric manifestations of neurosyphilis. S Afr Med J 82:335-337

Rundell JR, Wise MG (1985) Neurosyphilis: a psychiatric perspective. Psychosomatics 26:287-295

Samson DS, Clark K (1973) A current review of brain abscess. Am J Med 54:201-210

**Sheld WM, Whitley RJ, Durack DT (eds) (1991) Infections of the central nervous system. Raven, New York

Simon RP (1985) Neurosyphilis. Arch Neurol 42:606-613

Sirota P, Eviatar J, Spivak B (1988) Neurosyphilis presenting as psychiatric disorders. Br J Psychiatry 155:559-561

Tay JS, Garland JS (1987) Serious head injuries from lawn darts. Pediatrics 79:261-263

Temmerman M, Ali FM, Ndinya-Achola J et al. (1992) Rapid increase of both HIV-1 infection and syphilis among pregnant women in Nairobi, Kenya. AIDS 6:1181-1185

Tramont EC (1995) Treponema pallidum (syphilis). In: Mandell G, Douglas R, Bennet JE et al. (eds) Principles and practice of infectious diseases, 4th edn. Churchill Livingstone, New York, pp 2117-2132

Will RG (1996) Epidemiology of Creutzfeldt-Jakob disease. Br Med Bull 49:960-970

**Zeidler M, Johnstone EC et al. (1997) New variant of Creutzfeldt-Jakob disease: psychiatric features. Lancet 350:908-910

Kapitel 16
Psychische Probleme und psychiatrische Störungen bei Infektionen mit HIV

M. Maj und A. Tortorella

1	Einleitung	348
2	Psychische Probleme	349
3	Psychiatrische Störungen	352
3.1	Demenz	352
3.1.1	Klinisches Bild	352
3.1.2	Neuropsychologisches Bild	354
3.1.3	Neuroradiologische, elektroenzephalographische und Laborbefunde	354
3.1.4	Neuropathologie	355
3.1.5	Epidemiologie	356
3.1.6	Pathogenese	356
3.1.7	Behandlung	357
3.2	Delir	358
3.3	Major Depression	359
4	Fazit	361
5	Literatur	362

Übersetzung: M. Basten

1 Einleitung

Prävalenz

Nach den neuesten Schätzungen der Vereinten Nationen und der Weltgesundheitsorganisation (UNAIDS 1996) leben z. Z. etwa 22 Mio. mit dem HIV-Virus („human immunodeficiency virus") infizierte Menschen in den verschiedensten Teilen der Welt (etwa 21 Mio. Erwachsene und fast 1 Mio. Kinder). Mehr als 90% davon leben in den Entwicklungsländern und fast zwei Drittel in den südlich der Sahara gelegenen Teilen Afrikas.

Übertragungsart

Mehr als 70% aller Infektionen von Erwachsenen sind auf heterosexuellen Geschlechtsverkehr zurückzuführen; diese Übertragungsweise steht in Afrika, Asien und der Karibik an erster Stelle. In 5–10% aller Fälle ist Geschlechtsverkehr zwischen männlichen Homosexuellen die Infektionsursache; in Nordamerika ist dies nach wie vor der dominierende Übertragungsweg. In weiteren 5–10% aller Fälle ist die Benutzung infizierter Spritzen durch Drogenabhängige die Infektionsursache; in einigen europäischen Ländern ist dies der Hauptansteckungsweg. Schließlich sind 3–5% aller bisherigen Infektionen von Erwachsenen auf Transfusionen mit kontaminiertem Blut oder verseuchten Blutprodukten zurückzuführen.

Eine Übertragung der Infektion von der Mutter auf das Kind ist bei 25–35% aller Kinder HIV-infizierter Mütter zu beobachten; sie findet während der Schwangerschaft, während der Entbindung oder durch Stillen statt. Mehr als 85% aller Infektionen von Kindern entfallen auf die südlich der Sahara gelegenen Teile Afrikas.

Aids

In der industrialisierten Welt entwickeln etwa 60% aller Erwachsenen innerhalb von 12–13 Jahren nach einer Infektion mit HIV das erworbene Immunschwächesyndrom („acquired immunodeficiency syndrome"; Aids) (UNAIDS 1996). Obwohl bisher keine langfristige Längsschnittstudie hierzu vorliegt, erfolgt das Fortschreiten der Erkrankung zu Aids in den Entwicklungsländern möglicherweise schneller. Die durchschnittliche Überlebenszeit nach der Entwicklung von Aids beträgt z. Z. in den Industrieländern etwa 3 Jahre und wird in den Entwicklungsländern auf weniger als 1 Jahr geschätzt. Die Mehrzahl der Aids-Fälle tritt vor dem 35. Lebensjahr auf, und über 90% aller auf Aids zurückzuführenden Sterbefälle betreffen Personen vor dem 50. Lebensjahr.

Ebenen der Betroffenheit

Man kann davon ausgehen, daß eine Epidemie dieses Ausmaßes und mit diesen Merkmalen weitreichende Folgen für den Bereich der psychischen Gesundheit hat, und zwar auf mehreren Ebenen:
1. die infizierten Personen selbst,
2. Gruppen, die ein erhöhtes Infektionsrisiko aufweisen, wie z. B. homosexuelle/bisexuelle Männer, Drogenabhängige, die Spritzen benutzen, Personen mit häufig wechselnden Sexualpartnern und Patienten mit schweren psychiatrischen Störungen,
3. Partner, Verwandte und Freunde von HIV-infizierten Personen,
4. im Gesundheitssystem Beschäftigte und
5. die Bevölkerung allgemein.

In diesem Kapitel werden wir uns auf die erste dieser Ebenen beschränken. Für Informationen zu den Auswirkungen der Epidemie auf den anderen Ebenen sei der Leser auf die Übersichtsarbeiten von Maj (1991), Knox et al. (1994) und Coverdale (1996) verwiesen.

2 Psychische Probleme

Eine HIV-Infektion wird häufig von erheblichen psychischen Problemen begleitet, und zwar aus folgenden Gründen:
- Sie führt zu einer verheerenden körperlichen Erkrankung (deren psychische Auswirkungen mit denen einer Krebserkrankung vergleichbar sind).
- Im Unterschied zu einer Krebserkrankung ruft sie negative soziale Reaktionen hervor (Furcht, Stigma, Ablehnung).
- Sie hat Auswirkungen auf das Gehirn, und zwar nicht nur dadurch, daß sie die Entwicklung sekundärer Infektionen und Neoplasmen fördert, sondern auch dadurch, daß sie eine primäre Enzephalopathie hervorruft.
- In den Industriestaaten betrifft sie hauptsächlich Gruppen (Homosexuelle, Drogenabhängige), die für psychische Probleme ohnehin schon höchst anfällig sind.

Gründe für psychische Probleme

Man kann davon ausgehen, daß bei den meisten HIV-infizierten Personen psychische Probleme auftreten; allerdings wird es nur bei einer Minderheit zu psychiatrischen Störungen im eigentlichen Sinne kommen.

Die häufigsten psychischen Probleme, unter denen Personen mit einer HIV-Infektion leiden, lassen sich in die folgenden Gruppen unterteilen: (a) belastende emotionale Zustände, (b) kognitive Beeinträchtigungen, (c) Beziehungsprobleme, (d) praktische Probleme und (e) Suizidgedanken und/oder -versuche (Pakenham et al. 1996).

Häufig auftretende psychische Probleme

Zu den belastenden emotionalen Zuständen, die am häufigsten von HIV-Infizierten erlebt werden, gehören: Furcht (vor Tod, Krankheit, Schmerz, Behinderung, Entstellung, Verlassenwerden, Abhängigkeit, davor, andere anzustecken, daß andere die Tatsache ihrer Infektion entdecken könnten, vor dem Unbekannten), Ärger (gegenüber dem oder den Partnern, der Familie, Freunden, Pflegepersonal, Ärzten, Institutionen, dem Schicksal, sich selbst), Traurigkeit, Angst (häufig verbunden mit einer übermäßigen Aufmerksamkeit für körperliche Veränderungen), Verzweiflung, Schuld (in bezug auf ihren Lebenswandel), Ungewißheit und emotionale Starre.

– belastende emotionale Zustände

Diese Gefühle erreichen nach der Übermittlung des Positivbefundes einen ersten Höhepunkt, bleiben während der asymptomatischen Phase der Infektion im Hintergrund oder schwanken in dieser Zeit und erreichen nach dem Auftreten körperlicher Symptome, dem Beginn der antiretroviralen Behandlung, der Diagnose von Aids und jeder Verschlimmerung des körperlichen Zustands oder der in Zusammenhang mit der HIV-Infektion stehenden Beziehungs- oder praktischen Probleme weitere Höhepunkte. Für weitere Informationen über emotionale Reaktionen auf die Mitteilung der Seropositivität und bezüglich vorangehender und nachfolgender Beratungsmöglichkeiten sei der Leser auf Miller (1987) verwiesen.

- kognitive Beeinträchtigungen

Zu den am häufigsten von HIV-Infizierten erlebten kognitiven Beeinträchtigungen gehören Vergeßlichkeit, Konzentrationsprobleme, Verlangsamung des Denkens und Sprachstörungen. Probleme dieser Art werden von 15-25% aller Personen mit einer symptomatischen HIV-Infektion berichtet (Maj et al. 1994b) und spiegeln – zumindest in einem Teil der Fälle – die ersten Auswirkungen auf das Gehirn wider, was durch gleichzeitig zu beobachtende Leistungsverschlechterungen bei einigen neuropsychologischen Tests, insbesondere bei motorischen Aufgaben mit einer kognitiven Komponente und einer Zeitvorgabe, deutlich wird. In der asymptomatischen Phase der Infektion sind kognitive Beeinträchtigungen relativ selten. Für eine Übersicht über die vorliegenden Daten in bezug auf die neuropsychologischen Leistungen asymptomatischer HIV-positiver Personen sei der Leser auf Newman et al. (1995) verwiesen.

- Beziehungsprobleme

Zu den häufigsten Beziehungsproblemen, die von HIV-infizierten Personen genannt werden, gehören: sexuelle Probleme (sexuelle Frustration, Gefühle von Distanz während sexueller Aktivität, Schwierigkeiten, sinnvolle Veränderungen des Sexualverhaltens vorzunehmen, Probleme, offen mit der eigenen Homosexualität umzugehen), Diskriminierung und/oder Ablehnung (durch Kollegen, Nachbarn, Freunde, Angehörige oder Partner), Abhängigkeits-/Unabhängigkeitskonflikte und andere Probleme in Verbindung mit Pflegeleistungen, Probleme bei der Herstellung neuer Beziehungen (insbesondere Schwierigkeiten mit Verabredungen/Ausgehen), Verschlimmerung schon bestehender Beziehungsprobleme (aufgrund der durch die Bewältigung der HIV-Infektion verursachten dauerhaften Anspannung) und Isolation (als Folge von Ablehnung durch andere, selbstgewollt oder aufgrund von körperlicher Behinderung). Im asymptomatischen Stadium stehen Schwierigkeiten bei der Herstellung und Aufrechterhaltung von Beziehungen im Vordergrund, während die Beziehungsprobleme, die von Personen mit einer symptomatischen Infektion berichtet werden, meist in den Bereich der Probleme im Zusammenhang mit Pflegeleistungen fallen.

- praktische Probleme

Zu den häufigsten praktischen Problemen, denen sich HIV-Infizierte gegenübersehen, gehören Schwierigkeiten im Zusammenhang mit dem Arbeitsplatz, finanzieller Art und Probleme mit dem Lebensalltag allgemein sowie in Zusammenhang mit der medizinischen Versorgung. Diese Schwierigkeiten treten im Spätstadium der Infektionskrankheit, wenn sich der körperliche Zustand verschlechtert, in den Vordergrund.

- Suizidgedanken

Bei einer Reihe von HIV-infizierten Personen treten, zumindest vorübergehend, Suizidgedanken auf; verläßliche Prävalenzraten hierzu liegen gegenwärtig allerdings nicht vor. Bei Aids-Patienten ist eine 7- bis 36mal höhere Suizidrate als bei einer nach Alter und Geschlecht parallelisierten ortsansässigen Vergleichsgruppe beobachtet worden (Marzuk et al. 1988; Wedler 1991; Coté et al. 1992; Pugh et al. 1993). Verläßliche Schätzungen des Suizidrisikos für die Gesamtgruppe der HIV-Infizierten in einem bestimmten Gebiet sind z. Z. allerdings nicht verfügbar.

16 Psychische Probleme und psychiatrische Störungen bei Infektionen mit HIV

Nach den gegenwärtig vorliegenden empirischen Daten (zur Übersicht s. Catalàn et al. 1995) gehören zu den Faktoren, die sich auf den Schweregrad psychischer Probleme bei HIV-infizierten Personen auswirken bzw. eine begünstigende oder schützende Wirkung in bezug auf die Entwicklung psychiatrischer Störungen im eigentlichen Sinn ausüben, die folgenden:

Einflußfaktoren auf den Schweregrad psychischer Störungen

- Psychiatrische Vorgeschichte: Man hat festgestellt, daß psychische Probleme und psychiatrische Störungen bei HIV-positiven Personen, die in der Vorgeschichte ambulant oder stationär psychiatrisch behandelt wurden, häufiger sind.
- Soziale Unterstützung: Emotionale und praktische Unterstützung und insbesondere Hilfe bei der Beschaffung von Informationen schützen offenbar vor psychischen Problemen in Zusammenhang mit der HIV-Infektion und wirken sich auf die Auftretensrate klinisch bedeutsamer Depressionen aus.
- Gleichzeitig eintretende belastende Lebensereignisse: Es hat sich gezeigt, daß sich insbesondere der Aids-Tod des Partners oder eines oder mehrerer Freunde auf den Schweregrad psychischer Probleme und die Auftretensrate klinisch bedeutsamer Depressionen auswirkt.
- Demographische Faktoren: Hier ist insbesondere das Alter bedeutsam, da ältere Personen ein höheres Risiko für eine HIV-Enzephalopathie aufweisen.
- Bewältigungsstrategien (denen wir uns nun überblicksweise zuwenden).

Die häufigsten Bewältigungsstrategien, die von HIV-Infizierten eingesetzt werden, lassen sich wie folgt klassifizieren (Namir et al. 1990):

Bewältigungsstrategien

1. aktiv und expressiv/informationssuchend („redete mit anderen in derselben Situation", „versuchte, mehr über meine Krankheit herauszufinden"),
2. aktiv und die Unterstützung anderer suchend („suchte einen Freund oder einen professionellen Helfer auf, um emotionale Unterstützung zu bekommen"),
3. aktiv und verhaltensorientiert („entwickelte politische Aktivitäten in Zusammenhang mit meiner Erkrankung", „nahm mehr Vitamine und achtete auf eine gesunde Ernährung"),
4. aktiv und kognitiv („betete intensiv für einen positiven Verlauf", „dachte häufiger über den Sinn des Lebens nach"),
5. passiv und kognitiv/grübelnd („hatte Tagträume von besseren Zeiten", „dachte darüber nach, was ich hätte besser machen können"),
6. passiv und resignierend („versuchte, anderen meinen wahren Gefühlszustand zu verbergen"),
7. vermeidend („lehnte es ab, darüber nachzudenken") und
8. nach Ablenkung suchend („kaufte oder tat etwas Besonderes für mich").

Es hat sich gezeigt, daß von diesen Bewältigungsstrategien die „aktive und verhaltensorientierte" und in geringerem Maße auch die „aktive und expressive" und die „aktive und die Unterstützung anderer suchende" mit weniger Angst und geringeren Stimmungsbeeinträchtigungen einhergingen, während die vermeidende Strategie mit größeren affektiven Problemen, darunter einer erhöhten Prävalenz klinisch bedeutsamer

Erfolgreiche Bewältigungsstrategien

Depressionen, verbunden war (Namir et al. 1990; Folkman et al. 1993; Commerford et al. 1994).

3 Psychiatrische Störungen

Bei HIV-infizierten Personen sind praktisch alle psychiatrischen Störungen beschrieben worden (für Übersichtsarbeiten s. Maj et al. 1993; Lyketsos u. Federman 1995; Rabkin 1996). Einige darunter, wie psychotische Störungen, Manie und Angststörungen, scheinen bei HIV-positiven Personen nicht häufiger vorzukommen als bei parallelisierten HIV-negativen Kontrollgruppen, während andere, wie Persönlichkeitsstörungen und Drogen- und Alkoholmißbrauch, tatsächlich häufiger auftreten – allerdings nur, weil sie einen prädisponierenden Faktor für die Infektion selbst darstellen. Das Konzept der Anpassungsstörung ist bei Personen mit einer HIV-Infektion, bei denen belastende Emotionen beinahe die Regel sind, von zweifelhaftem Wert, und das Suchen nach einer Grenze zwischen normalen und abnormen emotionalen Reaktionen auf den mit der Infektion verbundenen Streß erscheint wenig sinnvoll.

Persönlichkeitsstörungen und Drogen- und Alkoholmißbrauch

Es bleiben daher nur zwei psychiatrische Störungen – Demenz und Delir – übrig, deren Prävalenz im symptomatischen Stadium der Infektion eindeutig erhöht ist, sowie eine weitere – Major Depression –, deren Prävalenz bei Vorliegen bestimmter Zusammenhänge bei symptomatischen HIV-positiven Personen erhöht sein könnte. Wir werden uns im folgenden auf diese drei Störungen beschränken.

3.1 Demenz

3.1.1 Klinisches Bild

Der Beginn einer mit HIV in Zusammenhang stehenden Demenz ist in der Regel schleichend. Zu den frühen kognitiven Symptomen zählen Vergeßlichkeit, Konzentrationsprobleme, intellektuelle Verlangsamung und eine verminderte Leistung bei etwas komplexeren, sequentiellen mentalen Aufgaben: Die Person versäumt Verabredungen oder benötigt Listen, um sich an alltägliche Verpflichtungen zu erinnern, kann Unterhaltungen oder dem eigenen Gedankengang nicht mehr folgen und braucht zusätzliche Zeit und Anstrengung, um ihre Gedanken zu ordnen und alltägliche Aufgaben auszuführen.

Frühe kognitive Symptome

Zu den frühen Verhaltensauffälligkeiten gehören Apathie, verminderte Spontanität und emotionale Reagibilität und sozialer Rückzug: Die Person wird ihren persönlichen und beruflichen Verpflichtungen gegenüber gleichgültig, ihre Arbeitsleistung wie auch die Häufigkeit ihrer sozialen Kontakte verringert sich, und sie klagt über schnelle Ermüdbarkeit, Unwohlsein und vermindertes Interesse an Sexualität. Auch Depressionen, Reizbarkeit oder emotionale Labilität, Agitiertheit und psychotische Symptome können auftreten.

Frühe Verhaltensauffälligkeiten

16 Psychische Probleme und psychiatrische Störungen bei Infektionen mit HIV

Zu den frühen motorischen Symptomen zählen Gleichgewichts- und Koordinationsstörungen, allgemeine Schwerfälligkeit und eine Schwäche der unteren Extremität: Die Person zeigt einen Mangel an Genauigkeit bei normalen Handaktivitäten wie Schreiben und Essen, läßt öfters als gewohnt Dinge fallen, stolpert und fällt häufiger als sonst üblich und hat das Gefühl, beim Gehen mehr achtgeben zu müssen (Navia et al. 1986; Maj 1990).

Frühe motorische Störungen

Einfache neuropsychologische Untersuchungen können in diesem frühen Stadium normale Ergebnisse oder lediglich eine Verlangsamung von verbalen oder motorischen Reaktionen und/oder Schwierigkeiten beim Erinnern einer Serie von Objekten nach 5 oder mehr Minuten zeigen. Eine neurologische Untersuchung könnte einen Tremor (am besten zu erkennen, wenn der Patient eine bestimmte Haltung aufrechterhalten muß, wie etwa das ausgestreckte Halten von Armen und Fingern), eine Reflexsteigerung (v. a. der unteren Extremitäten), Ataxie (meist nur bei schnellen Drehungen oder Tandemgang erkennbar), eine Verlangsamung bei schnell auszuführenden alternierenden Bewegungen (der Finger, Handgelenke oder Füße), Anzeichen frontaler Enthemmung (Schnauzreflex, Handgreifreflex) oder Dysarthrie zeigen. Tests der okularen Motilität können Unterbrechungen bei Folgebewegungen und eine Verlangsamung oder Ungenauigkeit der Sakkaden ergeben.

Ergebnisse neuropsychologischer Untersuchungen

In den späten Phasen der Erkrankung kommt es normalerweise zu einer allgemeinen Abnahme der kognitiven Funktionsfähigkeit und zu einer weitreichenden psychomotorischen Verlangsamung. Die Sprache ist monoton und verlangsamt, wobei Wortfindungsstörungen, gelegentlich bis hin zum Mutismus fortschreitend, auftreten können. Die Patienten verlieren aufgrund einer Paraparese ihre Fähigkeit zu gehen und liegen meist, ihrer Krankheit und ihrer Umgebung gegenüber gleichgültig geworden, im Bett. Blasen- und Darminkontinenz sind weit verbreitet. Zu beobachten sind auch Myoklonien und epileptische Anfälle. Weiterhin können sich Parästhesien und Hypersensitivität im Fußbereich, zurückzuführen auf eine gleichzeitige sensorische Neuropathie, entwickeln. Das Bewußtsein ist meist nicht eingeschränkt, mit Ausnahme einer gelegentlichen Hypersomnie.

Symptome der späten Krankheitsphasen

Es ist verschiedentlich die Meinung vertreten worden, daß bei der HIV-assoziierten Demenz höhere kortikale Funktionen verschont bleiben, so daß das klinische Bild dem einer „subkortikalen Demenz" (Navia et al. 1986) entspricht. Diese Auffassung ist jedoch durch Berichte, daß Patienten Symptome wie Dyspraxie, Dysgraphie, Dyskalkulie, leichte Paraphasie und verändertes Sprachverständnis zeigen (Poutiainen et al. 1991), in Frage gestellt worden.

Der Verlauf der HIV-assoziierten Demenz ist variabel, und gegenwärtig ist kein Prädiktor für die Geschwindigkeit des Fortschreitens verfügbar. Oft schreitet das Syndrom rasch bis zu einem weitgehenden Verfall und zum Tod fort – insbesondere bei Patienten mit fortgeschrittener systemischer Erkrankung –, doch kann es auch einen Verlauf mit längeren stabilen Phasen oder mit Schwankungen nehmen, wobei reversible Verschlechterungen in Zusammenhang mit opportunistischen Infektionen,

Variabler Verlauf

wie z. B. Pneumocystis-carinii-Pneumonie (WHO 1990), stehen. Der Tod tritt zumeist infolge von Inanition, Aspirationspneumonie oder systemischen opportunistischen Infektionen ein.

3.1.2 Neuropsychologisches Bild

Beeinträchtigungen bei verschiedenen Tests

Eine vollständige neuropsychologische Untersuchung von Patienten mit HIV-assoziierter Demenz ergibt in der Regel die deutlichsten Beeinträchtigungen bei Tests der feinmotorischen Steuerung (Fingertippen, Nachfahren von Rillen auf Holzbrett), des schnellen sequentiellen Problemlösens (Nachfahren eines A und eines B, einer Ziffer), des räumlich-visuellen Problemlösens (Blockdesign), der Spontanität (Wortflüssigkeit) und des visuellen Gedächtnis (visuelle Reproduktion). Fähigkeiten wie das Benennen von Gegenständen oder in bezug auf das Vokabular sind hingegen selbst bei den fortgeschrittensten Fällen weitgehend erhalten. Dieses Muster hat man als übereinstimmend mit dem klinischen Bild einer subkortikalen Demenz angesehen.

3.1.3 Neuroradiologische, elektroenzephalographische und Laborbefunde

Zerebrale Atrophie

Der augenfälligste neuroradiologische Befund bei der HIV-assoziierten Demenz ist eine zerebrale Atrophie: sowohl Computertomographie als auch Magnetresonanztomographie (MRT) zeigen erweiterte kortikale Sulci und – seltener – vergrößerte Ventrikel. Darüber hinaus ergibt das MRT im T2-gewichteten Bild häufig signalreiche Anomalitäten (ausgedehnte diffuse Veränderungen, unregelmäßige lokalisierte Veränderungen, deutliche fokale Veränderungen oder eine mit Hyperdensitäten durchsetzte weiße Substanz). Diese Läsionen sind meistens in der periventrikulären weißen Substanz und im Centrum semiovale (seltener in den Basalganglien oder im Thalamus) angesiedelt und zeigen keine raumfordernde Wirkung.

Veränderungen des zerebralen Glukosestoffwechsels

Bei einer Untersuchung des regionalen zerebralen Glukosestoffwechsels mittels Positronenemissionstomographie wurde festgestellt, daß in den frühen Stadien der Erkrankung ein relativer subkortikaler (Thalamus und Basalganglien) Hypermetabolismus vorliegt, während in der Endphase der Krankheit ein die kortikale und subkortikale graue Substanz betreffender Hypometabolismus zu beobachten ist (Rottenberg et al. 1987). Das Elektroenzephalogramm kann normal sein oder eine diffuse Verlangsamung anzeigen, besonders im späten Stadium.

Liquorbefunde

Die häufigsten Liquorbefunde bei der HIV-assoziierten Demenz sind ein Anstieg des Eiweißgehalts (typischerweise in einer Größenordnung von 50–100 mg/100 ml) und der Immunoglobulin-(Ig-)G-Fraktion sowie des betreffenden Index. Sowohl für HIV spezifische als auch unspezifische oligoklonale Banden können vorhanden sein. Es kann eine mononukleäre Pleozytose (4–50 Zellen/mm^3) zu beobachten sein, und das Verhältnis zwischen den Untergruppen der T-Lymphozyten (CD4 zu CD8) kann umgekehrt sein. Weiterhin kann das HIV-Antigen p24 nachweisbar sein;

ein solcher Befund – auch wenn er auch bei neurologisch unauffälligen Personen vorkommt – scheint auf eine virale Replikation hinzudeuten und könnte somit für die Diagnosestellung und möglicherweise für die Kontrolle des Behandlungsverlaufs von Nutzen sein (Price et al. 1988).

Berichtet worden ist ferner ein Liquor-Plasma-Quotient größer als 1 für Neopterin und β_2-Mikroglobulin; angesichts eines fehlenden Zusammenhangs mit dem Zustand der Blut-Hirn-Schranke ist dieser Befund einer intrathekalen Synthese dieser beiden Substanzen zugeschrieben worden (Fuchs et al. 1989). Die β_2-Mikroglobulin-Konzentration im Liquor weist einen Zusammenhang mit dem Stadium der Demenz auf (Brew et al. 1989).

3.1.4 Neuropathologie

Eine neuropathologische Gesamtuntersuchung von Gehirnen von Patienten mit HIV-assoziierter Demenz zeigt meistens eine zerebrale Atrophie mit Erweiterung der Sulci und Vergrößerung der Ventrikel sowie gelegentlich eine meningeale Fibrose.

Zerebrale Atrophie und meningeale Fibrose

Mikroskopische Anomalitäten fallen v.a. in der zentralen weißen Substanz und in tiefen grauen Strukturen auf. Die beiden bedeutendsten Störungsbilder sind die HIV-Enzephalitis (multifokal und entzündlich) und die HIV-Leukoenzephalopathie (diffus und nichtentzündlich); allerdings ist bekannt, daß Überlappungen und Übergänge zwischen diesen Störungsbildern auftreten können (Budka 1991).

Die Bezeichnung HIV-Enzephalitis bezieht sich auf eine multifokale Riesenzellenzephalitis, eine Vielkernzellenzephalitis und eine subakute Enzephalitis mit vielkernigen Zellen. Dieses Störungsbild ist gekennzeichnet durch multiple, verstreute mikrogranulomatöse Herde, die aus Mikroglia, Makrophagen und vielkernigen Riesenzellen makrophagen Ursprungs bestehen, die fast allesamt eine intensive Produktion von HIV-Antigenen erkennen lassen. Obwohl v.a. weiße Substanz, Basalganglien und Hirnstamm betroffen sind, sind solche Herde nicht selten auch im zerebralen Kortex anzutreffen. In größeren Herden kann sich eine zentrale Koagulationsnekrose entwickeln. Parenchymschädigungen innerhalb der Herde sind entweder nur geringen Ausmaßes oder an schwammartigen Veränderungen und Myelinverlust erkennbar, während Neuronen und Axone meist vollständig erhalten sind. Kleine Blutgefäße innerhalb eines Herdes können eine fibrinoide Extravasation zeigen.

HIV-Enzephalitis

Die Bezeichnung HIV-Leukoenzephalopathie bezieht sich auf eine progressive diffuse Leukoenzephalopathie. Dieses Bild besteht aus einer diffusen Schädigung der weißen Substanz, einschließlich Myelinverlust („Blässe"), Astrogliose und einer Infiltration mit mono- und multinukleären Mikroglia und Makrophagen. Hauptsächlich betroffen ist die weiße Substanz der zerebralen Hemisphären – meist in symmetrischer Form –, doch kann auch die weiße Substanz des Zerebellums in Mitleidenschaft gezogen sein. Es finden sich, meist perivaskulär, mono- oder multinukleäre Makrophagen, die Myelinreste enthalten können. In manchen Fällen kann eine vakuoläre Myelinschwellung auffallen.

HIV-Leuko-enzephalopathie

Diffuse Poliodystrophie

Ein drittes histopathologisches Muster ist das einer diffusen Poliodystrophie, definiert als eine reaktive diffuse Astrogliose und mikrogliale Aktivierung in der grauen Substanz (Basalganglien, Kerne des Hirnstamms und zerebraler Kortex). Ein Untergang von Neuronen ließe sich vermuten, ist aber morphometrisch noch nicht nachgewiesen worden. Dieses Krankheitsbild ist als mögliche Erklärung für die bei Untersuchungen mit bildgebenden Verfahren und bei Autopsien häufig feststellbare zerebrale Atrophie herangezogen worden. In einigen wenigen Fällen stellt eine auffällige diffuse kortikale Poliodystrophie das einzige Korrelat einer schweren progredienten Demenz dar.

Zusammenhang von klinischen Merkmalen und neuropathologischem Befund

Bei etwa einem Drittel der Patienten mit einer HIV-assoziierten Demenz scheint nur ein geringer Zusammenhang zwischen klinischen Merkmalen und pathologischem Befund zu existieren. Bei der Mehrzahl der Patienten besteht jedoch eine Tendenz in die Richtung, daß eine schwerwiegendere klinische Symptomatik mit einem weitreichenderen neuropathologischen Befund einhergeht (Price et al. 1988).

3.1.5 Epidemiologie

Nur vorläufige Daten

Zur Epidemiologie der HIV-assoziierten Demenz liegen bisher nur vorläufige Daten vor. In einer prospektiven Studie jüngeren Datums, die sich auf eine Gruppe homosexueller Männer in den Vereinigten Staaten bezog, wurde festgestellt, daß bei 3% der Patienten die Diagnose gleichzeitig mit derjenigen der die Aids-Diagnose bedingenden Erkrankung gestellt wurde und daß die Inzidenz des Demenzsyndroms im Laufe der ersten beiden Jahre nach der Aids-Diagnose 7% pro Jahr betrug (McArthur et al. 1994).

3.1.6 Pathogenese

Infektion von Makrophagen und Mikroglia

Die Pathogenese der HIV-assoziierten Demenz ist bisher nicht vollständig geklärt. Die eigentliche Infektion ist fast ausschließlich auf Makrophagen und Mikroglia beschränkt; insbesondere Neuronen werden nicht infiziert. Man vermutet heute, daß neuronale Schädigungen von toxischen Produkten hervorgerufen werden, die direkt von HIV-infizierten Makrophagen und Mikroglia oder von aktivierten Astrozyten freigesetzt werden. Einige dieser Stoffe hat man identifiziert (Price u. Perry 1994); dazu gehören plättchenaktivierender Faktor, Chinolinsäure, Stickstoffoxyd und einige Metaboliten von Arachidonsäure – allesamt neurotoxisch – und Tumornekrosefaktor α, der für Oligodendrozyten toxisch ist und Demyelinisation bewirken kann.

Makrophagentropismus

Die HIV-Stränge, die aus Hirngewebe isoliert werden konnten, weisen das gemeinsame Merkmal auf, daß sie Makrophagen, nicht aber Lymphozyten infizieren können. Dieser Tropismus in bezug auf Makrophagen entspricht dem, was ursprünglich als Neurotropismus angesehen wurde. Makrophagentropismus steht mit einer Mutation in einer bestimmten Region von gp120, dem externen Glykoprotein des Virus, in Zusammenhang. Im Spätstadium der Infektion, wenn die aktive Replikation des Virus mehr Mutanten erzeugt und das geschwächte Immunsystem diese Mutanten nicht mehr kontrollieren kann, wird die Entwicklung von Virussträngen, die einen Tropismus in bezug auf Makrophagen zeigen, wahrscheinlicher. Dies stellt vermutlich den entscheidenden Schritt für die Entwicklung einer HIV-Enzephalitis und einer HIV-assoziierten Demenz dar.

3.1.7 Behandlung

In einigen Studien ist eine günstige Wirkung der antiretroviralen Substanz Zidovudin (AZT) auf verschiedene kognitive Maße bei Patienten mit HIV-assoziierter Demenz nachgewiesen worden (Yarchoan et al. 1987; Schmitt et al. 1988). Einer der Hauptnachteile dieses Medikaments ist die Knochenmarkdepression, die es verursacht.

Pharmaka

Eine Verbesserung der kognitiven Leistungsfähigkeit bei Aids-Patienten ist auch durch die Verwendung von Psychostimulanzien, wie Methylphenidat und Dextroamphetamin, erzielt worden (Fernandez et al. 1988). Zu den weiteren Medikamenten oder Nahrungszusatzstoffen, die für den Einsatz bei Patienten mit HIV-assoziierter Demenz empfohlen worden sind, zählen Peptid T, Nimodipin, Pyridoxin und Vitamin B_{12} (Maj et al. 1993).

Psychosoziale Interventionen, die für den Einsatz bei Patienten mit HIV-assoziierter Demenz vorgeschlagen worden sind, reichen von der Einhaltung eines strukturierten Tagesablaufs, einer sehr vorsichtigen Exposition gegenüber Reizen von außen, einer Beschränkung auf eine gewohnte Umgebung, häufige orientierende Interaktionen mit wichtigen Bezugspersonen bis hin zu einer Überwachung der persönlichen und finanziellen Angelegenheiten. Ebenfalls empfohlen worden ist eine spezifische Psychoedukation HIV-infizierter Personen und ihrer Angehörigen bereits vor der Ausbildung einer Demenz.

Psychosoziale Interventionen

Die Betreuung von Patienten mit HIV-assoziierter Demenz wird in Zukunft für das Gesundheitswesen ebenso wie für freiwillige und gemeindenahe Pflegedienste eine verstärkte Herausforderung bedeuten. Unklar ist z.Z., ob eine solche Betreuung am besten im Rahmen von spezialisierten Einrichtungen (z.B. Aids-Stationen in Krankenhäusern) oder im Rahmen der allgemeinen psychiatrischen oder medizinischen Versorgung gewährleistet werden kann. Besondere Schwierigkeiten könnten auftreten, wenn die Verhaltensauffälligkeiten (z.B. mangelhafte Impulskontrolle, unangepaßtes sexuelles Verhalten) für andere Patienten oder für Mitglieder des Pflegepersonals eine Gefährdung darstellen.

Betreuung

Auch die Unterbringung der Patienten im Endstadium der Erkrankung könnte ein Problem sein; das Fehlen geeigneter Möglichkeiten am jeweiligen Ort könnte der zeitigen und menschenwürdigen Entlassung aus dem Krankenhaus im Wege stehen.

Unterbringung

3.2 Delir

Das Delir stellt eine relativ häufige Komplikation im Spätstadium der symptomatischen HIV-Infektion dar. Allerdings bleibt es oft unentdeckt, oder es wird als Psychose oder Manie fehldiagnostiziert.

Einflußfaktoren auf die Entwicklung eines Delirs

Zu den Faktoren, die zur Entwicklung eines deliranten Zustandes bei der symptomatischen HIV-Infektion führen können, gehören die folgenden: opportunistische Infektionen des ZNS (insbesondere Kryptokokkenmeningitis, zerebrale Toxoplasmose und Zytomegalievirusenzephalitis), opportunistische Infektionen anderer Organe (insbesondere Pneumocystis-carinii-Pneumonie), systemische opportunistische Infektionen (wie etwa eine Staphylokokkenbakteriämie), opportunistische Neoplasmen des Gehirns (ZNS-Lymphom, Kaposi-Sarkom mit ZNS-Beteiligung), andere raumfordernde Läsionen des Gehirns (z. B. Hirnabszesse infolge von Toxoplasmose), Stoffwechselstörungen (Störungen des Flüssigkeits-, des Elektrolyt- oder des Säure-Basen-Haushaltes), Ernährungsdefizite (z. B. in bezug auf Vitamin B_{12}), Leber- oder Nierenfehlfunktion, chirurgische Eingriffe, Substanzmißbrauch oder -entzug, Einnahme psychotroper Substanzen (insbesondere trizyklische Antidepressiva, aufgrund ihrer anticholinergen Wirkung) und Einnahme antiretroviraler Medikamente (AZT eingeschlossen).

Das klinische Bild des HIV-assoziierten Delirs zeigt keine spezifischen Merkmale. Verläßliche Schätzungen der Prävalenz und der Inzidenz dieses Syndroms bei Patienten mit einer symptomatischen HIV-Infektion liegen z. Z. nicht vor.

Medizinische Behandlung

Die medizinische Behandlung von Delir bei HIV-infizierten Personen besteht in einer Behandlung der zugrundeliegenden Ursache (falls möglich), einer Stabilisierung des Flüssigkeits- und des Elektrolythaushalts und des Ernährungszustandes sowie einer Sedierung und einer Behandlung von Störungen des Schlaf-Wach-Zyklus. Für die Behandlung von Agitiertheit von Aids-Patienten mit Delir sind niedrigdosierte Neuroleptika (z. B. 1,75 mg Haloperidol/Tag, 80 mg Chlorpromazin/Tag) in der Regel wirksam und sicher. Haloperidol wird oral, intramuskulär oder sogar intravenös gegeben, entweder allein oder in Verbindung mit Lorazepam. Die niedrige Dosierung der Neuroleptika sollte die Entwicklung schwerer extrapyramidaler Reaktionen und des malignen neuroleptischen Syndroms, die bei der Behandlung von deliranten Aids-Patienten mit Standarddosierungen berichtet worden sind, ausschließen.

Organisatorische und praktische Maßnahmen

Organisatorische und praktische Maßnahmen sowie die Krankenpflege sind, wie sich gezeigt hat, von großer Bedeutung. Die erstgenannten umfassen:
- die Bereitstellung eines hellen, ruhigen Zimmers mit gedämpfter Beleuchtung während der Nacht, ausgestattet mit Uhr und Kalender, um die Orientierung zu erleichtern,
- eine Beschränkung der Zahl der Besucher und des Pflegepersonals, während ein Verwandter oder Freund, der das Vertrauen des Patienten besitzt, die Genehmigung erhalten kann, auch außerhalb der üblichen Besuchszeiten beim Patienten zu bleiben (er oder sie sollte an-

16 Psychische Probleme und psychiatrische Störungen bei Infektionen mit HIV

gewiesen werden, mit dem Patienten auf ruhige Weise über den Patienten interessierende Themen zu sprechen und dabei immer wieder das Datum und die Namen des Krankenhauses und der diensthabenden Ärzte und Krankenschwestern zu erwähnen), und
- das Vermitteln von beruhigenden Informationen (sowohl für Patienten als auch für Bezugspersonen) und Erklärungen in bezug auf die Merkmale und die typischen Ursachen von deliranten Zuständen sowie den erwarteten Grad ihrer Reversibilität.

Zur Krankenpflege gehört eine sorgfältige Beobachtung des Patienten, rechtzeitiges Berichten über Verhaltensänderungen und das Geben emotionaler Unterstützung und reorientierender Informationen.

Krankenpflege

3.3 Major Depression

Das Vorliegen einer Major Depression ist bei Patienten mit einer HIV-Infektion aus folgenden Gründen schwer zu diagnostizieren:
- möglicher konfundierender Effekt der körperlichen Symptome der Infektion (Müdigkeit, verminderter Appetit und Schlaf sowie Gewichtsverlust können körperliche Symptome der HIV-Infektion und Symptome einer Depression sein),
- möglicher konfundierender Effekt der mit einer HIV-Infektion des Gehirns einhergehenden kognitiven Beeinträchtigungen (psychomotorische Verlangsamung, Vergeßlichkeit und Konzentrationsprobleme können frühe Anzeichen einer solchen Beeinträchtigung sein) und
- häufiges Auftreten transienter emotionaler und verhaltensmäßiger Reaktionen in Zusammenhang mit markanten Zeitpunkten im Verlauf der Infektion (Verlust an Interesse an zwischenmenschlichen Kontakten, Schuldgefühle in bezug auf früheres Risikoverhalten und Gedanken an den Tod können alles Teil dieser Reaktionen sein).

Ursachen von Diagnoseproblemen

Um eine Major Depression zu diagnostizieren, sollte der Psychiater sicherstellen, daß ein depressives Syndrom für einen Zeitraum von mindestens 2 Wochen vorgelegen hat, und zwar den größten Teil des Tages, fast jeden Tag, mit Symptomen wie auffallender depressiver Verstimmung, deutlich vermindertem Interesse oder Gefallen an allen oder nahezu allen Aktivitäten, tiefgreifendem Gefühl von Wertlosigkeit und anhaltenden Suizidgedanken. Die Frage, ob die Depression auf der Grundlage der gegenwärtigen Situation der Person verständlich ist oder nicht, sollte keinen Einfluß auf die diagnostische Entscheidung haben.

Diagnosestellung

Die klinische Bedeutsamkeit von Symptomen wie psychomotorische Verlangsamung oder verminderte Denk- oder Konzentrationsfähigkeit sollte so lange als fraglich angesehen werden, bis mittels einer ausführlichen neuropsychologischen Untersuchung eine neurokognitive Beeinträchtigung ausgeschlossen werden kann. In ähnlicher Weise sollte die klinische Bedeutsamkeit von Auffälligkeiten wie Gewichts- oder Appetitverlust, Müdigkeit oder Energielosigkeit und Schlaflosigkeit als zweifelhaft eingeschätzt werden, wenn die Person bereits das symptomatische Stadium der Infektion erreicht hat.

Prävalenzraten

Bei den typischen Stichproben von gebildeten, der Mittelklasse angehörenden, größtenteils weißen homosexuellen/bisexuellen HIV-infizierten Männern, die in den Industrieländern untersucht worden sind, sind durchgängig keine erhöhten Prävalenzraten von Major Depression festgestellt worden (Atkinson et al. 1988; Perry et al. 1990; Williams et al. 1991; Rosenberger et al. 1993). Bei symptomatischen HIV-positiven Personen mit anderen soziodemographischen Merkmalen könnte die Prävalenzrate jedoch durchaus erhöht sein. In der Neuropsychiatrischen Aids-Studie der WHO, die wir in den frühen 90er Jahren durchführten, fanden wir eine signifikante Erhöhung der aktuellen Prävalenz von Major-Depression bei symptomatischen HIV-positiven Drogenabhängigen, die in Bangkok registriert waren (Maj et al. 1994a). Ein ähnliches Ergebnis wurde später bei einer US-amerikanischen Stichprobe gefunden, die vorwiegend aus farbigen Drogenabhängigen bestand (Lipsitz et al. 1994). In einer jüngst veröffentlichten Längsschnittstudie zeigte sich, daß sich die Entwicklung eines depressiven Syndroms bei Personen mit einer symptomatischen HIV-Infektion durch eine gleichzeitige Arbeitslosigkeit, eine Depression in der Vorgeschichte und das Vorhandensein von mit Aids in Verbindung stehenden Symptomen vorhersagen ließ (Lyketsos et al. 1996).

Major Depression bleibt bei HIV-infizierten Personen häufig unentdeckt und unbehandelt. Laut der Neuropsychiatrischen Aids-Studie der WHO erhielten nur 9% derjenigen, die die DSM-III-R-Kriterien für Major-Depression (APA 1987) erfüllten, eine Behandlung mit Antidepressiva.

Geringere Lebensdauer HIV-Infizierter bei depressiven Symptomen

Man hat gezeigt, daß das Vorhandensein depressiver Symptome bei Aids-Patienten eine kürzere Überlebensdauer erwarten läßt (die Auswirkungen körperlicher Symptome und der $CD4^+$-Zellzahl wurden statistisch kontrolliert). Dieses Ergebnis ist wahrscheinlich so zu interpretieren, daß die Depression einen negativen Einfluß auf die Motivation von Patienten hat, ihre Behandlung fortzusetzen bzw. sich angesichts schwerer Schmerzen und körperlicher Behinderung weiter auch selbst zu versorgen (Patterson et al. 1996).

Pharmakotherapie als zentrale Behandlungsform

Wenn eine Major Depression vorliegt, ist – ausgehend vom gegenwärtigen Wissensstand – die Pharmakotherapie erste Wahl. Sowohl trizyklische Antidepressiva als auch selektive Serotoninwiederaufnahmehemmer („selective serotonin reuptake inhibitors"; SSRI) haben sich bei Patienten mit einer Major Depression in Verbindung mit einer HIV-Infektion als effektiv und gut verträglich erwiesen (Rabkin et al. 1994a,b). Einige Studien deuten darauf hin, daß SSRI möglicherweise besser vertragen werden als Trizyklika (eine Ausnahme stellen Patienten mit einer chronischen Diarrhö dar), doch liegen bisher keine systematischen Untersuchungen vor, in denen direkte Vergleiche in bezug auf diesen Aspekt vorgenommen wurden. In einigen Einzelfallstudien und Untersuchungen mit kleinen Stichproben wurden auch Psychostimulanzien zur Verbesserung von depressiver Stimmung und Verminderung von Lethargie bei Aids-Patienten eingesetzt (Fernandez et al. 1995).

Individuelle Psychotherapie und

Einige systematische Studien haben die Wirksamkeit individueller interpersoneller Psychotherapie (Markowitz et al. 1995) sowie kognitiv-behavioraler Gruppentherapie (Kelly et al. 1993) für Stichproben vorwiegend asymptomatischer, depressiver HIV-positiver Personen nachgewiesen.

Gruppentherapie

4 Fazit

Eine HIV-Infektion hat einen eindeutigen, direkten Einfluß sowohl auf das Funktionieren des Gehirns als auch auf das psychische Gleichgewicht und die psychosoziale Anpassung. Dieser Einfluß macht sich bei den meisten Personen zu irgendeinem Zeitpunkt im Verlauf der üblichen Entwicklung der Infektion bemerkbar, auch wenn nur ein kleiner Teil eine psychiatrische Störung im eigentlichen Sinn entwickelt. Die Herausbildung einer „echten" psychiatrischen Störung wird durch prädisponierende oder protektive Faktoren beeinflußt, von denen manche auf der Ebene der zerebralen „Hardware" (z.B. Altern) wirksam werden, einige auf der Ebene der psychologischen/psychosozialen „Software" (z.B. Bewältigungsstrategien, soziale Unterstützung, gleichzeitig eintretende Lebensereignisse) und andere wiederum in nicht definierbarer Weise (z.B. psychiatrische Vorgeschichte).

Einfluß der HIV-Infektion auf Hirnfunktionen, psychisches Gleichgewicht und psychosoziale Anpassung

Psychiatrische Dienste sollten nicht nur auf „echte" psychiatrische Störungen (in der Regel Demenz, Delir und – im symptomatischen Stadium der Infektion – Major Depression) eingestellt sein, sondern auch auf die viel häufigeren psychischen Probleme HIV-positiver Personen (belastende emotionale Zustände, kognitive Beeinträchtigungen, praktische Probleme, Beziehungsprobleme und Suizidgedanken und/oder -versuche). Darüber hinaus sollten sie in der Lage sein, sich den psychischen Problemen von Risikogruppen, von Angehörigen und Pflegedienstleistenden der betroffenen Personen und der Bevölkerung allgemein zu widmen.

Bedeutung psychiatrischer Dienste

Solch ein Vorhaben ist selbstverständlich nur dann zu verwirklichen, wenn ausreichende Mittel in Form von Personal, Fortbildungsmöglichkeiten und Einrichtungen zur Verfügung gestellt werden, und die Verfügbarkeit dieser Mittel hängt zu einem wesentlichen Teil vom Bewußtsein – bei den politisch Verantwortlichen und in der öffentlichen Meinung – der Bedeutung der psychischen Komponente bei der Betreuung HIV-Infizierter ab. Dieses Bewußtsein setzt jedoch voraus, daß die meinungsbildenden Persönlichkeiten im Bereich der psychischen Gesundheit selbst sich der Ausmaße des Problems vollständig bewußt werden und sich dazu motivieren lassen, sich dieser Herausforderung zu stellen.

Schaffung eines Bewußtseins für die Notwendigkeit einer psychischen Betreuung HIV-Infizierter

5 Literatur

APA (1987) Diagnostic and statistical manual of mental disorders, 3rd edn revised (DSM-III-R). APA, Washington, DC

*Atkinson JH, Grant I, Kennedy CJ et al. (1988) Prevalence of psychiatric disorders among men infected with human immunodeficiency virus. A controlled study. Arch Gen Psychiatry 45:859-864

Brew BJ, Bhalla R, Paul M et al. (1989) CSF beta$_2$-microglobulin as a marker of the presence and severity of AIDS dementia complex. Abstracts of the Vth International Conference on AIDS, 4-9 June 1989, Montreal

*Budka H (1991) Neuropathology of human immunodeficiency virus infection. Brain Pathol 1:163-175

Catalàn J, Burgess A, Klimes A (1995) Psychological medicine of HIV infection. Oxford Univ Press, Oxford

Commerford MC, Gular E, Orr DA et al. (1994) Coping and psychological distress in women with HIV/AIDS. J Community Psychol 22:224-230

Coté T, Biggar R, Dannenberg A (1992) Risk of suicide among persons with AIDS. A national assessment. JAMA 268:2066-2068

Coverdale JH (1996) HIV risk behavior in the chronically mentally ill. Int Rev Psychiatry 8:149-156

Fernandez F, Adams F, Levy JK (1988) Cognitive impairment due to AIDS-related complex and its response to psychostimulants. Psychosomatics 29:38-46

Fernandez F, Levy JK, Samley HR et al. (1995) Effects of methylphenidate in HIV-related depression: a comparative trial with desipramine. Int J Psychiatr Med 25:53-67

Folkman S, Chesney M, Pollack L et al. (1993) Stress, control, coping, and depressive mood in human immunodeficiency virus-positive and -negative gay men in San Francisco. J Nerv Ment Dis 181:409-416

Fuchs D, Chiodi F, Albert J et al. (1989) Neopterin concentrations in cerebrospinal fluid and serum of individuals infected with HIV-1. AIDS 3:285-288

Kelly JA, Murphy DA, Bahr GR et al. (1993) Outcome of cognitive-behavioral and support group brief therapies for depressed, HIV-infected persons. Am J Psychiatry 150:1679-1686

Knox MD, Davis M, Friedrich MA (1994) The HIV mental health spectrum. Community Ment Health J 30:75-89

Lipsitz JD, Williams JBW, Rabkin JG et al. (1994) Psychopathology in male and female intravenous drug users with and without HIV infection. Am J Psychiatry 151:1662-1668

Lyketsos CG, Federman EB (1995) Psychiatric disorders and HIV infection: impact on one another. Epidemiol Rev 17:152-164

Lyketsos CG, Hoover DR, Guccione M et al. (1996) Changes in depressive symptoms as AIDS develops. Am J Psychiatry 153:1430-1437

Maj M (1990) Organic mental disorders in HIV-1 infection. AIDS 4:831-840

Maj M (1991) Psychological problems of families and health workers dealing with people infected with human immunodeficiency virus 1. Acta Psychiatr Scand 83:161-168

Maj M, Starace F, Sartorius N (1993) Mental disorders in HIV-1 infection and AIDS. Hogrefe & Huber, Seattle

**Maj M, Janssen R, Starace F et al. (1994a) WHO neuropsychiatric AIDS study, cross-sectional phase. I. Study design and psychiatric findings. Arch Gen Psychiatry 51:199-212

**Maj M, Satz P, Janssen R et al. (1994b) WHO neuropsychiatric AIDS study, cross-sectional phase. II. Neuropsychological and neurological findings. Arch Gen Psychiatry 51:199-212

Markowitz JC, Klerman GL, Clougherty KF et al. (1995) Individual psychotherapies for depressed HIV-positive patients. Am J Psychiatry 152:1504-1509

*Marzuk P, Tierney H, Tardiff K et al. (1988) Increased risk of suicide in persons with AIDS. JAMA 259:1333-1337

McArthur JC, Selnes OA, Glass JD et al. (1994) HIV dementia. Incidence and risk factors. In: Price RW, Perry SW (eds) HIV, AIDS, and the brain. Raven, New York, pp 251-272

**Miller D (1987) Living with AIDS and HIV. MacMillan, Houndmills

Namir S, Wolcott DL, Fawzy FI et al. (1990) Implications of different strategies for coping with AIDS. In: Temoshok L, Baum A (eds) Psychosocial perspectives on AIDS. Erlbaum, Hillsdale, pp 173-190

**Navia BA, Jordan BD, Price RW (1986) The AIDS dementia complex. I. Clinical picture. Ann Neurol 19:517-524

Newman SP, Lunn S, Harrison M (1995) Do asymptomatic HIV-seropositive individuals show cognitive deficit? AIDS 9:1211-1220

Pakenham KI, Dadds MR, Terry DJ (1996) Adaptive demands along the HIV disease continuum. Soc Sci Med 42:245-256

Patterson TL, Shaw BS, Semple SJ et al. (1996) Relationship of psychosocial factors to HIV disease progression. Ann Behav Med 18:30-39

Perry S, Jacobsberg LB, Fishman B et al. (1990) Psychiatric diagnosis before serological testing for the human immunodeficiency virus. Am J Psychiatry 47:89-93

Poutiainen E, Haltia M, Elobaara J et al. (1991) Dementia associated with human immunodeficiency virus: subcortical or cortical? Acta Psychiatr Scand 83:297-301

**Price RW, Brew B, Sidtis J et al. (1988) The brain in AIDS: central nervous system HIV-1 infection and AIDS dementia complex. Science 239:586-592

Price RW, Perry SW (1994) HIV, AIDS, and the brain. Raven, New York

Pugh K, ODonnell I, Catalàn J (1993) Suicide in HIV disease. AIDS Care 4:391-399

Rabkin JG, Rabkin R, Harrison W et al. (1994a) Effect of imipramine on mood and enumerative measures of immune status in depressed patients with HIV illness. Am J Psychiatry 151:516-523

Rabkin JG, Rabkin R, Wagner R et al. (1994b) Fluoxetine effects on mood and immune status in depressed patients with HIV illness. J Clin Psychiatry 55:92-97

Rabkin JG (1996) Prevalence of psychiatric disorders in HIV illness. Int Rev Psychiatry 8:157-166

Rosenberger PH, Bornstein RA, Nasrallah HA et al. (1993) Psychopathology in human immunodeficiency virus infection: lifetime and current assessment. Compr Psychiatry 34:150-158

Rottenberg DA, Moeller JR, Strother SC et al. (1987) The metabolic pathology of the AIDS dementia complex. Ann Neurol 22:700-706

Schmitt FA, Bigley JW, McKinnis R et al. (1988) Neuropsychological outcome of zidovudine (AZT) treatment of patients with AIDS and AIDS-related complex. N Engl J Med 319:1573–1578

UNAIDS (1996) The HIV/AIDS situation in mid 1996. UNAIDS, Geneva

Wedler H (1991) Suicidal behaviour in the HIV-infected population: the actual situation in the FRG. In: Beskow JE, Bellini M et al. (eds) HIV and AIDS-related suicidal behaviour. Monduzzi, Bologna

Williams JBW, Rabkin JG, Remien RH et al. (1991) Multidisciplinary baseline assessment of homosexual men with and without human immunodeficiency virus infection. II. Standardized clinical assessment of current and lifetime psychopathology. Arch Gen Psychiatry 48:124–130

**WHO (1990) Report of the second consultation on the neuropsychiatric aspects of HIV-1 infection. WHO, Geneva

Yarchoan R, Berg G, Brouwers P et al. (1987) Response of human-immunodeficiency-virus-associated neurological disease to 3′-azido-3′-deoxythymidine. Lancet i:132–135

Kapitel 17
Psychiatrische Probleme in der Intensivmedizin und bei Organtransplantationen

G. Fricchione und N. Cassem

1	**Psychiatrische Betreuung auf der Intensivstation**	366
1.1	Differentialdiagnose	366
1.2	Bewertung und Behandlung	366
1.3	Spezielle Probleme in Intensivstationen und deren Behandlung	373
1.3.1	Probleme spezialisierter Stationen	373
1.3.2	Angst vor der Abnahme des Beatmungsgeräts	376
1.3.3	Patienten mit fehlangepaßten Verhaltensweisen	377
1.3.4	Verlegung von der Intensivstation	378
1.4	Schlußfolgerungen	378
2	**Psychiatrische Probleme in Zusammenhang mit Organtransplantationen**	378
2.1	Psychiatrische Untersuchung von Kandidaten für eine Organtransplantation	379
2.2	Psychiatrische Untersuchung von lebenden Spendern	380
2.3	Phase vor der Akzeptanz	381
2.4	Phase vor der Transplantation	384
2.4.1	Psychiatrische Störungen	384
2.4.2	Psychiatrische Behandlung	386
2.5	Phase nach der Transplantation	387
2.5.1	Postoperative Überlegungen	387
2.5.2	Postoperative neuropsychiatrische Störungen	388
2.6	Langfristige Anpassung an das transplantierte Organ	390
2.7	Schlußfolgerungen	391
3	**Literatur**	392

Übersetzung: M. Reiss

1 Psychiatrische Betreuung auf der Intensivstation

Affektive, kognitive und Verhaltensveränderungen sind auf Intensivstationen recht häufig zu beobachten (Cassem 1995). All diese Zustände können mit Agitiertheit verbunden sein, die den Patienten einem Risiko aussetzen, weil er dann nicht imstande ist, wichtige intravenöse und arterielle Infusionsschläuche, Drähte von Herzschrittmachern und andere moderne technische Geräte wie etwa eine Ballonpumpe in der Aorta an Ort und Stelle zu behalten.

1.1 Differentialdiagnose

Erkennen von Notfällen

Die psychiatrische Differentialdiagnose bei abnormen seelischen Zuständen auf der Intensivstation ist ein weites Feld. Bestimmte Notfälle müssen rasch erkannt werden. Hierzu gehört die Wernicke-Enzephalopathie, die Hypoxie, die Hypoglykämie, die Enzephalopathie durch Hypertonie, die intrazerebrale Blutung, Meningitis/Enzephalitis (einschließlich HIV) und die (iatrogene und exogene) Vergiftung. Wenn sie auch weniger eilbedürftig sind, müssen andere Zustände ebenfalls schnell diagnostiziert werden; und dazu gehören das subdurale Hämatom, die Septikämie, die subakute bakterielle Endokarditis, Leber- und/oder Nierenversagen, Hyperthyreose, das Myxödem, das Delirium tremens, die anticholinerge Psychose, komplexe partielle epileptische Anfälle, v.a. der komplexe partielle Status epilepticus.

Wenn man einigermaßen sichergehen kann, daß die oben erwähnten akuten Krankheiten nicht vorliegen, wird der psychiatrische Konsiliararzt die Zeit finden, mit Hilfe eines systematischen Vorgehens wie dem von Ludwig (1989) (Tabelle 1) weitere grundlegende Ursachen eines veränderten seelischen Zustands auszuschließen.

1.2 Bewertung und Behandlung

Diagnostische und therapeutische Empfehlungen

Der Behandlungsplan beinhaltet oft auch diagnostische Empfehlungen einschließlich einer gründlichen organischen Untersuchung, die häufig in folgendem besteht: Thyrotropinspiegel, Vitamin B_{12} und Folatspiegel, allgemeine Untersuchung auf Geschlechtskrankheiten (VDRL-Test oder der RPR-Test auf Syphilis), die bildliche Darstellung der Nervenbahnen und das Elektroenzephalogramm. Auch die Liquoruntersuchung ist gelegentlich als Teil dieser diagnostischen Bestandsaufnahme erforderlich. Die empfohlene pharmakologische Intervention kann Antidepressiva, Antipsychotika, Anxiolytika und Stimulanzien umfassen. Auch verhaltenstherapeutische und psychosoziale Ansätze können angebracht sein, und die Einbeziehung der Familie ist oft notwendig. Die Psychotherapie bewegt sich meist im Bereich von Unterstützung und Information. Der psychiatrische Konsiliararzt stellt sicher, daß so lange wie nötig regelmäßige Nachuntersuchungen durchgeführt werden, und hilft dabei mit, dem Patienten Ziele für die spätere Behandlung zu setzen.

17 Psychiatrische Probleme in der Intensivmedizin und bei Organtransplantationen

Tabelle 1. Differentialdiagnose einer Hirndysfunktion bei Patienten in einer kritischen Phase: Ludwigs Differentialdiagnose Verwirrung – Delir – Demenz – Komakomplex. (Nach Ludwig 1980)

Allgemeine Ätiologie	Spezielle Ätiologien
Vaskulär	Enzephalopathie bei Hypertonie; zerebrale Arteriosklerose; intrakranielle Blutung oder Thrombosen; Kreislaufkollaps (Schock); systemischer Lupus erythematosus; Polyarteritis nodosa; thrombotisch-thrombozytopenische Purpura
Infektiös	Enzephalitis; Meningitis; allgemeine Parese
Neoplastisch	Intrakranielle Raumbeschränkungen wie etwa Gliome, Meningeome, Abszesse
Degenerativ	Senile und präsenile Demenzen wie etwa die Alzheimer-Krankheit oder die Pick-Krankheit; Huntington-Chorea
Intoxikation	Chronische Intoxikation oder Entzug; Wirkung sedativ-hypnotischer Arzneimittel wie etwa Bromide, Opiate, Tranquilizer, anticholinerge Substanzen, dissoziative Anästhetika, Antiepileptika
Kongenital	Epilepsie; postiktuale Zustände; Aneurysma
Traumatisch	Subdurale und epidurale Hämatome; Kontusion; Lazeration; postoperatives Trauma; Hitzschlag
Intraventrikulär	Hydrozephalus bei normalem Liquordruck
Vitaminzufuhr	Thiaminmangel (Wernicke-Korsakow-Syndrom); Nikotinsäuremangel (Pellagra); Vitamin-B_{12}-Mangel (perniziöse Anämie)
Endokrinologisch/metabolisch	Diabetisches Koma und Schock; Urämie; Myxödeme; Hyperthyreose; Dysfunktion der Nebenschilddrüse; Hypoglykämie; Leberversagen; Porphyrie; schwere Störungen des Elektrolyt- oder des Säurebasenhaushalts; entfernte Nebenwirkungen eines Karzinoms; Cushing-Syndrom
Metalle	Schwermetalle (Blei, Mangan, Quecksilber); Kohlenmonoxid; Toxine
Anoxie	Hypoxie und Anoxie nach einem Lungen- oder Herzversagen; Anästhesie; Anämie
Depression/weiteres	Depressive Pseudodemenz; Hysterie; Katatonie

Es ist sehr wichtig, sich einen Überblick über die gegenwärtig und in der Vergangenheit vom Patienten eingenommenen Medikamente zu verschaffen. Viele pharmakologische Wirkstoffe haben einen Effekt auf das Zentralnervensystem und können daher zu einer neuropsychiatrischen Symptomatik führen. Dazu kann es kommen, wenn diese Arzneimittel ein toxisches Niveau erreicht haben oder wenn bestimmte abhängig machende Medikationen abgesetzt werden (Barbiturate, Narkotika, Benzodiazepine und Meprobramat). Es sollte auch darauf hingewiesen werden, daß Steroide, Antiepileptika, Methylphenidat und Dextroamphetaminsul-

Überblick über die vom Patienten eingenommenen Medikamente fat, Betablocker und Clonidin bei manchen Patienten mit Entzugssymptomen in Verbindung gebracht werden (Adler et al. 1982).

Delir auf der Intensivstation

Wichtig ist die Tatsache, daß auf der Intensivstation eine akute reaktive Psychose etwas sehr Seltenes ist; daher ist auch die englische Bezeichnung „ICU Psychosis" (ICU für „intensiv care unit" = Intensivstation) eine leere Begriffshülse, obwohl sie unter nichtpsychiatrischen Medizinern beliebt ist. Die meisten Patienten mit der Diagnose „ICU Psychosis" haben in Wirklichkeit ein Delir unbekannten Ursprungs. Pharmakologische Wirkstoffe sind wahrscheinlich die häufigsten Ursachen für ein Delir auf der Intensivstation.

In Tabelle 2 sind einige Arzneimittel aufgelistet, die in der Klinik eingesetzt und die mit dem Delir in Verbindung gebracht werden, obwohl diese Liste keineswegs vollständig ist. Wechselwirkungen zwischen Arzneimitteln machen das Problem noch komplizierter. Die normale Behandlung besteht darin, das Medikament abzusetzen oder seine Dosis zu verringern; manchmal ist dies jedoch nicht machbar. Ein Beispiel hierfür sind Patienten mit malignen ventrikulären Arrythmien, die zur Aufrechterhaltung ventrikulärer Stabilität Lidocain mit hoher Infusionsgeschwindigkeit benötigen. Bei solchen Patienten wird Haloperidol intravenös gegeben, um die beunruhigenden Wirkungen des Lidocaindelirs auszugleichen.

Anticholinerges Delir

Weiterhin kommt es auch häufig zu einem anticholinergen Delir. Dieses Delir kann durch die intravenöse Gabe von Physostigmin rückgängig gemacht werden. Dosen von 0,5–2 mg können intravenös verabreicht werden, der Arzt sollte jedoch wegen der Möglichkeit schwerwiegender bradykarder und hypotoner Wirkungen mit Vorsicht vorgehen. Glycopyrroniumbromid ist als intravenöse Injektion in einer Dosis von 0,2 mg prophylaktisch eingesetzt worden, um den Patienten vor den cholinergen Nebenwirkungen des Physostigmins zu schützen, da Glycopyrroniumbromid die Blut-Hirn-Schranke nicht passiert und nicht zur anticholinergen Wirkung beiträgt. Gelingt es nicht, durch die Beseitigung der Ursachen, die eine ZNS-Beeinträchtigung hervorrufen, eine Genesung vom Delir zu erreichen, ist eine Behandlung gegen ein unspezifisches Delir die Behandlung der Wahl. Psychosoziale und verhaltenstherapeutische Ansätze sind gewöhnlich nicht wirksam. Die übliche Behandlung besteht aus der Verabreichung antipsychotischer Arzneimittel mit oder ohne Benzodiazepine.

Hat man mit diesen Mitteln, wenn die körperlichen Einschränkungen eintreten, bei der Bekämpfung der Agitiertheit und gegen den Mangel an Kontrolle über das Verhalten keinen ausreichenden Erfolg, kommen manchmal Muskelrelaxanzien zum Einsatz. Arzneimittel zur Entspannung der Muskulatur wie etwa Pancuroniumbromid erfordern den Einsatz künstlicher Beatmung, die bei postoperativen Patienten eindeutig mit einem Risiko verbunden ist und die gleichzeitig auch eine Sedierung notwendig macht.

Schmerz als Ursache für die Agitiertheit eines Patienten

Gelegentlich ist Schmerz die Ursache für die Agitiertheit eines Patienten mit Delir; in solchen Situationen wird Morphinsulfat, Dilaudid (Hydromorphonhydrochlorid) oder Fentanyl gegeben, um diesen Aspekt der

17 Psychiatrische Probleme in der Intensivmedizin und bei Organtransplantationen

Tabelle 2.
Arzneimittel, die mit dem Delir und anderen psychiatrischen Symptomen in Verbindung gebracht werden

Antiarrhythmika	Rythmodul
	Lidocain
	Mexiletin
	Procainamid
	Tocainid
Antibiotika	Aminoglykoside
	Amphotericin
	Cephalosporine
	Chloramphenicol
	Chloroquin
	Ethambutol
	Gentamicin
	Isoniazid
	Rifampicin
	Sulfonamide
	Tetrazykline
	Ticarcillin
	Vancomycin
Anticholinergika	Atropin
	Scopolamin
	trizyklische Antidepressiva, Amitriptylin, Protriptylin, Imipramin, Desipramin, Nortriptylin, Trimipramin, Maprotilin
	Trihexyphenidyl
	Benztropin
	Diphenhydramin
	Thioridazin
	Augen- und Nasentropfen
Antiepileptika	Phenytoin
Antihypertonika	Captopril
	Clonidin
	Methyldopa
	Reserpin
Antineoplastische Wirkstoffe	Procarbazin
	l-Asparaginase
	Methotrexat (hochdosiert)
	5-Azacytidin
	Cytoarabin (hochdosiert)
	Vincristin
	Vinblastin
	5-Fluorouracil
	Hexamethylmelamin
	Dacarbazin
	Aminoglutethimid
	Tamoxifen
Antivirale Wirkstoffe	Aciclovir
	Ganciclovir
	Interferon

Tabelle 2
(Fortsetzung)

Barbiturate	
Betablocker	Propranolol
	Timolol
Cimetidin, Rantidin	
Digitalispräparate	
Disulfiram, Metronidazol	
(Zentrale) Dopaminagonisten	Amantadin
	Levodopa
Ergotamin	
GABA-Agonisten	Benzodiazepine
	Baclofen
Immunsuppressiva	Adrenokortikotropes Hormon
	Ciclosporin
	Steroide
Lithium	
Monoaminoxidasehemmer	Phenelzin
	Procarbazin
Narkoanalgetika	Meperidin (Dolantin)
	Pentazocin
Nichtsteroidale Antiinfektiva	Ibuprofen
	Indomethacin
	Naproxen
	Sulindac
(Topisches) Podophyllin	
Sympathomimetika	Amphetamin
	Kokain
	Ephedrin
	Phenylephrin
	Phenylpropanolamin
	Aminophyllin
	Theophyllin

Agitiertheit in den Griff zu bekommen. Potentielle Nebenwirkungen sind Atemdepression und Hypotonie, obwohl die kurzfristige Wirkung von Fentanyl zu mehr Sicherheit und zu einem verstärkten Einsatz auf Intensivstationen beigetragen hat. Manchmal empfinden es Patienten, deren Agitiertheit mit Fentanyl kontrolliert wird, wegen der kurzfristigen Wirkung des Mittels als schwierig, einen stabilen Zustand der Beruhigung zu erreichen.

Haloperidol

Intravenös verabreichtes Haloperidol ist die Hauptstütze bei der Behandlung delirös bedingter Agitiertheit (Shapiro et al. 1995). In Europa wird Haloperidol intravenös gegeben, um ein Delirium tremens und eine akute Psychose zu behandeln, sowie als Prämedikation bei Patienten in einer Elektrokrampftherapie. Die Wirkung von Haloperidol auf den Blutdruck, den Druck in den Pulmonalarterien, die Herzfrequenz und die Atmung ist weniger ausgeprägt als jene der Benzodiazepine. Dies macht es bei schwerkranken Patienten mit einer Beeinträchtigung des kardiorespiratorischen Zustands zur Behandlung der Wahl (Sos u. Cassem 1980).

Der intravenöse Einsatz von Haloperidol ist der intramuskulären Gabe aus verschiedenen Gründen vorzuziehen. Die Resorption des Medikaments in distalen Muskeln ist schlecht, wenn das Delir bei einem Patienten mit hämodynamischer Instabilität zusammenhängt. Zudem sind agitierte Patienten gewöhnlich recht paranoid, und schmerzhafte intramuskuläre Injektionen verschlimmern ihre paranoide Symptomatik vielleicht noch. Auch die Interpretation der Muskelenzymwerte kann fehlerhaft sein, wenn häufig intramuskuläre Injektionen gegeben werden. Darüber hinaus ruft Haloperidol, wenn es intravenös verabreicht wird, mit geringerer Wahrscheinlichkeit ein extrapyramidales Syndrom hervor als bei intramuskulärer oder oraler Gabe (Menza et al. 1987). Intravenös gespritztes Haloperidol braucht durchschnittlich 11 min, um sich im Körper auszubreiten; bei schwerkranken Patienten und bei alten Menschen kann dies sogar mehr Zeit in Anspruch nehmen. Auf diese Weise brauchen die beruhigenden Wirkungen vielleicht sogar noch etwas länger und treten möglicherweise erst nach 15–20 min ein. Die durchschnittliche Halbwertzeit intravenös gespritzten Haloperidols ist ungefähr 14 h. Im Vergleich dazu beträgt die Halbwertzeit intramuskulär (oder oral) verabreichten Haloperidols 24 h. Intravenöses Haloperidol ist doppelt so potent wie die orale Darreichungsform.

– intravenöse Verabreichung

Der intravenöse Zugang sollte vor der Gabe von Haloperidol mit 2 ml normaler Kochsalzlösung durchspült werden. Phenytoin beschleunigt die Wirkung von Haloperidol; deshalb sollten beide Arzneimittel nicht gleichzeitig im selben intravenösen Tropf gegeben werden. Haloperidol kann auch die Wirkung von Heparin beschleunigen; und weil auf der Intensivstation normalerweise alle Schläuche heparinisiert sind, ist eine Spülung mit 2 ml empfehlenswert.

– Wechselwirkungen mit anderen Mitteln

Haloperidol wird bei leicht agitierten Patienten gewöhnlich in Dosen von 2–2,5 mg gegeben, bei mittlerer Agitiertheit in Dosen von 5 mg und bei schwerer Agitiertheit in Dosen von 7,5–10 mg. Die Dosis kann alle 30 min erneuert werden, bis der Patient ruhig ist. Wird der Patient wieder unruhig, nachdem bereits ein Zustand der Ruhe erreicht worden war, kann eine Wiederholungsdosis gegeben werden. Falls dies klinisch möglich ist, sollte die Haloperidoldosis am 2. Tag geringer sein als am 1. Tag. Wenn sich die Wahrnehmung und das Verhalten verbessern, wird der Patient oft nur abends Haloperidol benötigen, um vor der „Sonnenuntergangsagitiertheit" geschützt zu werden. In diesem Fall werden oft nur geringe Dosen von 1–5 mg Haloperidol notwendig sein, und sie können häufig oral gegeben werden. Der psychiatrische Konsiliararzt versucht, wie dies ja auch beim Delirium tremens üblich ist, die Agitiertheit rasch zu beenden. Eine nur partielle Kontrolle über die Agitiertheit kann manchmal das delirante Verhalten länger andauern lassen. Offensichtlich sollten die Dosen bei älteren Patienten mit Delir ungefähr ein Drittel der üblichen Dosis betragen.

– Dosierung

Man hat noch keine maximale Tagesdosis für intravenös verabreichtes Haloperidol gefunden, obwohl am Massachusetts General Hospital schon

– Nebenwirkungen

mehr als 1000 mg Haloperidol am Tag gefahrlos gegeben wurden (Tesar et al. 1985). Hypotonie kann gelegentlich die Folge der intravenösen Gabe von Haloperidol sein. Sie wird oft durch eine Hypovolämie hervorgerufen; wenn Patienten einen Pulmonaliskatheter haben, was eine genaue Überwachung ermöglicht, wie dies auf der Intensivstation oft der Fall ist, kann Volumensubstitution gegeben werden, um die Hypotonie zu kompensieren, bevor weitere Dosen Haloperidol verabreicht werden.

Haloperidol kann die Schwelle für epileptische Anfälle senken, obwohl es sich in dieser Hinsicht um eines der sichersten Neuroleptika handelt. Es ist eine gefahrlose Medikation für Patienten mit einer chronischen obstruktiven Lungenkrankheit und wird von daher oft eingesetzt, um die schwerwiegende Angst und Unruhe bei Patienten zu verringern, die Schwierigkeiten damit haben, sich das Beatmungsgerät abnehmen zu lassen. Intravenös injiziertes Haloperidol blockiert die mit Dopamin zusammenhängende Zunahme des Blutzuflusses in die Nieren nicht. Gelegentlich hat das Mittel zu einer ventrikulären Arrhythmie geführt, bisweilen in einer Torsades-Pointes-Konfiguration; deshalb ist die elektrokardiographische Überwachung wichtig, v.a. bei Menschen, die empfänglich dafür sind, wie jene mit einem verlängerten korrigierten QT-Intervall (Metzger u. Freidman 1993)

Droperidol

Auch intravenös verabreichtes Droperidol kann eingesetzt werden, um die Agitiertheit beim Delir zu bekämpfen; dieser Wirkstoff ist jedoch am a^1-adrenergen Rezeptor als Antagonist potenter und wird daher mit höherer Wahrscheinlichkeit Probleme wie Hypotonie hervorrufen. Er kann sich auch dämpfend auf die Atmung auswirken. Intravenöse Benzodiazepine werden oft allein oder in Kombination mit Haloperidol zur Behandlung der Agitiertheit bei einem Delir verwendet, v.a. wenn die Patienten unter künstlicher Beatmung stabil atmen. Es kann bei der Behandlung von schwerwiegend unruhigen Patienten auf einer Intensivstation von Nutzen sein, dem intravenösen Haloperidol intravenöses Lorazepam (1–2 mg alle 2–4 h) beizumischen, weil intravenös gegebenes Lorazepam wegen des zusätzlichen sedierenden Effekts die notwendige intravenöse Dosis Haloperidol reduziert. Es kann auch die extrapyramidalen Nebenwirkungen von Haloperidol verringern, v.a. die neuroleptisch induzierte Katatonie und möglicherweise das maligne neuroleptische Syndrom.

Lorazepam

Man hat zudem herausgefunden, daß man mit Lorazepam erfolgreich katatone Entzugszustände behandeln kann (Fricchione et al. 1997). Natürlich handelt es sich ebenfalls um ein gutes antiepileptisches Arzneimittel. Lorazepam kann, falls erforderlich, zur Beruhigung von Patienten, die beatmet werden, mit einer Infusionsrate von 1-3 mg/h eingesetzt werden. Intravenös verabreichtes Lorazepam hat eine Halbwertzeit von etwa 12-14 h, und seine sedierende Wirkung kann sich von daher akkumulieren. Dies ist ein wichtiger Faktor, wenn man einem Patienten das Beatmungsgerät bald abnehmen wird. Um eine Atemdepression zu verhindern, muß man das Lorazepam gelegentlich langsam auslaufen lassen, bevor man die Entwöhnung vom Beatmungsgerät fortsetzen kann. Dennoch ist Lorazepam von den Benzodiazepinen dasjenige, bei dem die geringste Wahrscheinlichkeit für eine Atemdepression besteht. Zusammen mit Oxazepam ist es für Patienten mit einer Leberinsuffizienz deswegen am verträglichsten, weil es keinen oxidativen Metabolismus erfordert.

Auch Fentanyl kann eingesetzt werden, um die Unruhe bei Patienten, die künstlich beatmet werden, in den Griff zu bekommen; und Propofol ist eine weitere verfügbare sedierende Medikation, die Anästhesisten sehr vertraut ist. Gelegentlich ist Phenobarbital bei Patienten mit schweren Verbrennungen, die zur Versorgung der Verbrennung über eine längere Zeit hinweg sediert werden müssen, von Nutzen gewesen. Natürlich sind Phenobarbital und Propofol Arzneimittel, die ausgesprochen hemmend auf die Atemfunktionen wirken; deshalb ist auch auf der Intensivstation äußerste Vorsicht geboten. Auch andere neuroleptische Mittel sind über einen parenteralen Zugang zur Behandlung von Agitiertheit eingesetzt worden, einschließlich Tiotixen, Perphenazin (ein Medikament, das oft gegen Übelkeit und Erbrechen in Verbindung mit chemotherapeutischen Wirkstoffen eingesetzt wird) und Chlorpromazin, ein extrem wirksames Arzneimittel, das wegen seines hochpotenten a^1-adrenergen Antagonismus zu Hypotonie und zum Abfall der Herzleistung führen kann. Chlorpromazin ist ebenfalls relativ anticholinerg und senkt die Schwelle für epileptische Anfälle. In geringerer Dosis, z.B. 10 mg, kann es sowohl gefahrlos als auch wirksam sein.

Weitere Arzneimittel gegen Agitiertheit

1.3 Spezielle Probleme in Intensivstationen und deren Behandlung

1.3.1 Probleme spezialisierter Stationen

1971 verfaßten Cassem u. Hackett einen Übersichtsartikel zur Häufigkeit von Gründen dafür, daß auf den verschiedenen spezialisierten Intensivstationen ein psychiatrischer Konsiliararzt hinzugezogen wird.

Auf der Station zur Behandlung von Koronarerkrankungen werden Psychiater um Hilfe gebeten, um, in der Reihenfolge der Häufigkeit, bei Angst, Depression und Verhaltensproblemen zu helfen, weiterhin bei Verlassen des Krankenhauses gegen den Rat des Arztes, Abhängigkeits-/Unabhängigkeitskonflikten mit dem Krankenhauspersonal, Feindseligkeit und Delir.

Kardiologie

Auf der chirurgischen Intensivstation sind Delir, Depression und Angst vor der Abnahme des Beatmungsgeräts die häufigsten Gründe für die Konsultation eines Psychiaters. Auf einer pneumonologischen Intensivstation sind es Depression, Angst vor der Abnahme des Beatmungsgeräts und Abhängigkeitskonflikte.

Chirurgie

Pneumonologie

Auf der internistischen Intensivstation sehen Psychiater oft Patienten, die mit Hilfe einer Überdosis einen Selbstmordversuch unternommen haben. Sie haben es aber auch mit solchen zu tun, bei denen eine Depression, eine Persönlichkeitsstörung, ein Delir, eine Drogen- bzw. Alkoholabhängigkeit oder Angst vorliegt.

Innere Medizin

Um ein Beispiel für Reaktionen auf eine schwerwiegende Krankheit anzuführen, die eine Betreuung auf einer Intensivstation erfordert, kann

Beispiel Myokardinfarkt

der Myokardinfarkt als gutes Modell dienen. Zu Beginn der Krankheit zeigen diese Patienten Furcht und Angst; danach, wenn die Herzbehandlung den Patienten in einen stabilen Zustand bringt und die Symptomatologie wie etwa Brustschmerzen verringert, lebt im Patienten evtl. die Realitätsverleugnung wieder auf, was oft zu fehlangepaßtem Verhalten führen kann; beispielsweise besteht er vielleicht darauf, gegen den Rat der Ärzte das Krankenhaus zu verlassen. Durch ihre Anwesenheit und gutes Zureden kann die Familie in der Lage sein, den Patienten dazu zu ermutigen, daß er die Fortsetzung der Behandlung akzeptiert. Wenn die Bemühungen des Arztes und der Familie erfolgreich sind und der Patient weiterhin im Krankenhaus bleibt, dann sollte er durch den umgehenden Einsatz von Arzneimitteln, gewöhnlich durch Haloperidol oder Lorazepam, beruhigt werden. Der Patient mag weiterhin ein Gefühl der Demoralisierung und der Vulnerabilität empfinden, was in depressiver Stimmung und Affekt kulminieren kann.

Bleibt der Patient für eine längere Zeit im Krankenhaus, kann es zu bestimmten Persönlichkeitsproblemen kommen wie etwa passiv/aggressivem Verhalten oder Unabhängigkeits-/Abhängigkeitskonflikten. Patienten, die in den ersten Tagen der Anpassung an die Krise einer schweren Krankheit Furcht und Angst erleben, sollten mit anxiolytischen Arzneimitteln behandelt werden; es sollte dabei Priorität haben, daß auf der Station nachts geschlafen wird.

Kurzfristig wirkende Benzodiazepine

Kurzfristig wirkende Benzodiazepine wie Oxazepam, Lorazepam oder Alprazolam sollten Patienten auf einer Station für Koronarerkrankungen in der üblichen Dosis gegeben werden, wenn sie nicht kontraindiziert sind. Midazolam kann intravenös verabreicht werden, wenn Patienten es oral nicht einnehmen. Es wirkt kurzfristig mit einer Halbwertzeit von 1–12 h, wohingegen Oxazepam und Lorazepam eine Halbwertzeit von 5–15 h bzw. 10–20 h haben. Diazepam und Chlordiazepoxid sind mäßig langfristig wirkende Benzodiazepine; und Clonazepam ist ein langfristig wirkendes Benzodiazepin. Clonazepam und Alprazolam eignen sich meist am besten für Patienten mit einer panikähnlichen Angst; Clonazepam ist oft ein nützlicher Wirkstoff bei Patienten, die ängstlich und unruhig auf bestimmte Arzneimittel wie Steroide reagieren, und bei der Behandlung einer manischen Symptomatologie. Zolpidem ist ein Schlafmittel mit einigen Eigenschaften auf der Ebene des Atemzentrums, wie sie für Benzodiazepine untypisch sind; von daher handelt es sich vielleicht um eines der gefahrloseren Schlafmittel, und es wird etwas seltener mit Atemdepression in Verbindung gebracht.

Buspiron

Buspiron ist kein Benzodiazepin und eine anxiolytische Alternative. Bei körperlich Kranken ist es gelegentlich ein sehr nützliches Medikament zur Behandlung von Angst, das nur wenige Nebenwirkungen hat. Dieses Arzneimittel ist, weil es stimulierend auf die Atmung und nicht als Depressor wirkt, mit Erfolg v.a. bei Patienten auf pneumonologischen Intensivstationen eingesetzt worden. Es kann auch hilfreich sein bei depressiven Patienten, die bereits Antidepressiva bekommen; es ist auch bei Patienten mit einem hirnorganischen Psychosyndrom eingesetzt worden. Man verwendet oft einen neuroleptischen Wirkstoff, wenn Angst und Furcht so schwerwiegend werden, daß sie sich dem Zustand psychotischer Agitiertheit nähern. Patienten, die in diesem Maße Panik zeigen, haben gewöhnlich keine Kontrolle mehr über sich selbst. Das bevorzugte Neuroleptikum ist dann Haloperidol.

Psychiater können Patienten mit Furcht und Angst auch durch Klarstellung, Erklärung und Beruhigung helfen. Verhaltenstherapeutische Entspannungstechniken können ebenfalls eingesetzt werden, obwohl die Atmungsanweisungen bei der Entspannung oft abgeändert werden müssen. Die Korrektur falscher Mythen ist häufig fruchtbar, weil diese unrichtigen Fehlvorstellungen die Angst verschlimmern können. Bei einem Herzpatienten kann dies bedeuten, ihm zu sagen, daß er seine normalen Aktivitäten wieder aufnehmen kann, wenn er ein Trainingsprogramm absolviert hat. Bei Patienten mit einer schlechten Prognose kann man, um Furcht und Angst zu reduzieren, mit der Neuformulierung von Plänen, Zielen und Behandlungen weit kommen, um Furcht und Angst zu reduzieren. Beruhigung kann erreicht werden, indem man den Patienten während der Krise ständig weiterhin tröstet. Falsche Beruhigungen hinsichtlich der Heilung sind allerdings nicht angemessen, da ein Arzt seine Glaubwürdigkeit behalten muß. Der ärztliche Gleichmut hat möglicherweise die stärkste Wirkung auf Patienten, solange der Arzt bei der Angelegenheit seine Empathie zum Ausdruck bringen kann.

Klarstellung, Erklärung und Beruhigung

Der Psychiater kann zur Konsultation hinzugezogen werden, wenn es um die Fähigkeit des Patienten geht, medizinisch relevante Entscheidungen zu treffen, wie etwa bei der Entlassung aus dem Krankenhaus. Derartige psychiatrische Bewertungen werden eine Untersuchung des detaillierten seelischen Zustands mit besonderer Betonung auf Einsicht und Urteil erforderlich machen (Appelbaum u. Grisso 1988; s. auch Kap. 16 und 18, Bd. 2).

Während Angst die Furcht vor Verlust der Gesundheit, des Lebens und einer Rolle als „Ehegatte, Elternteil und Bürger" repräsentiert, stellt Depression ein Gefühl dar, bereits verloren zu haben. Bei jeder schweren Krankheit könnte man von der Seele des Patienten sagen, daß sie einen Ich-Infarkt erlitten hat. Dies führt möglicherweise zu einer psychischen Schädigung, die man als Mutlosigkeit bezeichnen kann. Die Rückkehr zum seelischen Wohlbefinden dauert oft 2–3 Monate. Sich mehr wie man selbst zu fühlen, ist bei akuter Mutlosigkeit die beste Behandlung der Krankheit. Bevor dies eintritt, sollten die Patienten dazu ermutigt werden, Sorgen in der Hinsicht zu äußern, wie sich die Krankheit ihrer Meinung nach auf ihr Selbstwertgefühl und ihre Tätigkeit ausgewirkt hat; und es ist wichtig, den Patienten zu verstehen zu geben, daß derartige Sorgen eine normale emotionale Reaktion auf eine körperliche Krankheit sind und daß sie vorbei sein werden, wenn der Patient wieder beginnt, sich gesund zu fühlen.

„Ich-Infarkt"

Fehlt es dem Patienten an Energie und ist er immobil, kann ein Psychostimulans wie etwa Methylphenidat in einer Dosierung von 2,5–20 mg oder Dextroamphetaminsulfat in ebendieser Dosierungsbandbreite eine gefahrlose Behandlungsalternative sein. Patienten sollten etwa 1 h nach der Einnahme in Hinblick auf ihre Vitalfunktionen und die Reaktion auf das Psychostimulans überwacht werden. Bei Patienten mit einer physio-

Psychostimulanzien

logisch bedeutsamen Tachykardie, z. B. bei Patienten mit Vorhofflimmern mit einer raschen Folge von Herzkammeraktionen, muß man mit Psychostimulanzien, die die Herzfrequenz erhöhen, vorsichtig sein. Diese Medikamente sollten nicht nach 1-2 Uhr nachmittags gegeben werden, da sie zu Schlaflosigkeit führen können. Andererseits scheinen sie bei körperlich Kranken keine Anorexie hervorzurufen; tatsächlich können sie den Appetit sogar größer werden lassen.

Serotoninwiederaufnahmehemmer

Die Serotoninwiederaufnahmehemmer (SSRI) Sertralin, Paroxetin und Fluoxetin sind gute Alternativen, um die Behandlung einer schweren Depression bei einem körperlich kranken Menschen auf der Intensivstation anzugehen. Sie werden hinsichtlich Atmung und Herzfunktion gut toleriert, aber sie können eine Magen-Darm-Störung und Rastlosigkeit verursachen. Wegen ihrer Wirkungen auf bestimmte Zytochromsysteme können Wechselwirkungen zwischen den Medikamenten ein einschränkender Faktor bei ihrer Anwendung sein. Bei diesen Patienten ist Buproprion für die Behandlung einer Depression das Mittel der Wahl, und es konnte gezeigt werden, daß es sich hier um ein sehr sicheres Mittel für Herzpatienten handelt. Obwohl es, v. a. bei Patienten mit Eßstörungen, mit epileptischen Anfällen in Verbindung gebracht wurde, ist es bei einer Dosierung von weniger als 450 mg pro Tag und Einzeldosierungen von nicht mehr als 150 mg in dieser Hinsicht gefahrlos.

Probleme bei der Gabe trizyklischer Antidepressiva

Die trizyklischen Antidepressiva werden mit 4 wichtigen Problemen in Zusammenhang gebracht:
1. orthostatische Hypotonie (Nortriptylin ist das Mittel, bei dem es am unwahrscheinlichsten ist, daß dieses Symptom hervorgerufen wird);
2. bedeutsame anticholinerge Wirkungen (von den trizyklischen Antidepressiva hat Desipramin in dieser Hinsicht die geringste Wirkung);
3. Erregungsleitungsstörungen und ein erhöhtes Risiko für einen totalen Herzblock, speziell bei jenen Patienten mit bifaszikulärem Block und einem Herzblock II. Grades;
4. mögliche Erhöhung des Risikos für ventrikuläre Arrhythmien (weil sie zu einer Vergrößerung des QTc-Intervalls führen).

1.3.2 Angst vor der Abnahme des Beatmungsgeräts

Für die psychiatrischen Konsiliarärzte auf pneumonologischen Intensivstationen stellen Patienten mit Angst, die durch die bevorstehende Abnahme des Beatmungsgeräts verursacht wird, häufig eine große Herausforderung dar. Die Patienten werden oft mit einem Benzodiazepin wie Lorazepam behandelt, das vor der Zeit der Entwöhnung vom Gerät gegeben werden kann, oder mit einem Neuroleptikum wie Haloperidol, wenn die Angst eines Patienten die Extrembereiche von Furcht oder Agitiertheit erreicht. Auch auf das Verhalten gerichtete Übungen einschließlich Hypnose und Entspannungstechniken können eingesetzt werden. Es ist immer wichtig, die Patienten selbst zu fragen, welches Arzneimittel am wirksamsten war. In manchen Fällen beispielsweise hat die Gabe von Diphenhydramin zu der Ruhe geführt, die für die Abnahme des Beatmungsgeräts erforderlich ist.

Therapeutische Möglichkeiten

1.3.3 Patienten mit fehlangepaßten Verhaltensweisen

Angesichts einer Krise werden einige Patienten zu fehlangepaßten Verhaltensweisen regredieren, und dazu gehört auch Noncompliance. Damit ist gemeint, daß sie sich nicht an die Behandlung halten. Diese Patienten fühlen sich gewöhnlich in ihrem eigenen Kampf um Abhängigkeit und Unabhängigkeit zurückgeworfen. Manchmal werden sie über alle Maßen abhängig, weigern sich, aus dem Bett zu gehen, an Krankengymnastik teilzunehmen oder zu essen, wenn sie nicht mit dem Löffel gefüttert werden, etc. Andererseits werden Patienten manchmal übermäßig unabhängig. Es handelt sich hier um Menschen, die man, statt daß sie in diesem Stadium der Genesung einfach einen Fuß aus dem Bett baumeln lassen, sofort beim Joggen oder bei Liegestützen neben dem Krankenbett antrifft. Der Arzt sollte versuchen, bei diesen Personen die Compliance wiederherzustellen, ohne sich in Kämpfe darüber, wer alles im Griff hat, hineinziehen zu lassen. Dazu gehört bisweilen, dem Patienten gegenüber zu betonen, daß er die optimale Behandlung verdient hat und daß er, um sie zu bekommen, bei der eigenen Betreuung zum Partner werden muß.

Noncompliance

Bei einem Patienten mit einer narzißtisch fordernden Persönlichkeit muß man an sein Anspruchsdenken appellieren und ihn immer wieder darüber informieren, daß man, wenn er Compliance zeigt, alles zu seinem eigenem Wohl tun wird. Wenn es angemessen erscheint, kann ein humorvolles Vorgehen der Situation oft die nervöse Spannung nehmen, die bei diesen Abhängigkeits-/Unabhängigkeitskonflikten dazugehört. Wenn Patienten feindselig, ärgerlich und aggressiv werden, kann der Arzt es damit versuchen, sie ausreden zu lassen, und dabei den taktischen Fehler vermeiden, daß er „Ich verstehe" sagt. Hilfreich ist in diesem Zusammenhang der Aufbau eines gemeinsamen Feindbildes – die Krankheit selbst.

Compliance

Es gibt einige Patienten, die nicht nur im Kontext einer schweren Krankheit regredieren. Vielmehr haben sie eine schwere Persönlichkeitsstörung, die von ihrer Eigenart her prämorbid ist. Borderlinepersönlichkeiten können so schwierig werden, daß die Hilfe eines Psychiaters erforderlich ist. Gelegentlich handelt es sich bei diesen Patienten um manipulative Nörgler, die die angebotene Hilfe zurückweisen. Sie können durch den Einsatz primitiver Abwehrmechanismen wie Spaltung, Idealisierung/ Entwertung, Projektion und pathologische Verleugnung Konflikte innerhalb des Klinikpersonals entfachen. Obwohl es oft wichtig ist, Grenzen zu setzen, ist es auch von Bedeutung, die realen Stressoren in der Situation des Patienten anzuerkennen. Man sollte von der Überwindung notwendiger Abwehrmechanismen wie etwa Vermeidung und Idealisierung/ Entwertung absehen. Der Arzt sollte auch den Patientenwunsch nach Nähe nicht zu sehr stimulieren, während er gleichzeitig die Überstimulierung der Wut des Patienten vermeiden sollte. Wiederum kann der Mediziner das narzißtische Anspruchsdenken des Patienten ausnutzen, indem er herausstellt, daß er die bestmögliche Behandlung verdient hat, was eine Zusammenarbeit voraussetzt.

1.3.4 Verlegung von der Intensivstation

Patienten, die aus der Umgebung der Intensivstation herausgenommen werden, erleben sowohl einen Verlust als auch einen Gewinn. Sie werden zunehmend ängstlicher, weil die Verlegung in eine nachgeordnete Station oder Verwahrungseinrichtung durch weniger Personal und weniger Betreuung zum Ausdruck kommt. Andererseits versinnbildlicht diese Verlegung, daß sich ihr Gesundheitszustand bis zu einem Grad verbessert hat, an dem keine Betreuung auf der Intensivstation mehr erforderlich ist. Man sollte Patienten 24 h vor der Verlegung darüber informieren. Sie werden dann in der Lage sein, ihre Erwartungen im Hinblick auf die Anzahl der Kontrolluntersuchungen und der Schwestern herunterzuschrauben. Gleichzeitig kann man ihnen versichern, daß sie jetzt gesund genug sind, um keine Intensivstation mehr zu brauchen, und daß sie als Belohnung für den besseren Gesundheitszustand in eine gesündere Umgebung verlegt werden.

1.4 Schlußfolgerungen

Rolle des psychiatrischen Konsiliararztes

Der psychiatrische Konsiliararzt kann für die Gesundung kranker Patienten in einem kritischen Zustand von Nutzen sein, indem er dazu beiträgt, Symptome verhaltensmäßiger, kognitiver und affektiver Dysfunktion zu lindern, die im Zusammenhang mit dem vorrangig medizinischen Problem auftreten. Der Psychiater erreicht dies durch eine gründliche Untersuchung und Begutachtung des Patienten und der Familie, durch eine ausführliche Differentialdiagnose und durch den Prozeß der Aufdeckung von Ätiologien und ihre Behandlung mit Hilfe eines multimodalen therapeutischen Ansatzes, der fest in den Behandlungsplan für schwerkranke Patienten integriert ist.

Einsatz technischer Innovationen in der Therapie und psychiatrische Morbidität

Über die vergangenen 30 Jahre hinweg hat es einen nie dagewesenen Sprung in der Technologieentwicklung gegeben. Der Nutzen dieser Technologie macht in der Mehrzahl der Fälle die Risiken wett. Dennoch hängt ein nicht zu unterschätzender Anteil an der psychiatrischen Morbidität mit dem Einsatz technologischer Innovationen in der Medizin zusammen. Bei der Arbeit im Grenzbereich zwischen internistischer Medizin und Chirurgie werden Psychiater am häufigsten im Bereich der Organtransplantation und im Kontext von Intensivstationen mit dem Risiko psychiatrischer Morbidität konfrontiert.

2 Psychiatrische Probleme in Zusammenhang mit Organtransplantationen

Psychosoziale und psychiatrische Betreuungsbedürfnisse von Transplantationspatienten

Während der letzten 20 Jahre haben die wegbereitenden Anstrengungen im Bereich der Transplantation kompakter Organe und von Knochenmark begonnen, Früchte zu tragen. Im frühen Stadium waren die chirurgischen Therapien und die Immuntherapie relativ unentwickelt; sie wiesen komplizierte postoperative Verläufe auf, und es stand nur eine minimale psychosoziale Betreuung zur Verfügung. Im Zusammenhang mit allgemein besseren Überlebenschancen hat man in letzter Zeit den psychosozialen und psychiatrischen Betreuungsbedürfnissen von Transplantationspatienten mehr Interesse entgegengebracht. Dies kann auf die Tatsache zurückgehen, daß Krankenhausteams Patienten nach einer erfolgreichen Transplantation wegen schwerwiegender psychiatrischer Störungen verloren haben, etwa durch einen Selbstmord, Drogenmißbrauch oder mangelnde Compliance mit der postoperativen Therapie zur Immunsuppression.

2.1 Psychiatrische Untersuchung von Kandidaten für eine Organtransplantation

Zur Aufnahmeuntersuchung bei Transplantationen gehören gewöhnlich Screeninguntersuchungen von Internisten und Chirurgen, die auf das Organsystem spezialisiert sind, um das es bei der Transplantation geht. Koordinierende Schwestern werden in der förmlichen Aufnahmephase für potentielle Transplantationsempfänger hinzugezogen, und diese nehmen auch an Sitzungen teil, auf denen die Patienten und ihre Familien informiert und betreut werden. Gewöhnlich gibt es auch eine Sozialanamnese der häuslichen Umgebung des Patienten und der Qualität des Unterstützungsnetzwerks. Bei den Überlegungen spielt auch folgendes eine Rolle: die Qualität der verfügbaren Unterstützung durch den Ehegatten, die Unterstützung durch andere Personen einschließlich der Familie und der Freunde, finanzielle Ressourcen und geographische Faktoren (Strouse et al. 1996).

Sozialanamnese

Dank ihrer Aus- und Weiterbildung sind die Transplantationspsychiater in einer guter Position, bei der Transplantation die psychosoziale Bewertung potentieller Spender und Empfänger zu überwachen (Levinson u. Olbrisch 1996). Sie müssen in der Untersuchung der Persönlichkeit und deren Auswirkungen auf die momentane und künftige Compliance erfahren sein und werden auch das Expertenwissen haben, um nicht nur primär psychiatrische Störungen zu bewerten und zu behandeln, sondern auch sekundäre Störungen, die pathophysiologisch durch körperliches Versagen eines gefährdeten Organs und durch verschiedene Behandlungen hervorgerufen werden. Der Psychiater wird auch imstande sein müssen, einen Behandlungsplan für jeden speziellen Patienten aufzustellen und ihn gemeinsam mit anderen zu überwachen (Strouse et al. 1996).

Psychosoziale Bewertung potentieller Spender und Empfänger

Lowry u. Martin (1992) haben einen Buchbeitrag über die ethischen Aspekte in Auswahlkommissionen für eine Transplantation geschrieben. Die psychosoziale Bewertung muß auf eine Weise erfolgen, daß jeder die gleiche Chance hat; damit wird der gleiche Zugang sichergestellt, wobei die Gefahr einer Schädigung des Patienten vermieden wird. Die Autoren drängen darauf, daß die prospektiven Transplantatempfänger eine Zustimmung abgeben, nachdem sie über die Risiken aufgeklärt wurden; dabei sollten auch psychosoziale Informationen an sie weitergegeben werden, die die Auswahlkommission verwendet hat.

Ethische Aspekte in Auswahlkommissionen für eine Transplantation

Kontraindikationen für eine Organtransplantation

Strouse et al. (1996) haben die Kriterien für ein psychosoziales Screening summarisch zusammengestellt. Zu den absoluten Kontraindikationen gehören:
1. laufender Alkohol- oder Drogenmißbrauch,
2. Psychose, die Zustimmung nach Information über die Risiken und Compliance in bedeutsamer Weise verhindert,
3. Ablehnung des Transplantats,
4. aktive Suizidneigung,
5. körperliche Symptome ohne jede pathophysiologische Grundlage (künstlich erzeugte Störung).

Relative Kontraindikationen

Zu den relativen Kontraindikationen gehören:
1. Demenz und statische Enzephalopathie
   a) unangemessene psychosoziale Ressourcen zur Aufrechterhaltung der Compliance,
   b) Zusammenhang einer Hirnstörung mit einer hohen Inzidenz neuropsychiatrischer Morbidität nach einer Transplantation, z. B. Stirnhirndemenz;
2. psychiatrische Störung wie etwa eine potentiell letale affektive Psychose, eine Schizophrenie oder eine bisher behandlungsresistente Persönlichkeitsstörung;
3. eine Vorgeschichte mit Noncompliance bei einem Transplantationsprogramm einschließlich der Weigerung, an obligatorischen psychiatrischen oder psychosozialen Behandlungen teilzunehmen.

Bewertung von Kandidaten für eine Organtransplantation

Orentlicher (1996) hat kürzlich einen Beitrag über die Verwendung psychosozialer Kriterien bei der Bewertung von Kandidaten für eine Organtransplantation nach dem American Disabilities Act (ADA; amerikanisches Behindertengesetz) geschrieben. Das ADA läßt keine Diskriminierung auf der Grundlage irgendeiner Behinderung zu. Es gestattet jedoch, daß die seelische Gesundheit einer Person mit einbezogen werden darf, wenn über eine Organzuweisung entschieden wird. Denn es geht hier um ein öffentliches Interesse in gutem Glauben, v. a. weil die seelische Behinderung einer Person den Nutzen verringert, den sie vom Transplantat haben wird. Orentlicher ist daher der Meinung, das ADA würde von den Gerichten so interpretiert werden, daß sie für Personen mit hartnäckigen psychiatrischen Störungen die Verweigerung eines Organs bzw. eine niedrige Priorität auf der Warteliste erlauben werden, solange diese verringerten Nutzensvorhersagen auf wissenschaftlichen Kriterien mit hoher Validität basierten. Sie werden wahrscheinlich auch die Forderung stellen, daß die Bewertung der Kandidaten individualisiert wird, daß sie nicht nur auf Prädiktoren beruht, die generalisierbar sind, und daß zu den Transplantationsprogrammen ein psychiatrisches Betreuungsprogramm gehören sollte, um den Kandidaten für die Organtransplantation zu helfen, ihre seelische Behinderung zu kompensieren.

2.2 Psychiatrische Untersuchung von lebenden Spendern

Psychiater, die auf Organtransplantationen spezialisiert sind, werden sich auch damit beschäftigen, lebende Verwandte und andere lebende Spender zu bewerten. Strouse et al. (1996) empfehlen, daß potentielle Organspender bei Einwilligung nach Aufklärung über die Risiken im wesentlichen auf die gleiche Weise wie bei jedem anderen Zustand vor einer Operation untersucht werden. Es gibt jedoch noch einige zusätzliche Überlegungen einschließlich der folgenden:

Auswahl des Organspenders

1. Bewertung des Systems Familie mit einer Konzentration auf den sozialen Druck beim Spendevorgang und auf den Begriff der Verpflichtung des Empfängers als Reaktion auf die Organspende;
2. Untersuchung des Kompensationsphänomens, bei dem der Spender unrealistische Auffassungen dahingehend hat, daß er oder sie jegliche früher vorhandenen Mängel oder problematischen Verhaltensweisen durch die Organspende korrigieren wird;
3. Untersuchung, ob irgendwelche individuellen, kulturellen oder religiösen Vorstellungen über die Organspende vorhanden sind;
4. Untersuchung der möglichen Verschlimmerung der Psychopathologie eines Spenders aufgrund der biopsychosozialen Belastung durch die Organspende.

Studien zur Nierenspende scheinen zu zeigen, daß die meisten Nierenspender ein Gefühl der Befriedigung empfinden und noch einmal spenden würden, wenn sie die Möglichkeit dazu hätten. Bei einer kürzlich durchgeführten Untersuchung zu Spendern partieller Lebersegmente – meist Eltern von Kindern, die ein Lebertransplantat brauchten – fand man heraus, daß die Spender dazu neigten, sich nach der Transplantation im psychiatrischen Sinne wohlzufühlen: Sie hatten ein besseres Selbstwertgefühl und mehr Zufriedenheit. Dies steht im Einklang mit den Befunden bei Nierenspendern (Fellner u. Marshall 1968; Goldman 1993).

Motivation und Konsequenzen für den Empfänger

2.3 Phase vor der Akzeptanz

Es gibt 2 Einstufungsskalen, die zur Bewertung psychosozialer Variablen bei Transplantationskandidaten eingesetzt werden. Es handelt sich um die *Psychosocial Assessment of Candidates for Transplant Scale (PACT)* und die *Transplantation Evaluation Rating Scale (TERS)*. Erstere wurde von Olbrisch im Jahre 1989 entwickelt, während letztere von Twillman und seinen Kollegen im Jahre 1993 konstruiert wurde. In beiden Fällen geht es um gewichtete Skalen mit verschiedenen psychiatrischen und Verhaltenskategorien. Die *TERS* scheint eine gute Interraterreliabilität zu haben, was auch auf die *PACT* zutrifft; doch die erstere hat möglicherweise auch einen besseren prädiktiven Wert im Hinblick auf die klinische Ergebnisse nach der Transplantation. Während die Reliabilität der psychosozialen Bewertungen in einigen Programmen bestätigt worden ist, schließen Olbrisch u. Levenson (1995), daß weitere Validierungsstudien notwendig sind und daß man außer den Überlebenschancen des Patienten auch den Folgen für Patient und Familie besondere Aufmerksamkeit widmen sollte.

Einstufungsskalen für die Bewertung psychosozialer Variablen

In einer kürzlich durchgeführten Untersuchung hat man bei Kandidaten für eine Organtransplantation die statistische Beziehung zwischen der psychiatrischen Diagnose, der psychosozialen Anpassung und dem Gesundheitszustand genauer ausgewertet. Die Autoren interviewten 311 Kandidaten für eine Herz-, Nieren-, Lungen- und Lebertransplantation

Beziehung zwischen psychiatrischer Diagnose, psychosozialer Anpassung und Gesundheitszustand

und führten psychometrische Tests an ihnen durch (Chacko et al. 1996). Sie fanden heraus, daß auf fast 60% die DSM-III-R-Kriterien einer Diagnose nach Achse I und auf 32% die nach Achse II zutrafen. Die Störungen nach Achse I waren mit verringerter psychosozialer Anpassung und einem schlechteren Gesundheitszustand verbunden. Bei Patienten, die eine Psychopathologie sowohl nach Achse I als auch nach Achse II aufwiesen und die 25% der Stichprobe ausmachten, fand man die schlechtesten präpathologischen Bewältigungsstrategien und das geringste Ausmaß an ehelicher Harmonie. Diese Patienten gingen ein besonderes Risiko ein, sich negativen Folgen auszusetzen. Die verbreitetsten Störungen nach Achse I, die man fand, waren Anpassungsstörungen mit Depression und Angst. Die Autoren schließen daraus, daß eine psychiatrische Bewertung und Behandlung wichtig sein kann, um eine gute Gesundheit bei Transplantationspatienten aufrechtzuerhalten, und sie sind der Auffassung, daß ihre Befunde die Bedeutung einer psychiatrischen Konsultation bzw. einer Zusammenarbeit bei der Bewertung von Transplantationskandidaten unterstreichen.

Beresford-Algorithmus

Lucey und Kollegen haben eine Bewertungsskala für Transplantationskandidaten entwickelt, die Alkoholiker sind (Lucey u. Beresford 1992; Lucey et al. 1992). Nach dem sog. Beresford-Algorithmus benötigen alkoholkranke Patienten, die eine Transplantation wollen:
1. eine genaue Diagnose,
2. auf seiten der Familie und des Patienten ein Verständnis dafür, daß Alkoholismus im Kern eine Krankheit ist,
3. eine Bewertung der sozialen Stabilität des Patienten und der Familie,
4. eine Erfassung der Fähigkeit des Patienten, sich an gemeinhin akzeptierte Prädiktoren einer langfristigen Abstinenz zu halten.

Lebertransplantationen bei Alkoholabhängigen

Bei einer kürzlich durchgeführten Befragung über die Praxis, wie von universitären Teams unter alkoholabhängigen Bewerbern Kandidaten für Lebertransplantationen ausgewählt wurden, fanden Snyder et al. (1996) gewisse Übereinstimmungen zwischen den Transplantationszentren. Es bestand Konsens darin, daß viele alkoholkranke Patienten geeignete Bewerber für eine Transplantation sind. Keines der Zentren würde von vorneherein einen alkoholabhängigen Patienten, der länger als 6 Monate abstinent war, ablehnen; einige Zentren weisen jedoch Bewerber ab, die weniger als 6 Monate „trocken" sind. Die Patienten, die den Zentren am meisten Sorgen machen, scheinen die mit andauerndem Alkoholismus oder mit einer Abstinenz von weniger als 1 Monat zu sein. Die Zentren sind auch am stärksten über Patienten beunruhigt, die nach einem Alkoholrückfall eine zweite Transplantation brauchen, sowie über solche mit einer komorbiden antisozialen Persönlichkeit, einer Schizophrenie oder einer geistigen Retardierung. Die meisten Zentren gehen nicht so vor, daß sie offen ablehnen; die Mehrheit zieht es vor, eine Alkoholrehabilitation oder eine Beobachtungsphase zu verlangen. Natürlich gibt es in der Wartephase bei Alkoholikern, die Abstinenzanforderungen erfüllen, hohe Mortalitätsraten.

Alkoholrückfall nach einer Lebertransplantation

Kumar et al. stellten 1996 eine Datenauswertung von alkoholkranken Patienten mit Lebertransplantation vor. Sie fanden heraus, daß 11,5% von 73 alkoholkranken Patienten nach einer Lebertransplantation einen Alkoholrückfall hatten. Die meisten dieser Personen sagten, es handele sich nur um soziales Trinken. Doch die Mehrheit der Zentren (12 von 14), an denen die Umfrage von Snyder et al. (1996) durchgeführt wurde, hatten Erfahrungen mit alkoholkranken Patienten, die nach der Transplantation wieder Alkohol konsumiert hatten. In 7 Zentren hatte es mit Alkohol in Zusammenhang stehende Fälle gegeben, bei denen es zum Versagen des transplantierten Organs kam, und in 4 Zentren Todesfälle. Dennoch haben Starzl et al. (1988) herausgefunden, daß die Überlebenschance alkoholkranker Patienten nach einer Lebertransplantation vergleichbar mit jener von erwachsenen Patienten mit einer anderen Art von Leberkrankheit ist.

Andere Formen des Mißbrauchs unterschiedlicher Substanzen weisen eine hohe Korrelation mit Noncompliance, mit internistischer und chirurgischer postoperativer Behandlung und nachfolgend mit dem Verlust des Organs auf (Gastfriend et al. 1989). Ein weiteres Problem besteht darin, daß Patienten, die selbst, während sie als Empfänger des Transplantats in einem Zustand der Immunsuppression sind, Drogen oder andere Substanzen mißbrauchen, empfänglicher für medizinische Komplikationen sein werden. Chang et al. (1997) fanden kürzlich eine signifikante Verringerung der Überlebenschancen von Patienten mit Alkohol- und Drogenmißbrauch, die sich einer Knochenmarkstransplantation unterzogen hatten. Alkohol, Marihuana und Opiate stellten sich als die hauptsächlichen Formen des Mißbrauchs heraus.

Andere Formen des Mißbrauchs unterschiedlicher Substanzen

Es gibt nicht viele Veröffentlichungen über den Einsatz der Transplantation bei Patienten mit einer chronischen psychotischen Störung wie etwa Schizophrenie. Obwohl es Berichte über die Folgen im Anschluß an eine Transplantation gab wie Suizid oder psychotisch induzierte Noncompliance, die zu einer Abstoßung des Transplantats führte, besteht Hoffnung, daß wirksamere Psychosebehandlungen die Chancen dieser Patienten, Transplantationsempfänger zu werden, verbessern werden.

Patienten mit einer chronischen psychotischen Störung

Was geistige Behinderung und Demenz betrifft, empfehlen Strouse et al. (1996) einen Ansatz, der es erfordert, folgende Erkenntnisse zu sammeln: potentielle Compliance-Probleme, Charakterisierung des gegenwärtigen psychosozialen Funktionszustands, die Fähigkeit des Patienten, sich nach der Transplantation um sich selbst zu kümmern, die Organisation eines Unterstützungsnetzwerks, das nach der Transplantation zur Betreuung und Compliance erforderlich sein wird. Diese Autoren sind der Meinung, daß ein kategorischer Ausschluß von Patienten mit Demenz oder geistiger Behinderung unfair ist, wenn man einmal von der Tatsache ausgeht, daß es bei ihnen außer Organversagen nur wenige weitere Risikofaktoren für vorzeitigen Tod gibt.

Patienten mit geistiger Behinderung oder Demenz

Bei Patienten mit schwerwiegenden behandlungsresistenten Persönlichkeitsstörungen muß die Möglichkeit von Noncompliance und von ausagierendem Verhalten nach der Transplantation genauestens überprüft werden, wenn eine komorbide affektive Psychose bzw. Alkohol- oder Drogenmißbrauch vorliegt. Einige Forscher haben herausgefunden, daß es bei dieser Gruppe von Patienten zu postoperativen chirurgischen und psychiatrischen Komplikationen kommt.

Patienten mit schwerwiegenden behandlungsresistenten Persönlichkeitsstörungen

Patienten
mit einer latenten
affektiven Psychose

Während selbstzerstörerische oder letale Verhaltensweisen wie Suizidneigung oder Weigerung, eine Transplantation zu akzeptieren, Gründe dafür sind, einen Patienten nicht auf die Warteliste zu nehmen, werden einige dieser Patienten eine latente affektive Störung haben, die mit dem Organversagen zusammenhängt. Gelegentlich wird sich aus der Behandlung der affektiven Störung ergeben, daß die suizidalen Vorstellungen der Vergangenheit angehören und die Transplantation akzeptiert wird. Eine Situation, in der das Organversagen nach schwerwiegenden Suizidversuchen auftritt, erfordert ethische und klinische Reflektionen auf hohem Niveau (Strouse et al. 1996).

2.4 Phase vor der Transplantation

Probleme bei Patienten
auf der Warteliste

Sind Patienten erst einmal auf die Warteliste für eine Transplantation gesetzt worden, ist man mit einer Reihe neuer Herausforderungen konfrontiert, v.a. in einem Bereich wie der Herztransplantation, wo nichtdringendliche Transplantationen immer seltener vorkommen. Potentielle Transplantatempfänger sehen sich zwangsläufig Mortalität und zunehmender Morbidität ausgesetzt, was schließlich eine Transplantation verhindert. Es überrascht von daher nicht, daß Angst ein gemeinsames Merkmal der Patienten ist, die auf eine Transplantation warten. Ärzte, die mit Transplantationspatienten zu tun haben, müssen die Angst erkennen und rasch eingreifen, indem sie sie zur psychiatrischen Bewertung und Behandlung überweisen. Es ist auch wichtig, zu erkennen, daß das Suizidrisiko bei der Gruppe, die auf ein Transplantat wartet, mit Angst und Depression zunimmt.

Probleme bei potentiellen
Empfängern
eines Transplantats

Potentielle Empfänger eines Transplantats müssen wegen des Risikos zunehmender medizinischer Morbidität oft im Krankenhaus auf die Transplantation warten. Ein Delir ist bei diesen Patienten nichts Ungewöhnliches, und sie brauchen deswegen psychiatrische Hilfe in Form von Diagnose und Behandlung. Diese Patienten müssen lernen, mit Entmutigung, Demoralisierung und Depression umzugehen, v.a. wenn komorbide medizinische Zustände oder Komplikationen sie dem Risiko aussetzen, wieder aus der Warteliste für eine Transplantation gestrichen zu werden. Diese Vorkommnisse können nicht nur den Patienten, sondern auch die Familie und nahestehende Personen destabilisieren. Es ist auch wichtig, in der Zeit des Wartens auf Persönlichkeitsveränderungen zu achten. Man kann zunehmende Abhängigkeit oder Unabhängigkeit beobachten, und die Ambivalenz gegenüber der Transplantation kann pathologische Züge annehmen, was wiederum zu Noncompliance führt. Dies macht eine periodische Nachuntersuchung und die Unterstützung von Verhaltensweisen erforderlich, die in Richtung Compliance deuten.

2.4.1 Psychiatrische Störungen

Patienten, die auf eine Nierentransplantation warten

Demenz als Komplikation
vor einer
Nierentransplantation

Patienten, die auf eine Nierentransplantation warten, tun dies in der Regel, während sie eine Dialyse machen. Eine Major Depression wird bei dieser Population oft diagnostiziert. Es kommt auch zu kognitiven Störungen einschließlich einer durch eine Dialyse bedingten Demenz und organisch bedingten Krankheiten, die mit dem Endstadium einer Nierenerkrankung in Zusammenhang stehen. Die Transplantation kann zur Heilung dieser kognitiven Störungen beitragen.

Patienten, die auf eine Herztransplantation warten

Patienten, die potentielle Empfänger eines Herztransplantats sind, leiden oft unter Angststörungen. Herzerkrankungen wie etwa Kardiomyopathie und kongestives Herzversagen ebenso wie valvuläre Kardiopathie und Arrhythmie werden oft mit panikähnlicher Angst sowie einer depressiven Anpassungsstörung in Verbindung gebracht. Es gibt auch Patienten mit einer schon lange bestehenden Dysthymie. Diese Gruppe von Patienten ist auch schnell einer kognitiven Störung bzw. anderen organisch bedingten Krankheiten wie Hypoxie und dem Hyperperfusionssyndrom ausgesetzt. Darüber hinaus werden oft auch Medikamente wie Antiarrhythmika und Digoxin, die eingesetzt werden, um diese Patienten zu stabilisieren, zum Delir führen.

Angst, Depression und Dysthymie vor einer Herztransplantation

Angesichts des Mangels an verfügbaren Organen werden Patienten, die auf eine Herztransplantation warten, jetzt manchmal ein linksventrikuläres Hilfsgerät (LVAD; „left ventricular assist device") brauchen. Shapiro und seine Kollegen (1996) am Columbia Presbyterian Hospital haben die psychosozialen Aspekte des LVAD beschrieben. Obwohl es mit Hilfe dieser technischen Wunderwerke gelingt, die hämodynamische Stabilität über ein Intervall von Wochen oder gar Monaten aufrechtzuerhalten, in der man die Zeit bis zur Transplantation überbrücken kann, sind mit ihnen doch einschneidende psychiatrische und psychosoziale Folgen verbunden. Dasselbe läßt sich zum automatischen implantierbaren, eine Kardioversion bewirkenden Defibrillator (AICD; „automatic implantable cardioverter defibrillators") sagen, wie er bei ventrikulären Arrhythmien eingesetzt wird (Fricchione et al. 1994). Panisch-phobische und posttraumatische Belastungsangst kann bei diesen Patienten problematisch sein, besonders bei jenen, deren Gerät häufig anspringt.

Überbrückung der Zeit bis zur Transplantation

In der Gruppe von Shapiro führte die LVAD-Erfahrung am häufigsten bei Belastungen in der Familie, einer schweren Depression, einem hirnorganischen Psychosyndrom und bei bedeutsamen Anpassungsstörungen dazu, daß um Konsultation nachgesucht wurde. Eine zerebrovaskuläre Erkrankung galt als Risikofaktor für Depression und Enzephalopathie. Hirnschlag war ein Risikofaktor bei der Implantation eines LVAD, und die Autoren empfehlen, eine schwere Depression nachhaltig mit Antidepressiva (Serotoninwiederaufnahmehemmer und Stimulanzien) sowie mit Hilfe von Psychotherapie zu behandeln. Sie sind der Auffassung, daß die Behandlung der affektiven Psychose und der Enzephalopathie ein entscheidender Faktor dabei ist, den Patienten während der Nutzung des LVAD eine verbesserte Funktionsfähigkeit und Lebensqualität zu ermöglichen.

Gründe für eine Konsultation des Psychiaters

Patienten, die auf eine Lungentransplantation warten

Dyspnoe und affektive Dysfunktion

Patienten, die auf eine ein- oder beidseitige Lungentransplantation warten, haben eine hohe Inzidenz für eine Angststörung bzw. für eine depressive Verstimmung. Patienten mit einer chronischen Lungenkrankheit sind oft dyspnoisch; und das Ausmaß ihrer Dyspnoe scheint mit dem Grad ihrer affektiven Dysfunktion zu kovariieren.

Dysthymie und Depression bei Alkohol- bzw. Drogenmißbrauch

Zusätzlich zu den Angstproblemen einschließlich sekundärer panikähnlicher Episoden und einer schweren Depression, Dysthymie und einer Depression bei einer Anpassungsstörung gehört zu Patienten mit einer Lungenerkrankung oft eine Krankengeschichte mit Alkohol- bzw. Drogenmißbrauch und Enzephalopathie.

Patienten, die auf eine Lebertransplantation warten

Delir vor und nach einer Lebertransplantation

Weil es bei Patienten mit einem Leberversagen oft zu einer hepatischen Enzephalopathie kommt, ist das Delir sowohl bei Patienten, die auf eine Lebertransplantation warten, als auch bei jenen, die eine Transplantation hinter sich haben, ein häufiger Befund. Obwohl Patienten nach einer Lebertransplantation eine Verbesserung der neuropsychiatrischen Funktionsfähigkeit erleben, kommt das postoperative Delir oft vor. In einigen Fällen wird dieses Delir zu einer Krankheit führen, die eine Demenz hervorruft. Zusätzlich zu diesen organischen Hirnerkrankungen werden Patienten, die auf eine Lebertransplantation warten, auch unter Anpassungsreaktionen und einer schweren Depression leiden. Trzepacz et al. (1989) fanden, daß bei 9% der Patienten, die auf eine Lebertransplantation warten, Alkoholmißbrauch oder -abhängigkeit vorliegt, während es sich in 2% der Fälle um Mißbrauch anderer Substanzen handelt.

Patienten, die auf eine Knochenmarkstransplantation warten

Depression vor einer Knochenmarkstransplantation

Patienten, die eine Knochenmarkstransplantation akzeptiert haben, können während der Vorbereitung und der Immunsuppression in der Zeit vor der Transplantation depressiv werden. Die Vorwegnahme der Isolierung im Kampf gegen den Krebs spielt bei affektiven Veränderungen eine Rolle. Die Bestrahlung des ganzen Körpers, zu dem ja auch das Gehirn gehört, kann manchmal zu einer akuten Strahlenenzephalopathie mit kognitiven Veränderungen führen (Jenkins et al. 1991).

2.4.2 Psychiatrische Behandlung

Behandlung von Patienten vor einer Transplantation

Surman et al. (1987) haben die Behandlung von Patienten erörtert, die eine Transplantation erwarten. Sie empfehlen eine symptombezogene Verhaltensintervention, Entspannungstechniken, unterstützende Psychotherapie und psychopharmakologische Interventionen. Zu den psychopharmakologischen Interventionen bei Patienten im Endstadium einer Organkrankheit zählen die SSRI und Bupropion gegen Depression. Auch Psychostimulanzien wie Methylphenidat, Dextroamphetaminsulfat oder

Pemolin können bei Patienten eingesetzt werden, die bei psychomotorischer Retardierung und Müdigkeit depressiv sind.

Angstreaktionen und panikähnliche Zustände können in akuten Fällen mit Benzodiazepinen wie Lorazepam und Oxazepam behandelt werden, die keine aktiven Stoffwechselzwischenprodukte erzeugen und in der Leber schnell Verbindungen mit Glukoroniden eingehen. Das soll nicht heißen, daß sie nicht z. B. bei Patienten, die enzephalopathisch sind, zu weiterer Verwirrung führen können. Buspiron ist ein sehr gut verträgliches Arzneimittel gegen Angststörungen, mit dem sich die Nebenwirkungen der Gruppe der Benzodiazepine einschließlich der Atemdepression vermeiden lassen. Es ist v. a. bei Patienten mit einer Lungenkrankheit eingesetzt worden. Wie bereits angemerkt, kann auch Haloperidol bei der Behandlung stark ausgeprägter Zustände von Angst und Agitiertheit, wie sie mit Delir oder Psychose einhergehen, von Hilfe sein.

2.5 Phase nach der Transplantation

2.5.1 Postoperative Überlegungen

Strouse et al. (1996) haben die Faktoren skizziert, aus denen sich psychiatrische Komplikationen nach einer Transplantationsoperation vorhersagen lassen. Dazu gehören die Eigenart des verwendeten Verfahrens, die Länge der Operation, intraoperative Komplikationen, Stoffwechselstörungen, physiologische Stabilität und die eingesetzten Medikationen. Weitere Probleme muß man in der postoperativen Umgebung aufmerksam verfolgen. Dazu gehören bei jenen Patienten, die strikt isoliert werden müssen, die Gewöhnung an die Gefühle des Allein- und Verlassenseins. Es geht aber auch um die Fragen, die der Patient möglicherweise dahingehend stellt, wer der Spender war. Einige Behandlungsprogramme lassen es zu, eng eingegrenzte Informationen über den Spender zu geben, wie etwa die demographische Beschreibung seiner Herkunft. Im allgemeinen bleiben Spender anonym.

Psychiatrische Komplikationen nach einer Transplantationsoperation

Auch müssen sich Patienten erst noch an das neue Niveau medizinischer Betreuung gewöhnen. Sie müssen sich strikt an den medikamentösen Behandlungsplan und an die Dokumentierung von Informationen wie Gewicht und Vitalfunktionen halten. Nach einer Transplantation sollte der Patient auch darauf vorbereitet sein, genau auf Anzeichen und Symptome einer Infektion oder einer Abstoßungsreaktion zu achten. Natürlich muß man für diese Achtsamkeit auch den Preis zahlen, daß das Angstniveau erhöht ist, was zu einer Belastung und zu Anpassungsreaktionen führt.

Wird ein Organ abgestoßen, wird der Patient einer Kummerreaktion ausgesetzt sein, die in Rückzug, in Selbstisolierung und manchmal in einer schweren Depression kulminiert. Diese Patienten haben oft ein erhöhtes Suizidrisiko. Es gibt eine Reihe von Methoden, wie die Patienten mit der Möglichkeit einer erneuten Transplantation umgegangen werden, wenn die Abstoßung erst einmal gestoppt ist. Da die Entscheidung für eine Transplantation häufig im Kontext einer schweren Depression oder einer Angstreaktion vor der Abstoßung des Transplantats gefällt wird, ist

Reaktionen auf die Abstoßung des Organs

2.5.2 Postoperative neuropsychiatrische Störungen

Delir nach einer Transplantation

Ein Delir ist bei Patienten, die eine Lebertransplantation hinter sich haben, nichts Ungewöhnliches. Auch nach einer Lungentransplantation kommt es häufig vor. Personen, die sich einer Herz- oder Nierentransplantation unterziehen, entwickeln ebenfalls ein Delir, wenn auch nicht so oft. Ein Delir wird bei Patienten nach einer Transplantation durch die zusätzliche Belastung einer großen Operation und bei solchen, die im letzten Stadium einer Organkrankheit sind, durch die allgemeine Anästhesie hervorgerufen. Stoffwechselstörungen, intraoperative Komplikationen, der postoperative Einsatz von ZNS-aktiven Medikationen (einschließlich von Opiaten, chemotherapeutischen Wirkstoffen und Immunsuppressiva wie etwa Ciclosporin, Kortikosteroiden und OKT3), frühe Gewebeabstoßungen, Infektionen (einschließlich opportunistischer Infektionen) und Restwirkungen von Drogenmißbrauch (einschließlich der Entzugssymptome) können ein Delir hervorrufen.

Enzephalopatien nach Knochenmarkstransplantationen

Bei Empfängern eines Knochenmarkstransplantats kann die Bestrahlung des Gehirns mit geringer und langer zeitlicher Verzögerung zu akuten Enzephalopathien führen (Pollard u. Young 1997). Eine Enzephalopathie ist wahrscheinlicher, wenn während oder nach der Bestrahlung des Schädels Methotrexat gegeben wurde. Ciclosporin wird nicht nur mit einem Delir nach einer Transplantation in Verbindung gebracht, sondern kann auch zu Neurotoxizität führen (Strouse et al. 1996). Ciclosporin-Neurotoxizität geht mit einer diffusen Läsion der weißen Substanz in der Kernspintomographie einher. Man weiß recht genau, daß auch Kortikosteroide zum Delir und zu sekundären affektiven Syndromen führen können. Was die Behandlung eines Delirs nach einer Transplantation angeht, so ist Haloperidol zur Standardbehandlung geworden, um die Agitiertheit unter Kontrolle zu bringen.

Epileptische Krämpfe als Nebenwirkung einer Transplantation

Epileptische Krämpfe, sowohl generalisierte tonisch-klinische als auch komplexe partielle, sind keine ungewöhnlichen Komplikationen bei einer Transplantation. Diejenigen Patienten, die eine Lebertransplantation erhalten haben, können auch ZNS-Läsionen entwickeln; dazu zählen Mikroangiopathie, Leukoenzephalopathie und die Myelinauflösung in den zentralen pontinen Strukturen. Ciclosporin ist ein Risikofaktor, durch den nach einer Transplantation epileptische Anfälle induziert werden können. Strouse et al. (1996) heben hervor, daß manchmal eine Zeit ohne Ciclosporin erforderlich ist – und dazu gehören kurze Perioden der Absetzung des Medikaments –, um die epileptischen Anfälle zu behandeln, v. a. weil es bisweilen nicht gelingt, sie durch Antiepileptika zu verhindern.

Organisch bedingte affektive Störungen

Häufig gibt es nach einer Transplantation bei Patienten organisch bedingte affektive Störungen. Sie können in dieser Situation depressiv und/oder manisch werden. Selbstverständlich spielen bei der Verursachung dieser affektiven Veränderungen die Nebenwirkungen der Arzneimittel eine große Rolle. Selbst die antiviralen Wirkstoffe Aciclovir und

Ganciclovir können zu Veränderungen der Stimmungslage ebenso wie zu Delir, Panik und isolierten visuellen Halluzinationen führen.

Levenson u. Olbrisch (1993) geben einen Überblick über die Behandlung der Empfänger von Herztransplantaten mit Hilfe psychopharmakologischer Wirkstoffe. Sie raten von der Verwendung trizyklischer Antidepressiva wegen der blutdrucksenkenden Wirkung dieser Substanzen und wegen des Risikos der Förderung von ventrikulären Arrhythmien und Erregungsleitungsstörungen ab. Den Einsatz neuerer Antidepressiva einschließlich der SSRI und Buproprion heißen sie gut, obwohl sie zugestehen, daß über diese spezielle Gruppe von Patienten recht wenig veröffentlicht worden ist. Sie empfehlen, mit einer niedrigen Dosis zu beginnen, wobei der Patient v. a. hinsichtlich der Zytochromwirkungen in der Leber genau überwacht werden soll. Zudem weisen sie darauf hin, daß Fluoxetin zusätzlich zu seiner sehr langen Halbwertzeit den Spiegel sowohl des Ciclosporins als auch einiger antiarrhythmischer Medikationen im Serum erhöhen kann.

Psychopharmakologische Wirkstoffe bei Empfängern von Herztransplantaten

Unserer Erfahrung nach werden die SSRI und Buproprion von Transplantationspatienten gut toleriert. Da Buproprion Zytochrom weder ab- noch zunehmen läßt, ist es bei Patienten nach einer Lebertransplantation eine besonders gute Wahl, obwohl man weiter darauf achten muß, daß sich kein epileptischer Anfall entwickelt. Levenson u. Olbrisch (1993) heben hervor, daß Elektrokrampftherapie bei Patienten nach einer Transplantation gefahrlos eingesetzt worden ist.

Lithium kann bei Patienten mit einem schweren Herzversagen wegen der Veränderungen der Herzleistung, die das Erreichen eines stabilen Lithiumspiegels beeinflussen, schwierig zu handhaben sein. Auch Arzneimittel, die bei Herzversagen eingesetzt werden, einschließlich Diuretika, eine Verringerung der Salzzufuhr, Angiotensin-umwandelnde Enzymhemmer und Kalziumkanalblocker können einen Einfluß auf den Lithiumspiegel haben. Wegen starker Veränderungen in den Flüssigkeitskompartimenten und wegen Elektrolytungleichgewichten ist der Umgang mit Lithium in der Zeit unmittelbar nach der Transplantation sogar noch schwieriger. Wenn der Patient nach der Transplantation wieder stabilisiert ist, kann Lithium eingesetzt werden; doch kann Ciclosporin wegen der Wechselwirkung mit anderen Medikamenten zu eigenen Problemen führen, da es die Tendenz hat, den Lithiumspiegel im Serum zu erhöhen. Außerdem rufen beide Wirkstoffe einen Tremor hervor.

Lithiumspiegel und Herzleistung

Levenson u. Olbrisch (1993) empfehlen für die Zeit nach der Transplantation in akuten Fällen von Manie die Verwendung von Neuroleptika. Sie sind nicht der Meinung, daß Carbamazepin eingesetzt werden sollte; dies liegt an seiner Tendenz, kongestives Herzversagen und potenzierte Hypotonie zu verschlimmern sowie Arrhythmien und Erregungsleitungsstörungen zu erzeugen. Sie sind in der Tat der Auffassung, daß Valproinsäure und Clonazepam vernünftige Wirkstoffe für Empfänger von Herztransplantaten sind, die unter einer manischen Phase leiden. Diese Wirkstoffe können auch mit aller gebotenen Vorsicht bei Patienten verwendet werden, die eine Nieren- oder Lungentransplantation hinter sich haben. Besondere Achtsamkeit ist bei Patienten mit einer Lebertrans-

Einsatz von Neuroleptika bei akuter Manie

Besondere Komplikationen nach einer Transplantation

plantation am Platz, da die Möglichkeit einer hepatischen Toxizität gegeben ist. Ciclosporin, OKT3 und Prograf werden mit Tremor in Verbindung gebracht. Aufmerksam muß auch die Wirkung von Medikamenten beobachtet werden, die den Ciclosporinspiegel erhöhen einschließlich Methylprednisolon, Ketaconazol, Diflucan, Cimetidin, Verapamil, Erythromycin, Fluoxetin und Sertralin.

Pontine Myelinolyse nach einer Lebertransplantation

Strouse et al. (1996) berichten, daß bei Patienten nach einer Lebertransplantation die pontine Myelinolyse mit der Verwendung von Ciclosporin zusammenhängt; dies hat vielleicht etwas mit den Zytochromenzymen in der Spenderleber zu tun, die den Ciclosporinspiegel erhöhen. Patienten beklagen sich nach einer Transplantation möglicherweise auch über ein Nachlassen des Geschmackssinns, Veränderungen beim Hörsinn, Inkontinenz und sexuelle Dysfunktion. Eine kognitive Dysfunktion kann zusammen mit einem Müdigkeitssyndrom nach einer Transplantation anhaltend weiterbestehen.

Es ist schwierig, den Einfluß einer Organkrankheit im letzten Stadium und zusätzlich den Zustand nach einer Transplantation von Veränderungen zu unterscheiden, die durch Immunsuppressiva und andere Medikamente kompliziert werden. Die Verwendung von Psychostimulanzien und bestimmter Antidepressiva mit aktivierenden Eigenschaften kann unter diesen Bedingungen hilfreich sein. DiMartini (1996) hat den Fall des Empfängers eines Lebertransplantats überprüft, der ein Wernicke-Korsakow-Syndrom hatte. Sie weist darauf hin, daß Transplantationen zu einer Neigung zum Wernicke-Korsakow-Syndrom führen können, die sekundär auf Faktoren wie Magen-Darm-Verstimmung, chronisches Erbrechen und Nahrungsmangel zurückgeht, die durch Zustände wie Zytomegalovirusgastritis und Nahrungsentzug sekundär im Endstadium einer Organkrankheit verursacht werden.

2.6 Langfristige Anpassung an das transplantierte Organ

Soziale, kognitive und somatische Neuanpassung des Organismus

Craven (1990) skizzierte die Herausforderungen, die Patienten nach einer Transplantation bewältigen müssen. Dazu gehören die Neuanpassung an die Rollen sowohl in der Familie als auch am Arbeitsplatz, Anpassung an ein verändertes Körperselbstbild, Akzeptieren der Furcht vor Abstoßung und Infektion, Beibehaltung der Compliance gegenüber Immunsuppressiva trotz der Nebenwirkungen, Anpassung an eine neue Stufe der Patientenrolle, indem man die Erwartungen der Transplantationsteams erfüllt, und Erkennen, daß die Transplantation keine Heilung ist und daß man auch nach der Transplantation lernen muß, mit den körperlichen Nöten einer chronischen Krankheit umzugehen.

Lebensqualität nach der Transplantation

Mit der Lebensqualität nach einer Transplantation beschäftigte sich eine Untersuchung von Überlebenden von Herz-, Leber- und Lungentransplantationen (Littlefield et al. 1996). Die Studie enthielt Antworten der Empfänger von 55 Herz-, 149 Leber- und 59 Lungentransplantationen und zeigte, daß diejenigen, die sich einer erfolgreichen Lungentransplantation unterzogen hatten, in den 3 Bereichen der körperlichen, psychologischen und sozialen Funktionstüchtigkeit bessere Werte aufwiesen als Patienten mit einem Herz- oder Lebertransplantat. Während Lungenpatienten über ein Niveau der Funktionstüchtigkeit berichteten, das besser als die veröffentlichten Normen war oder mit ihnen übereinstimmte, berichteten Herz- und Leberpatienten über eine Beeinträchtigung in den Bereichen körperliche und soziale Funktionstüchtigkeit. Die Herzpatienten waren der Meinung, daß ihnen ihr neuer Lebensstil vom Behandlungsteam aufoktroyiert worden sei, und sie hatten mehr Schwierigkeiten, in dieser Hinsicht Compliance zu zeigen. Trotzdem berichtete in allen 3 Gruppen die Mehrheit der Patienten darüber, daß sich das Leben im Hinblick auf Gesundheit, Energie, Aktivitätsniveau und allgemeine Lebensqualität verbessert hatte. Ungefähr 25% der gesamten Untersuchungsgruppe gibt an, berufstätig zu sein (Vollzeit oder Teilzeit).

Andere Forscher fanden v. a. bei Personen, die von einer Lungentransplantation genesen waren, im Bereich Berufstätigkeit und Aktivität bessere statistische Werte, obwohl auch Patienten nach einer Leber- und Nierentransplantation gute Rehabilitationschancen haben (Strouse et al. 1996). Altmaier et al. (1991) untersuchten nach 2 Jahren die Anpassung von Personen, die eine Knochenmarkstransplantation überstanden hatten, und fanden heraus, daß sie eine stärkere Dysfunktion im Berufs- und Sexualbereich durchmachten als die Vergleichsgruppe von Patienten, die weiterhin mit Chemotherapie versorgt wurde. Die Überlebenden einer Transplantation betrachteten sich jedoch als gleich gesund und meinten, ihre psychische Belastung befände sich auf einem unteren Niveau.

2.7 Schlußfolgerungen

Belastung und Burnout beim Personal sind in der Transplantationsmedizin nichts Ungewöhnliches. Der auf Organtransplantationen spezialisierte Psychiater ist möglicherweise in der Lage, den Mitgliedern des Teams durch eine unterstützende Beziehung, durch Überweisungen zu anderen Psychiatern und Therapeuten, wenn erforderlich, und durch Gruppenzusammenkünfte des Personals v. a. in Zeiten von Ausfällen und Zerrissenheit auf der Station zu helfen. Auch die Hinzuziehung eines Pfarrers kann manchmal dazu beitragen, die Belastung zu verringern.

Belastung und Burnout beim Personal

Bestimmte von vorneherein feststehende Grenzen gehören auch künftig zur Organtransplantation, v. a. im Bereich der Transplantation kompakter Organe. Zu diesen Grenzen gehören eine immer größer werdende Anzahl von Patienten auf Wartelisten und längere Wartezeiten wegen der stagnierenden Verfügbarkeit von Spenderorganen. Diese Situation hat zu einer verstärkten Forschung im Bereich von Technologien geführt, mit denen man diese Schwierigkeiten überbrücken kann; dazu gehören links- und rechtsventrikuläre Hilfsgeräte und selbst eine Galle als künstliche Leber (Coffman et al. 1996). Wie jedoch bei allen Fortschritten in der Medizintechnologie wird es auch hier sekundäre neurologische und psychiatrische Krankheitszustände geben. Psychiater, die mit ihren Kollegen in Transplantationsteams zusammenarbeiten, werden die oben skizzierten Methoden anwenden müssen, um sicherzustellen, daß die kognitive und emotionale Qualität des verlängerten Lebens optimal gestaltet wird.

Fortschritte in der Medizintechnik und Psychiatrie

3 Literatur

Adler LE, Bell J, Kirch D et al. (1982) Psychosis associated with clonidine withdrawal. Am J Psychiatry 139:110-112

Altmaier EM, Gingrich RD, Fyfe MA (1991) Two year adjustment of bone marrow transplant survivors. Bone Marrow Transplant 7:311-316

**Applebaum PS, Grisso T (1988) Assessing patients' capacities to consent to treatment. New Engl J Med 319:1635-1638

**Cassem NH (1995) Psychiatric problems of the critically ill patient. In: Ayres SM, Grenvik A, Holbrook PR, Shoemaker WC (eds) Textbook of critical care, 3rd edn. Saunders, Philadelphia, pp 1589-1599

Cassem NH, Hackett TP (1971) Psychiatric consultation in the coronary unit. Ann Intern Med 75:9

Chacko RC, Harper RG, Kunik N, Young J (1996) Relationship of psychiatric morbidity and psychosocial factors in organ transplant candidates. Psychosomatics 37:100-107

Chang G, Antin JH, Orav EJ et al. (1997) Substance abuse and bone marrow transplant. Am J Drug Alcohol Abuse 23:301-308

Coffman KL, Hoffman A, Rosenthal P et al. (1996) Neurological and psychological sequalae and transplant recipients after bridging with the bile artificial liver. Gen Hosp Psychiatry 18:20S-24S

Craven JL (1990) Psychiatric aspects of lung transplant: the Toronto Lung Transplant Group. Can J Psychiatry 35:759-764

DiMartini A (1996) Wernicke-Korsakoff syndrome in a liver transplant recipient. Psychosomatics 37:564-567

Fellner CH, Marshall JR (1968) 12 kidney donors. JAMA 206:2703-2707

Fricchione G, Olson L, Flay S (1994) Cardiac psychiatry and the management of malignant ventricular arrhythmias with the internal cardioverter defibrillator. Am Heart J 128:1050-1054

Fricchione G, Bush G, Fozdar M, Francis A, Fink M (1997) Recognition and treatment of the catatonic syndrome. J Intensive Care Med 12:135-147

Gastfriend DR, Surman OS, Gaffey G et al. (1989) Substance abuse and compliance in organ transplantation. Substance Abuse 10:149-153

Goldman LS (1993) Liver transplantation using living donors: preliminary donors psychiatric outcome. Psychosomatics 34:235-240

House RM, Trzepacz PT, Thompson TL (1990) Psychiatric consultation to organ transplant services. In: Tasman A, Goldfinger SM, Kauffman CA (eds) Review of psychiatry, vol 9. American Psychiatric Press, Washington, DC, pp 515-536

Jenkins PL, Linington A, Whittaker JA (1991) A retrospective study of psychosocial morbidity in bone marrow transplant recipients. Psychosomatics 32:65-71

Kumar S, Stauber RE, Gavaler JS et al. (1996) Orthotopic liver transplantation for alcoholic liver disease. Hepatology 11:159-164

*Levenson JL, Olbrisch ME (1993) Psychiatric aspects of heart transplantation. Psychosomatics 34:114-122

Levenson JL, Olbrisch ME (1996) Psychiatric and psychosocial issues in organ transplantation. Gen Hosp Psychiatry 18:25-45

Littlefield C, Abbey S, Fiducia D et al. (1996) Quality of life following transplantation of heart liver and lungs. Gen Hosp Psychiatry 18:36S-47S

Lowry F, Martin D (1992) Ethical considerations in transplantation, In: Rodin G (eds) Psychiatric aspects of organ transplantation. Oxford Univ Press, Oxford, pp 212-230.

Lucey M R, Beresford TP (1992) Alcoholic liver disease to transplant or not to transplant. Alcohol Alcoholism 27:102-108

Lucey M, Marion R, Henley KS et al. (1992) Selection for an outcome of liver transplantation in an alcoholic liver disease. Gastroenterology 102:1736-1741

Ludwig AM (1980) Principles of clinical psychiatry. Free Press, New York, p 234

Menza MA, Murray GB, Holmes VG et al. (1987) Decreased extrapyramidal symptoms with intravenous haloperidol. J Clin Psychiatry 48:278-280

Metzger E, Freidman R (1993) Prolongation of the corrected QT and torsades des pointes cardiac arrhythmia associated with intravenous haloperidol in the medically ill. J Clin Psychopharmacol 13:128-132

Olbrisch ME, Levenson JL (1995) Psychosocial assessment of organ transplant candidates current status of methodological and philosophical issues. Psychosomatics 36:236-243

Olbrisch ME, Levenson J, Hamen R (1989) The PACT: a rating scale for the study of clinical decision making in psychosocial screening criteria for organ transplant candidates. Clin Transplant 3:164-169

*Pollard JD, Young GAR (1997) Neurology and the bone marrow. J Neurol Neurosurg Psychiatry 63:706-718

Orentlicher D (1996) Psychosocial Assessment of Organ Transplant Candidates in the Americans with Disabilities Act. Gen Hosp Psychiatry 18:30S-35S

**Shapiro BA, Warren J, Egol AB, Greenbaum D, Jacobi J, Nasraway SA, Schein R, Spevetz A, Stone JR (1995) Practice parameters for intravenous analgesia and sedation for adult patients in the intensive care unit: an executive summary. Crit Care Med 23:1596-1600

Shapiro PA, Levin HR, Oz MC (1996) Left ventricular assistive devices. Psychosocial burden and implications for heart transplant programs. Gen Hosp Psychiatry 18:30S-35S

Snyder SL, Drooker M, Strain JJ (1996) A survey estimate of academic liver transplant teams selection practices for alcohol dependent applicants. Psychosomatics 37:432-437

Sos J, Cassem NH (1980) The intravenous use of haloperidol for acute delirium in intensive care settings. In: Speidel H, Rodewald G (eds) Psychic and neurological dysfunctions after open heart surgery. Thieme, Stuttgart

Starzl TE, Van Thiel D, Tzakis AG et al. (1988) Orthotopic liver transplantation for alcoholic cirrhosis. JAMA 260:2542-2547

Strouse TB, Wolcott DL, Skotzko CE (1996) Transplantation. In: Wise T, Rundell J (eds) Textbook of consultation-liaison psychiatry. American Psychiatric Press, Washington, DC, pp 640-670

Surman OS, Dienstag JL, Cosimi AB et al. (1987) Psychosomatic aspects of liver transplantation. Psychother Psychosom 48:26-31

Tesar GE, Murray GB, Cassem NH (1985) Use of high dose intravenous haloperidol in the treatment of agitated cardiac patients. J Clin Psychopharmacol 5:344-347

Trzepacz PT, Brenner R, Van Thiel OH (1989) A psychiatric study of 247 liver transplantation candidates. Psychosomatics 30:147–153

Twillman RK, Manetto C, Wolcott DL (1993) Transplant evaluation scale: a revision of psychosocial levels system for evaluating organ transplant candidates. Psychosomatics 34:144–153

Kapitel 18
Psychoonkologie

M. F. Costantini-Ferrando und J. C. Holland

1	Einleitung	396
2	Anpassung an die Krankheit	397
3	Normale psychologische Reaktionen	398
4	Psychische Störungen	400
4.1	Angststörungen	400
4.2	Depression	401
4.3	Delir	402
5	Verhaltensvariablen und psychosoziale Faktoren bei Krebserkrankung und -sterblichkeit	403
6	Schlußfolgerungen	403
7	Literatur	404

Übersetzung: T. Kopal

1 Einleitung

Innerhalb der Onkologie hat sich die Subspezialität der Psychoonkologie erst seit kurzem entwickelt. In ihr spiegelt sich das wachsende Interesse an Verhaltensvariablen sowie psychologischen und sozialen Faktoren der Krebsvorbeugung ebenso wider wie das Interesse an der Lebensqualität von Krebspatienten quer durch alle Krankheitsstadien.

Psychologische Dimensionen des Krebses

Diese Forschungsrichtung zielt auf 2 psychologische Dimensionen des Krebses:
1. die Auswirkungen von Krebs auf die psychischen Funktionen des Patienten, seiner Familie und seines Umfeldes (die psychische Dimension);
2. die Rolle, die sowohl psychologische Variablen als auch das Verhalten nicht nur für das Risiko einer Krebsentstehung, sondern auch für das Überleben haben (die psychobiologische Dimension) (Holland 1998).

In der Psychoonkologie zusammenarbeitende Disziplinen

In der Psychoonkologie arbeiten Wissenschaftler aus verschiedenen Disziplinen und medizinischen Fachgebieten zusammen. Sie alle tragen zu dem breit angelegten klinischen und wissenschaftlichen Fachwissen dieser jungen Forschungsrichtung bei. Wichtige Beiträge zur klinischen Versorgung, zur Forschung sowie zur Ausbildung in Psychoonkologie kommen besonders aus der Psychiatrie, der Psychologie, der Sozialarbeit und der Krankenpflege. Die spirituelle und religiöse Dimension wird zunehmend v.a. von kirchlichen Beratern eingebracht; und überlebende Patienten, die heute als Anwälte tätig sind, bringen auf der Grundlage ihrer einzigartigen persönlichen Erfahrungen und Einsichten Sachkenntnis ein.

Anliegen der Psychoonkologie
– Betreuung

Die folgenden Anliegen gelten in der Psychoonkologie als die wichtigsten:
1. Die psychologische Betreuung soll in die gesamte Betreuung der krebskranken Patienten und ihrer Familien aufgenommen werden. Dafür sollten alle in der Onkologie Tätigen Sorge tragen.

– Ausbildung

2. Die Ausbildung der klinisch Tätigen sowie der Forscher in dieser Subspezialität soll unterstützt werden.
3. Es soll ein Curriculum für die Ausbildung in Psychoonkologie entwickelt werden, das aus einem allgemeinen Wissensteil besteht, der für alle in diesem Bereich Tätigen verbindlich ist und zusätzlich besondere Module enthält, die den speziellen Ansprüchen jeder einzelnen Disziplin gerecht werden.
4. Das Studium der psychologischen und sozialen Faktoren sowie der Verhaltensvariablen, die verantwortlich für die Prävention sowie die Entdeckung von Krebs sind, soll gefördert werden. Außerdem soll untersucht werden, welche Wirkungen diese Faktoren auf das Überleben haben.

– interkulturelle Studien

5. Es sollen Untersuchungen unterstützt werden, die versuchen, über die Kulturen hinweg universelle Belastungen durch Krebs zu finden. So sollen die Einflüsse von kulturabhängigen Faktoren auf die Anpassungsfähigkeit besser verstanden werden.

6. Es sollen kontrollierte Fallstudien mit psychotherapeutischen, verhaltenstechnischen und psychopharmakologischen Interventionen durchgeführt werden, um die Belastung der Patienten zu kontrollieren.

- kontrollierte Belastungsstudien

7. Die Wahrnehmung der psychologischen und sozialen Schwierigkeiten sowie deren Bewältigung soll bei Krebspatienten deutlich erhöht werden. Für die Patienten sind in unterschiedlichen Stadien der Krankheit jeweils andere Probleme wichtig.

- Wahrnehmung von psychischen und sozialen Problemen

8. Die Lebensqualität soll in klinischen Prüfungen als Bewertungskriterium mit aufgenommen werden, damit es den Patienten leichter fällt, die richtigen Therapieentscheidungen zu treffen.

- Lebensqualität

9. Die Lebensqualität und das Wohlbefinden sollen als Behandlungsziele aufgenommen und als Ziel ein krankheitsfreier Zustand angestrebt werden. Für den Patienten bedeutet dies, in den wichtigsten Bereichen des Lebens uneingeschränkt funktionsfähig zu sein.

10. Auf unterschiedlicher politischer Ebene (lokal, national, international) soll eine Politik unterstützt werden, die das Krebsrisiko minimiert und eine bestmögliche Rehabilitation und ein Überleben fördert.

- politische Interventionen

Die in diesem Kapitel angesprochenen Bereiche beschäftigen sich mit Variablen, die einen Einfluß auf die Anpassung des Patienten an die Krankheit Krebs haben. Sie beschäftigen sich darüber hinaus auch mit der ganzen Breite der Probleme des Patienten, die mit dieser Anpassung einhergehen. Und sie gehen auf die Verhaltensvariablen und psychosozialen Komponenten ein, die mit den krankhaften Veränderungen bei Krebs und mit der Sterblichkeit im Zusammenhang stehen.

2 Anpassung an die Krankheit

Es ist immer etwas Furchtbares zu erfahren, daß man selbst oder ein naher Angehöriger Krebs hat. Mit der Diagnose Krebs tauchen unweigerlich Gedanken an den Tod, an Behinderung, Entstellung, Abhängigkeit und den Abbruch von Beziehungen auf. Die erste Reaktion auf solch eine Diagnose ist bei allen Betroffenen weitgehend dieselbe, aber in der darauf folgenden Phase der Anpassung an die Krankheit unterscheiden sich die Individuen. Daher ist es wichtig herauszufinden, welche Faktoren eine gute bzw. eine schlechte Anpassung vorhersagen.

Reaktionen auf die Krebsdiagnose

Die Anpassung an die Krankheit wird von 3 Faktorenbündeln bestimmt: jenen, die der Gesellschaft zugeordnet werden können, jenen, die aus dem Patienten selbst entspringen, und jenen, die als Folge der Krankheit zu verstehen sind (Spencer et al. 1998).

Einflußfaktoren auf die Anpassung

1. Gesellschaftliche Faktoren: Hierunter sind die sozialen Haltungen und Wertungen zu verstehen, die eine Gesellschaft gegenüber dem Krebs hat. Diese haben einen nicht zu unterschätzenden Einfluß auf die dem Patienten eigenen Wertmaßstäbe und Reaktionen und natürlich auch auf die der Menschen um ihn herum. Das Stigma, welches den Krebs umgibt, die lange zurückgehaltene Diagnose - hinter ihnen steckt der feste Glaube: „Krebs bedeutet Tod". Auch wenn diese

- gesellschaftliche Faktoren

Überzeugung nicht länger richtig ist, ändern sich die dahinterstehenden Einstellungen nur langsam.

– patientengebundene Faktoren

2. Patientengebundene Faktoren: Hierzu gehören der Entwicklungsstand des Patienten zum Zeitpunkt der Diagnose sowie der Lebensabschnitt, in den die Diagnose fällt (z. B. Ehe, Kinderwunsch). Inwieweit sich der Patient der Erkrankung anpassen kann, wird zusätzlich beeinflußt durch seine Persönlichkeit, seine emotionale Reife sowie seinen Bewältigungsstil, aber auch durch die interpersonellen Ressourcen der Familie und Freunde sowie der sozialen Unterstützung.

Eine mangelhafte Bewältigung der Krankheit läßt sich durch eine Reihe an Faktoren vorhersagen. Zu ihnen zählen: soziale Isolation, niedriger sozioökonomischer Status, Alkohol- oder Drogenmißbrauch, psychiatrische Krankengeschichte, Krebserfahrung (z. B. Tod eines Verwandten), kürzlich vollzogene Trauerarbeit, rigide Bewältigungsstrategien, pessimistische Lebenssicht, mangelnde Unterstützung, fehlender Glaube, der es dem Patienten ermöglicht, in der Erfahrung einen Sinn zu finden sowie zahlreiche Stressoren (wie finanzielle oder familiäre Verpflichtungen) (Spencer et al. 1998).

– krebsbedingte Faktoren

3. Krebsbedingte Faktoren: Die Krankheit selbst präsentiert sich durch zahlreiche Gegebenheiten. Sie bestimmen die Symptome und Einschränkungen, mit denen der Patient umgehen muß: das Stadium und die Lage des Tumors (z. B. Dickdarm, Brust), die Symptome (v. a. Schmerzen) und die Prognose, mit der sich der Patient auseinandersetzen muß. Von großer Bedeutung ist auch die Arzt-Patienten-Beziehung und das Pflegeteam, die sowohl ein deutlich positives Element als auch ein stark belastender Faktor sein können.

Bei jedem Patienten und zu jeder Zeit bestimmen diese drei interagierenden Faktoren seine Fähigkeit, sich der Krankheit anzupassen. Daher ist die Fähigkeit zur Anpassung eines jeden Individuums in jeder Situation einzigartig und es ist auch besser zu verstehen, warum allgemeine Aussagen über Coping-Strategien eher für das Verständnis durchschnittlicher Reaktionen geeignet erscheinen, als daß sie sich auf den einzelnen Menschen anwenden lassen.

3 Normale psychologische Reaktionen

Wer mit ernstzunehmenden Krankheiten konfrontiert wird, reagiert darauf normalerweise mit Angst, Besorgnis und Traurigkeit. Mehr oder weniger zeigen alle Patienten diese „normale" Form des Belastungserlebens. Die Krankheit fordert sie zu einer bestimmten Zeit heraus, und dementsprechend verändern sich sowohl die erlebte Belastung, als auch die anstehenden Themen, mit denen sich der oder die Kranke auseinandersetzen muß.

Anpassungsbereiche

Dabei sind 4 Bereiche auszumachen, für die jeweils verschiedene Coping-Strategien erforderlich sind. Zudem sind in diesen Bereichen auch unterschiedliche Arten der psychosozialen Intervention erforderlich, um ein Höchstmaß an Lebensqualität zu erreichen. Diese Bereiche sind:
1. Anpassung an die aktive Behandlung, die auch heilend sein kann,

2. Anpassung an die palliative und terminale Pflege,
3. Anpassung daran, zu den Überlebenden zu gehören,
4. Anpassung an das Wissen über ein hohes erbliches Risiko und eine Krebserkrankung, die bislang nicht symptomatisch verläuft.

Das Ziel der psychosozialen Pflege bei Patienten mit aktiver und möglicherweise heilender Behandlung ist, den Umgang des Patienten mit dem Streß der Behandlung und ihrer Nebenwirkungen zu unterstützen. Dabei gibt es nützliche Techniken, welche die Bereitschaft des Patienten erhöhen, an der Therapie teilzunehmen. Zu ihnen gehören Verhaltensinterventionen, psychopharmakologische Behandlung, Beratung und Selbsthilfegruppen, die in der Lage sind, die Symptome der Angst und der Depression sowie die Nebenwirkungen der Behandlung wie Übelkeit, Erbrechen und Haarausfall unter Kontrolle zu bringen.

- Anpassung an die aktive Behandlung

Wer als Patient den Übergang von der Behandlung mit dem Ziel der Heilung zur Pflege mit dem Ziel der Schmerzlinderung durchlebt, erfährt eine Zeit großer Belastung, in der die neue Realität Einzug hält. Und auf diese Zeit folgt die Anpassung an das nun veränderte therapeutische Ziel, die Krankheit unter Kontrolle zu halten. Die psychosozialen Interventionen sollten Patienten und Familien bei ihren Entscheidungen über die Behandlung und die Pflege helfen, und sie sollten auf die Kontrolle von Angst und Depressionen ausgerichtet sein. Ebenso müssen die ängstigenden körperlichen Symptome, v. a. die im fortgeschrittenen Stadium der Krankheit auftretenden Schmerzen, unter Kontrolle gebracht werden, und dies geschieht häufig durch eine Therapie mit opiatähnlichen Stoffen, die wiederum zu einer Enzephalopathie und einem Delir führen (Breitbart u. Payne 1998). Diese Zustände erfordern dann ebenfalls eine Therapie.

- Anpassung an die Pflege

Wer die aktive Behandlung erfolgreich beendet hat und sich selbst als Überlebenden ansieht, lernt häufig das Leben mehr zu schätzen und wird seine Wertvorstellungen und Ziele neu überdenken. Gleichzeitig aber haben solche Menschen eine sehr ausgeprägte Furcht vor Rückfällen, eine allgemeine Ängstlichkeit und eine höhere Empfindlichkeit gegenüber Krankheit und Tod. Zwar vergeht diese Ängstlichkeit mit der Zeit, aber eine medizinische Routineuntersuchung oder leichte Symptome können sie sofort wieder verschlimmern, selbst dann, wenn die Symptome verstandesmäßig als nicht dem Krebs zugeordnet, irrational aber direkt auf das Krebsgeschehen zurückgeführt werden. Häufig zeigen diese Patienten ein niedrigeres Selbstwertgefühl, und es tauchen Schwierigkeiten bei der Arbeit und mit den Versicherungen auf (Cella et al. 1991).

- Anpassung daran, zu den Überlebenden zu gehören

Zudem gibt es bestimmte Reize, die eine konditionierte Antwort in Form von Übelkeit, Erbrechen und Angst hervorrufen, wie sie nach der Chemotherapie erfahren wurde (Cella et al. 1986). So konnte in Studien gezeigt werden, daß 15% der überlebenden Patienten einer Knochenmarktransplantation das vollständige Symptommuster einer posttraumatischen Streßstörung erfahren, und 10% dieser Patienten litten unter Alpträumen, Schlaflosigkeit und kurzen Erinnerungssequenzen traumatischen Inhaltes (Flashback). Ähnliche Belastungssymptome zeigen auch

30% aller Mütter von Kindern mit Knochenmarktransplantation (Pelcovitz et al. 1998).

- Anpassung an ein erhöhtes erbliches Risiko

Bei Individuen mit einem erhöhten erblichen Risiko für Krebserkrankungen zeigt sich eine steigende Bewußtwerdung der eigenen Familiengeschichte sowie eine wachsende Sorge, ob es sinnvoll ist, einem genetischen Test zuzustimmen. Dabei gibt es im Umgang mit der Angst vor dem Risiko unterschiedliche Vorgehensweisen: Einige Personen verneinen und verweigern nicht nur den Test, sondern auch Routineuntersuchungen wie die Mammographie. Andere untersuchen regelmäßig ihren Körper auf Anzeichen von Krebs und werden in bestimmten Abständen bei den Ärzten zu Vorsorgeuntersuchungen und Screeningtests vorstellig. Aber unabhängig von ihrem persönlichen Coping-Stil sind alle diese Menschen einer erhöhten psychischen Belastung ausgesetzt, und es hat sich herausgestellt, daß unterstützende Gruppen dabei wertvoll sein können.

4 Psychische Störungen

Es ist durchaus möglich, daß ständige negative emotionale Reaktionen das normale Maß übersteigen und das Leben des Menschen so beherrschen, daß sie mit der Behandlung sowie der allgemeinen Lebensqualität in Konflikt kommen. Dann ist es notwendig, diese Symptome zu evaluieren um festzustellen, ob eine psychiatrische Störung vorliegt (Roth et al. 1998). Meist kommen Anpassungsstörungen (mit ängstlicher oder depressiver Gestimmtheit oder beidem), Angststörungen, depressive Störungen und Delirien vor, die aufgrund von Stoffwechselstörungen oder medikamentösen Nebenwirkungen auftreten.

4.1 Angststörungen

Die Symptome der Angst können von normaler Furcht bis hin zu völlig lähmenden Angststörungen reichen. Bei Krebspatienten wurden 3 übliche Quellen der Angst identifiziert:

Quellen der Angst
- Situation

1. Situationsbezogene Ängste, die der Krankheit selbst zugeordnet werden können (der Erstdiagnose, der Erwartung einer neuen Prozedur oder, später, der Angst vor einem Rückfall): Dies ist für gewöhnlich eine Anpassungsstörung mit ängstlicher Verstimmtheit. Angst kann auch medizinischen Problemen zugeordnet werden, so etwa nur schlecht kontrollierten Schmerzen, entgleistem Stoffwechselgeschehen, Nebenwirkungen der Behandlung, angstinduzierenden Medikamenten oder Entzugssymptomen (z.B. sedierende Analgetika), Tumoren, die Hormone ausschütten, sowie paraneoplastischen Symptomen (Noyes et al. 1998).

- Behandlung

2. Behandlungsbezogene Ängste, wie etwa die Furcht vor schmerzhaften Untersuchungen (z.B. Magnetresonanztomographie) und antizipatorische Ängste vor einer Chemotherapie (Andrykowsky u. Redd 1997; Redd et al. 1987).

- bestehende Angststörung

3. Eine bereits bestehende Angststörung, die im Zusammenhang mit dem Krebs und seinem Umfeld verstärkt werden kann. Beispiele wä-

ren eine bereits bestehende Phobie vor Krankenhäusern, Nadeln, Blut oder eine Klaustrophobie. Ebenso können, ausgelöst durch den Streß der Krebserkrankung, traumatische Erinnerungen durch das medizinische Umfeld an die Oberfläche gelangen, etwa eine verzögerte posttraumatische Streßstörung.

Damit der Patient auch weiterhin in der Lage ist, eine bestmögliche medizinische Behandlung anzunehmen, müssen all diese Symptome unter Kontrolle gehalten werden. So können während einer Behandlung auftretende situationsbezogene Ängste leicht von dem behandelnden Arzt und der onkologischen Schwester oder dem Sozialarbeiter aufgefangen werden, indem der Patient beruhigt und informiert wird.

Für schwerere Angstzustände gibt es 3 angemessene Behandlungswege:
1. Beratung oder Psychotherapie mit Hilfe eines unterstützenden Kriseninterventionsmodells,
2. Techniken zur Verhaltensmodifikation wie Entspannung, systematische Desensibilisierung und Hypnose und
3. psychopharmakologische Ansätze (z. B. Benzodiazepine, Antidepressiva und Neuroleptika).

Behandlung schwerer Angstzustände

4.2 Depression

Bei Krebspatienten ist es schwierig, eine depressive Störung zu diagnostizieren, denn die körperlichen Symptome einer Depression wie Müdigkeit, Schwächung, Libidoverlust, allgemeine Unlust und mangelnde Konzentration werden für gewöhnlich auch von Krebs ausgelöst, v. a. in den fortgeschritteneren Stadien der Krankheit.

Die meisten depressiven Störungen sind Reaktionen auf die Krankheit (Anpassungsstörungen), und sie tauchen bei etwa einem Viertel der ambulanten Patienten auf. Bei den körperlich schwerer erkrankten stationären Patienten werden höhere Prozentraten berichtet (Bukberg et al. 1984). Eine Depression zeigt sich in vielen Symptomen: niedergeschlagene oder dysphorische Stimmung, entweder Ruhelosigkeit oder verringerter psychomotorischer Antrieb, Schlaflosigkeit, Hoffnungslosigkeit und Hilflosigkeit, Schuld und suizidale Vorstellungen. Für die Diagnose einer Major-Depression werden zusätzlich eine vorangegangene psychiatrische Krankengeschichte oder eine familiäre Krankengeschichte sowie stoffgebundener Mißbrauch in Betracht gezogen.

Symptome

Wichtige Risikofaktoren einer Depression sind bereits durchgemachte Depressionen oder Selbsttötungsversuche, schlechte soziale Unterstützung sowie ein kürzlich erlebter schmerzhafter Verlust. Risikofaktoren für die Krankheit selbst sind fortgeschrittene Erkrankung, schlecht kontrollierte Schmerzen, ein anderes chronisches Leiden oder medizinische Komplikationen (wie etwa Stoffwechselstörungen, Ernährungsprobleme, endokrine oder neurologische Zustände), die Anwendung bestimmter chemotherapeutischer Stoffe (z. B. Interferon) sowie der Gebrauch von Medikamenten wie Steroide oder Opiate.

Risikofaktoren

Suizidrisiko

Liegt eine depressive Störung vor, so ist dies besonders beunruhigend, weil die Gefahr einer Selbsttötung besteht. Im Vergleich mit der allgemeinen Bevölkerung ist die Selbsttötungsrate bei Krebspatienten erhöht (Bolund 1985, 1986). Es konnte auch in kürzlich durchgeführten Untersuchungen nachgewiesen werden, daß Bitten nach ärztlich unterstützter Selbsttötung in erster Linie auf Depression und nicht auf Schmerzen zurückzuführen sind (Breitbart u. Krivo 1998). Risikofaktoren für Selbsttötung sind vorangegangene Versuche zur Selbsttötung, eine bestehende oder durchgemachte psychiatrische Störung oder Drogenmißbrauch, Depression und Hoffnungslosigkeit, ein kürzlich erlebter schmerzhafter Verlust, aber auch schlecht kontrollierte Schmerzen, Delir, fortgeschrittene Krankheit sowie Entkräftung und Erschöpfung (Breitbart u. Krivo 1998).

Evaluation des Suizidrisikos

Wenn das Risiko für einen Suizid evaluiert wird, sollte eine Reihe an Informationen gesammelt werden. So über das Stadium, in dem sich die Krankheit befindet, über die Prognose, die Natur der suizidalen Gedanken, über andere erlittene Verluste und die psychiatrische Krankengeschichte, aber auch über mangelnde Anpassung an Stressoren sowie eine mögliche Familiengeschichte der Depression.

Behandlung

Für die Behandlung der Depression ist in erster Linie der Aufbau einer guten Therapeut-Klienten-Beziehung wichtig, innerhalb derer dann unterstützende Psychotherapie, kognitive Verhaltenstherapie und psychotrophe Mittel angeboten werden können.

4.3 Delir

Mögliche Ursachen

Hierunter fallen alle Veränderungen in der Stimmung oder im Verhalten eines Individuums mit Krebs im fortgeschrittenen Stadium, die medizinische Ursachen haben. Liegt ein Delir vor, muß nach diesen Ursachen gefahndet werden: stoffwechselbedingte Enzephalopathie, Ungleichgewicht der Elektrolyte, Nebenwirkungen der Behandlung (z. B. Anticholinergika, chemotherapeutische Mittel, Bestrahlung), Infektionen (z. B. Septikämie) und paraneoplastische Störungen (Posner 1978; Breitbart und Cohen 1998). Von allen stationär untergebrachten Patienten mit fortgeschrittener oder terminaler Erkrankung entwickeln 75% ein Stadium der Verwirrtheit, das dem Tode vorausgeht (Delir) (Massie et al. 1983).

Symptome

Anzeichen, die dem Delirium vorausgehen, sind Veränderungen im Schlafmuster, leichte Ablenkbarkeit, Verweigerung der Zusammenarbeit, Schläfrigkeit oder Agitiertheit sowie Fehlinterpretation von Geräuschen und Gegenständen. Auf diese bereits im frühen Stadium auftretenden Symptome folgen später eine Weigerung zur Zusammenarbeit, die von begründeten Hilfeersuchen begleitet wird, Ärger, verbale Angriffe, optische Täuschungen, Wahnvorstellungen und Halluzinationen, v. a. wenn die Symptome zunehmen (Breitbart u. Cohen 1998).

Behandlung

Für die Behandlung ist es wertvoll, eine bekannte und vertraute Person zu haben, die bei dem Patienten bleibt und eine stabile, vertrauenswürdige und sichere Beziehung aufbaut. Nur mit Vorsicht sollten die Patienten auch körperlichen Beschränkungen unterworfen werden, wobei eine solche Maßnahme der ständigen Überprüfung bedarf. Um die Verwirrtheit der Patienten zu verringern, werden für gewöhnlich Psychopharmaka eingesetzt, meist geringe Dosen von Haloperidol, die mehrmals am Tag verabreicht werden. Um die Unruhe zu mildern, kann zusätzlich Lorazepam gegeben werden.

5 Verhaltensvariablen und psychosoziale Faktoren bei Krebserkrankung und -sterblichkeit

Sowohl auf die Krebserkrankung, als auch auf die Sterblichkeit durch Krebs, haben Verhaltensvariablen sowie psychologische und soziale Faktoren einen deutlichen Einfluß. Hierzu zählen der Lebensstil, ein niedriger sozioökonomischer Status, die frühzeitig gestellte richtige Diagnose, die Patientencompliance gegenüber der Behandlung sowie die soziale Unterstützung (Cella et al. 1991; House et al. 1988). Die Persönlichkeit des Patienten war dagegen kein signifikanter Faktor. Ebenso haben weder Verwitwungs- noch Depressionsstudien den Nachweis einer signifikanten Verbindung zu Krebserkrankung und der Sterblichkeit an dieser Krankheit erbracht. Auch wenn psychosoziale Interventionen das Wohlbefinden des Patienten und seine Lebensqualität steigern, so ist doch fraglich, ob sie eine signifikante Auswirkung auf das Überleben haben (Classen et al. 1998).

Einflußfaktoren

6 Schlußfolgerungen

Innerhalb der Onkologie stellt die Psychoonkologie eine neue Subspezialität dar, in der das wachsende Interesse an Verhaltensvariablen, psychologischen und sozialen Faktoren zum Ausdruck kommt. Diese Variablen stehen mit der Krebsprävention und der Krebsbehandlung in Beziehung. Einer der Grundpfeiler bei der vollständigen Versorgung der Krebspatienten muß heute die Sorge um ihre psychologische Betreuung sein.

Notwendigkeit der psychologischen Betreuung

Die Forschungen über Prävention und Krebserkennung sind eng an die Sozialwissenschaften gekoppelt, denn hier geht es um Veränderungen im Lebensstil und um Änderungen des Verhaltens. Welche Auswirkungen der Krebs auf das psychische Funktionieren und auf den Schutz desselben hat, hängt in Theorie und Praxis ganz entscheidend von dem Wissen ab, das von diesem neuen Forschungszweig zur Verfügung gestellt wird. In der Behandlung und in der Prävention des Krebses spielen die Psychiatrie als medizinisches Fachgebiet und die Psychoonkologie als onkologisches Fachgebiet eine außergewöhnliche Rolle.

Bedeutung der sozialwissenschaftlichen Forschung

7 Literatur

Andrykowski MA, Redd WH (1987) Longitudinal analysis of the development of anticipatory nausea. J Consult Clin Psychol 55:36–41

Bolund C (1985) Suicide and cancer. I. Demographical and suicidological description of suicides among cancer patients in Sweden. J Psychosoc Oncol 3:17–30

Bolund C (1986) Suicide and cancer. II. Medical and care factors in suicide by cancer patients in Sweden. J Psychosoc Oncol 3:31–52

Breitbart W, Cohen KR (1998) Delirium. In: Holland JC (ed) Psycho-oncology. Oxford Univ Press, New York, pp 564–575

Breitbart W, Krivo S (1998) Suicide. In: Holland JC (ed) Psycho-oncology. Oxford Univ Press, New York, pp 541–547

Breitbart W, Payne DW (1998) Pain. In: Holland JC (ed) Psycho-oncology. Oxford Univ Press, New York

Bukberg J, Penman D, Holland JC (1984) Depression in hospitalized cancer patients. Psychosom Med 46:199–212

Cella DF, Pratt A, Holland JC (1986) Persistent anticipatory nausea, vomiting, and anxiety in cured Hodgkin's disease patients after completion of chemotherapy. Am J Psychiatry 143:641–643

Cella DF, Orav EJ, Kornblith AB et al (1991) Socioeconomic status and cancer survival. J Clin Oncol 9:1500–1509

Classen C, Sephton SE, Diamond Susan, Spiegel David (1998) Studies of life-extending psychosocial interventions. In: Holland JC (ed) Psycho-oncology. Oxford Univ Press, New York, pp 730–742

Holland JC (1998) Societal views of cancer and the emergence of psycho-oncology. In: Holland JC (ed) Psycho-oncology. Oxford Univ Press, New York, pp 3–15

House JS, Landis KR, Umberson D (1988) Social relationships and health. Science 241:540–545

Massie MJ, Holland JC, Glass E (1983) Delirium in terminally ill cancer patients. Am J Psychiatry 140:1048–1050

Noyes R, Holt CS, Massie MJ (1998) Anxiety disorders. In: Holland JC (ed) Psycho-oncology. Oxford Univ Press, New York, pp 548–565

Pelcovitz D, Lebov B, Mandel F, Kaplan S, Weinblatt M, Septimins A (1998) Post-traumatic stress disorder and family functioning in adolescent cancer. J Trauma Stress 2:205–221

Posner J (1978) Neurologic complications of systemic cancer. Dis Mon 25: 1–60

Redd WH, Jacobsen PB, Die-Trill M, Dermatis H, McEnvoy M, Holland JC (1987) Cognitive/attentional distraction in the control of conditioned nausea in pediatric oncology patients receiving chemotherapy. J Consult Clin Psychol 55:391–395

Roth AJ, Kornblith AB, Batel-Copel L, Peabody E, Scher HI, Holland JC (1998) Rapid screening for psychological distress in men with prostate cancer: a pilot study. Cancer 82(10):1904–1908

Spencer SM, Carver CS, Price AA (1998) Psychological and social factors in adaptation. In: Holland JC (ed) Psycho-oncology. Oxford Univ Press, New York, pp 211–222

KAPITEL 19
Schmerz und Schmerztherapie

H. MERSKEY

1	Definition von Schmerz	406
2	Psychodynamische Hypothesen	407
3	Persönlichkeitsmerkmale	408
4	Selektion	409
5	Klinische Beiträge	411
6	Daten aus Umfragen und Erhebungen	412
7	Verhaltensmedizinische Konzepte	413
8	Psychologische und physiologische Schmerzmechanismen	416
9	Kompensation und Motivation	419
10	Patienten mit Schmerzen	421
11	Management und Behandlung	424
11.1	Evaluation	424
11.2	Allgemeine Patientenführung	426
11.3	Medikation	426
11.4	Relaxation	428
11.5	Kognitive Behandlung	428
11.6	Psychologische Methoden allgemein	429
12	Literatur	431

Übersetzung: R. F. Tauber

1 Definition von Schmerz

In der täglichen Praxis gelingt es uns oft nicht, körperliche Erklärungen für Schmerzen zu finden. Manchmal scheint Schmerz aus psychischen Prozessen zu entstehen, wie der Kopfschmerz bei Depressionen oder der sehr seltene Schmerz, der als Halluzination bei Schizophrenie vorkommt. Dies zeigt ein konzeptionelles Problem beim Verständnis des Wortes Schmerz: Im normalen Gespräch und in der Sprache beschreibt Schmerz eine Erfahrung, die eine Person mündlich anderen weitergibt. Normalerweise beschreibt Schmerz dabei eine Art von Erfahrung, die mit Schaden für den Körper verknüpft ist.

Schmerz als subjektive Erfahrung

Das Wort für Schmerz beschreibt also eine subjektive Erfahrung und ist damit ein Wort für einen psychischen Zustand und beschreibt keine körperlichen Vorgänge. Es sagt uns nichts über die Vorgänge im Axon der Nervenzelle oder in den Nervenbahnen. Schmerz bezieht sich zwar auf den Körper, so daß die Erfahrung zu einem gewissen Teil an den Körper gebunden ist, aber er ist immer eine persönliche Erfahrung und somit etwas, auf das bei einer Person nur geschlossen werden kann entweder durch den Bericht der Person selbst oder durch Beobachtung von Verhalten, welches das Vorhandensein von Schmerz nahelegt. Schmerz muß durch direktes Nachfragen bestätigt werden und kann somit nicht durch externe Kriterien definiert werden. Durch Fortschritte in Neurophysiologie und bildgebenden Verfahren können wir vielleicht eines Tages feststellen, daß Berichte über Schmerz konsistent mit spezifischen physiologischen Veränderungen verbunden sind, aber bis heute sind solche Beobachtungen begrenzt und für die allgemeine klinische Anwendung nicht verfügbar.

Schmerz bei Verletzung

Gewöhnlich wird das Wort Schmerz verwendet, wenn ein Individuum Verletzungen oder Schaden am Körper erleidet und einen besonderen subjektiven Zustand erlebt, der als unangenehm empfunden wird. Die Worte, die für die Beschreibung von Schmerz angewendet werden, deuten normalerweise eine Gewebeschädigung an (Devine u. Merskey 1965). Aus diesen Überlegungen heraus schien es möglich, eine Definition zu finden, nach der Schmerz eine unangenehme Erfahrung darstellt und nach der wir ihn primär mit Schädigung von Gewebe assoziieren oder ihn mit Worten eines solchen Schadens beschreiben. Er ist eben jene charakteristische Erfahrung, die allen Menschen gemeinsam zu sein scheint, mit sehr seltenen Ausnahmen bei solchen Menschen, die sich von schädigenden Stimuli nicht zurückziehen und bei denen ein kongenitales Fehlen der Schmerzerfahrung angenommen wird.

Schmerzdefinition der IASP

Die International Association for the Study of Pain (IASP) (1979) hat die folgende Definition angenommen: „ein unangenehmes sensorisches und emotionales Erlebnis, das mit einem aktuellen oder möglichen Gewebeschaden verbunden ist oder das in Begriffen eines solchen Gewebeschadens beschrieben wird". In einer gewissen Hinsicht ist diese Definition nur ein semantischer Trick: Sie beseitigt die Frage, ob Nozizeption Schmerz ist, und stellt dafür ein psychologisches Gerüst zur Verfügung. Die Definition bedeutet, daß wir das Wort Schmerz nicht verwenden, um einen Schädigungsreiz zu beschreiben, sondern um zu beschreiben, was eine Person fühlt. Einer der Vorteile dieser Definition ist, daß ein Patient auch bei jenen seltenen Fällen, bei denen Schmerz offenbar eine psychische Ursache hat, korrekterweise dasselbe Wort verwenden kann wie ein Patient mit einem gebrochenen Arm.

Dies ist eine sehr monistische Ansicht von Schmerz. Oft können wir bei dem Erleben von Schmerz nicht zwischen Schmerzen psychischer Genese und Schmerz physischer Genese unterscheiden. Trotzdem sollten wir sehr darum bemüht sein, die Ursachen von Schmerz zu erkennen. Ein bestimmter Schmerz mag sowohl psychische als auch physische Ursachen haben und hat dann sozusagen eine mehrfache Ätiologie.

2 Psychodynamische Hypothesen

„Wir fühlen den Schnitt des Skalpells des Chirurgen mehr als zehn Schwerthiebe in der Hitze der Schlacht" (Montaigne 1580). Diese Bemerkung von Montaigne illustriert einige Aspekte der Psychologie des Schmerzes. Leichte oder mäßige Angst, die in der klinischen Praxis häufig mit Schmerz einhergeht, scheint Schmerzen zu verstärken. Auch das passive Ausgeliefertsein gegenüber dem Schmerz mit der Unfähigkeit zur Flucht vermehrt das Schmerzempfinden. Erhöhte Erregung („arousal") hingegen, wie in der Schlacht, verringert Schmerzen stark oder beseitigt sie ganz.

Schmerz und Erregung

Neben der Angst wurden verschiedene Beschwerden einschließlich Schmerzen in verschiedenen Körperteilen historisch mit der Diagnose einer Hysterie verbunden. Was man als Hysterie bezeichnete, unterschied sich zu verschiedenen Zeiten ganz enorm, und am besten faßt man Hysterie als einen breiten Begriff auf, der in der Vergangenheit für Depressionen und Beschwerden infolge von Funktionsstörungen des Körpers und der Psyche (z.B. Gedächtnisstörungen) verwendet wurde. Dieser Ansatz hat auch zu der Kategorie der somatoformen Störungen im DSM-III und DSM-IV (APA 1980, 1994) und ihren Nachfolgern geführt, unterschieden von Konversionsstörungen und dissoziativen Symptomen.

Angst und Hysterie

Die historische Tradition, Schmerz als ein Konversionssymptom anzusehen, war gängig in der psychoanalytischen Literatur und erschien in mindestens 31 verschiedenen psychoanalytischen Berichten (Merskey u. Spear 1967). Diese Berichte stützten sich auf das Konzept der Verdrängung, ein Konzept, das jetzt in beträchtlichen Schwierigkeiten ist, besonders im Hinblick auf Langzeiteffekte (Holmes 1990). Die meisten der gegenwärtigen Schwierigkeiten mit diesem Konzept rühren von dem übermäßigen Gebrauch des Konzepts bei der Darstellung der multiplen Persönlichkeitsstörung her und von der Entwicklung falscher Erinnerungen, was zu einer Neubewertung der theoretischen und praktischen Rechtfertigung für den Gebrauch und die Anwendung des Verdrängungsbegriffs geführt hat (Merskey 1996). Es mag noch immer einen Platz für die Verdrängung als einen Akutmechanismus bei Konversion oder bei dissoziativen Störungen im Rahmen von akuten Belastungen geben, aber es gibt keine überzeugenden Hinweise, welche die Idee von Verdrängung als Langzeitmechanismus wissenschaftlich belegen.

Kindheitserfahrungen

Trotzdem besteht weiter die Idee, daß individuelle Reaktionen durch Kindheitserfahrungen bestimmt werden. Schilder (1931) interpretierte Schmerzen bei einem seiner Patienten als eine Abwehr gegen Sexualität mit perverser sadomasochistischer Befriedigung. Davon ausgehend beschrieb Engel (1951) „atypischen Gesichtsschmerz" als ein hysterisches Konversionssymptom, verbunden mit vielen verschiedenen Arten von Selbstbestrafung. Er betonte bei seinen Fällen die Häufigkeit von unnötigen chirurgischen Eingriffen, das Vorhandensein weiterer somatischer Symptome, die Toleranz gegenüber körperlichen Ursachen von Schmerz – oft mit Schwung und Energie – und die Remission der Schmerzen in Zeiten von Unglück oder bei anderen Anlässen für Leiden, seien sie körperlich oder seelisch. Später nannte er diese Art von Patienten den „pain-prone patient", unabhängig davon, ob die Schmerzen sich auf Gesichtsschmerz bezogen oder anderswo am Körper auftraten (Engel 1959).

Beziehung zur Aggression

Engels Arbeit war anekdotisch und nur begrenzt ausgearbeitet. So wurden bei Schmerzpatienten vermehrt Verbitterung, eine erhöhte Anzahl von Operationen, Arztbesuchen, früheren schmerzhaften Erkrankungen und Eheprobleme gefunden (Merskey 1965a, b). Für viele dieser Befunde finden sich auch alternative Erklärungsmöglichkeiten. Gereiztheit und Groll sind übliche Phänomene bei allen Schmerzpatienten, ob aus psychischer oder körperlicher Ursache. Bei Tieren ist Aggression eine der Hauptverhaltensweisen, die bei traumabedingten Schmerzen auftreten (Ulrich et al. 1965; Ulrich 1966). Auch beim Menschen führt Schmerz zu vorwiegend feindlichen Reaktionen.

3 Persönlichkeitsmerkmale

Psychologische Tests

- MMPI

Traditionell nahm man an, daß die hysterische oder, wie sie jetzt genannt wird, die histrionische Persönlichkeit mit nicht organisch bedingtem Schmerz in Verbindung gebracht werden dürfte. Die Arbeit mit dem *Minnesota Multiphasic Personality Inventory (MMPI)* hatte zu der Annahme geführt, daß es bei Schmerzpatienten ein charakteristisches abnormales Muster gebe. Typischerweise ist die Hypochondrieskala über den Mittelwert erhöht, die Depressionsskala ist leicht erhöht und die Hysterieskala ist ebenfalls erhöht und liegt zwischen den beiden anderen Skalen. Wenn der Patient keine organischen Erkrankungen hat, kann dies als ein Zeichen gewertet werden, daß es sich um einen Schmerz vom hysterischen Typ handelt. Viele Patienten mit körperlichen Erkrankungen können allerdings durchaus ein ähnliches Antwortmuster im MMPI aufweisen.

- Probleme des MMPI

Wenn ein Patient mit einer körperlichen Erkrankung Fragen, die auf der Hypochondrieskala erscheinen, mit ja beantwortet und somit beispielsweise angibt, Rückenschmerzen, andere Gelenkschmerzen, Kopfschmerzen oder schlechten Schlaf zu haben, wird das Ergebnis oft als psychische Krankheit interpretiert. Außerdem stammt die Hälfte der Items auf der Hysterieskala aus der Hypochondrieskala. Deswegen wird bei erhöhter Hypochondrieskala auch die Hysterieskala hierdurch erhöht. Zusätzlich werden Items wie Schlaflosigkeit, Erschöpfung und Konzentrationsstörungen, die alle durch chronische körperlich bedingte Schmerzen hervorgerufen werden können, positiv auf der Hypochondrieskala und auch auf der Depressionsskala mitgewertet. So ist also das Muster, das im MMPI als „Konversions-V" beschrieben wurde, generell auch bei körperlichen Schmerzursachen oder anderen chronischen belastenden somatischen Erkrankungen zu erwarten. Eine Kausalgie (chronisches regionales Schmerzsyndrom Typ II) oder ein anderer Deafferenzierungsschmerz ist genauso wahrscheinlich Ursache dieses Syndroms wie die Psyche, wenn nicht noch wahrscheinlicher.

Die Probleme mit dem MMPI schränken seine Anwendung bei Patienten mit chronischen Schmerzen ein. Dasselbe gilt für jeden anderen Test, z.B. die *Symptom-Checkliste 90*, die mit einer Kategorie namens Somatisierung arbeitet und auf dem Zählen körperlicher Symptome fußt. Bei Patienten mit chronischen Schmerzen müssen psychiatrische Messungen von somatisch gewichteten Fragen unabhängig sein. Die *Hospital Anxiety and Depression Scale* (Zigmond u. Snaith 1983) wurde spezifisch für dieses Problem entworfen und ist besonders wertvoll auf diesem Gebiet.

– Hospital Anxiety and Depression Scale

4 Selektion

Die Auswahl beeinflußt, welche Patienten sich mit Schmerzen oder in der allgemeinen medizinischen Versorgung vorstellen. Selbst sehr akute und potentiell gefährliche Zustände führen bei einer Stichprobe aus der Normalbevölkerung nicht automatisch zur Krankenhausaufnahme und das gilt auch für die Allgemeinmedizin. Ein Patient mit Migräne mag sich z.B. sagen: „Ich habe schon wieder diese schreckliche Migräne. Ich muß damit zu meinem Hausarzt gehen. Mutter ist damit auch immer zu ihm gegangen und ich sollte das auch tun." Oder er könnte sich sagen: „Mutter ist mit ihren Kopfschmerzen immer zum Arzt gegangen und es hat nichts gebracht. Ich werde den Tag frei nehmen, eine Schmerztablette nehmen und morgen wieder zur Arbeit gehen." Es überrascht nicht, daß Patienten aus spezialisierten Migränesprechstunden üblicherweise beständiger in ihrer Suche nach Hilfe sind als Migränepatienten in der Allgemeinbevölkerung. Patienten aus anderen Kliniken sind oft ängstlich und hypochondrisch.

Selektionsprobleme in der Praxis

Frühe Studien glaubten zu erkennen, daß Migräne oft bei Personen vorkam, die zögerlich, unsicher, perfektionistisch und übermäßig besorgt waren. Sie waren hochintelligent, weibliche Patienten hatten oft kein erfülltes Sexualleben, und die Männer hatten oft einen schwachen Sexualtrieb. Die Migräneattacke wurde als Konfliktlösung gesehen zwischen dem Wunsch, dem Einfluß der Mutter zu entkommen und dem Zwang, sie nicht zu verlassen. Diese Art von Beschreibungen wurden von dem späten H.G. Wolff (1937, 1948) übernommen, der besonders auf das Vorhandensein einer rigiden, ehrgeizigen und perfektionistischen Persönlichkeit hinwies, wobei die Kopfschmerzen durch eine Vielzahl von Stressoren ausgelöst wurden.

Frühe Studien zur Migräne

Prävalenz von Migräne

Migräne ist in der Gesamtbevölkerung sehr häufig: Eine Umfrage von Crisp et al. (1977) an Patienten aus Allgemeinarztpraxen zeigte, daß Migränepatienten sich kaum von anderen Patienten aus Allgemeinpraxen unterschieden. Es zeigte sich eine statistisch signifikante Erhöhung von Angst bei Migränepatienten, aber das Signifikanzniveau war nur gering. Somit ist Migräne nicht automatisch mit emotionellen Zuständen verknüpft, obwohl Angst einerseits Migräneattacken provozieren kann und andererseits Migräne bei depressiven und ängstlichen Patienten häufiger zu sein scheint. Es gilt für alle Formen von chronischen Schmerzen, daß Selektion ein natürliches Phänomen ist, und je hochspezialisierter die Klinik ist, desto stärker ist das Selektionsmuster.

Gesichtsschmerz

Untersuchungen zu Gesichtsschmerzen führen zu ähnlichen Resultaten. Das temporomandibuläre Schmerzsyndrom („temperomandibular pain and dysfunction syndrome"; TMPDS) zeigt sich durch Schmerzen im Gesicht, insbesondere in der Maxillarregion, bei manchen Patienten durch Knacken der Gelenke, Schmerzempfindlichkeit der Kaumuskeln und über dem Gelenk und durch eine eingeschränkte Kieferöffnung. In der Normalbevölkerung hatten 39% ein Gelenkknacken, 12% hatten Schmerzen beim weiten Öffnen des Kiefers und 7% hatten eine Bewegungseinschränkung (Agerberg u. Carlsson 1972). Außerdem haben etwa 5% der 25jährigen Männer und 11% der Frauen Gesichtsschmerzen (Heloe u. Heloe 1979).

Behandlung von Gesichtsschmerz

In dieser letzten Studie kamen 2% der Männer und 5% der Frauen zur Behandlung, was in einem Verhältnis von Männern zu Frauen von 1:6 in der Klinik resultierte, anstelle einem 1:2-Verhältnis in der Bevölkerung. Im klinischen Alltag stellen sich Frauen viel häufiger mit TMPDS vor als Männer. TMPDS wurde als die Folge einer psychophysiologischen Störung angesehen. Wir fanden aber, daß nur 48% einer Patientengruppe mit TMPDS als psychiatrisch auffällig diagnostiziert werden konnten, selbst wenn wir einen sehr großzügigen Cut-off-Wert auf dem *General Health Questionnaire-28* wählten, einem Screeninginstrument für psychologische Krankheiten (Salter et al. 1983). Auch Speculand et al. (1983) haben beobachtet, daß das abnorme Krankheitsverhalten bei Patienten mit dieser Störung eher dem von Allgemeinarztpatienten ähnelte als einer Population von chronischen Schmerzpatienten.

Selektionseffekte bei chronischen Schmerzpatienten

Crook et al. (1989) haben starke Hinweise auf Selektionseffekte bei chronischen Schmerzpatienten gefunden. Patienten aus einer Schmerzklinik berichteten häufiger über Verletzungen als Allgemeinarztpatienten, sie beschrieben eine größere Intensität und Konstanz der Schmerzen und hatten mehr Schwierigkeiten im Alltag. Sie waren auch stärker depressiv und sozial isoliert und es gab mehr Langzeitfolgen durch Arbeitslosigkeit, Rechtsstreitigkeiten und Alkohol- und Medikamentenmißbrauch. Während bei den Allgemeinpatienten nur 2% behindert oder arbeitslos waren, waren es in der Schmerzklinik 38%.

5 Klinische Beiträge

Seit langem sind viele einzelne Schmerzsyndrome bekannt. Bonica (1953, 1990) konnte zeigen, daß sowohl akuter als auch chronischer Schmerz an sich pathophysiologisch schädigend wirkte und er lieferte eine Methode für die Diagnose und Behandlung der verschiedenen chronischen Schmerzsyndrome. Sein großes Werk, *The Management of Pain*, trug eine Fülle an Wissen über die Neurologie von chronischen Schmerzsyndromen und deren Behandlungsmöglichkeiten durch regionale Nervenblockaden zusammen, für die er oft selbst bahnbrechende Arbeit geleistet hatte. Er zeigte die Bedeutung der multidisziplinären Zusammenarbeit unter Einbeziehung auch psychiatrischer und psychologischer Hilfe, wie sie in einer Schmerzklinik stattfinden sollte.

Zentrale Studien von Bonica

- Neurologie und Behandlung chronischer Schmerzsyndrome

Bonica hat immer anerkannt, daß die Idee zu einer allgemeinen fachübergreifenden Schmerzklinik nicht allein seine Idee war, sondern auch auf Einflüsse des späten F.A.D. Alexander (1978) zurückgeht. Im Jahre 1990 konnte Bonica weltweit 336 Einrichtungen zur Schmerzbehandlung zählen, davon zwei Drittel in den USA. 49% der Kliniken wurde von Anästhesisten geleitet, 13% von Rehabilitationsmedizinern und 12% von Neurochirurgen. Psychiater und Psychologen leiteten zusammen 7%. Im allgemeinen liegt die Hauptverantwortlichkeit für den Aufbau von Schmerzkliniken in der Hand anderer Fachdisziplinen, Psychiatrie und Psychotherapie spielen aber in vielen Fällen eine ganz wesentliche Rolle.

- Bedeutung fachübergreifender Schmerzkliniken

Bonica beschrieb auch ein Klassifikationssystem für chronische Schmerzen, das von der Task Force on Taxonomy of the IASP übernommen wurde und das die Grundlage für eine Klassifizierung chronischer Schmerzsyndrome bietet (Merskey u. Bogduk 1994).

- Klassifikationssystem für chronische Schmerzen

Es ist nützlich, die Auftretenshäufigkeit von Depressionen bei Schmerzpatienten und von Schmerzen bei Depressiven zu kennen, auch wenn Selektionsfehler auftreten: Die Inzidenz von Depressionen bei chronischen Schmerzpatienten liegt in Kliniken zwischen 10 und 100% (Romano u. Turner 1985). Mit Depression ist dabei ein Zustand vom Schweregrad einer Major-Depression gemeint, nicht nur ein Einzelsymptom. Bei Untersuchungen an verschiedenen Kliniken fanden wir die niedrigste Inzidenz für das Vorhandensein einer psychiatrischen Störung in einer Zahnklinik, zu der die Patienten von Zahnärzten wegen Gesichtsschmerzen überwiesen worden waren. Die höchste Inzidenz fanden wir in einer psychiatrischen Klinik (Merskey et al. 1987). Kopfschmerzpatienten und Patienten mit anderen Schmerzsyndromen, die in anästhesiologischen Kliniken für Nervenblockaden behandelt wurden, lagen zwischen diesen Extremen (Merskey et al. 1985). In diesen letzten Studien wurde das *General Health Questionnaire* mit 28 Items verwendet (*GHQ-28*; Goldberg 1978). Die angeführten Zahlen wurde mit einem Cut-off-Score von 4/5 erreicht, womit versucht wurde, die Entdeckung von möglichen psychiatrischen Krankheitszuständen zu maximieren.

Depression und Schmerz

Wenn für die Diagnose einer Depression ein recht valides Instrument wie das *Levine-Pilowsky Depression Questionnaire* verwendet wurde, waren die Ergebnisse konservativer, und es kam zu der oben angegebenen niedrigen Zahl von 10%. (Dieser letzte Fragebogen war für die Diagnose eindeutiger Depressionen und zur Einteilung in reaktive oder endogene Erkrankungsmuster entwickelt worden).

6 Daten aus Umfragen und Erhebungen

Populationsraten für chronischen Schmerz

Die Zahlen für chronischen Schmerz in der Allgemeinbevölkerung stützen sich i. allg. auf chronische Schmerzen ab einer Dauer von nur 1 Monat. Die meisten Umfragen für chronischen Schmerz (z.B. Crook et al. 1984) ergeben, daß etwa 11% der Gesamtbevölkerung über einen Zeitraum von 2 Wochen andauernd Schmerzen haben. Weitere 5% hatten in den vergangenen 2 Wochen irgendwelche zeitweiligen Schmerzen. Magni et al. (1990) untersuchten die Daten, die vom United States National Center for Health Statistics gesammelt worden waren. Nach diesen Daten litten 14,4% einer repräsentativen Stichprobe der US-amerikanischen Bevölkerung im Alter zwischen 25 und 74 Jahren an chronischen Schmerzen des Gelenksystems und des Muskel- und Skelettsystems. Die Definition für chronischen Schmerz lautete hier: andauernde Schmerzen über den größten Teil des Tages über einen Zeitraum von mindestens 1 Monat innerhalb der vorangegangenen 12 Monate. Weitere 7,4% hatten irgendwelche Schmerzen unklarer Dauer.

Depression und Schmerz

Auf der Grundlage der Depressionsskala des Center for Epidemiologic Studies (CESD) fand man, daß 18% der Bevölkerung mit chronischen Schmerzen an Depressionen litten, wohingegen nur 8% der Bevölkerung ohne chronische Schmerzen ähnliche Depressionsscores erreichten. Es fanden sich signifikant mehr Frauen (Verhältnis ungefähr 6:4) und auch mehr ältere Menschen sowie auch Personen mit niedrigerem Einkommen, die an Schmerzen litten.

Diese Zahlen deuten an, daß es bei nahezu 1 von 5 Patienten mit Gelenkschmerzen über 1 Monat zu einer klinischen Depression kommt. In der Studie waren 83% der chronischen Schmerzpatienten formal auf irgendeine Weise in medizinischer Behandlung wegen ihrer Beschwerden. Unter denjenigen, die behandelt wurden, sei es durch den Hausarzt oder durch andere, lag die Rate von Patienten, die zu irgendeinem Zeitpunkt an einer Depression litten, bei etwa 2 von 9. Von den Personen mit Schmerzen waren 7,9% zwischen 1 und 30 Tagen arbeitsunfähig, 8,5% verloren mehr als 30 Arbeitstage. Diese Zahl von 8,5% entspricht in etwa 1,2% der untersuchten Gesamtpopulation. In dieser Gruppe würde man häufigere Depressionen und natürlich auch häufigere Arztbesuche erwarten.

Wechselwirkungen von Schmerz und Depression

In Follow-up-Studien hatten Patienten aus der Allgemeinbevölkerung mit chronischen Schmerzen, wie oben definiert, eine spontane Remissionsrate von 32,5% nach einem Zeitraum von 8 Jahren. Die Häufigkeit von Patienten mit chronischen Schmerzen war etwas mehr als doppelt so hoch wie in der vorigen Untersuchung. In dieser Follow-up-Studie fand sich regressionsanalytisch eine Odds Ratio von 2,14 für Patienten mit Depression, im Verlauf von 8 Jahren Schmerzen zu entwickeln. Die

Odds Ratio für Schmerzpatienten, innerhalb von 8 Jahren eine Depression zu entwickeln, lag hingegen bei 2,85. So ging also in unterschiedlichen Fällen manchmal die Depression dem Schmerz, manchmal aber auch der Schmerz einer Depression voraus. Diese Ergebnisse waren hochsignifikant, (p<0,001), obwohl der Effekt relativ klein war. Die hohe Signifikanz resultierte aus der hohen Anzahl von eingeschlossenen Versuchspersonen (Magni et al. 1994). Zwischen den Vorhersage- und den Outcomevariablen wurde keine notwendige Abhängigkeit gefunden, aber es kann davon ausgegangen werden, daß sowohl Depression die Entstehung von Schmerz fördert, wie auch, daß Schmerz die Entstehung einer Depression fördert, wobei der zweite Effekt etwas stärker ausgeprägt ist als der erste.

In der Untersuchung von Magni könnte der schwache quantitative Effekt mit dem langen Intervall der Nachbeobachtung zusammenhängen. Zu Anfang glaubten wir, daß ein langes Nachbeobachtungsintervall eine ausgezeichnete Möglichkeit wäre, die Interaktion beider Variablen prospektiv zu untersuchen. Bei genauerem Nachdenken scheint es nun, daß ein kürzeres Nachbeobachtungsintervall – sagen wir 18 Monate bis 3 Jahre – effektiver sein könnte, um uns die Nähe der gegenseitigen Verbindung der beiden Variablen klarer zu machen.

Bedeutung des Nachbeobachtungsintervalls

In den meisten Schmerzkliniken scheint die Frequenz von Depression oder psychischen Problemen bei etwa 30% zu liegen (Pilowsky et al. 1977; Large 1980; France et al. 1985; Merskey et al. 1987).

7 Verhaltensmedizinische Konzepte

Ein anderer Ansatz behandelt Schmerz als ein verhaltensbezogenes Phänomen (Fordyce et al. 1968; Fordyce 1976). Nach diesem Ansatz wird schmerzassoziiertes Verhalten durch begünstigende Kontingenzen verstärkt, z.B. durch Schmerzursachen, Anreize, Stimuli oder Ereignisse, die sein Auftreten begünstigen. Vermindert wird es dagegen durch Ereignisse, welche die Vorteile reduzieren, die der Organismus durch Klagen über Schmerzen oder durch Schmerzverhalten bekommt.

Konditionierung

Es ist seit langem bekannt, daß Übungen helfen, Schmerzen zu vermindern, und die verhaltenstherapeutische Theorie betont diese Verbindung. Steifigkeit, die durch vermehrte Aktivität ausgelöst wird, kann durch weitere Aktivität nach 1 oder 2 Tagen reduziert werden, wenn die Dekonditionierung überstanden ist. Bei manchen Patienten wird es schlechter, da ihre Schmerzen sich jedesmal bei Aktivität verschlechtern und sich dies nicht im Laufe der Zeit vermindert. In diesen Fällen könnte man annehmen, daß es eine hartnäckige Ursache für die verstärkten Schmerzen bei Aktivität gibt und daß diese Ursache auf verbesserte Konditionierung der Muskeln nicht anspricht. Es kann dabei schwierig sein vorherzusagen, wer von Übungen profitieren wird und bei wem sich die Beschwerden verschlechtern werden. Bei Patienten mit akuten Entzündungen und akuten Verletzungen scheint Ruhe besser zu sein. Bei chronischen Schmerzen scheinen Übungsprogramme für relativ

Übungseffekte

frische Fälle großen Erfolg zu haben, sie sorgen aber für eine Menge Unzufriedenheit bei Patienten, die zur Übung gedrängt werden und bei denen sich die Schmerzen verstärken.

Kritik an der operanten verhaltenstherapeutischen Behandlung

Gegenwärtige Bücher oder Artikel über Schmerz beinhalten oft ein verhaltenstherapeutisches Element bei Programmen zur Schmerzbehandlung (z. B. Gatchel u. Turk 1996). Die Kritiker der operanten verhaltenstherapeutischen Behandlung bezweifeln v. a. die Ansicht, daß verhaltenstherapeutische Ansätze bei Schmerzbewältigungsprogrammen, die übermäßige Einschränkungen und Schmerzäußerungen behandeln wollen, überhaupt Schmerzen an sich behandeln. Diese Zweifel gründen sich auf logische Einwände, und es wird auch bezweifelt, daß der Kliniker immer fähig sein wird, die geforderte Abgrenzung der „übermäßigen Einschränkungen und Schmerzäußerungen" überhaupt vorzunehmen. Wenn man das aber falsch macht, wird man Patienten wiederholt dazu treiben, Dinge zu tun, die ihnen zunehmend mehr Schmerzen und Schwierigkeiten bereiten. Dies folgt aus der grundsätzlichen Position, die Fordyce (1976) vertrat, nämlich daß sein subjektiver Zustand einen Patienten nicht kümmere, vorausgesetzt daß eine Verhaltensänderung möglich sei.

Schmidt (1988) zeigte, daß die operante Methode Schmerz und Schmerzeinschätzung durch den Patienten vermischt. Trotz vieler Verleugnung scheint es, daß der Gedanke der Behandlung von „schmerzassoziiertem Verhalten" dem subjektiven Erleben des Patienten in gewisser Weise nicht gerecht wird. Ein gemäßigterer Ansatz erkennt hingegen an, daß die verhaltenstherapeutische Behandlung Patienten helfen kann, Schwierigkeiten bei Aktivitäten zu überwinden, die sie für unüberwindbar gehalten hatten, und somit fehlangepaßtes Verhalten verändern kann.

Interessenkonflikt zwischen Behandlung der Schmerzen oder der Behinderung

Ein anderes schwerwiegendes Problem mit dem verhaltensmedizinischen Ansatz liegt darin, daß er gerade unter Umständen extrem populär geworden ist, bei denen der Behandler offenbar in einem grundlegenden Interessenskonflikt steht. Speziell in den USA wird die Behandlung eines großen Patientenanteils in Schmerzkliniken durch Versicherungsgesellschaften bezahlt. Das Interesse einer Versicherungsgesellschaft ist darauf ausgerichtet, die versicherte Person wieder zu Gesundheit und Wohlbefinden zu bringen, aber auch, dafür zu sorgen, daß die Patienten im Hinblick auf ihre Arbeitsfähigkeit behandelt werden. Natürlich liegen diese Ziele auch im Interesse der Versicherten, noch mehr als die Versicherung sind die Versicherten jedoch daran interessiert, daß die Schmerzen vermindert werden. Um dafür bezahlt zu werden, müssen Kliniken wohl manchmal Programme anbieten, die mehr die Behinderung als die Schmerzen behandeln. Hier kann manchmal das eine Ziel zugunsten des anderen geopfert werden. Dies wird in der Fachliteratur in den USA selten diskutiert, verhaltenstherapeutische Methoden behaupten, Patienten aus ihrer Arbeitsunfähigkeit zu „retten", die ansonsten endlos weiter dauern würde.

Ein solcher Ansatz wird besonders deutlich in einem Bericht einer Task Force der IASP (Fordyce 1995), der die Ansicht vertritt, daß Rückenschmerz so sehr von psychosozialen Einflüssen bestimmt wird, daß Patienten mit chronischen „unspezifischen Rückenschmerzen" nach einer

Untersuchungsperiode von 6 Wochen zum Ausschluß chirurgisch behandelbarer Leiden keine weitere medizinische Hilfe erhalten sollten. Diese Patienten sollten weder medizinische Behandlung noch Rentenzahlungen erhalten und als aktivitätsintolerant („activity intolerant") eingestuft werden. Solche Personen kämen für Rehabilitation und weitere derartige Hilfen in Frage, nicht jedoch für andere medizinische Hilfe. Finanziell sollten sie durch Programme der Arbeitslosenversicherung entschädigt werden. Dieser Ansatz hat beträchtlichen Widerspruch hervorgerufen.

Bei kognitiven Therapieansätzen gibt es diese grundsätzlichen Vorbehalte nicht. Die kognitive Therapie der Depression ist jetzt zumindest für leichte und mittelschwere Fälle gut etabliert und schließt sich mit der Pharmakotherapie nicht gegenseitig aus. Flor u. Turk (1988) zeigten, daß kognitive Einflüsse bei der rheumatoiden Arthritis für zwischen 32 und 60% der Varianz bei Schmerz und Behinderung verantwortlich waren und effektiver waren als körperliche Einflüsse. Auch scheint in vielen Fällen die Einstellung der Patienten zu Behinderung und Schmerz den Verlauf besser vorherzusagen als die Einschätzung des körperlichen Zustandes durch den Arzt. Dies beweist jedoch nicht, daß die Behinderung auf psychische Ursachen zurückgeht. Das Bewußtsein des Patienten spiegelt sowohl seinen körperlichen als auch den psychischen Zustand wieder, wobei letzterer zum Teil vom ersteren abhängt. Insgesamt scheint also die subjektive Messung die umfassendere zu sein.

Anderson et al. (1988) haben gezeigt, daß psychologische Variablen nicht unbedingt das Schmerzverhalten bei rheumatoider Arthritis unabhängig vorhersagen. Schmerzverhalten wie Schützen, Stützen, Grimassieren, Seufzen, Steifigkeit, passives und aktives Reiben sind am engsten mit körperlichen Erkrankungen verbunden. Das bestätigt die Erwartung, da das Modell des Schmerzverhaltens aus dem Modell körperlicher Erkrankungen abgeleitet wurde. Das Schmerzverhalten wird dann als „psychisch" oder anormal angesehen, wenn es durch keine körperliche Erkrankung erklärt wird.

Bei vielen Fällen von Schmerzzuständen, bei denen Röntgenuntersuchungen und selbst die Computertomographie und Kernspinuntersuchungen nicht viele neue Information beitragen, wird oft angenommen, daß Schmerzverhalten, das durch diese Untersuchungen und durch neurologische oder orthopädische Befunde nicht begründbar ist, psychischen Ursprungs sein muß. Dies ist ein wichtiger Fehlschluß, und *eine psychiatrische Erkrankung sollte bei Schmerzpatienten nur aufgrund positiver Befunde diagnostiziert werden.* Schmerz kann nicht auf eine psychologische Erkrankung zurückgeführt werden, wenn keine angemessene psychiatrische Diagnose gestellt werden kann, und eine psychiatrische Diagnose sollte nicht einfach nur deshalb gestellt werden, weil der Patient viel klagt und keine organische Ursache gefunden werden kann.

Wenn man es im Überblick sieht, kann die Identifikation von Schmerzverhalten und die Übungsbehandlung ein Teil einer umfassenden Behandlung bei chronischen Schmerzen sein. Es besteht allgemeine Übereinstimmung, daß es wichtig ist, mit den Angehörigen in Kontakt zu treten und mit ihnen daran zu arbeiten, übermäßige Abhängigkeit zu

Kognitive Therapieansätze

Bedeutung der Patienteneinstellung zum Schmerz

Schmerzverhalten bei körperlichen Erkrankungen

Bedeutung der psychiatrischen Diagnose

Einbindung der Angehörigen

Hause zu vermindern. Besonders bei chronischen Schmerzen im unteren Rückenbereich kann es hilfreich sein, mit Angehörigen die Fähigkeiten und Behinderungen des Patienten zu besprechen und darauf zu achten, daß sie nicht übermäßig besorgt sind, sondern dem Patienten alle Möglichkeiten geben, so viele Dinge wie möglich selbst zu tun. Mit verhaltensmedizinischen Interpretationen sollte man im Umgang mit den Angehörigen von Schmerzpatienten jedoch vorsichtig sein.

8 Psychologische und physiologische Schmerzmechanismen

Halluzinationen

Wenn Schmerz als das Ergebnis eines psychischen Prozesses auftritt, können verschiedene Mechanismen vorliegen. Halluzinationen können Schmerzen produzieren, dies ist jedoch sehr selten. Es stellt kaum jemals ein klinisches Problem bei Schizophrenie dar. Chronische, monosymptomatische Schmerzbeschwerden ohne irgendwelche anderen Hinweise auf psychiatrische Erkrankungen können ein Vorläufer von Schizophrenie sein, die Diagnose kann aber erst gestellt werden, wenn die Erkrankung sich in anderer Weise manifestiert hat. Bei Depressionen kann Schmerz als wahnhaftes Symptom auftreten, aber das kommt in der Regel nur bei schweren endogenen Depressionen vor und der Schmerz spricht üblicherweise sehr schnell auf entsprechende Behandlung an. Interessanterweise haben somatische Halluzinationen bei Schizophrenie oft mit dem Gefühl der Willensbeeinflussung zu tun und sind nicht schmerzhaft, obwohl verschiedene Arten von Veränderungen im Körper beschrieben werden können (Watson et al. 1981).

Muskelkontraktionen

Schmerz im Zusammenhang mit Depression und Angst könnte auf Muskelkontraktionen zurückzuführen sein. Dies scheint längst nicht so häufig vorzukommen wie vermutet, oder zumindest ist es schwierig zu belegen, daß es häufig vorkommt. Übermäßige Muskelkontraktionen bei gleichzeitiger Ischämie führen zu Schmerzen (Lewis et al. 1931). Wiederholte Kontraktionen der Muskeln eines Gliedes bei gleichzeitiger Einschränkung des Blutzuflusses mit einem Stauschlauch führen schnell zu Schmerzen, was auf den mangelhaften Abtransport von Abfallprodukten des Metabolismus zurückgeführt wird. So wird auch bei chronischem Kopfschmerz die Auslösung durch übermäßige Kontraktion von Muskeln mit einem ähnlichen Effekt als mögliche Ursache vermutet. Einige Hinweise sprechen für diese Ansicht.

Die Schwierigkeit dabei ist, daß bei Versuchen, die Muskelkontraktionen zu messen und zu quantifizieren, generell weder zu der Angst des Patienten noch zum Ausmaß des Schmerzes ein Verhältnis besteht. Die International Headache Society beschreibt nur Spannungskopfschmerz („tension-type headache"), was auf die schwache Beziehung zwischen der beobachteten Muskelanspannung und chronischen Kopfschmerzen hinweist. Zur Zeit scheint es keine sichere Erklärung von psychogenem Kopfschmerz zu geben, außer der Tatsache, daß Schmerzen vom Spannungskopfschmerztyp und Migräneattacken mit zunehmender Angst oder Depression ebenfalls zunehmen.

Die Ansicht, daß manche Schmerzen hysterisch sind, wird vielleicht am besten durch das Beispiel des Couvade-Syndroms gestützt, bei dem Ehemänner von schwangeren Frauen abdominelle Schmerzen entwickeln und sogar abdominelle „Kontraktionen" zeigen. Es gibt in diesen Fällen keinen Grund, eine körperliche Erkrankung zu vermuten, und auch keine plausible pathophysiologische Erklärung, auch wenn das Schlukken von Luft eine gewisse gastrointestinale Erweiterung verursachen kann. Während die Diagnose von hysterischen Schmerzen an sich auf diesem Hintergrund akzeptiert werden sollte, ist diese Diagnose jedoch selten – oder zumindest ist es äußerst schwer, es nachzuweisen – wie im folgenden ausgeführt werden soll.

Hysterie: Couvade-Syndrom

Ein weiterer Mechanismus der Schmerzentstehung muß beachtet werden: Angst kann die Aktivität im Rückenmark und im Mittelhirn auf irgendeine Weise so verändern, daß der Input durch schädliche Stimuli verstärkt wird oder daß Suppressormechanismen gehemmt werden. So kann ein Effekt vom limbischen System durch absteigende Bahnen zum Rückenmark übertragen werden, wodurch eine gegenwärtige abnorme Aktivität verstärkt werden könnte. Aufsteigende und absteigende Aktivität in zerebrospinalen Bahnen wurde wiederholt experimentell nachgewiesen und bietet einen möglichen Erklärungsmechanismus, prinzipiell angelehnt an die „Gate control theory" des Schmerzes von Melzack u. Wall (1965). Durch die Entwicklung dieser „Gate-Theorie" des Schmerzes kann man die Zunahme und Abnahme von Schmerzen aus einer physischen Erkrankung im Zusammenhang mit emotionaler Erregung erklären, und sie bezieht auch die verschiedenen Typen von Input und Kontrollmechanismen im Nervensystem mit ein. Während man diese Theorien sicher nicht auf Einzelfälle anwenden kann, geben sie uns doch eine glaubhafte Begründung, um das mögliche Auftreten von chronischen Schmerzen als Konsequenz einer Dysfunktion innerhalb des Nervensystems zu verstehen.

Angst

Die Ursprünge dieser pathophysiologischen Dysfunktion könnten sehr wohl eher organisch als psychisch sein. Als Antwort auf schädigende Stimuli finden wichtige Veränderungen im Rückenmark statt und haben Verzweigungen auf verschiedenen Funktionsebenen im zentralen Nervensystem. Dieses Wissen entsteht aus neuen Kenntnissen hinsichtlich der Plastizität der neuronalen Aktivität im Rückenmark und Hirnstamm. Der wichtigste Punkt hat mit regionalen Schmerzsyndromen zu tun.

Neurophysiologische Veränderungen

Bislang wurde allgemein angenommen, daß regionale Effekte Zeichen für einen emotionalen Zustand der Person seien. Gebrauchsverlust oder Schmerzausbreitung in einer Region wie z.B. einem Arm oder Bein paßt genau zu einem Gedanken in der Vorstellung des Patienten. Regionale Symptome wurden deshalb oft als hysterisch oder wahrscheinlich hysterisch und als das Ergebnis von gedanklichen Prozessen eingestuft; durch die Plastizität bietet sich aber eine andere Erklärung an.

– regionale Schmerzsyndrome

Wall (1984) beschrieb eine Fülle von Beweisen dafür, daß die rezeptiven Felder von afferenten Neuronen im Hinterhorn des Rückenmarks sich verändern und ausweiten können. Bei der Ratte konnte gezeigt werden,

– Veränderungen der rezeptiven Felder

daß 3 oder 4 Tage nach Deafferenzierung Zellen, die vorher auf Stimulation in dem normalen anatomischen Gebiet reagiert hatten, auf Stimuli aus anderen Gebieten zu reagieren begannen. Dies ist am Menschen vergleichbar mit Rückenmarkszellen für das Gebiet des Kleinfingers, die zuerst nur auf lokale Stimuli reagieren, aber nach einiger Zeit auch auf Stimulation am Daumen oder der radialen Seite des Arms ansprechen. Derartige Effekte können durch das Hervorrufen einer punktförmigen Verbrennung an einem Teil eines Gliedes entstehen (McMahon u. Wall 1984). Das Vorhandensein der Verbrennung in einem Gebiet ermöglicht die Erregung von Zellen in der gesamten Region.

Cook et al. (1987) zeigten, daß elektrische konditionierende Stimuli von 1 Hz über 20 s an C-Faser-Afferenzen vom M. gastrocnemius der Ratte das rezeptive Feld eines kutanen afferenten Neurons mehr als verdreifachen konnten, gleich ob es ursprünglich auf einen kräftigen mechanischen Stimulus oder auf Druck reagierte. Mehr noch, Neurone, die anfänglich nur auf Druck reagierten, begannen etwa 5 min nach der Stimulation auch auf Berührung zu reagieren. Es existieren also Mechanismen im Rückenmark, die es möglich machen, daß sich regionaler Schmerz aus einer begrenzten Störung heraus entwickelt, einschließlich subkutaner Veränderungen.

Entstehung von regionalem Schmerz aus einer begrenzten Störung

Woolf u. Wall (1986) machten die folgende Beobachtung: „Da kurze afferente Inputs aus tieferem Gewebe sogar stärkere Effekte haben als kutane Inputs, kann dies die ausgedehnteren sensorischen Störungen erklären, die bei tiefen Verletzungen auftreten. Die verschiedenartigen Muster von verletzungsbedingter Schmerzhypersensitivität nach der Verletzung verschiedener Gewebearten könnten daher die Konsequenz der Aktivierung verschiedener Afferenzen mit unterschiedlichen zentralen Folgen sein. Das Vorhandensein von ausgedehnter Schmerzhaftigkeit (Allodynie) bei dieser Art von Bewegung ist oft das störendste Symptom bei Patienten mit chronischen Schmerzen."

Physiologische Erklärung von nichtanatomischem Schmerz

Diese Arbeit zeigt, daß es Mechanismen im Rückenmark gibt, die die Entstehung von regionalem Schmerz durch eine lokalisierte Störung einschließlich subkutaner Veränderungen ermöglichen. Unter diesen Umständen deutet nichtanatomischer Schmerz nicht automatisch auf das Vorhandensein von Hysterie hin. Hyposensitivität und fleckförmige sensible Ausfälle bei gleichzeitigen Schmerzen sind ebenfalls nicht verläßlich. Traditionelle Erklärungen derartiger Schmerzen als hysterisch sind unbegründet.

Probleme der Verläßlichkeit von traditionellen Anzeichen für Hysterie

Andere Merkmale, die traditionellerweise als Anhaltspunkte für das Vorhandensein von Hysterie oder psychologisch motiviertem chronischen Schmerz genommen wurden, sind ebenfalls nicht verläßlich. Schwäche mit Nachgeben („give-way") bei der Prüfung kann daher kommen, daß der Patient den Arm nicht benutzen will, weil er dann Schmerzen hat. Die Zeichen, die für typisch hysterisch gehalten wurden – nämlich Hypochondrie in der Anamnese, möglicher sekundärer Krankheitsgewinn, „belle indifférence", nicht anatomisch verteilte fleckige Sensibilitätsstörungen, Veränderung der Sensibilitätsgrenzen oder Hypalgesie, Sensibilitätsstörungen, die bei Nadeltestung oder Vibrationstestung genau in der

Mittellinie begrenzt sind – sind alle von Gould et al. (1986) untersucht worden. Bei 30 Patienten mit akuten zentralnervösen Schädigungen konnten diese Autoren zeigen, daß 29 davon zumindest ein Merkmal derartiger vermeintlich nichtorganischer Art aufwiesen. Die mittlere Anzahl vermeintlich hysterischer Merkmale pro Patient lag bei 3,4. Diese Autoren ziehen die Schlußfolgerung, daß Hysterie leicht fehldiagnostiziert wird, wenn die obigen Zeichen und Punkte aus der Anamnese als pathognomonisch angesehen werden, und daß die Tests, die angeblich sicheren Anhalt für Hysterie bieten, nicht valide sind.

Andere Gründe dafür, chronische Schmerzen nicht als psychogen anzusehen, liegen in der Tatsache, daß bei vielen Patienten, bei denen geglaubt wurde, ihre Schmerzen seien auf Entschädigungswünsche nach Unfällen und Verletzungen zurückzuführen, die Schmerzen weiterbestehen, lange nachdem die rechtlichen Belange keine Rolle mehr spielen (Mendelson 1982). Allerdings verdienen die psychologischen Implikationen von Verletzungen und Unfällen besondere Aufmerksamkeit.

Schmerzen und Entschädigungswünsche

9 Kompensation und Motivation

Wie oben angemerkt, findet man bei vielen Patienten nach Verletzungen keine organischen Befunde, die Patienten scheinen aber weiter sog. Weichteilschmerzen („soft-tissue pain") zu haben, und sie leiden weiter an Schmerzen, auch noch lange, nachdem ihre Rechtsansprüche entschieden wurden und entweder bewilligt oder abgelehnt wurden. Trotzdem gibt es in vielen Ländern Kontroversen über die Rolle von Unfällen bei chronischen Schmerzen. Zwei spezielle Orte für den Schmerz, der Hals und der Rücken, sind bei diesen Auseinandersetzungen am häufigsten beteiligt.

Kontroversen zu chronischen Schmerzen nach Unfällen

Zervikale Zerrungsverletzungen sind eine häufige Folge von Auffahrunfällen mit Autos. Typische zervikale Distorsionen („whiplash-injury", HWS-Schleudertrauma) entstehen bei unterschiedlichen Geschwindigkeiten zwischen 8 und 30 km/h. Ein Fahrzeuginsasse mit angelegtem Sicherheitsgurt wird am Sitz festgehalten, während das Fahrzeug nach vorne getrieben wird. Wenn dies geschieht, wird der Kopf nach rückwärts bewegt und dabei kann er exzessiven Exkursionen ausgesetzt sein, auch wenn er zu einem Teil durch eine Kopfstütze gehalten wird. Die Organe, die die Belastung der Hyperextension des Kopfes aufnehmen, sind die Nackenmuskeln, die reißen und bluten können. Dies wurde experimentell an Affen durch MacNab (1973) bewiesen. Es gibt verschiedene Informationen, die darauf hinweisen, daß ganz unterschiedliche organische Läsionen im Hals für diese Phänomene verantwortlich sein können. Während nicht alle Personen nach einem Frontalzusammenstoß mit dem Auto an diesen Störungen leiden, entwickelt doch immerhin etwa 1 von 7 irgendwelche Schmerzen.

Zervikale Zerrungsverletzungen

Follow-up-Studien und retrospektive Untersuchungen des Materials führen zu dem Schluß, daß 2 Faktoren die Auftretenswahrscheinlichkeit für chronische Schmerzen am Hals nach einem Frontalzusammenstoß und ähnlich auch nach einem seitlichen Aufprall bestimmen. Der erste ist die

Prädiktoren der Auftretenshäufigkeit chronischer Schmerzen nach Frontalzusammenstößen

Vorgeschichte der Person, d.h. ob er oder sie schon zuvor Schmerzen oder Verletzungen am Hals oder Kopfschmerzen hatte. Der zweite ist die Schmerzstärke zum Zeitpunkt des Aufpralls. Psychosoziale Faktoren und Persönlichkeitsfaktoren haben keinen Einfluß auf den Outcome nach 6 Monaten (Radonov et al. 1991), aber das Ausmaß des anfänglichen Schmerzes beeinflußt das Auftreten sowohl von weiterbestehenden Schmerzen 6 Monate nach der Verletzung wie auch Konzentrationsschwierigkeiten und das Auftreten von Sekundäreffekten wie Depressionen. Natürlich kann man ein Schmerzsyndrom nach einer relativ geringen Verletzung auch auf dem Boden einer Hypochondrie entwickeln, aber die Mehrzahl der Personen, die nach zervikalen Distorsionen an chronischen Schmerzen leidet, hat wahrscheinlich eine triftige körperliche Begründung für ihre Schmerzen.

Studien an Facettengelenken

Diese Ansicht wurde durch die Arbeit von Bogduk und Kollegen (Lord et al. 1993) gestärkt, die zeigen konnten, daß eine Blockade des kleinen medialen Astes des dorsalen Zweigs der afferenten Zervikalnerven ebenso wie des absteigenden Astes der ersten Zervikalnervenwurzel sehr spezifisch das zygoapophysale Gelenk anästhesiert, das er versorgt. (Genau genommen müssen die oberen und unteren Rami für jedes Gelenk anästhesiert werden). Die zygoapophysalen Gelenke (Facettengelenke) werden sehr wahrscheinlich bei einem Frontalaufprall geschädigt, sie werden dabei belastet, wenn der Kopf rückwärts auf den Hals geschleudert wird. Bogduk zeigte an doppelblinden, kontrollierten Studien, daß Patienten mit chronischen Schmerzen sehr wahrscheinlich langwirksame Injektionen von kurzwirksamen unterscheiden können, und konnte damit nachweisen, daß es sich nicht um eine Placebowirkung handelte. (Die Untersucher hatten ethische Bedenken hinsichtlich der Verwendung von bloßer Kochsalzlösung als Kontrolle). Nicht weniger als 56% und bis zu 75% der Opfer von zervikalen Distorsionen hatten nach ihren Befunden Schmerzen in diesen Gelenken und wurden durch die Injektionen vorübergehend schmerzfrei.

Pathologie

Es gibt pathologische Hinweise, daß Schmerz bei Distorsionen der Halswirbelsäule (HWS) von Läsionen herrührt, bei denen v.a. das posteriore Ligamentum zerrissen und von der Bandscheibe abgelöst wird, oder es könnten partielle Schädigungen der Bandscheiben mit Rissen vorliegen, wobei chronischer Nackenschmerz durch Einwachsen kleiner aberranter Gefäße und Nerven entstehen kann. Dieses kurze Beispiel aus den verfügbaren Informationen mag genügen, um zu zeigen, daß es eine starke potentielle organische Begründung für eine Erkrankung gibt, die oft als ökonomisch oder psychologisch motiviert galt.

Epidemiologische Vergleiche

Es ist eine Studie bekannt geworden, die diese Ergebnisse wissenschaftlich angezweifelt hat. Schrader et al. (1996) haben 202 Personen nach Frontalzusammenstößen in Litauen nachuntersucht und mit einer sehr ähnlichen Kontrollgruppe verglichen, die keine solchen Unfälle erlitten hatten. Nach einer Follow-up-Dauer von 1–3 Jahren fanden sie keine Unterschiede zwischen den beiden Gruppen und folgerten, daß die zervikale Distorsion „ihre Validität verliere". Unglücklicherweise waren 80% der Untersuchten männlichen Geschlechts, was im Westen unüblich ist, wo 60% der Personen mit HWS-Distorsionen Frauen sind. Zweitens war die Studie retrospektiv und basierte auf Befragungen der Personen mindestens 1 Jahr und manchmal 3 Jahre später, ob sie 1–3 Jahre zuvor Schmerzen gehabt hatten. Drittens, und das ist besonders wichtig, scheint es, daß nur 31 Personen von den 202 (das sind 15%) irgendwelche Schmerzen zum Zeitpunkt der Verletzung angaben. Etwa 1 von 7 Personen, die in einen Frontalzusammenstoß verwickelt sind, erleben Schmerzen durch diesen Unfall (Bjørgen 1996), während viele Personen, die in solche Unfälle verwickelt sind, keine Schmerzen entwickeln und somit auch nie in medizinischen Unterlagen auftauchen.

Follow-up-Studien aus Australien, Großbritannien, Kanada und den USA geben die Häufigkeit persistierender Symptome meist bei 10–45% der Patienten an, die in Notfallabteilungen nach Verkehrsunfällen gesehen werden. Nur eine ausgewählte Untergruppe von Personen in westlichen Industrienationen empfindet den Nackenschmerz als genügend stark, um eine Klinik aufzusuchen. Die Hauptschwäche der norwegisch/litauischen Studie ist, daß sie diese notwendige Unterscheidung nicht treffen konnte und sie die Statistik inkorrekt verwendet hat (Merskey 1997).

Mit ähnlichen Interpretationsschwierigkeiten behaftet sind Rückenschmerzen („low back pain"), die auch nach Unfällen mit dem Kraftfahrzeug vorkommen können, häufiger aber nach Arbeitsunfällen auftreten. Eine aufwendige Studie (Bigos et al. 1991) an Arbeitern bei Boeing zeigte, daß bei einer Follow-up-Untersuchung von Industriearbeitern 2 Faktoren die Zeit der Arbeitsunfähigkeit beeinflußten, nämlich Unzufriedenheit mit der Stelle und die Tatsache, bereits zuvor einen Unfall gehabt zu haben. Diese Ergebnisse wurden anhand der unmittelbaren Abwesenheitsdauer erstellt. Es ist etwas Alltägliches, daß eine leichtere Erkrankung ausführlicher behandelt wird, wenn jemand seinen Chef oder seine Arbeit nicht mag, als wenn er leidenschaftlich gerne wieder zur Arbeit zurückkehrt. Dies sagt wenig über die Häufigkeit von verletzungsbedingten Schmerzen aus, die eine chronische Behinderung bzw. Arbeitsunfähigkeit zur Folge haben können.

Einflußfaktoren auf die Arbeitsfähigkeit nach Unfällen

Während es nach Berichten der IASP Task Force (Fordyce 1995) Hinweise darauf gibt, daß die Anzahl der Berentungen wegen Rückenschmerzen ansteigt und daß dies für manche Länder eine große finanzielle Belastung darstellt, gibt es kaum Hinweise, daß der Schmerz die Folge psychosozialer Faktoren ist (Teasell u. Merskey 1997). Keine der Erörterungen, die über die Zunahme der Rückenschmerzen angestellt worden sind, haben sich der Möglichkeit geöffnet, daß es an bedeutsamen organischen Prozessen des oben beschriebenen Typs liegen könnte. Auch wurde die Schwäche der Diagnose von psychologischen Ursachen bei den meisten klinischen Fällen mit chronischen Schmerzen nicht in Betracht gezogen.

10 Patienten mit Schmerzen

Wer sind die Patienten, die über Schmerzen klagen? Aus der Erfahrung von Schmerzambulanzen können einige zentrale Patientengruppen un-

Klinische Gruppen

terschieden werden. Am einfachsten zu identifizieren sind jene mit klaren Nervenläsionen, wie z. B. Kausalgien, einem Einklemmungssyndrom, postherpetischer Neuralgie, Trigeminusneuralgie etc. Diese Arten chronischer Schmerzen erzielen Aufmerksamkeit und erhalten bereitwillige Behandlung durch die meisten Ärzte. Die größte Gruppe von chronischen Schmerzpatienten sind die mit nichtmalignen Ursachen für Schmerzen im Muskel- und Skelettsystem, üblicherweise Distorsionen und Zerrungen im Hals und unteren Rücken.

Patienten mit chronischen Schmerzen von Bandscheibenschäden sind selten, abgesehen von den wenigen, die postoperativ Komplikationen entwickeln wie Arachnoiditis oder die eher noch etwas größere Anzahl derer, die zusätzlich zu ihren Bandscheibenbeschwerden noch weitere muskuloskelettale Beschwerden haben. Man hat diese oft als Patienten mit „mechanischen Rückenbeschwerden" oder myofaszialen Schmerzen klassifiziert, wobei letztere Diagnose durch das Vorhandensein angespannter Muskelbänder (die nicht immer verläßlich gefunden werden können), einer schmerzhaften Stelle über dem Band oder im Muskel und Ausstrahlung des Schmerzes von dem Druckpunkt aus gestützt wird.

Fibromyalgie

Einige Patienten entwickeln generalisierte Schmerzen, die sowohl die obere als auch die untere Körperhälfte betreffen und ebenso die rechte und linke Seite wie die spinale Region umfassen. Viele dieser Patienten, die keine andere spezifische Ursache für ausgedehnte Schmerzen haben, scheinen diese Schmerzen als Ergebnis von lange andauernden chronischen Schmerzen in einem oder mehreren Bereichen zu bekommen, wobei diese Schmerzen oft Traumafolgen sind. In diesen Fällen findet man recht häufig, daß der Patient Fibromyalgie entwickelt hat, definiert als diffuse Schmerzen mit den obigen Charakteristika, begleitet von mindestens 11 von 18 druckschmerzhaften Punkten („tender points").

- Bedeutung der Erkrankung

Die Bedeutung dieser Erkrankung wurde viel bestritten, wird aber jetzt klarer: Erstens können die diffusen Schmerzen und die druckschmerzhaften Punkte mit verschiedenen Erkrankungen verbunden sein, welche die Störung vorantreiben. Unter diesen sind die rheumatoide Arthritis, Autoimmunerkrankungen und frühere chronische Schmerzen zu nennen. Wenn diese Störung vorliegt, kann bei einem bedeutsamen Anteil von Patienten eine Schlafstörung mit Auftreten von α-artigen Rhythmen im Tiefschlaf (α-/δ-Muster) gefunden werden (Moldofsky et al. 1975). Dieses Muster ist nicht spezifisch, wird aber bei vielen Patienten mit Fibromyalgie gefunden und ist verknüpft mit Erwachen, ohne sich erfrischt zu fühlen. Zusätzlich zu den „tender points" liegt meist eine ausgedehnte Erniedrigung der Schmerzschwelle für schädigende Einflüsse wie Druck vor. Insgesamt scheint die Erkrankung also mit diffusem Schmerz einherzugehen, begleitet von Schlafstörungen und Vorhandensein ausgedehnter Muskelschmerzen. Außerdem scheint sie, wie bereits erwähnt, überzufällig häufig mit Autoimmunerkrankungen, Migräne, Morbus Raynaud und dem „irritable bowel syndrome" verbunden zu sein.

- Veränderung der Substanz P

Bei Fibromyalgie wurden Anstiege der Substanz P im Liquor bis zu einem 2- oder 3fach erhöhten Spiegel bei Patienten und Kontrollpersonen in 3 unabhängigen Studien nachgewiesen (Vaerøy et al. 1975; Russel et al. 1994; Bradley et al. 1996). Fibromyalgie ist auch mit einer etwas erhöhten Rate von psychischen Störungen assoziiert, aber nicht genügend, um psychologische Faktoren immer als eine Ursache ansehen zu können. So ist der Anteil an psychischen Erkrankungen in manchen Studien vergleichbar hoch wie bei Kontrollpatienten mit rheumatoider Arthritis, in anderen Studien liegt der Anteil deutlich höher, nie aber bei 100% der Patienten. Es würde nicht überraschen, wenn emotionaler Streß eine organische Störung dieser Art exazerbieren ließe, vermutlich vermittelt über eine Dysfunktion des Rückenmarks.

Andere muskuloskelettale Störungen wie rheumatoide Arthritis müssen als Ursachen für chronische Schmerzen mitberücksichtigt werden. Patienten mit Tumorschmerzen stellen eine andere große Gruppe dar, die üblicherweise mit einer ganzen Anzahl von Methoden behandelt werden, sowohl psychologisch als auch physisch.

Psychiatrisch relevante Patientengruppen

Es gibt 4 Typen oder Patientengruppen von psychiatrischem Interesse:
1. leichte Schädigung: emotionale Exazerbation (sehr häufig),
2. hysterische Nachahmung von Schmerz oder absichtliches Vortäuschen (selten),
3. primär psychiatrische Erkrankung, z.B. Depression, Angstzustände (häufig in der psychiatrischen Praxis, seltener in Schmerzambulanzen),
4. schwere körperliche Erkrankung: sekundäre Depression oder andere psychologische Folgen (sehr häufig).

In der ersten Gruppe gibt es eine definierte körperliche Läsion, z.B. leichte postherpetische Neuralgie, die sich verschlechtert, wenn der Patient unter Streß oder in emotionalen Schwierigkeiten ist, depressiv ist oder vielleicht wenn er Krankheitsgewinn aus dem Symptom zieht. Als nächstes ist es immer möglich, trotz der obigen Argumente für organische Erklärungen, daß Personen, die keine körperliche Erkrankung haben, entweder absichtlich oder unbewußt das Schmerzerleben und die Beschwerden von anderen imitieren, die eine körperliche Ursache für Schmerzen haben. Diese Gruppe scheint nicht sehr groß zu sein. In der 3. Gruppe von Patienten mit chronischen Schmerzen haben manche wohl andere unabhängige psychische Erkrankungen wie chronische Depressionen, subakute Depressionen, Angstzustände, Hypochondrie oder „Somatisierungsstörungen" etc.

Besondere Probleme bei schwerer körperlicher Erkrankung

Das schlimmste Problem stellt wahrscheinlich die 4. Gruppe dar. Hierbei handelt es sich um Patienten mit körperlichen Erkrankungen, schwer genug für das Entstehen von Behinderungen, die psychologische Komplikationen entwickeln. Diese Patienten mit starken Schmerzen entwickeln Depressionen etwa 6 Monate nach dem Beginn der Schmerzen, nachdem verschiedene Maßnahmen versucht wurden und nur unzureichende Besserung erreicht worden ist. Sie sehen sich ihr Einkommen verlieren, vielleicht ihr Haus, unfähig, ihre Familien zu ernähren, unfähig, normale sexuelle und andere Beziehungen mit dem Ehegatten aufrecht zu erhalten, sie leiden an zerrissenem Schlaf, Konzentrationsschwierigkeiten und allgemeinen Behinderungen in der Lebensführung. Diese Behinderungen werden von anderen kaum verstanden und von Versicherungsgesellschaften, Behörden etc. oft abgelehnt. Die derzeitige Tendenz gegenüber diesen Patienten in Nordamerika ist eindeutig negativ. In der Provinz Quebec, Kanada, z. B., erhalten Personen mit zervikalen Distorsionen keine Zuwendungen mehr, nachdem sie 27 Tage lang bezahlt worden sind.

Depressionen nach schweren körperlichen Erkrankungen

Die häufigste Beziehung zwischen Schmerz und psychiatrischen Störungen besteht zwischen einer körperlichen Erkrankung, die den Patienten schwer eingeschränkt und beunruhigt hat, und dem Beginn einer Depression. Patienten mit unabhängigen psychiatrischen Erkrankungen wie Depression nach einem Trauerfall, die angemessene psychiatrische Behandlung erhalten, erholen sich normalerweise. Dies gilt nicht für Patienten mit chronischen Schmerzen, die eine psychiatrische Störung hervorrufen und tatsächlich ist dies ein weiterer Grund anzunehmen, daß die Erkrankungen dieser Patienten nicht unabhängige psychiatrische Störungen sind, sondern vielleicht eine schwerer behandelbare periphere somatische Ursache haben.

11 Management und Behandlung

11.1 Evaluation

Notwendigkeit einer sorgfältigen psychiatrischen Diagnose

Das psychiatrische Management bei chronischen Schmerzen beginnt mit einer Überprüfung des körperlichen Zustands. Der Psychiater sollte bereit sein, aktiv zu der Einschätzung von allen Arten von Fällen beizutragen, ob er alleine oder in dem Team einer Schmerzklinik arbeitet. Dies beinhaltet auch eine Diagnose, obwohl die Kollegen in der Schmerzambulanz mehr an Rat zu Fragen der Patientenführung interessiert sein dürften, wie etwa, wie man auf das Aufkommen von Angst und Depression reagieren soll, welche psychologischen Behandlungstechniken angewendet werden sollten und ob supportive Gespräche, kognitive Umstrukturierungen, ob Hilfsangebote wegen Arbeitsplatzsorgen oder Familienangelegenheiten erforderlich sind. Und natürlich werden sie vielleicht auch Informationen über die Anwendung von Psychopharmaka erfragen.

Abklärung körperlicher Ursachen

Es ist wichtig, den Schmerzen, über die der Patient klagt, Beachtung zu schenken und sie ebenso wie die Gedanken und Vorstellungen des Patienten zu ihrer organischen Entstehung zu diskutieren. Der Psychiater muß auch festlegen, ob die organische Abklärung adäquat ist. Die Tatsache, daß es „nichts Neurologisches" ist, oder daß „keine Knochen gebrochen sind, keine Nervenverletzung vorliegt, keine Reflexminderung oder nicht mehr als eine sog. Weichteilverletzung", beweist nicht eine psychische Ursache. Eine „Weichteilverletzung" kann organische Schäden an kleinen Gelenken beinhalten, latente Schäden an größeren Gelenken oder an Bandscheiben, die noch nicht entdeckt sind, und vielleicht auch eine Fibrosierung in Muskeln und um Nerven in der Folge von Muskelrupturen und Einblutungen.

Wenn der Psychiater den Patienten als „psychiatrisch" akzeptiert, wird er die Verpflichtung haben, eine Behandlung zu entwickeln – was derzeit vielleicht viel einfacher für manche potentiellen psychiatrischen Ursachen sein dürfte als für organische. Psychiater müssen daher sehr vorsichtig sein, diese Arten von Fällen für eine psychiatrische Behandlung vorzusehen, und wenn sie eine körperliche Störung erkennen, zu der sie Hilfreiches beitragen könnten, so sollten sie dies auch tun, ohne diagnostische Autorität auf einem anderen Fachgebiet zu beanspruchen. Weiter sollte der Psychiater in der Lage sein, eine psychiatrische Perspektive zu bieten, die dabei hilft, komplizierende Faktoren bei einem „organischen" Fall zu behandeln oder auch dabei, die Relevanz psychischer Einflüsse zu minimieren, wenn diese vielleicht überbetont werden.

Unter den körperlichen Störungen, die ich als „Neurose" fehldiagnostiziert gesehen habe, waren viele Fälle von zervikalen Distorsionen, einige Fälle von „thoracic-outlet syndrome", paroxysmale Hemikranie, Cluster-Kopfschmerz, periphere Neuropathien und das „syndrome of painful legs and moving toes". Der Psychiater muß unabhängig davon, ob eine körperliche Erkrankung festgestellt werden kann, sorgfältig und gründlich entscheiden, ob eine psychische Veränderung in Form einer feststellbaren psychiatrischen Diagnose mit den Symptomen übereinstimmt. Es mag Hinweise auf weitere Störungen im Leben eines Menschen geben, Streß bei der Arbeit, Eheprobleme oder das Fehlen adäquater Beziehungen bei der Arbeit oder in anderen interpersonellen Beziehungen. Dies mag aber nicht für die Erklärung der Symptome ausreichen, über die der Patient klagt. Wie immer die psychiatrische Diagnose lautet, sie sollte durch die übliche, standardisierte Vorgehensweise gestellt werden und sie sollte behandelt werden ohne Vorurteile dagegen, daß auch eine körperliche Erkrankung zusätzlich vorliegen kann.

Problem der Fehldiagnosen

Patienten, die bereits vor dem Auftreten einer Depression chronische Schmerzen hatten, haben wahrscheinlich ein primär körperliches Problem. Bei Patienten, die zuerst eine Depression und dann chronische Schmerzen entwickeln, ist wohl ein Teil oder auch ein Großteil der Schmerzen ein Ergebnis der Depression. Dies ist am wahrscheinlichsten im Falle von Kopfschmerzen und am wenigsten wahrscheinlich bei unilateralen oder fokalen Symptomen.

Effekte körperlicher Erkrankungen

Bei der Untersuchung von Patienten mit chronischem Schmerz ist es wichtig, die Beschwerde über den Schmerz ernst zu nehmen, das Urteil über die Ätiologie aufzuschieben, bis angemessene Grundlagen existieren, dem Patienten Informationen zu geben und es dem Patienten auch zu sagen, wenn es keine Grundlage für eine klare Diagnose gibt.

Manchmal werden Psychiater auch in die Behandlung von Patienten mit Tumorschmerzen und bei palliativer Therapie einbezogen. In diesen Settings haben Psychiater oft 3 Funktionen. Erstens gibt es manchmal Patienten mit eindeutigen psychiatrischen Erkrankungen, die, obwohl durch den Hausarzt und andere bereits diagnostiziert, offenbar zusätzliche Hilfe benötigen, besonders bei der Behandlung von Depressionen. Dies wird meistens erreicht durch Ausdehnung der psychologischen Unterstützung und durch Hilfe für den Patienten, sich psychisch an einen veränderten körperlichen Zustand anzupassen. Manchmal wird auch psychiatrische Hilfe notwendig für spezielle Anwendungen von Psycho-

Funktionen des Psychiaters bei palliativer Therapie

pharmaka, wie Phenothiazine zur Analgesie oder die Auswahl eines zweiten oder dritten Alternativpräparats bei Antidepressiva. Drittens kann die Hilfe eines Psychiaters in manchen Kliniken (vielleicht vielen) dafür gesucht werden, das professionelle Personal bei ihrer andauernden Beschäftigung mit Patienten in großer Not und unter tragischen Begleitumständen zu unterstützen. Diese Hilfe für das professionelle Personal wird wahrscheinlich ebenso in der psychologischen Diskussion auftauchen wie als Hilfe zu einzelnen Patienten.

11.2 Allgemeine Patientenführung

Spezifische Diagnose und Therapie

In einer umfassenden Schmerzambulanz wird ein Psychiater seine Kollegen dabei unterstützen, die Anwendung der verschiedenen möglichen Therapiemaßnahmen zu bestimmen. Einige davon sind ganz spezifisch, und spezifische Diagnosen werden dann zu spezifischen angemessenen Therapien führen. Wenige davon sind psychiatrischen Ursprungs, außer für manche Formen von Major Depression, jedoch werden Psychopharmaka oder andere Medikamente mit Wirkung auf das zentrale Nervensystem insgesamt häufig verwendet. Die Trigeminusneuralgie kann mit Carbamazepin oder anderen Antikonvulsiva behandelt werden, die dabei wirksam sind. Cluster-Kopfschmerzen reagieren auf Lithium neben anderen prophylaktischen Maßnahmen, aber am meisten vielleicht auf den Entzug von Nikotin. Die chronische paroxysmale Hemikranie, eine eher seltene Variante, fast immer bei Frauen, kann spezifisch mit Indomethazin behandelt werden. Anästhesisten können Nervenblockaden für definierte Syndrome in spezifischen Regionen anwenden, und wiederholte Nervenblockaden, mit oder ohne Steroide, können helfen, eine Linderung der Schmerzen zu erreichen und es dem Patienten ermöglichen, Fortschritte in der Physiotherapie zu erzielen. Die transkutane elektrische Nervenstimulation (TENS) kann hilfreich sein und ist ausgesprochen harmlos.

Unterstützende Maßnahmen

Patienten mit Schmerzen, besonders mit chronischen, brauchen Unterstützung und Toleranz. Wenn immer möglich sollten sie ermutigt werden, spezifische Übungen durchzuführen, die mit dem problematischen muskuloskelettalen Bereich zusammenhängen, und ihren allgemeinen körperlichen Zustand zu verbessern. Oft ist zu diesen Zwecken die Leitung durch einen Physiotherapeuten wünschenswert. Ein Psychiater wird wahrscheinlich bei der Auswahl von Techniken mit psychologischem Wert innerhalb von Schmerzbehandlungszentren zusätzliche Anleitung geben können.

11.3 Medikation

Trizyklische Antidepressiva mit analgetischer Wirkung

Verschiedene trizyklische Antidepressiva, einschließlich Clomipramin, Doxepin, Imipramin, Maprotilin und Nortriptylin, haben analgetische Effekte. Amitriptylin ist allerdings das trizyklische Antidepressivum, bei dem die meisten Befunde zur erwiesenen analgetischen Wirksamkeit unabhängig vom Vorliegen einer Depression bekannt sind. Amitriptylin ist besonders hilfreich bei schmerzbedingten Schlafstörungen. Sein Hauptnachteil ist die Tendenz zur Gewichtszunahme. Dies kann durch geschickte Psychopharmakatherapie vermieden werden, entweder mit der Anwendung von Fluoxetin (wobei die Dosis aufgrund der Interaktion von Fluoxetin mit Trizyklika über das Cytochrom-P-450-System angepaßt werden muß) oder durch die Verabreichung von Fluvoxamin oder Sertralin zur Unterstützung der nächtlichen Sedierung.

Alle diese 3 spezifischen Serotoninwiederaufnahmehemmer und auch Venlafaxin können bei einer Gewichtsreduktion bei manchen Patienten hilfreich sein, aber keine dieser Substanzen hat, soweit bekannt, irgendeinen spezifischen Effekt auf Schmerz, außer wenn der Schmerz selbst von einer depressiven Erkrankung herrührt. Amitriptylin oder ein ähnliches Trizyklikum ist somit für viele Patienten weiterhin notwendig, trotz der Nebenwirkungen und Probleme. Neuroleptika, z. B. Methotrimeprazin, scheinen ebenfalls bei manchen Patienten direkte analgetische Effekte zu haben.

Neuroleptika

Die Behandlung sollte umfassend sein. Die Lebenssituation des Patienten sollte ebenso Beachtung finden wie das Verschreiben von Psychopharmaka. Manche nichtpsychotropen Analgetika können von Psychiatern oder anderen verschrieben werden. Nichtsteroidale antiinflammatorische Substanzen wie Naproxen oder Indometacin oder Paracetamol (Acetaminophen) sollten, wenn möglich, vermieden werden. All diese Substanzen, einschließlich Acetaminophen (Paracetamol), können zu chronischen gastrointestinalen Problemen führen, am häufigsten zu Dyspepsie oder Ulzera, nicht selten aber auch zu Diarrhö. In Nordamerika ist das beste erhältliche nichtsteroidale Antirheumatikum wahrscheinlich Nabumetone, weil es weniger Nebenwirkungen auf den Magen als andere Medikamente hat, da es die Prostaglandine nicht in der Magenwand, wohl aber an anderen Orten hemmt. Medikamente, die Muskelentspannung hervorrufen, einschließlich Baclofen (ein GABA-Antagonist), Cyclobenzaprine (nahe strukturverwandt mit Amitriptylin) Carisoprodol oder Hydroxyzine, werden in vielen Ländern als adjuvante Therapeutika bei Patienten mit chronischen Schmerzen angewendet. Baclofen kann Depressionen oder Verwirrtheitszustände hervorrufen, während Carisoprodol zu Meprobamat abgebaut wird, und wer diese Stoffe anwendet, sollte sich dieser Probleme bewußt sein.

Allgemeine Analgetika

Die meisten Patienten, die zur Schmerzbehandlung zum Psychiater kommen, haben bereits eine Anzahl dieser Maßnahmen und Behandlungen bekommen, aber es zahlt sich aus, sie nochmals zu überprüfen und nachzuforschen, wie sorgfältig sie angewendet wurden und ob kleine Fortschritte erzielt werden können, wenn das Amitriptylin früher am Abend gegeben wird, so daß der Patient einschlafen kann, wenn er möchte, und außerdem so das Amitriptylin mit seiner langen Halbwertszeit nicht zu lange nachwirkt, wenn er aufstehen will.

Überprüfung früherer Maßnahmen

Narkotika, einschließlich Retardpräparate von Oxycodon oder von Morphin werden ebenfalls für chronische nichtmaligne Schmerzen empfohlen. Die Akzeptanz hierfür ist nicht umfassend. Patienten, die diese Medikamente erhalten, sollten ausgedehnte andere Behandlungsversuche erhalten haben und, idealerweise, keine Vorgeschichte von Substanzmißbrauch aufweisen.

Narkotika

11.4 Relaxation

Entspannungstechniken

Unter den allgemeinen Therapiemaßnahmen ist Entspannung führend. Progressive Relaxation wurde ursprünglich von Jacobson (1929) eingeführt. Biofeedback wurde ausgedehnt eingesetzt, scheint aber keine bessere Wirkung zu haben als progressive Muskelrelaxation (Jessup et al. 1979; Turk et al. 1979; Nuechterlein u. Holroyd 1980). Besondere Bemühungen mit Biofeedback führen gelegentlich zu zusätzlichen Erfolgen, aber nichts davon scheint große Zuverlässigkeit erlangt zu haben.

Hypnose

Ähnlich wurde auch bei Hypnose, die lange im Zentrum der Aufmerksamkeit und der Hoffnung für die Behandlung chronischer Schmerzen stand, schon lange festgestellt, daß sie nur außerordentlich sporadische Effekte zeitigt und i. allg. nicht lohnend ist. Hypnose erzielt, wenn überhaupt, nur wenig mehr Nutzen als systematische Techniken für Entspannung. Es gibt Berichte von gelegentlichen dramatischen Effekten, aber die Ergebnisse mit Hypnose bleiben unvorhersehbar und unzuverlässig, und gelegentliche Fälle mit offensichtlichem großartigem Erfolg scheinen nie verfolgt oder mit anderen Mitarbeitern aufrechterhalten zu werden. Es gibt die Ansicht, daß Hypnose nur auf kooperatives Rollenspiel sowohl beim Patienten als auch beim Arzt zurückzuführen ist (Merskey 1995). In einer nicht verpflichtenden Art angewendet, kann Hypnose unterstützend und hilfreich für manche Patienten sein, vorausgesetzt, sie wird nicht zu interpretativen Zwecken, Regression, Erinnerungsfindung oder anderen Anwendungen benutzt, deretwegen sie in der letzten Zeit berüchtigt wurde.

11.5 Kognitive Behandlung

Anwendung bei leichten und mäßiggradigen Schmerzen

Kognitive Therapie wird gegenwärtig, wie bereits beschrieben, oft im Zusammenhang mit der Unterstützung von Coping-Mechanismen und Verhaltenstherapie angewendet. „Reinere" kognitive Therapieformen ohne Betonung von Dekonditionierung konzentrieren sich dabei auf die Einstellungen der Patienten zu sich selbst mit dem Gedanken, unfähig zur Schmerzbewältigung zu sein. Kontrollierte Studien haben die Vorstellung unterstützt, daß kognitive Therapie eine effektive Methode ist, um Schmerzpatienten zu unterstützen. Es erscheint unwahrscheinlich, daß kognitive Therapie Patienten mit schweren Schmerzen genauso gut helfen kann wie mit leichten oder mäßigen chronischen Schmerzen. Ihr Einsatz ist bei Patienten mit und ohne körperliche Ursache für den Schmerz gleichermaßen angemessen. Fehleinschätzungen über Schmerzen verdienen Beachtung, und Furcht vor dem Schmerz kann in der kognitiven Therapie aufgelöst werden, so daß die kognitive Therapie in diesen Fällen eigentlich identisch mit praktizierter supportiver Therapie wird.

Ziel der kognitiven Therapie

Das Ziel der kognitiven Therapie beinhaltet, die Patienten zu ermutigen, zu glauben, daß sie nicht hilflos sind und daß sie ungeachtet der Schmerzen weiter einige Ressourcen und Fähigkeiten besitzen. Dies überschneidet sich klar mit der Unterstützung für Coping-Mechanismen und der Standardmethode von mitfühlender Toleranz, Ermutigung, Anleitung und Neuorientierung, die viele Psychiater seit langem anwenden. Die hierbei angewendeten Methoden schließen auch die Betonung der Selbsteffizienz („self-efficacy") ein, im Sinne der Kontrolle über aversive Stimuli. Es ist zu erwarten, daß diese Methoden hilfreich sein werden und auch, daß sie nur begrenzt zur Anpassung werden beitragen können. Unterstützung für den Patienten sollte auch durch Gespräche mit anderen Familienmitgliedern geboten werden und es sollte konsequent beachtet werden, daß der Patient von einem deutlich beeinträchtigenden und schwierigen Problem betroffen ist.

11.6 Psychologische Methoden allgemein

Psychologische Behandlung oder Psychotherapie wird den verschiedenen Problemen der Patienten mit Depression und Ängsten in den üblichen Bereichen Beachtung schenken. Es mag eine Wiederholung sein, wenn ich sage, daß dies supportive Psychotherapie vom kognitiven und interpretativen Typ mit Behandlung sozialer Fragen, von Eheberatung und anderen Formen von psychologischer Therapie einschließt, ob diese Ansätze nun wegen einer körperlichen Erkrankung notwendig werden oder weil der Schmerz zu wesentlichen emotionalen Veränderungen geführt zu haben scheint. Ein gewisser Einfluß auf das Verhalten kann durch die Auswahl von Themen und Zielen ausgeübt werden – häufiger als durch Anwendung eines formalen kognitiven oder verhaltenstherapeutischen Programms. Nach meiner Erfahrung ist eine verhaltenstherapeutische Technik wie Dekonditionierung oft angemessener bei Patienten mit begleitender Angst vor Kraftfahrzeugen (wo sie die Verletzungen erlitten haben, die zu den Schmerzen führten) und vor dem Fahren, als für das direkte Reduzieren von „Schmerzverhalten", was in jedem Fall ein Konzept ist, das sich zu einfach mißbrauchen läßt.

Supportive Psychotherapie

Der Psychiater sollte hier offensichtlich bei der Beurteilung und Einschätzung sowie beim Aufstellen und zur Unterstützung von Rehabilitationsplänen mitarbeiten. Er oder sie kann vielleicht auch einen Blick auf andere Punkte im Leben von chronischen Schmerzpatienten werfen. Beispielsweise entwerfen viele Personen in den mittleren Lebensjahren – insbesondere die unter 55jährigen – ein sehr düsteres Bild von ihrer Zukunft, weil sie vermuten, daß ihr chronischer Schmerz mit zunehmendem Lebensalter nur immer noch schlimmer werden wird. Es ist oft hilfreich, bei Patienten mit chronischen muskuloskelettalen Beschwerden an der Wirbelsäule darauf hinzuweisen, daß diese Schmerzen sich nicht dramatisch verringern, daß sie sich aber im Lauf von Jahrzehnten etwas bessern. Der Patient wird etwas steifer und weniger beweglich sein, ein wenig mehr gebeugt in der Haltung, aber er wird nicht mehr ganz so viel Schmerzen haben wie zur Zeit. Dieser Hinweis wird von Patienten oft mit großer Erleichterung aufgenommen, da sie erwartet haben, daß, weil die meisten körperlichen Störungen mit zunehmendem Lebensalter schlimmer zu werden scheinen, ihr chronischer Schmerz sich deswegen auch unausweichlich verschlimmern würde.

Psychiatrische Beurteilung und Unterstützung bei Rehabilitationsplänen

Auch andere Aspekte von Anpassungen an Veränderungen werden für chronische Schmerzpatienten notwendig sein, und Psychiater werden ebenso wie Hausärzte und andere Spezialisten die Möglichkeit haben, ihren Anteil beizutragen zu der allgemeinen Unterstützung und psychologischen Hilfe, die bei der medizinischen Betreuung von Patienten mit chronischen Störungen immer angeboten werden sollte.

12 Literatur

Agerberg G, Carlsson GE (1972) Functional disorder of the masticatory system. I. Distribution of symptoms according to age and sex judged from investigation by questionnaire. Acta Odont Scand 30:579–613

Alexander FAD (1978) The genesis of the pain clinic. In: Pain abstracts, vol 1. Second World Congress on Pain, 27 August – 1 September 1978, IASP, Seattle, WA, p 250

APA (1980) Diagnostic and statistical manual of mental disorders, 3rd edn. APA, Washington, DC

APA Task Force on DSM-IV (1994) Diagnostic and statistical manual of mental disorders, 4th edn. APA, Washington, DC

Anderson KO, Keefe RR, Bradley LA et al (1988) Prediction of pain behavior and functional status of rheumatoid arthritis patients using medical states and psychological variables. Pain 33:25–32

Bigos SJ, Battie MC, Spengler DM et al. (1991) A prospective study of work perceptions and psychosocial factors affecting the report of back injury. Spine 16:1–6

Bjørgen IA (1996) Late whiplash syndrome. Lancet 348:124

Bonica JJ (1953) The management of pain. Lea & Febiger, Philadelphia

Bonica JJ (1990) The management of pain, vol 1, 2nd edn. Lea & Febiger, Philadelphia, pp 197–208

Bradley LA, Mountz JW, Blalock JE et al. (1996) Regional cerebral blood flow (RcBF) in the caudate nucleus and thalamus of fibromyalgia (FM) patients is associated with cerebrospinal fluid (CSF) levels of substance P (SP). Abstracts of the 8th World Congress on Pain. International Association for the Study of Pain. IASP, Seattle

Cook AJ, Woolf CJ, Wall PD et al. (1987) Dynamic receptive field plasticity in rat spinal cord dorsal horn following C-primary afferent input. Nature 325:151–153

Crisp AH, Gaynor Jones M, Slater P (1977) The Middlesex Hospital Questionnaire. Br J Med Psychol 51:269–280

Crook J, Rideout E, Browne G (1984) The prevalence of pain complaints in a general population. Pain 18:299–314

Crook J, Weir R, Tunks E (1989) An epidemiological follow-up survey of persistent pain sufferers in a group family practice and specialty pain clinic. Pain 36:49–61

Devine R, Merskey H (1965) The description of pain in psychiatric and general medical patients. J Psychosom Res 9:311–316

Engel GL (1951) Primary atypical facial neuralgia. An hysterical conversion symptom. Psychosom Med 13:375–396

Engel GL (1959) „Psychogenic" pain and the pain prone patient. Am J Med 26:899–918

Flor H, Turk DC (1988) Chronic back pain and rheumatoid arthritis: predicting pain and disability from cognitive variables. J Behav Med 11:251–265

Fordyce WE (1976) Behavioral methods in chronic pain and illness. Mosby, St. Louis, p 236

Fordyce WE (1995) Pain in the workplace. International Association for the Study of Pain Press, Seattle

Fordyce WE, Fowler RS, Lehmann JE, Delateur BJ (1968) Some implications of learning in problems of chronic pain. J Chron Dis 21:179–190

France RD, Krishnan KRR (1985) The dexamethasone suppression test as a biologic marker of depression in chronic pain. Pain 21:49–55

Gatchel RJ, Turk DC (1996) Psychological approaches to pain management: a practitioner's handbook. Guilford, New York

Goldberg DP (1978) Manual of the General Health Questionnaire. NFER, Windsor

Gould R, Miller BL, Goldberg MA et al. (1986) The validity of hysterical signs and symptoms. J Nerv Ment Dis 174:593–598

Heloe B, Heloe LA (1979) Frequency and distribution of myofascial pain dysfunction syndrome in a population of 25-year olds. Commun Dent Oral Epidemiol 7:357–360

Holmes DS (1990) The evidence for repression: an examination of 60 years of research. In: Singer JL (ed) Repression and dissociation – implications for personality theory, psychopathology and health. Univ Chicago Press, Chicago, pp 85–102

International Association for the Study of Pain (1979) Pain terms: a list with definitions and notes on usage. Pain 6:249–252

Jacobson E (1929) Progressive relaxation. Univ Chicago Press, Chicago

Jessup BA, Neufeld RWJ, Merskey H (1979) Biofeedback therapy for headache and other pain: an evaluative review. Pain 7:255–270

Large RG (1980) The psychiatrist and the chronic pain patient: 172 anecdotes. Pain 9:253–263

Lewis T, Pickering GW, Rothschild P (1931) Observations upon muscular pain in intermittent claudication. Heart 15:359–383

Lord S, Barnsley L, Bogduk N (1993) Cervical zygapophyseal joint pain in whiplash. In: Teasell RW, Shapiro AP (eds) Cervical flexion/exterior injuries. Spine: state of the art reviews, vol 7. Hanley and Belfus, Philadelphia, pp 355–372

MacNab I (1973) The whiplash syndrome. Clin Neurosurgery 20:232–241

Magni G, Caldieron C, Rigatti-Luchini S, Merskey H (1990) Chronic musculoskeletal pain and depressive symptoms in the general population. An analysis of the 1st National Health and Nutrition Examination Survey data. Pain 43:299–307

Magni G, Moreschi C, Rigatti-Luchini S, Merskey H (1994) Prospective study of the relationship between depressive symptoms and chronic musculoskeletal pain. Pain 56:289–297

McMahon SB, Wall PD (1984) Receptive fields of rat lamina 1 projection cells move to incorporate a nearby region of injury. Pain 19:235–247

Melzack R, Wall PD (1965) Pain mechanisms: a new theory. Science 150:971

Mendelson G (1982) Not „cured by a verdict". Effect of legal settlement on compensation claimants. Med J Aust 2:219–230

Merskey H (1965a) The characteristics of persistent pain in psychiatric illness. J Psychosom Res 9:291–298

Merskey H (1965b) Psychiatric patients with persistent pain. J Psychosom Res 9:299–309

Merskey H (1995) The analysis of hysteria: understanding conversion and dissociation, 2nd edn. Gaskell, London

Merskey H (1996) Ethical issues in the search for repressed memories. Am J Psychother 50:322–335

Merskey H (1997) Whiplash in Lithuania. Pain Res Management 2:13–14

Merskey H, Bogduk N (1994) Classification of chronic pain: descriptions of chronic pain syndromes and definitions of pain terms,

2nd edn. International Association for the Study of Pain, Seattle

Merskey H, Spear FG (1967) Pain: psychological and psychiatric aspects. Baillière Tindall, London

Merskey H, Brown A, Brown J et al. (1985) Psychological normality and abnormality in persistent headache patients. Pain 23:35–47

Merskey H, Lau CL, Russell ES et al. (1987) Screening for psychiatric morbidity. The pattern of psychological illness and premorbid characteristics in four chronic pain populations. Pain 30:141–157

Moldofsky H, Scarisbrick P et al. (1975) Musculoskeletal symptoms and non-REM sleep disturbance in patients with „fibrositis syndrome" and healthy subjects. Psychosom Med 37:341–351

Montaigne ME (1580) Book 1. In: LeClerk J-V (ed) Essais. Garnier, Paris, pp 374–375

Nuechterlein KM, Holroyd JC (1980) Biofeedback in the treatment of tension headache – current status. Arch Gen Psychiatry 37:866–873

Pilowsky I, Chapman CR, Bonica JJ (1977) Pain and depression. Br J Psychiatry 141:30–36

Radanov BP, Stefano GD, Schnidrig A et al. (1991) Role of psychosocial stress in recovery from common whiplash. Lancet 338:712–715

Romano JM, Turner JA (1985) Chronic pain and depression: does the evidence support a relationship? Psychol Bull 97:18–34

Russell IJ, Orr MD, Littman B et al. (1994) Elevated cerebrospinal fluid levels of substance P in patients with the fibromyalgia syndrome. Arthritis Rheum 11:1593–1601

Salter M, Brooke RI, Merskey H et al. (1983) Is the temporomandibular pain and dysfunction syndrome a disorder of the mind? Pain 17:151–166

Schilder P (1931) Notes on the psychopathology of pain in neuroses and psychoses. Psychoanal Rev 18:1–22

Schmidt AJM (1988). Reply to letter. Pain 33:388–389

Schrader H, Obelieniene D, Bovim G et al. (1996) Evolution of late whiplash syndrome outside the medico-legal context. Lancet 347:1207–1211

Speculand B, Goss AN, Hughes A et al. (1983) Temporo-mandibular joint dysfunction: pain and illness behaviour. Pain 17:139–150

Teasell RW, Merskey H (1997) Chronic pain disability in the work place. Pain Res Management 2:197–205

Turk DC, Meichenbaum DH, Herman WH (1979) Application of biofeedback for the regulation of pain: a critical review. Psychol Bull 86:1322–1338

Ulrich RE (1966) Pain as a cause of aggression. Am Zool 6:643

Ulrich RE, Hutchison PR, Azrin NH (1965) Pain-elicited aggression. Psychol Rec 15:11

Vaerøy H, Helle RE, Førre Ø et al (1988) Elevated levels of substance P and high incidence of Raynaud phenomenon in patients with fibromyalgia: new features for diagnosis. Pain 32:21–26

Wall PD (1984) Introduction: textbook of pain. In: Wall PD, Melzack R (eds) Churchill-Livingstone, Edinburgh

Watson GD, Chandarana PC, Merskey H (1981) Relationships between pain and schizophrenia. Br J Psychiatry 138:33–36

Wolff HG (1937) Personality factors and reactions of subjects with migraine. Arch Neurol Psychiatry 37:895

Wolff HG (1948) Headache and other head pain. Oxford Univ Press, London

Woolf CJ, Wall PD (1986) Relative effectiveness of C primary afferent fibers of different origins in evoking a prolonged facilitation of the flexor reflex in the rat. J Neurosci 6:1433–1442

Zigmond AS, Snaith RP (1983) The Hospital Anxiety and Depression Scale. Acta Psychiatr Scand 67:361–370

Sachverzeichnis

A
Abbauweg, endosomal-lysosomaler 136, 138
Abrufhilfe (cued recall) 189
Aciclovir 388
ACT-A (a_1-Antichymoptrypsin-Gen) 129
ADDTC-Kriterien 197
ADRDA (Alzheimer's Disease and Related Disorders Association) 74
Age related cognitive decline 234
Agitiertheit 366
Agnosie 18, 185, 212
Agraphie 185
AICD (automatic implantable cardioverter defibrillators) 385
Aids 348
Aids-Demenzkomplex 216
Aktivierungsstudien 89
Alexie 185
Alkoholentzugsdelir 249, 255
Alkoholismus 38
Alkoholmißbrauch 352
– chronischer 265
Allel ε_4 91
Alltagskompetenz 84
Alltagsrelevanz 229
Altern, kognitives 232
Alterseffekte, kognitive 235
Alterungsprozeß, demographischer 48
Aluminium 113
Alzheimer's Disease and Related Disorders Association s. ADRDA
Alzheimer's Disease Assessment Scale-(ADAS-)cog-Subskala 60
Alzheimer-Demenz 7, 283
– präsenile 37
Alzheimer-Krankheit 37, 72, 169
– Computertomographie 86
– Demenzphase 82
– Depression 81
– depressive Symptome 80
– DSM-IV 73
– extrapyramidale Symptome 82
– familiäre s. FAD
– Frühdiagnostik 78, 157
– genetische Veranlagung 97
– ICD-10 73
– klinisch stumme Phase 82
– Lebensqualität 99
– Magnetresonanztomographie 86
– mögliche 76
– morphologische Kriterien 78
– multifaktoriell bedingte 121
– Mutationen 90
– neurobiologische Indikatoren 97
– neuropathologische Kriterien 77
– Positronenemissionstomographie 89
– Prädiktoren 96
– präklinische Phase 156
– sichere 76
– Single-Photon-Emission-Computertomographie 89
– Sinnestäuschungen 80
– Störungen des Antriebs 79
– transgene Mausmodelle 131
– Verhaltensänderungen 79
– Wahngedanken 80
– wahrscheinliche 75
American Disabilities Act 380
Amitriptylin 426
Amnesie 337
– anterograde 255
– posttraumatische 266
– psychogene 268
– retrograde 255, 262, 264
– transiente globale 266
– vaskulär bedingte 266
AMÜP-Studie 296
β-Amyloid 120
– Kaskade 121
– Vorläuferprotein 120
Amyloid-Kaskaden-Hypothese 139
Amyloid precursor-like protein (APLP) 134
Amyloid-Precursor-Protein-(APP-)Gen 108
Amyloid-Vorläufer-Protein 90, 92
– Abbauweg 136
– neutrophe Wirkung 140
– regulatorische Rolle 139
– Reparaturprozeß 139
– Rezeptorfunktion 139
Amyloidablagerungen 111
Amyloidangiopathie 180, 189
– zerebrale 120
Amyloidbildung, Modulation 156
Amyloiddepositionsprozeß 109
Amyloidfärbung 118
Amyloidplaque
– neuritische 120
– senile 120
Analgetika 253, 427
Anämie 303
Aneurysma 188
Anfall
– epileptischer 353
– komplexer partieller 281
Angehörige 415
Angehörigenbetreuung 67
Angst 400
– behandlungsbezogene 400
– phobische 327
– situationsbezogene 400
Anpassungsstörung 400
Antibiotika 253
Anticholinergika 253
a_1-Antichymoptrypsin-Gen (ACT-A) 129
Antidelirtherapie 259
Antidepressiva 313
– trizyklische 426
Antikonvulsiva 253
Antioxidantien 142
Antiphlogistika 62, 253
Antiphospholipid-Syndrom 301
Antituberkulostatika 253
Aphasie 18, 185, 212
– primäre progressive 207
APLP (Amyloid precursor-like protein) 134
$APOE_4$-Allel 109
$APOE_4$-Genotyp 112
Apolipoprotein E 91, 151, 152, 176
Apolipoprotein-E-(APOE-)Gen
– Allele 128
– Erkrankungsrisiko 128
– Manifestationsalter 128
– protektive Wirkung 128
Apoptose 183
APP-Derivate, sekretorische 138
APP-Isoformen, transmembrane 138
APP-Knockout-Mäuse 138
Appican 134
Apraxie 18
ARAS (aszendierendes retikuläres Aktivierungssystem) 256
Arbeitsgedächtnis 261

Sachverzeichnis

Ärger 327
Arrhythmie, ventrikuläre 325
Arteriolosklerose 180
Arthritis, rheumatoide 422
Assoziationsareal 256
Assoziationsfelder, isokortikale 211
Assoziationslernen, visuelles (Imagery-Methode) 65
Astroglia 219
aszendierendes retikuläres Aktivierungssystem s. ARAS
Ataxie 353
Atherosklerose 111, 180
Atheroskleroserisiko 151
Atrophie
- granuläre kortikale 189
- olivopontozerebelläre 207
- zerebrale 354
Aufmerksamkeitsstörung 250
Augenoperation 254
Ausbildungsniveau 110
Autoimmunerkrankung 422
Automatic implantable cardioverter defibrillators s. AICD
Azetylcholin 136
Azetylcholinesterase 214
Azetylcholinesterasehemmer 60, 214
Azetylcholinesterasehemmstoffe 54

B
Baclofen 427
Baeyer 9
Bakterien 336
Bandscheibenschaden 422
Bear-Fedio-Inventory 280
Beck Depressions Inventar 326
Beeinträchtigung, kognitive 350
Begabungsprofil 238
Benton-Test 265
Beratung, humangenetische 154
Beresford-Algorithmus 382
Berliner Altersstudie 81, 242, 291
Betreuung 357
Bewußtseinsstörung 248
Bewußtseinstrübung 9
Beziehungsproblem 350
Binswanger-Erkrankung 189
Bleomycinhydrolasegen 130
Blessed-Demenz-Skala 75
Blickparese, vertikale 209
Blutgefäße
- meningeale 120
- zerebrale 120
Bluthochdruck 171, 173, 199
Borderlinepersönlichkeit 377
Borderlinestörungen 281
Borrelia burgdorferi 339
Bradyphrenie 211
Brucella 344
BSE 217
Buproprion 389
Burnout 391
Buspiron 374
Butyrylcholinesterasegen 130

C
CADASIL 190
Caenorhabditis elegans 147

Canadian Study of Health and Aging 106, 170
Candida albicans 344
Carbamazepin 426
Carisoprodol 427
Caspasen 146
CDC-Studie (Communicable Disease Center) 322
Center for Epidemiologic Studies s. CESD
Centrum semiovale 194
CERAD-Kriterien 77
CESD (Center for Epidemiologic Studies) 411
CFS (chronic fatigue syndrome) 343
Chaperons 147
- pathologische 142
Chemotherapie 399
Chlorpromazin 373
Cholesterinkonzentration 151
Cholinazetyltransferase 210, 214
Chromosom
- 1 127
- 14 126
- 19 128
- 21 123
Chronic fatigue syndrome s. CFS
Churg-Strauss-Syndrom 306
Cingulumsyndrom 283
Classroom-ROT s. Gruppen-ROT
Clinical Dementia Rating 85, 234
Clinical Institute Withdrawal Assessment for Alcohol 251
Clomethiazol 259
Clonazepam 389
Clozapin 255
Cluster-Kopfschmerz 425
Communicable Disease Center s. CDC-Studie
Compliance 377
Conditioning 262
Confusion Assessment Method 251
Continous Performance Test 280
Coping-Mechanismen 428
Coping-Stil 400
Coping-Strategie 398
Couvade-Syndrom 417
Creutzfeldt-Jakob-Krankheit 207, 342
Cued recall s. Abrufhilfe
Cushing-Syndrom 310
Cyclobenzaprine 427

D
D2-Rezeptor 210
Defektsyndrom, irreversibles 273
Defizit
- cholinerges 257
- kognitives 214
- Sprachverhalten 210
Degeneration 207
- frontotemporale 283
- striatonigrale 207
Dekonditionierung 429
Delir 20, 240, 337
- akutes 249
- anticholinerges 368
- Benzodiazepine 259
- Definition nach DSM-IV 249

- Definition nach ICD-10 248
- EEG 251
- hyperaktives 256
- hypoaktives 256
- internistische Grunderkrankungen 252
- Inzidenz 249
- Neuroleptika 259
- Prävalenz 249
- Prodromalerscheinungen 255
- subakutes 249
Delirium Rating Scale 251
Delirium tremens 6
Demenz 16–30
- Alter 20
- Angehörige 25
- bildgebende Verfahren 208
- und Depression 29
- deskriptive 33–52
- diagnostische Kriterien 17
- EEG 208
- Einwilligungsfähigkeit 23, 30
- Fremdanamnese 22
- frontotemporale 121, 150
- - leichte 83
- gemischte 199
- Gesamtkrankheitsdauer 44
- Inzidenz 34, 39
- Klassifikationssysteme 17
- kognitive 28
- und körperliche Krankheiten 30
- Lebenserwartung 44
- mittelgradige 83
- Pflegebedürftigkeit 46
- Prävalenz 34
- residuale 337
- schwere 84
- subdiagnostische 16
- subkortikale 206, 353
- Ursache 22
Demenzbegriff 7
Demenzschwelle 18, 94
Demenzsyndrom 16
- Differentialdiagnose 19
Demenztest, Beurteilungsskalen 26
Demyelinisierungszone 217
Deprenyl 212
Depression 21, 81, 241
- koronare Herzkrankheit 324
- Myokardinfarkt 324
- Risikofaktoren 401
- Thrombozytenanomalie 329
Depressionsskala 408
Diabetes mellitus 112, 171, 173, 199, 293, 305, 307
Diagnose
- idiographische 23
- nomothetische 23
Diagnosticum für Cerebralschädigung 265
Diagnostik, prädiktive 154
Digit span 263
Dispositionsfaktoren 10
Distorsion 422
- zervikale 419
Donepezil-Studie 61
Dopaminmangel 210
Down-Snydrom 130
Drogenabhängige 349

Drogenmißbrauch 352
Droperidol 372
DSM-IV
- multiaxiale Struktur 11
- vs. ICD-10 11
Durchgangssyndrom 228
‚Dutch'-Mutation 123
Dysarthrie 209, 353
Dysgraphie (Schreibstörung) 251
- konstruktive 210
Dyslexie, visuelle 210
Dysnomie (Wortbenennungsstörung) 251

E
Early-onset Alzheimer's disease s. EOAD
EGF (epidermal growth factor) 137
Einklemmungssyndrom 422
Einschlußkörper 95
- intraneuronale eosinophile 212
Einwilligungsfähigkeit 99
Elektrokrampftherapie 264
Elektrolythaushalt 303
Encephalopathie 272
Endocarditis lenta 306
Endokrinium 303
Energiestoffwechsel, zerebraler 130
Enterovirus 344
Enthemmung, frontale 353
Entspannungstechnik 428
Entwicklung, psychosoziale 226
Entzugszustand, alkoholbezogener 255
Entzündungsreaktion 336
Enzephalitis 230, 339
- subakute 355
Enzephalopathie 388, 399
- hepatische 305
- primäre 349
- spongiforme 217
- übertragbare spongiforme 342
EOAD (early-onset Alzheimer's disease) 121
Ependymitis granularis 194
Epidemiological Catchment Area Study 324
Epidemiologie, deskriptive 34
Epidermal growth factor s. EGF
Epstein-Barr-Virus 344
Erhebungsinstrument, diagnostisches 279
Erregung 407
Erschöpfung 328
Erythem 339
EURODEM-Projekt 106, 109
EURODEM-Studie 35
Exekutivfunktionen 18

F
Fabry-Erkrankung 296
FAD (familiäre Alzheimer-Krankheit) 122
- Manifestationsalter 124
Fähigkeiten, visuell-räumliche 236
Faktoren, demographische 351
Fall-Kontroll-Methode 106
familiäre Alzheimer-Krankheit s. FAD
Familienuntersuchungen 107
Famous-faces-Test 264

Feld, rezeptives 417
Fentanyl 373
Fettstoffwechselstörung 293
Fibrohyalinose 88
Fibromyalgie 422
Fibrose, meningeale 354
Fieberdelir 249
‚Flemish'-Mutation 124
‚Florida'-Mutation 124
Fluency-Aufgaben 235
Fluoxetin 427
Fluvoxamin 427
Folsäuremangel 306
Forschung, gerontopsychiatrische 232
Framingham-Studie 243
Fremdbeurteilungsverfahren 26
Friedreich-Ataxie 207
Frontalhirnfunktion 190
Frontalhirnstörung
- impulsives Verhalten 282
- Subtypen 282
Frontallappenabszeß 342
Frontallappendegeneration 93
Functional Assessment Staging 85
Funktionsstörung, endokrine 305

G
Ganciclovir 389
Gangstörung 220
Gate control theory 417
GDS (Global Deterioration Scale) 60, 85, 234
Gedächtnis
- explizites 261
- implizites 262
- primäres 261
- prozedurales 262
- sekundäres 261
- semantisches 261
- visuelles 354
Gedächtnisbeeinträchtigung, altersassoziierte 234
Gedächtnisfunktionen 187, 233
Gedächtnishilfe
- externe 269
- interne 269
Gedächtnissystem 261
Gedächtnistraining 269
Gefäßtonus 144
General Health Questionnaire-28 410
Gerontopsychiatrie 291
Gerstmann-Sträussler-Scheinker-Syndrom 217, 342
Gesamthirnvolumen 87
Gesamtmortalität 258
Geschlechtsunterschiede 36
Gesichtsschmerz 410
Gewebeschädigung 406
Ginkgo-biloba-Extrakt 60
Gliaknötchen 217
Gliose 195, 208, 212
- periventrikuläre 194
- progressive subkortikale 207
Global Deterioration Scale s. GDS
Glostrup-Kohorte 323
Glukosemetabolismus 215, 221
Glukosestoffwechsel, zerebraler 354

Glutamatantagonisten 54
Glutamatrezeptoren, metabotrope 137
Golgi-Apparat 135, 146
Gruppen-ROT (classroom-ROT) 65
Gyrus-angularis-Syndrom 188

H
Halluzinationen 213, 416
Haloperidol 358, 370, 403
- Dosierung 371
- Nebenwirkungen 371
- Wechselwirkungen mit anderen Mitteln 371
Hamburg Wechsler Intelligenztest (Hawie-R) 238
Hamilton Rating Scale for Depression 110
Hämorrhagie, zerebrale 123
HDL-Cholesterin-Spiegel 112
Hemikranie, paroxysmale 425
Heparinsulfatproteoglykane 140
Hepatitis
- A 344
- B 344
Herdläsionen, ischämische 177
Herpes-Simplex-Enzephalitis 216, 264
Herpesvirus 344
Herzerkrankung 252
Herzkammerarrhythmie 329
Herzkomplikation 327
Herzoperation 254
Herztransplantation 384
- Angst 385
- Depression 385
Hilfsbedarf 46
Hippocampusatrophie 87
Hirnabszeß 340
Hirnatrophie, externe 215, 220
Hirninfarkt 94
Hirnjogging 65
Hirnläsion 265
Hirnmythologie 8
Hirnschädigung 227
Hirnstamm 206
Hirnstammtyp 95
Hisayama-Studie 106
HIV
- Bewältigungsstrategie 351
- kognitive Symptome 352
- Lebensdauer 360
- Liquorbefunde 354
- motorische Störungen 353
- Persönlichkeitsstörungen 352
- Pharmaka 357
- soziale Unterstützung 351
- Suizidrate 350
- Verhaltensauffälligkeiten 352
HIV-Enzephalitis 355
HIV-Infektion 305
HIV-Leukoenzephalopathie 355
HIV-Virus
- Prävalenz 348
- Übertragungsart 348
HLA-A2-Gen 130
Hochbetagte 36, 39, 43
Homosexuelle 349
Hospital Anxiety and Depression Scale 409

Housekeeping-Gen 134
HSPG-LRP-Weg 151
Huntington-Chorea 214, 264
– EEG 215
– Genetik 215
– Nervenzellverluste 215
HWS-Schleudertrauma 419
Hydroxyzine 427
Hypercholesterinämie 173
Hyperfibrinogenämie 190
Hyperparathyreoidismus 220, 309
Hyperphosphorylierung 149
Hyperthyreose 308
Hypertonie, arterielle 293, 305
Hypnose 428
Hypnotika 254
Hypochondrieskala 408
Hypoglykämie 308
Hypokinese 211
Hypoparathyreoidismus 309
Hypothalamus-Hypophysen-Nebennierenrinden-System 257
Hypothese
– der Läsionslokalisation 180
– volumetrische 180
Hypothyreose 112, 220, 308
Hysterie 407
– Skala 408

I
IASP (International Association for the Study of Pain) 406
ICD-10 vs. DSM-IV 11
ICU Psychosis 368
Imagery 269
Imagery-Methode s. Assoziationslernen, visuelles
Immediatgedächtnis 260, 263
Impulskontrolle 208
Impulskontrollstörung 279
Indomethacin 426, 427
Infarkt
– arterieller 177
– Grenzzoneninfarkt 193
– kortikaler 192
– lakunärer 177, 188, 193
– subkortikaler 193
– thromboembolischer 193
Infarzierung, inkomplette 179, 183
Infektion 252, 303
Intelligenz
– fluide 238
– kristalline 238
– prämorbide 239
International Association for the Study of Pain s. IASP
International Personality Disorder Examination s. IPDE
Intervention, psychosoziale 357
Intoxikation 220
Intoxikationszustand, alkoholbezogener 255
Involutionsmelancholie 320
IPDE (International Personality Disorder Examination) 280
Irritable bowel syndrome 422
Ischämiescore 93

K
Kalziumantagonisten 54
Kalziumionophoren 138
Kaplan-Meier-Methode 107
Kaposi-Sarkom 358
Kardiaka 253
Kataplexie 341
Kausalgie 422
Klassifikationsansätze
– biographische 4
– theoretisch-platonische 5
Klassifikationssysteme
– DSM-IV 11
– ICD-10 11
Klüver-Bucy-Syndrom 208, 283
Knochenmarktransplantation 386
Kollagen 140
Kompartment, somatodendritisches 146
Konditionierung 413
Konsiliararzt 366, 378
Kontrollfunktionen 187
Konversionssymptom 407
Konzept, nosologisches 8
Korsakow-Syndrom 264, 266, 267
Krämpfe, epileptische 388
Krebs 396
– Anpassungsbereiche 398
– Einflußfaktoren 403
– gesellschaftliche Faktoren 397
– kontrollierte Belastungsstudien 397
– krebsbedingte Faktoren 398
– Lebensqualität 397
– patientengebundene Faktoren 398
Krebsvorbeugung 396
Kreislauferkrankung 252
Krise, okulogyre 341
Kryptokokkenmeningitis 358
Kuoppio-Studie 323
Kupfer 140
Kuru 217, 342
Kurzzeitgedächtnis (recent memory) 260, 261, 263

L
L235P-Mutation 127
Längsschnittstudien, gerontologische 96
Langzeitgedächtnis (remote memory) 260, 261, 263
Late-onset Alzheimer's disease s. LOAD
Lateralität 281
LDL receptor related protein s. LRP-Rezeptor
LDL-Konzentration 151
Lebensereignisse 110, 330, 351
Lebenserwartung 44
Leber-/Niereninsuffizienz 305
Lebertransplantation 382, 386
Left ventricular assist device s. LVAD
Leistungstest, objektiver 26
Leukenzephalopathie 177
Leukoaraiose 88, 111, 190, 194
Leukodystrophie 207
– metachromatische 296
Leukoenzephalopathie
– progressive diffuse 355
– progressive multifokale 216
Levine-Pilowsky Depression Questionnaire 411
Lewy-Körper 153
– Krankheit 95
Lidocain 368
lin-12 147
Liquorbefund 354
Liquorräume, innere 220
Liquorshunt 220
Lithium 426
Lithiumspiegel 389
LOAD (late-onset Alzheimer's disease) 121
‚London'-Mutation 123
Long-term potentiation s. LTP
Lorazepam 372, 403
Lösungsmittel 112
LRP-Rezeptor (LDL receptor related protein) 151
LTP (long-term potentiation) 137, 262
Lues 306
Lundby-Studie 42, 43
Lungenerkrankung 252
Lungentransplantation 386
Lupus erythematodes 300
LVAD (left ventricular assist device) 385

M
Magnetresonanzspektroskopie s. MRS
Magnetresonanztomographie, funktionelle 89
Mainz Alcohol Withdrawal Scale 251
Makrophagen 356
Makrophagentropismus 356
Malabsorptionssyndrom 266
Malaria 306
Malignom 305
Marker, genetische 231
Masernvirus 341
Mausmodell, transgenes 131
Melanotransferrin 92
Memantine 56
Membrandepolarisation 136
Membranveränderungen 56
Meningitis 340
– tuberculosa 340
Metabolismus 303
Migräne 409
Mikroangiopathie 180, 189
Mikroglia 356
Mikroinfarkt, kortikaler 179
Mikrotubuli 148
Mini-Finland Health Survey Follow-up 323
Mini-Mental State Examination s. MMSE
Mini-Mental-Status-Test s. MMST
Minnesota Multiphasic Personality Inventory s. MMPI
Minor head injuries 282
Missense-Mutationen 126
Mittelhirn 206
Mittelohr 342
MMPI (Minnesota Multiphasic Personality Inventory) 280, 408

MMSE (Mini-Mental State Examination) 22, 75, 171, 242, 251
Mnemotechniken 65
Montreal-Studie 329
Morbus Wilson 306
Morphin 427
Motoneuronerkrankung 207
MRS (Magnetresonanzspektroskopie) 90
Multiinfarktdemenz 176
Multiple Sklerose 221
Muskarinrezeptoragonisten 62
Muskelkontraktionen 416
Myelinolyse, pontine 390
Myokardinfarkt 129, 323, 374
Myoklonie 218, 353

N
N-Back-Test 280
N-terminale Ektodomäne 133
N141I-Mutation 127
Nabumetone 427
Nackenschmerz, chronischer 420
NACP/α-Synuclein 152–153
Nadeltestung 418
Naproxen 427
Narkolepsie 341
Narkotika 427
Nasennebenhöhle 342
National Institute of Neurological and Communicative Disorders s. NNCDS
Nebennierenrindeninsuffizienz 310
Nebenschilddrüsenerkrankung 309
Neglectsyndrome 185
Nekrose
– hippocampale 179
– laminare 179
– selektive 183
Nematoden 147
Nerve growth factor s. NGF
Nervenblockade 426
Nervenstimulation, transkutane elektrische s. TENS
Neuralgie, postherpetische 422
Neuritenwachstum 152
Neurodegeneration 111
Neurofibrillenbündel, tau-Protein 120
Neurofibrillenveränderung 95
Neuroleptika 214, 358, 427
Neuronen, amyloid-immunreaktive 109
Neuronenverlust 87
Neuropathie 425
– sensorische 353
Neurotoxizität 132
Neurotransmission, synaptische 55
Neurotropismus 356
New-Haven-Datensatz 321
NGF (nerve growth factor) 137
NIA-Kriterien 77
Nikotin 426
Nimodipin 56
NINDS-AIREN-Kriterien 196
NNCDS (National Institute of Neurological and Communicative Disorders) 74
Noncompliance 377

Nootropika 54
Notch-Signalweg 148
Nucleus basalis Meynert 210
Nun Study 96, 111

O
Organspender, Auswahl 381
Organtransplantation
– Kontraindikationen 380
– – relative 380
Orientierungsstörung 228
Östrogen 142
Oxazepam 372
Oxycodon 427

P
P117L-Mutation 127
PACT (Psychosocial Assessment of Candidates for Transplant Scale) 381
Pain-prone patient 408
Paired helical filaments s. PHF
Panenzephalitis, subakute sklerosierende 216
Panikattacke 327
Paracetamol 427
Paralyse, progressive 6, 338
– Differentialdiagnose 7
Parkinson-Krankheit 28, 38, 94, 153, 284
Parkinson-Syndrom 341
Partialsyndrom 237
PDQ-R (Personality Diagnostic Questionnaire) 280
Performanzfaktoren 239
Perphenazin 373
Perseveration 250
Personality Diagnostic Questionnaire s. PDQ-R
Persönlichkeitsänderung
– DSM-IV 275
– ICD-10 275
Persönlichkeitsstörung 352
– Manifestationsalter 274
– organische 276
Persönlichkeitsstruktur 272
Persönlichkeitsveränderung 337
– HIV-Infektion 284
Pestizide 112
PET 89
Phäochromozytom 310
Phenobarbital 373
Phenotaizin 426
PHF (paired helical filaments) 148
Phrenitits 4
Pick-Körper 209
Pick-Krankheit 207
Piracetam 54
Placebo-Verum-Differenz 59
Plaques, amorphe 120
Plaquezählung 77
Plastizität 417
– kognitive 96
– neuronale 144
Pneumocystis-carinii-Pneumonie 354, 358
Polyzythämie 306
Populationsstudien 169
Porphyrie 306

Post-Insult-Demenz 170
Prädelir 255
Prädemenzphase 82, 95
Prädisposition, genetische 81
Präfrontalhirnsyndrom, dorsolaterales 283
Präsenilin-1 90
Präsenilin-2 90
Präseniline 145–148
– Exonstruktur 145
– Expression 145
– Proteinstruktur 145
Präventivmaßnahmen 156
Priming 262
Prionen (proteinaceous infectious agents) 219, 336
Prionprotein 219
Problemlösen 354
– sequentielles 353
Processus mastoideus 342
Propentophyllin 62
Propofol 373
Propranolol 294
Proteaseinhibitor 141
Protein, mikrotubuliassoziiertes 148
Proteinaceous infectious agents s. Prionen
Proteinkinase C 137
Proteinkinase-Phosphatase-System 150
PS1-Mutationen 126
Pseudobulbärparalyse 209
Pseudodemenz 21
– depressive 241
– reversible 81
Psychoedukationsprogramm 64
Psychoonkologie
– Ausbildung 396
– Betreuung 396
– interkulturelle Studien 396
Psychose
– affektive 240
– chronische 338
– schizophrene 240
– subakute 340
Psychosocial Assessment of Candidates for Transplant Scale s. PACT
Psychostimulanzien 375
Psychosyndrom
– endokrines 9
– generalisiertes 336
– hirndiffuses 9
– hirnlokales 9, 272
– organisches 20, 226
Psychotherapie, supportive 429

R
Radikale 142
Radikulitis
– motorische 339
– sensorische 339
RAGE (Rezeptor für ‚advanced glycation endproducts') 143
Rauchen 112, 293
Reaktionstyp, akuter exogener 228
Realitätsorientierungstraining s. ROT
Recent memory s. Kurzzeitgedächtnis
Reflexsteigerung 353

Rehabilitationsplan 429
Relaxation, progressive 428
Reminiszenztherapie 65
Remote memory s. Langzeitgedächtnis
Reparaturprozeß 139
Reserpin 294
Residualsymptom, neurologisches 283
Retikulum, endoplasmatisches 135
Retrospektivstudien 42
Rey Auditory Verbal Learning Test 239
Rezeptor für advanced glycation endproducts s. RAGE
Riesenzellen, multinukleäre 217
Riesenzellenzephalitis 355
Rigor 209, 211
Rivastigmin 56
Rochester-Bevölkerungsstudie 175
Rochester-Studie 42
ROT (Realitätsorientierungstraining) 65
– 24-Stunden- 65
Rotterdam-Studie 106, 111
Rückenschmerzen 414, 421

S
Sadomasochismus 408
Sarkoidose 306
‚Scavenger'-Rezeptor 143
Schädel-Hirn-Trauma 221, 230, 277
Schädigungslokalisation 274
Scheid, W. 273
Schilddrüsenerkrankung 112
Schilddrüsenfunktionsstörung 308
Schlaflosigkeit, familiäre tödliche 342
Schlaganfall 169, 230
– Infarktgröße 182
– Infarktlokalisation 182
Schmerz 406
– Angst 407
– Depression 411
– Halluzinationen 416
– nichtanatomischer 418
– Selektion 410
Schmerzambulanz 424
Schmerzbewältigungsprogramm 414
Schmerzhypersensitivität 418
Schmerzklinik 411
Schmerzschwelle 422
Schmerzsyndrom, temporomandibuläres 410
Schmerzverhalten 415
Schreibstörung (Dysgraphie) 251
SCID-II (Structured Clinical Interview for DSM-IV Personality Disorders) 280
Sedativa 254
Sekretase 135
– α 135, 147
– β 135, 147
– ψ 147
Sekretasespaltstellen 125
Sel-12 147

Selbsterhaltungstherapie 66
Selbstständigkeitsverlust 46
Selbstwertgefühl 399
Selegilin 62
Selektionseffekt 410
Self-efficacy 429
Sepsis 340
Serotoninwiederaufnahmehemmer 376
Sertralin 427
Shuntoperation 221
Sjögren-Syndrom 301
Sneddon-Syndrom 301
Soft-tissue pain s. Weichteilschmerzen
Spaltung, proteolytische 146
Spannungskopfschmerz (tension-type headache) 416
Spannungszustand, vegetativer 329
Spongiose 195
Spontanität 354
Sprache 238
Sprachverständnis 353
Spumavirus 344
SSRI 389
Stammbaumdaten 154
Stammganglien 206
Staphylokokkenbakteriämie 358
Status lacunaris 189
Steele-Richardson-Olszewski-Syndrom 284
Sterberegister, dänisches 320
Sterblichkeit, kardiovaskuläre 321
Sterilisationsverfahren 219
Sterling County Studie 321
Steuerung, feinmotorische 354
Steuerungsfunktionen 187
Stimulus, konditionierender 418
Stoffwechselweg, nichtamyloidogener 135
Störung(en)
– Abstraktion 229
– Aufmerksamkeit 229
– Entscheidungsfindung 229
– metabolische 305
– paraneoplastische 402
– psychische, Erklärungsmodelle 8
– Urteilsfähigkeit 228
– vegetative 248
Stress-responsive elements 134
Stroke Data Bank Cohort 175, 193
Structured Clinical Interview for DSM-IV Personality Disorders s. SCID-II
Struma 112
Substantia nigra 212
Substanz P 422
Substanzen
– antiinflammatorische 156
– neurotoxische 112
Suizidrisiko 402
Superoxidradialanione 144
Suszeptibilitätsgen 122, 127
‚Swedish'-Mutation 124
Sympathikomimetika 254
Symptom-Checkliste 90 409
Syndrom
– amnestisches 20, 240
– hyperkinetisches 214

– hypotones 214
– megalomanisches 338
– neurasthenisches 340
– postenzephalitisches 277
– pseudopsychopathisches 272
Syndrome of painful legs and moving toes 425
Syphilis, meningovaskuläre 338
Systemerkrankung, immunologische 305

T
Tabes dorsalis 338
Tacrin 56
– Studie 61
Tau-Erhöhung 92
Tau-Konzentration 150
Tau-Protein 92, 148–151
– Dephosphorylierung 149
– Hyperphosphorylierung 149
– Isoformen 148
– Phosphatase 149
– Proteinkinase 149
Temperomandibular pain and dysfunction syndrome s. TMPDS
Temporallappen, medialer 261
Temporallappenepilepsie 281
Tender points 422
TENS (Nervenstimulation, transkutan elektrische) 426
Tension-type headache s. Spannungskopfschmerz
TERS (Transplantation Evaluation Rating Scale) 381
TGN (Trans-Golgi-Netzwerk) 136
Thalamus, Infarkt 188
Thalassämie 306
Therapie, kognitive 428
Therapieansätze, kognitive 415
Thiamindefizit 266
Thiaminmangel 293, 306
Thoracic-outlet syndrome 425
Thrombangiitis obliterans 189
Thrombose, autochthone 192
Thrombozytenaktivation 329
Thrombozytenanomalie 329
Tiotixen 373
TMPDS (temperomandibular pain and dysfunction syndrome) 410
Tocopherol 142
Toxoplasmose 216, 358
Trail-Making-Test 213
Training, kognitives 64
Trans-Golgi-Netzwerk s. TGN
Transkriptionsfaktor NF-κB 142
Transmembrandomäne 133
Transplantation
– Abstoßung 387
– Lebensqualität 390
Transplantation Evaluation Rating Scale s. TERS
Transplantationspatient 378
Transzytose 140
Trauma, seelisches 268
Tremor 211, 353
Treponema pallidum 337
Trigeminusneuralgie 422
Trisynaptic circuit 262
Typ-A-Persönlichkeit 320, 327

U
Ubiquitin-Antikörper 213
Ultrakurzzeitgedächtnis 263
Unruhe, psychomotorische 248
Unterbringung 98, 357

V
Vakuolisierung, spongiforme 218
Validationstherapie 66
Valproinsäure 389
Van-der-Kroeff-Syndrom 265
Vascular cognitive impairment 200
Venlafaxin 427
Ventrikelerweiterungen 87
Verbrennungen 254
Verdrängung 407
Vererbungsmuster 107
Vergeßlichkeit
– benigne seneszente 233, 242, 268
– Merkmale 233
Verhaltensbeobachtung 250, 279
Verhaltenstherapie, operante 414
Verlangsamung 353
Versilberungstechniken 118
Vesikel, clathrin-coated 136
Vibrationstestung 418
Vielkernzellenzephalitis 355
Virchow-Robin-Räume 177, 193
Virus 336
– Infektion 340
Vitamin-B12-Mangel 306
Vitaminmangelzustand 220
VLDL 151
– Rezeptor-Gen 129
Vorhofflimmern 199

W
Wachstumsfaktoren 137
Wahngedanken 80
Wahrnehmungsstörung 250
Wasserhaushalt 303
Wechsler-Memory-Scale 264
Weichteilschmerzen (soft-tissue pain) 419
Weichteilverletzung 424
Well Being Scale 328
Wernicke-Enzephalopathie 266
Wernicke-Korsakow-Syndrom 20, 293, 390
Wesensänderung, epileptische 272
Whiplash-injury 419
Wisconsin-Card-Sorting-Test 213, 280
Wortbenennungsstörung (Dysnomie) 251
Wirkung, neutrophe 140
Wortfindung 235
Wundheilung 139

X
Xanomeline 62

Z
Zerrung 422
Zerrungsverletzung, zervikale 419
Zidovudine 217
Zigarettenkonsum 322
Zink 140
ZNS-Lymphom 358
Zytokine 137
Zytomegalievirusenzephalitis 358

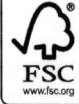

If you have any concerns about our products,
you can contact us on
ProductSafety@springernature.com

In case Publisher is established outside the EU,
the EU authorized representative is:
**Springer Nature Customer Service Center GmbH
Europaplatz 3, 69115 Heidelberg, Germany**

Printed by Libri Plureos GmbH
in Hamburg, Germany